"十四五"职业教育国家规划教材

卫生职业教育"十四五"规划护理专业新形态一体化教材

供护理、助产及相关专业使用

妇产科护理（第2版）

主　编　王傲芳　康迎春　袁　照
副主编　张　欣　李晓花　罗益芬　廖玉琴　翟　颖
编　者　（按姓氏笔画排序）
　　　　马丽英　铜仁市碧江区中等职业学校
　　　　王　璇　武汉市第二卫生学校
　　　　王傲芳　湖北新产业技师学院
　　　　孙晓理　滕州市中等职业教育中心学校
　　　　李晓花　台江县中等职业学校
　　　　李森立　西双版纳职业技术学院
　　　　杨　焱　西双版纳职业技术学院
　　　　张　欣　武汉市第二卫生学校
　　　　张伊倩　上海健康医学院附属卫生学校
　　　　罗　淼　铜仁市碧江区中等职业学校
　　　　罗益芬　湖南护理学校
　　　　郑梦晓　邓州市职业技术学校
　　　　骆　丽　枣阳市精神卫生中心
　　　　袁　照　广东省食品药品职业技术学校
　　　　郭苑莉　广东药科大学附属第一医院
　　　　黄振华　湖北新产业技师学院
　　　　康迎春　重庆市机电工程高级技工学校
　　　　彭光敏　枣阳市精神卫生中心
　　　　廖玉琴　揭阳市卫生学校
　　　　谭　庆　重庆工业管理职业学校
　　　　翟　颖　广东黄埔卫生职业技术学校

华中科技大学出版社
中国·武汉

内 容 简 介

本书是"十四五"职业教育国家规划教材,暨卫生职业教育"十四五"规划护理专业新形态一体化教材。

本书除实训指导外,分为四个模块,包括产科护理、妇科护理、妇女保健和生育规划,共二十一个项目,十九个实训。本书立足人才培养需求,紧扣最新教学标准、职业标准及职业技能要求,与护士执业资格考试相衔接,学校、行业、企业共同参与,以工作过程为导向,以真实工作项目、典型工作任务、具体临床案例为载体组织教学单元,突出体现了"双证融合、理实一体""岗课赛证融通"的教材编写理念,构建了学习手段灵活、学习方式多元的新形态一体化教材。

本书可供护理、助产及相关专业使用。

图书在版编目(CIP)数据

妇产科护理 / 王傲芳,康迎春,袁照主编. -- 2 版. -- 武汉:华中科技大学出版社,2025.8. -- ISBN 978-7-5772-2096-3

Ⅰ. R473.71

中国国家版本馆 CIP 数据核字第 2025GN5454 号

妇产科护理(第 2 版)　　　　　　　　　　　　　　　　　　王傲芳　康迎春　袁　照　主编

Fuchanke Huli(Di 2 Ban)

策划编辑:罗　伟

责任编辑:余　琼　毛晶晶

封面设计:廖亚萍

责任校对:刘小雨

责任监印:曾　婷

出版发行:华中科技大学出版社(中国·武汉)　　　电话:(027)81321913
　　　　　武汉市东湖新技术开发区华工科技园　　　邮编:430223

录　　排:华中科技大学惠友文印中心

印　　刷:武汉市洪林印务有限公司

开　　本:889mm×1194mm　1/16

印　　张:19

字　　数:616 千字

版　　次:2025 年 8 月第 2 版第 1 次印刷

定　　价:59.90 元

卫生职业教育"十四五"规划护理专业新形态一体化教材

丛书编委会

主任委员

胡　野　全国卫生健康职业教育教学指导委员会
教学质量评价专门委员会副主任委员

委员（按姓氏笔画排序）

丁　博	安徽省淮北卫生学校	张晶晶	秦皇岛水运卫生学校
丁志强	湖南护理学校	张翠玉	广东省湛江卫生学校
王　辉	秦皇岛水运卫生学校	陈　琼	云南省临沧卫生学校
王绍才	南阳科技职业学院	陈丽娟	铜仁市中等职业学校
王彩罡	枣阳市卫生职业技术学校	武祥宇	邓州市职业技术学校
方国强	广东省潮州卫生学校	苗　雨	山东省青岛第二卫生学校
邓翠珍	湖南护理学校	易元红	湖北新产业技师学院
任正超	滕州市中等职业教育中心学校	罗益芬	湖南护理学校
庄佩燕	揭阳市卫生学校	金　静	武汉市东西湖职业技术学校
刘宗生	江西省吉安市卫生学校	周洪梅	重庆工业管理职业学校
刘超华	武汉市第二卫生学校	赵永峰	邓州市职业技术学校
李　珍	武汉市第二卫生学校	胡煜辉	江西省吉安市卫生学校
李　莉	成都铁路卫生学校	袁松平	西双版纳职业技术学院
李晓花	台江县中等职业学校	倪晓菲	滕州市中等职业教育中心学校
杨　毅	湖北职业技术学院	高仁甫	上海健康医学院附属卫生学校
肖天杰	云南省临沧卫生学校	黄利丽	武汉市东西湖职业技术学校
吴　静	台江县中等职业学校	符　莹	成都铁路卫生学校
吴文全	重庆市护士学校	蔡明华	潜江市卫生学校
邹远志	铜仁市中等职业学校	翟　颖	广东黄埔卫生职业技术学校
沈丽芳	杭州市萧山区第四中等职业学校	樊　斌	湖北新产业技师学院

网络增值服务

使用说明

欢迎进入华中科技大学出版社图书中心

1 教师使用流程

（1）登录网址：**http://bookcenter.hustp.com** （注册时请选择教师用户）

注册 > 登录 > 完善个人信息 > 等待审核

（2）审核通过后，您可以在网站使用以下功能：

下载教学资源　　建立课程　　管理学生　　布置作业　　查询学生学习记录等

教师

2 学员使用流程

（建议学生在PC端完成注册、登录、完善个人信息的操作）

（1）PC 端学生操作步骤

① 登录网址：**http://bookcenter.hustp.com** （注册时请选择普通用户）

注册 > 登录 > 完善个人信息

② 查看课程资源：（如有学习码，请在"个人中心—学习码验证"中先通过验证，再进行操作）

选择课程

首页课程 > 课程详情页 > 查看课程资源

（2）手机端扫码操作步骤

手机扫码 → 登录 → 查看数字资源

注册

总序

　　职业教育是国民教育体系和人力资源开发的重要组成部分。中共中央办公厅、国务院办公厅印发的《关于深化现代职业教育体系建设改革的意见》指出，要以习近平新时代中国特色社会主义思想为指导，深入贯彻党的二十大精神，坚持和加强党对职业教育工作的全面领导，把推动现代职业教育高质量发展摆在更加突出的位置。

　　随着健康中国战略的不断推进，党和国家加大了对卫生人才培养的支持力度。新形势下卫生职业教育秉持着"以服务为宗旨，以就业为导向"的指导思想，取得了长足的进步与发展，为国家输送了大批高素质应用型医药卫生人才。

　　根据《"十四五"职业教育规划教材建设实施方案》，为进一步贯彻落实文件精神，适应护理专业职业教育改革发展的需要，充分发挥教材建设在提高职业教育人才培养质量中的基础性作用，在广泛调研卫生职业教育的实际需求后，在全国卫生健康职业教育教学指导委员会和部分中高等职业院校领导的指导下，华中科技大学出版社组织全国40余所医药类中高等职业院校的近200位老师编写了本套卫生职业教育"十四五"规划护理专业新形态一体化教材。

　　本套教材充分体现了新一轮教学计划的特色，坚持以就业为导向、以能力为本位、以岗位需求为标准的理念，遵循"三基"（基本理论、基本知识、基本技能）、"五性"（思想性、科学性、先进性、启发性、适用性）、"三特定"（特定目标、特定对象、特定限制）的编写原则，充分反映各院校的教学改革成果。教材编写体系和内容均有所创新，着重突出以下编写特点。

　　(1) 紧跟"十四五"教材建设工作要求，引领职业教育教材发展趋势，密切结合最新专业目录、专业教学标准，以岗位胜任力为导向，参照高素质应用型医药卫生人才的培养目标，提升学生的就业竞争力，体现鲜明的卫生职业教育特色。

　　(2) 有机融入思政教育，结合专业知识教育背景，深度融入思政元素，注重加强医者仁心教育，对学生进行正确价值引导与人文精神滋养。

　　(3) 强调"岗课赛证融通"的编写理念，选择临床典型案例，强化技能培养，紧密衔接最新护士执业资格考试大纲，提高岗位胜任力，注重吸收行业新技术、新工艺、新规范，突出体现"医教协同、理实一体"的教材编写模式。

　　(4) 采用"互联网＋"思维的教材编写模式，增加大量数字资源，构建信息量丰富、学习手段灵活、学习方式多元的新形态一体化教材体系，推进教材的数字化建设。

　　本套教材得到了各相关院校和领导的高度关注与大力支持，我们衷心希望本套教材能为新时期卫生职业教育的发展做出贡献，并在相关课程的教学中发挥积极作用，得到广大读者的青睐。相信本套教材在使用过程中，通过教学实践的检验和实际问题的解决，能不断得到改进、完善和提高。

卫生职业教育"十四五"规划护理专业新形态一体化教材
丛书编委会

前言

习近平总书记在党的二十大报告中指出，到二○三五年，我国要建成教育强国、科技强国、人才强国、文化强国、体育强国、健康中国。为积极贯彻《国家职业教育改革实施方案》《关于深化现代职业教育体系建设改革的意见》《"十四五"职业教育规划教材建设实施方案》等重要精神，落实国务院关于教材建设的决策部署，华中科技大学出版社在全国40余所院校经过严格的资格审核，组织具有丰富教学和临床护理工作经验的专家、教师精心编撰卫生职业教育"十四五"规划护理专业新形态一体化教材。

本教材的编写，力求深化职业教育"三教"改革，培养适应行业企业需求的"知识、素养、能力、资格标准"四位一体的发展型实用人才，构建中高职课程衔接体系，实践"双证融合、理实一体"的人才培养模式，切实做到专业与产业职业对接、课程内容与职业标准对接、教学过程与生产过程对接、学历证书与职业资格证书对接、职业教育与终身学习对接。遵循"三基、五性、三特定"的原则，体现护理专业特色，突出"以人的健康为中心"的整体护理服务宗旨，注重教材的整体优化，凸显课程个性。

本教材紧跟"十四五"教材建设要求，针对中等职业教育特点，立足人才培养需求，紧扣最新教学标准、职业标准及职业技能要求，与护士执业资格考试相衔接，学校、行业、企业共同参与。以工作过程为导向，以真实工作项目、典型工作任务、具体临床案例为载体组织教学单元，注重吸收行业新技术、新工艺、新规范，教材中有机融入思政教育内容，实现知识技能传授与价值引领的同频共振。突出体现"双证融合、理实一体""岗课赛证融通"的教材编写理念，将纸质教材和数字教学资源深度融合，以扫码的形式帮助老师及学生共享优质配套教学资源，构建学习手段灵活、学习方式多元的新形态一体化教材。

以学生为主体，教材内容增减、结构设置、编写风格等，均有助于满足学生的发展需求。本教材编写体例包括学习目标、导言、思政课堂、情景导入、理实一体化内容、知识拓展、项目小结、实训指导、直通护考等。

本教材内容除实训指导外，分为产科护理、妇科护理、妇女保健和生育规划四大模块，共21个项目，包括：绪论；女性生殖基础知识；妇产科护理程序；正常孕妇、正常分娩产妇的护理；产褥期管理；异常妊娠、妊娠合并症孕妇的护理；高危妊娠管理；异常分娩、分娩期并发症及产褥期疾病产妇的护理；女性生殖系统炎性疾病、生殖内分泌疾病、生殖系统肿瘤病人的护理；妊娠滋养细胞疾病及妇科其他疾病病人的护理；妇产科手术病人的护理；妇产科常用护理技术和生育规划妇女的护理等。

在教材编写过程中，为保证高质量，全体参编教师付出了辛勤的劳动，华中科技大学出版社给予了大力支持，各级领导给予了悉心指导，在此特致衷心的感谢！同时，真诚感谢人民卫生出版社《妇产科学》及《妇产科护理学》本科教材的所有编者为本教材编写提供了宝贵经验！由于时间紧，本书的内容和编排难免有疏漏之处，恳请使用教材的教师、学生、妇产科护士及母婴照护同仁提出宝贵意见，以便教材日臻完善。

王傲芳

妇产科护理教学大纲

目录

模块一　产科护理

模块三　妇女保健

模块四　生育规划

《妇产科护理》实训指导

产科护理

项目一 绪 论

PPT 1

学习目标

【知识目标】

1.掌握妇产科护理的性质和内容。

2.熟悉妇产科护理的学习目的和方法;新时代妇产科护士应具备的素养。

3.了解妇产科护理的历史和发展。

【能力目标】

1.能正确叙述妇产科护理的性质、内容和学习方法。

2.能正确叙述新时代妇产科护士应具备的素养。

【思政目标】

1.践行社会主义核心价值观,厚植爱国情怀,爱岗敬业、德技并修。

2.培养奉献精神、劳模精神、劳动精神、工匠精神及创新思维。

3.培养良好的人文精神,珍视生命,关爱护理对象,减轻痛苦,维护健康。

导 言

习近平总书记在中国共产党第二十次全国代表大会上强调推进健康中国建设。人民健康是民族昌盛和国家富强的重要标志。把保障人民健康放在优先发展的战略位置,完善人民健康促进政策。优化人口发展战略,建立生育支持政策体系,降低生育、养育、教育成本。

思政课堂

青春最亮丽的底色就是奋斗。广大青年是承载着希望和未来的种子,应该责无旁贷接过历史的接力棒,在党和人民最需要的时刻接得住、扛得起、干得好,不负时代的重托,不负党和人民的殷切期望,积极投身以中国式现代化全面推进中华民族伟大复兴的宏阔征程,传承红色基因,汲取奋进力量,同人民一起拼搏,和祖国一起奋进,在实现中华民族伟大复兴的中国梦的生动实践中挥洒青春汗水,贡献青春力量。

小陈期盼已久的实习生活开始了,经医院安排来到产科门诊上班。2号护理对象是一位初孕妇,29岁,妊娠32周,来进行产前检查。小陈先请示了带教老师,再询问孕妇是否已排空膀胱,得到肯定答复后,协助孕妇躺在检查床上。

任务:1. 作为一名实习护士,小陈做得对吗?

2. 新时代妇产科护士应具备怎样的素养?

一、妇产科护理的性质和内容

"妇产科护理"是护理学专业的一门核心必修课程,是依据医学学科设置的护理临床课程,它是研究女性生殖系统的生理和病理变化,对其现存和潜在的健康问题进行护理评估和诊断,采取措施以维护、促进和恢复女性健康的一门护理科学。

根据妇产科护理工作岗位范畴,本课程主要内容分为产科护理、妇科护理、妇女保健和生育规划四大模块。

妇产科护理突出以"整体人的健康为中心"的现代护理理念,任务是在学习和实践中培养学生具有良好的职业素养及专业知识与技能,运用现代护理程序对孕产妇、胎儿、新生儿及妇产科疾病病人实施针对个案的整体护理,并对个体、家庭、社区进行保健指导和健康教育,确保妇女在整个生命的不同生理阶段健康、安全和幸福,保证胎儿、新生儿的生命安全及健康成长。

二、妇产科护理的学习目的和方法

学习妇产科护理的目的在于掌握现代妇产科护理理论和技能,发挥护理特有职能,为病人提供解除痛苦、促进康复的护理活动,帮助护理对象尽快获得生活自理能力;同时为健康女性提供自我保健知识,预防疾病并维持健康状态。

妇产科护理是临床医学中一门涉及范围广、整体性和实践性强的学科,对专科护士基础文化水平、专业知识、专业实践能力、责任心、职业道德等方面都有更高的要求。妇产科护理学习方法为新理实一体化,学习形式为理论课、实训课和临床实践一体化。首先应广泛学习理论知识,除具备社会人文学科和医学基础知识外,还需具有护理学基础、内科护理、外科护理、儿科护理、社区护理等综合知识,同时应注重实践能力培养。在学习的全过程中强调理论联系实践,注重综合素质和创新能力的培养,加强实践能力和职业行为规范培养,使学生的知识结构与临床病人护理需求相适应。妇产科毕业实习是在医院临床护理带教老师的指导下,针对服务对象提供个体化整体护理,通过临床护理实践,进一步培养和提高实际工作能力,正确运用护理程序科学管理病人,为生命各阶段不同健康状况的女性提供优质的全方位的护理服务。通过学习和实践,学生能具备妇产科护理所必需的专业知识和技能,逐步成长为爱国敬业、德技并修的高素质技能人才。

三、妇产科护理的历史和发展

1. 以家庭为中心的产科护理 妇产科护理是在医学发展过程中逐渐形成的,最早源于产科护理。自有人类以来,就有专人参与到照顾妇女的生育过程中,这就是早期的产科护理雏形。

大约在公元前1500年,古埃及医书中就有关于民间对分娩、流产、产科阵痛处理及妊娠诊断方法等的描述。我国产科发展历史悠久,公元前1300—前1200年,甲骨文撰写的卜辞中就有王妃分娩时染病的记载。成书于2000多年前的《黄帝内经·素问》中,记载了关于女子成长、发育、月经病、妊娠诊断及相关疾病治疗等妇产科知识。汉代医学家华佗用针刺成功为死胎病人实施引产,用麻沸散为产妇行剖宫产术。张仲景的《金匮要略》、巢元方的《诸病源候论》、孙思邈的《千金要方》等医书,均对妊娠、分娩、难产及妇科病治疗进行了论述。唐代大中初年(公元9世纪中叶)昝殷所著《经效产宝》是我国现存最早的一部中医妇产科专著,产科与内科从此分立。宋代陈自明的《妇人大全良方》及清代乾隆年间编修的《医宗金鉴·妇科心法要诀》,系统详尽地反映了我国当时妇产科学及护理的发展水平。

至近代,分娩场所由家庭转移到医院,一批受过专业训练、具备特殊技能的护理人员参与产科护理工作。当代,我国妇产科护理进行了多种形式的改革和尝试,使我国妇产科护理事业步入了科学的发展轨道,并逐渐与国际妇产科护理接轨。

1988年,张丽珠教授带领团队通过体外受精-胚胎移植技术,使我国第一例试管婴儿诞生,标志着我国生殖医学技术达到了国际先进水平。进入21世纪,围生医学、妇科诊治技术、助孕技术、妇女保健学发展趋于成熟,2006年,用于预防子宫颈癌的人乳头瘤病毒疫苗研制成功,成为人类第一种预防肿瘤的疫苗。随着医学模式的转变、妇产科及相关领域的快速发展,妇产科护理观念、工作范畴与内涵、执业场所及护理模式也都发生了相应转变,护士要全面评估生物学因素、环境因素及社会心理因素等对护理对象生育、保健、疾病及康复的影响,重视护理对象的生理、心理、社会、文化、精神等多方面的需求,提供由医院延伸到社区及家庭的连续、整体护理。由"以疾病为中心的护理"转为"以病人为中心的护理","以孕产妇为中心的产科护理"转为"以家庭为中心的产科护理"。

目前开展的"以家庭为中心的产科护理",即确定并针对个案、家庭、新生儿在生理、心理、社会等方面的需要及调适,向他们提供具有安全性和高质量的健康照顾,尤其强调提供促进家庭成员间的凝聚力和维护身体安全的母婴照顾,是当代整体化护理的具体体现。其优点如下:①有利于建立亲密的家庭关系;②易于完成父母的角色转变;③父母及新生儿之间易建立积极的相互依附关系(亲子关系);④减少并发症。

2. 以人为核心的多学科团队护理 随着妇产科诊疗新技术和胎儿医学的发展,特别是机器人在妇产科的应用,护士将迎接诊疗配合上的更大挑战。新的妇产科护理模式以人为核心,通过多种途径为护理对象提供更可及、经济、精准的护理服务;通过多学科团队合作完成高质量的整体护理,减轻孕产妇及病人的负担;在应对突发重大疫情时,护士将继续发挥在疫情防控中的作用,同时借助互联网＋护理及人工智能机器人等,为妇产科护理对象带来更多的健康服务体验。

3. 以循证护理和价值医学为指导的护理实践 随着医学由传统医学走向循证医学和价值医学,妇产科护理也趋向以循证护理理论指导临床实践,将科学研究结论与临床专业知识和实践经验、病人需求三者紧密结合,为病人制订有效的护理计划。同时,妇产科护理实践还将体现价值医学的内涵,在循证护理最佳证据基础上,以病人的利益为导向,以最少费用使病人获得最大利益。

4. 以预防为主的女性生命全程健康管理 妇产科护理将围绕全方位干预影响女性生殖系统健康的因素、维护生命全程健康和防控重大疾病三个方面,开展以预防为主的健康管理。

四、新时代妇产科护士应具备的素养

新时代妇产科护士必须具有正确的崇高的政治思想素养、扎实娴熟的专业技术素养、勤奋敬业的职业道德素养、积极健康的心理身体素质和传承创新的文化艺术素养。

第一,坚决拥护中国共产党领导,厚植爱国情怀,践行社会主义核心价值观,培养奉献精神、劳模精神、劳动精神、工匠精神。第二,具备扎实的妇产科护理专业知识,具有娴熟的妇产科护理操作技能,在岗位上熟练开展整体护理,并配合医生完成对急危重症病人的抢救。第三,爱岗敬业,救死扶伤,德技并修,严守工作岗位,具有强烈的责任心、同情心,关爱护理对象,帮助她们减轻痛苦、维护健康,重视护理伦理,自觉尊重护理对象的人格,保护护理对象的隐私;同时具有良好的法律意识和医疗安全意识,自觉遵守有关医疗卫生法律法规,依法实施护理任务,杜绝医疗差错事故发生。第四,加强心身修养,保持积极向上、乐观自信的生活态度,养成情绪稳定、勇敢坚毅的性格,维持良好的心理素质和健全人格;同时加强体格锻炼,保持健康的体魄、充沛的体力。第五,加强自身的文化修养,有不断进取的求知欲,广泛学习语言、哲学、人文医学等知识,提升自己的人文素养和创新思维;善于与人合作共事,言谈举止得体,有较强的人际沟通能力、协调能力和发现问题、解决问题的能力;具备较好的语言、文字表达能力,增强公众信服力,更好地开展健康教育;应对各种挑战,开拓创新,提升自己的社会适应能力、职业生涯发展和群体个性化发展能力。科学地组织、有效地实施护理活动,达到不断提高护理服务质量和护理对象满意度的目的,为我国妇产科护理事业发展做出应有的贡献。

林巧稚:用一生践行医者仁心

　　她一生未曾婚育,却亲手迎接了5万多个新生命,被尊称为"万婴之母"。她称自己是"一辈子的值班医生",并将一生都献给了祖国的医学事业。她就是中国现代妇产科学的主要开拓者和奠基人,北京协和医院第一位中国籍妇产科主任及首届中国科学院唯一的女学部委员(院士),林巧稚。

项目小结

项目		学习要点
项目一 绪论	妇产科护理的 性质和内容	"妇产科护理"是护理学专业的一门核心必修课程,是依据医学学科设置的护理临床课程,它是研究女性生殖系统的生理和病理变化,对其现存和潜在的健康问题进行护理评估和诊断,采取措施以维护、促进和恢复女性健康的一门护理科学。 根据妇产科护理工作岗位范畴,本课程主要内容分为产科护理、妇科护理、妇女保健和生育规划四大模块

直通护考

扫码在线答题

(王傲芳)

项目二　女性生殖基础知识

学习目标

【知识目标】

1.掌握内生殖器解剖结构及功能;卵巢功能及周期性变化;月经及其临床表现。

2.熟悉外生殖器;生殖器邻近器官;骨盆结构及骨盆底;子宫内膜周期性变化。

3.了解女性生殖系统血管、淋巴和神经;女性一生各阶段的生理特点;月经周期的调节。

【能力目标】

1.能叙述女性生殖系统解剖结构特点及女性生殖系统主要生理特点。

2.能根据卵巢周期性变化说出月经的临床表现。

【思政目标】

1.关爱护理对象,自觉尊重护理对象的人格,保护护理对象的隐私。

2.树立生命全程护理观念。

女性生殖系统包括内、外生殖器及相关组织。外生殖器显露于体表。内生殖器位于真骨盆内,骨盆的结构、形态与分娩密切相关。

思政课堂

青年强,则国家强。当代中国青年生逢其时,施展才干的舞台无比广阔,实现梦想的前景无比光明。

新时代中国青年要听党话、跟党走,胸怀忧国忧民之心、爱国爱民之情,不断奉献祖国、奉献人民,以一生的真情投入、一辈子的顽强奋斗来体现爱国主义情怀,让爱国主义的伟大旗帜始终在心中高高飘扬!

任务一 女性生殖系统解剖

PPT 2-1

情景导入

女孩,14岁,因外阴部剧烈疼痛1 h就诊。女孩1 h前跨越栏杆时不慎摔倒,外阴受到撞击,呈骑跨式。检查可见外阴皮肤和皮下组织无明显裂口,无活动性出血。

任务:解释外阴血肿最常见的发生部位。

一、外生殖器

女性外生殖器又称外阴,指生殖器官的外露部分,位于两股内侧,前为耻骨联合,后为会阴。包括以下几个部分。

1.阴阜 耻骨联合前面隆起的脂肪垫,青春期开始生长阴毛,呈尖端向下分布的三角形。

2.大阴唇 两股内侧一对纵行隆起的皮肤皱襞,起自阴阜,止于会阴。大阴唇外侧面皮层内有皮脂腺和汗腺,青春期长出阴毛;内侧面皮肤湿润似黏膜。大阴唇皮下为疏松结缔组织和脂肪,含丰富血管、淋巴管和神经,外伤后易形成血肿。

3.小阴唇 位于大阴唇内侧的一对薄皮肤皱襞。无毛,富含神经末梢。两侧小阴唇前端前叶形成阴蒂包皮,后叶形成阴蒂系带。大、小阴唇后端会合,在正中线形成阴唇系带。

4.阴蒂 位于小阴唇顶端的联合处,极敏感,为海绵体组织,具有勃起性。

5.阴道前庭 两侧小阴唇之间的菱形裂隙。前为阴蒂,后为阴唇系带。阴道口与阴唇系带之间形成一浅窝,称舟状窝(又称阴道前庭窝)。此区域内有:①前庭球:又称球海绵体。②前庭大腺:又称巴氏腺,位于大阴唇后部,海绵体肌下方,为一对黄豆大小的腺体,左、右各一。腺管细长(1~2 cm),向内侧开口于阴道前庭后方小阴唇与处女膜之间的沟内。性兴奋时分泌黏液润滑阴道口,若感染可形成囊肿或脓肿。③尿道外口:位于前庭前部。④阴道口和处女膜:阴道口位于尿道外口后方、前庭后部。其周边覆盖一层黏膜皱襞,中间有一孔,称为处女膜。

二、内生殖器

女性内生殖器包括阴道、子宫、输卵管和卵巢(图2-1),临床将输卵管和卵巢合称子宫附件。

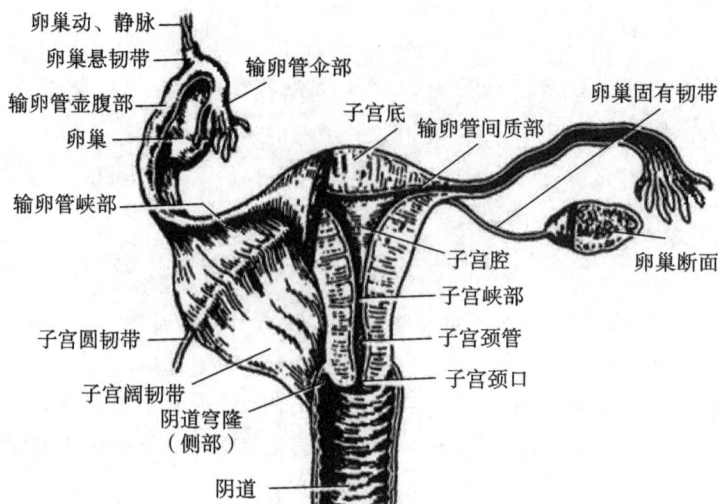

图 2-1 · 女性内生殖器

（一）阴道

1. 功能 阴道为性交器官、经血排出及胎儿娩出的通道。

2. 位置、形态 阴道位于真骨盆下部中央，为上宽下窄的管道，前壁长 7～9 cm，与膀胱和尿道相邻；后壁长 10～12 cm，与直肠相贴。下端开口于阴道前庭后部，上端环绕子宫颈阴道部。子宫颈与阴道间的圆周状隐窝称为阴道穹隆，分前、后、左、右四部分，后穹隆最深，与盆腔最低部位直肠子宫陷凹相邻，临床上可经此处穿刺或引流。

3. 组织结构 阴道壁自内向外由黏膜、肌层和纤维组织膜构成。黏膜层淡红色，无腺体，由复层鳞状上皮覆盖，受性激素影响而发生周期性变化。肌层由外纵、内环两层平滑肌构成。阴道壁富有静脉丛，损伤后易形成血肿或引起出血。

（二）子宫

1. 功能 子宫为产生月经和孕育胚胎、胎儿的器官。

2. 位置、形态 子宫位于真骨盆腔中央，坐骨棘水平之上，前为膀胱，后为直肠，下接阴道，两侧有输卵管和卵巢。成人子宫正常位置呈轻度前倾前屈位，呈倒置的扁梨形。长 7～8 cm，宽 4～5 cm，厚 2～3 cm，重 50～70 g，子宫腔容量约 5 ml。子宫上部较宽，称子宫体，其上端隆突部分称子宫底。子宫底两侧为子宫角。子宫下部较窄呈圆柱状，称子宫颈。子宫体与子宫颈的比例，女童为 1∶2，育龄妇女为 2∶1，老年期妇女为 1∶1。子宫颈以阴道为界分为上、下两部，上部占 2/3，称为子宫颈阴道上部；下部占 1/3，伸入阴道内，称为子宫颈阴道部。

子宫腔为上宽下窄的三角形，两侧通输卵管，下接子宫颈管。子宫体与子宫颈之间最狭窄部分为子宫峡部。子宫峡部非孕期长约 1 cm，上端为解剖学内口，下端为组织学内口（图 2-2）。子宫颈内腔呈梭形，称为子宫颈管，成年女性子宫颈管长 2.5～3 cm，其下端称为子宫颈外口，通向阴道。未产妇的子宫颈外口呈圆形；经产妇的子宫颈外口呈横裂状，将子宫颈分为前唇和后唇。

3. 组织结构

1）子宫体 子宫体壁由外层的浆膜层、中间的肌层和内层的黏膜层（子宫内膜）三层组织构成。

（1）子宫浆膜层：覆盖子宫底部及前后面的脏腹膜。在子宫前面近子宫峡部处，腹膜向前反折覆盖膀胱，形成膀胱子宫陷凹。在子宫后面，腹膜至子宫颈后方及阴道后穹隆再反折向直肠，形成直肠子宫陷凹，又称道格拉斯陷凹。

（2）子宫肌层：由大量平滑肌束、少量弹力纤维和胶原纤维组成，非孕时厚约 0.8 cm，分为三层，外层纵行，内层环形，中层肌纤维交叉排列。子宫肌收缩时压迫血管，能有效制止子宫出血。

（3）子宫内膜层：一层粉红色黏膜组织，表面 2/3 为致密层及海绵层，统称功能层，青春期开始受卵巢性

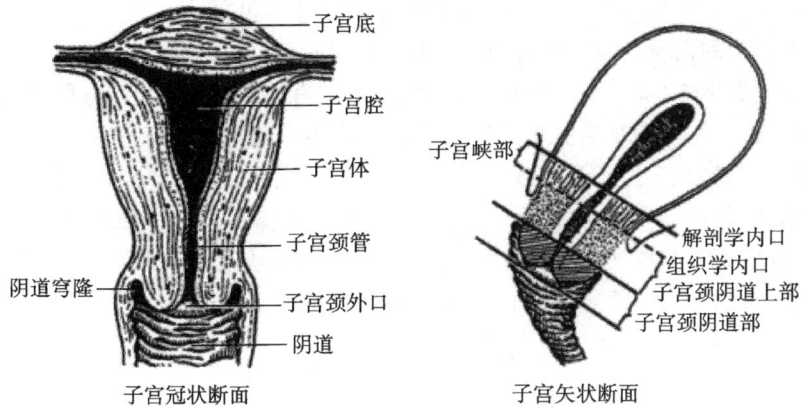

图 2-2 子宫各部

激素影响发生周期性变化、脱落。其下 1/3 靠近子宫肌层的内膜为基底层,无周期性变化。

2)子宫颈 主要由结缔组织构成,含少量平滑肌纤维、血管及弹力纤维。子宫颈管黏膜为单层高柱状上皮,内有许多腺体能分泌碱性黏液,形成黏液栓堵塞子宫颈管。子宫颈阴道部为复层鳞状上皮覆盖。子宫颈外口柱状上皮与鳞状上皮交接处是子宫颈癌的好发部位。

4. 子宫韧带 子宫韧带共有 4 对,与盆底肌和筋膜共同维持子宫位置(图 2-3)。

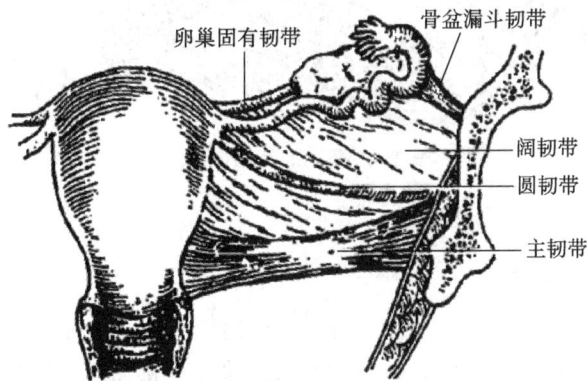

图 2-3 子宫韧带

(1)圆韧带:起自两侧子宫角前面、输卵管近端的下方,向前外侧达骨盆壁,经腹股沟管止于大阴唇前端。维持子宫前倾位置。

(2)阔韧带:子宫两侧翼型双层腹膜皱襞,由覆盖子宫前后壁的腹膜向两侧延伸达骨盆壁形成。维持子宫于盆腔正中位置。阔韧带分前、后两叶,上缘游离,内 2/3 包绕输卵管,外 1/3 移行为骨盆漏斗韧带(即卵巢悬韧带),内有卵巢动、静脉。卵巢内侧与子宫角之间的阔韧带称卵巢固有韧带。阔韧带后叶与卵巢相接处称卵巢系膜。输卵管以下、卵巢附着处以上的阔韧带称输卵管系膜。子宫体两侧阔韧带内有丰富的血管、淋巴管、神经和疏松结缔组织,称为子宫旁组织。子宫动、静脉和输尿管从阔韧带基底部穿过。

(3)主韧带:又称子宫颈横韧带,在阔韧带的下部,横行于子宫颈两侧和骨盆壁之间。作用为固定子宫颈位置,是防止子宫下垂的主要结构。

(4)子宫骶韧带:起自子宫颈侧后方,向两侧绕过直肠达第 2、3 骶椎前面的筋膜。将子宫颈向后上牵引,间接维持子宫前倾位置。

(三)输卵管

输卵管为一对细长弯曲的肌性管道,长 8~14 cm。位于阔韧带的上缘内,内侧与子宫角相通,外端游离,与卵巢接近,开口于腹腔。由内向外分为间质部、峡部、壶腹部和伞部。输卵管壶腹部为卵子与精子相遇受精的场所,也是向子宫腔运送受精卵的通道,伞部有"拾卵"作用。

(四)卵巢

卵巢为一对扁椭圆形的性腺,具有生殖和内分泌功能。

卵巢位于输卵管的后下方,借卵巢系膜连于阔韧带后叶,有血管和神经出入,称卵巢门。卵巢外侧以骨盆漏斗韧带连于骨盆壁,内侧以卵巢固有韧带连于子宫。成年妇女卵巢呈灰白色,重5~6 g,大小为4 cm×3 cm×1 cm;绝经后卵巢萎缩变小变硬。

卵巢表面无腹膜,由单层立方上皮覆盖,称为生发上皮。上皮深面有一层致密纤维组织,称卵巢白膜。再往内为卵巢实质,分皮质与髓质两部分(图2-4)。皮质在外层,是卵巢的主体,由大小不等的各级卵泡、黄体、黄体退化形成的残余结构和间质组织组成;髓质与卵巢门相连,无卵泡,内含丰富血管、神经、淋巴管及疏松结缔组织。

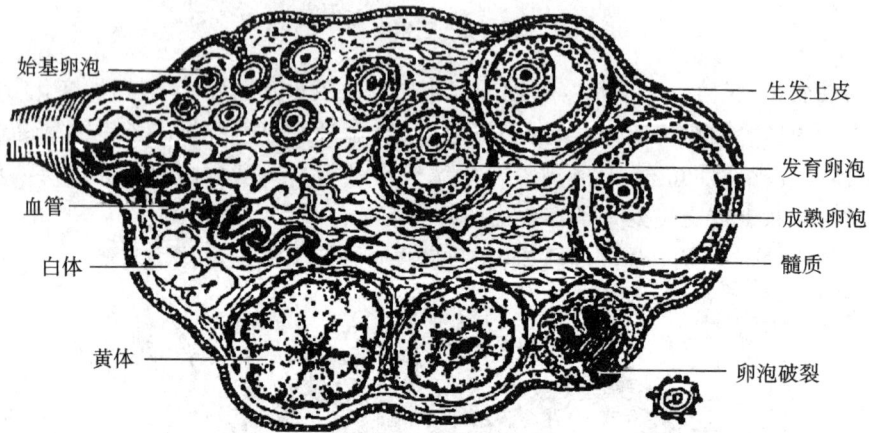

图2-4 卵巢的结构(切面)

三、邻近器官

(一)尿道

尿道位于耻骨联合与阴道前壁之间,长4~5 cm,直径约0.6 cm,起自膀胱三角尖端,穿过泌尿生殖膈,终于阴道前庭部尿道外口。女性尿道短而直,又接近阴道,易发生泌尿系统感染。

(二)膀胱

膀胱为一囊状肌性器官。空虚时位于耻骨联合与子宫之间,膀胱充盈时可凸向骨盆腔甚至腹腔。妇科检查及手术前必须排空膀胱。

(三)输尿管

输尿管为一对圆索状肌性管道,起自肾盂,终于膀胱,长约30 cm。输尿管在腹膜后,从肾盂开始沿腰大肌向下,在髂外动脉起点的前方进入骨盆腔,下行经阔韧带基底部向前内方,在子宫颈外侧约2 cm处,从子宫动脉下方穿过,再向前、向内进入膀胱。在施行子宫切除结扎子宫动脉时,应避免损伤输尿管。

(四)直肠

直肠位于盆腔后部,全长15~20 cm,上接乙状结肠,下接肛管。直肠前壁与子宫和阴道后壁相贴,阴道后壁损伤可累及直肠,易发生直肠阴道瘘。肛管长2~3 cm,借会阴体与阴道下段分开,妇科手术及分娩处理时,应避免损伤肛管。

(五)阑尾

阑尾通常位于右髂窝内,长7~9 cm。右侧子宫附件与其相邻,妇女患阑尾炎时可能累及右侧子宫附件。妊娠期阑尾随妊娠月份增加而逐渐向外上方移位。

四、血管、淋巴和神经

(一)血管

1. 动脉 女性内、外生殖器的血液供应主要来自卵巢动脉、子宫动脉、阴道动脉及阴部内动脉。卵巢动脉发自腹主动脉(左侧卵巢动脉可来自左肾动脉),其余动脉均来自髂内动脉。

2. 静脉 盆腔静脉均与同名动脉伴行,数量多,在相应器官及其周围形成静脉丛,互相吻合,故盆腔静脉感染容易蔓延。右侧汇入下腔静脉,左侧汇入左肾静脉,故左侧盆腔静脉曲张较多见。

(二)淋巴

女性生殖器官及盆腔具有丰富的淋巴系统,淋巴结通常沿相应的血管排列,成群或成串分布,其数目和位置变异很大。女性生殖器官及盆腔的淋巴分为外生殖器淋巴与盆腔淋巴两组。当生殖器发生感染或肿瘤时,病原体或肿瘤细胞往往沿各部的淋巴回流途径扩散,导致相应淋巴结肿大。

(三)神经

女性内、外生殖器由躯体神经和自主神经共同支配。

1. 外生殖器的神经支配 主要由阴部神经支配。由第Ⅱ、Ⅲ、Ⅳ骶神经分支组成,含感觉和运动神经纤维,走行与阴部内动脉相同。

2. 内生殖器的神经支配 主要由交感神经与副交感神经支配。子宫平滑肌有自主节律活动,完全切除其神经后仍能节律性收缩,还能完成分娩。

五、骨盆及骨盆底

女性骨盆是躯干和下肢的骨性连接,能支持躯干、保护盆腔脏器,同时还是胎儿娩出的通道,其大小、形状直接影响分娩。

(一)骨盆的组成

1. 骨盆的骨骼 骨盆由骶骨、尾骨和左右两块髋骨组成。骶骨由5～6块骶椎合成;尾骨由4～5块尾椎合成;每块髋骨由髂骨、坐骨及耻骨融合而成(图2-5)。

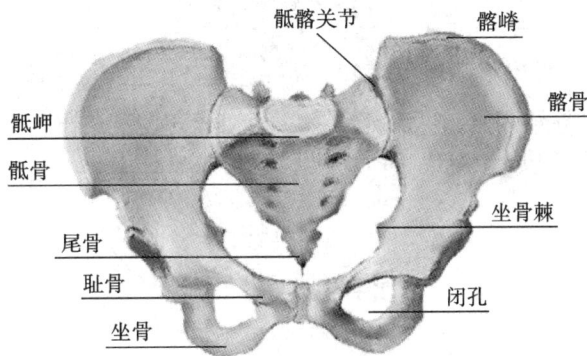

图 2-5 正常女性骨盆(前上观)

2. 骨盆的关节 前方两耻骨之间由纤维软骨连接,称为耻骨联合;骶骨与髂骨之间形成骶髂关节;骶骨与尾骨之间以骶尾关节相连。

3. 骨盆的韧带 骨盆2对重要的韧带为骶棘韧带和骶结节韧带。骶棘韧带为骶骨、尾骨与坐骨棘之间的韧带,骶棘韧带宽度即坐骨切迹宽度;骶结节韧带为骶骨、尾骨与坐骨结节之间的韧带。

(二)骨盆的分界

骨盆以耻骨联合上缘、两侧髂耻缘和骶岬上缘的连线为界,分为上、下两部分。上方为假骨盆(又称大骨盆),下方为真骨盆(又称小骨盆)。真骨盆即骨产道。

(三)骨盆轴及骨盆倾斜度

1. 骨盆轴 连接骨盆各平面中心点的假想曲线称骨盆轴,又称产轴(图2-6)。此轴上段向下向后,中段向下,下段向下向前。分娩时,胎儿沿此轴娩出。

2.骨盆倾斜度 女性直立时,骨盆入口平面与地平面形成的角度称骨盆倾斜度,一般为60°(图2-7)。骨盆倾斜度过大影响胎头衔接和娩出。

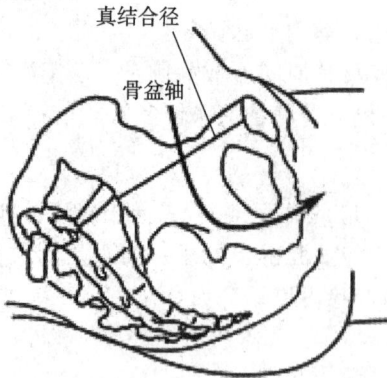

图2-6 骨盆轴

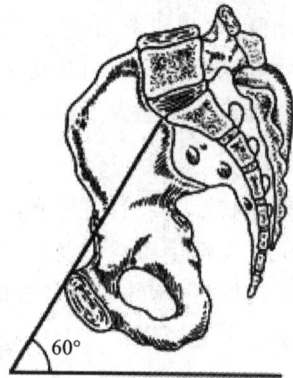

图2-7 骨盆倾斜度

(四)骨盆的类型

骨盆按形状分为四种类型:①女型骨盆:最常见,为女性正常骨盆,我国妇女中52%～58.9%为此型。骨盆入口呈横椭圆形,入口横径较前后径稍长。骨盆侧壁直,坐骨棘不突出,耻骨弓较宽,坐骨棘间径≥10 cm。②扁平型骨盆:占23.2%～29%。③类人猿型骨盆:占14.2%～18%。④男型骨盆:占1%～3.7%。

(五)骨盆底

骨盆底由多层肌肉和筋膜组成,作用为封闭骨盆出口,承托盆腔脏器并保持其处于正常位置(图2-8)。骨盆底组织由外向内分为三层。

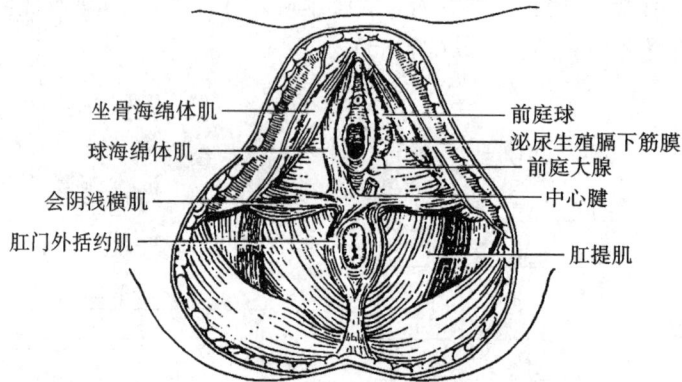

图2-8 骨盆底浅肌层

1.外层 位于外生殖器、会阴皮肤及皮下组织的下面,由会阴浅筋膜及深面的3对肌肉(球海绵体肌、坐骨海绵体肌、会阴浅横肌)和肛门外括约肌组成。此层肌肉的肌腱汇合于阴道外口和肛门之间,形成中心腱。

2.中层 即泌尿生殖膈,由上、下两层坚韧筋膜及其间的1对会阴深横肌和尿道括约肌组成,覆盖于骨盆出口前三角形平面上,又称三角韧带。有尿道和阴道穿过。

3.内层 即盆膈,是骨盆底最里面、最坚韧的一层,由肛提肌及其内、外筋膜组成。每侧肛提肌自前内向后外由3部分组成:①耻尾肌;②髂尾肌;③坐尾肌。

广义的会阴指封闭骨盆出口的所有软组织。狭义的会阴又称会阴体,指阴道口与肛门之间的软组织,呈楔形,厚3～4 cm,包括表层皮肤、皮下脂肪、筋膜、部分肛提肌和会阴中心腱。

PPT 2-2

任务二 女性生殖系统生理

情景导入

女士,30岁,因单位女职工体检来妇科门诊做常规检查。月经史:初潮13岁,经期5～6天,月经周期30天,平素月经规律。末次月经2024年3月17日,行经如常。全身检查及妇科检查各项指标均正常。今天是2024年4月9日。

任务:1. 该女士的排卵期是在月经周期的第几天?

2. 该女士本月排卵应该是在几号?

3. 她的子宫内膜现在处于哪一期?

4. 她今天的子宫颈黏液涂片应该呈什么形状?

一、女性一生各阶段的生理特点

(一)胎儿期

受精卵是由父系和母系来源的23对(46条)染色体组成的新个体,其中性染色体XX合子发育为女性。胚胎6周后原始性腺开始分化,8～10周性腺组织才出现卵巢的结构。卵巢形成后,两条副中肾管发育为女性生殖道。

(二)新生儿期

出生后4周内称为新生儿期。女性胎儿在母体内受到母体性腺和胎盘产生的性激素的影响,子宫内膜和乳房均有一定程度的发育。出生后,女性新生儿乳房微隆或有少许泌乳;出现少量阴道流血即假月经。这些生理现象数日内可自行消失。

(三)儿童期

从出生满4周到12岁左右称儿童期。儿童早期(8岁前)体格发育较快,但生殖器官仍为幼稚型。儿童后期(8岁后),卵巢内卵泡受垂体促性腺激素影响,有一定发育并分泌性激素,但未达到成熟阶段。乳房和内、外生殖器开始发育,女性特征开始出现。

(四)青春期

青春期是儿童到成人的转变期,是生殖器官、内分泌、体格逐渐发育至成熟的阶段。世界卫生组织规定青春期为10～19岁。

1. 第一性征发育 在促性腺激素作用下,卵巢增大,卵泡开始发育和分泌雌激素,生殖器官从幼稚型变为成人型,但整个生殖系统的功能尚未完善。

2. 第二性征出现 除生殖器官以外,其他所有的女性特征称第二性征,包括乳房发育、阴毛及腋毛分布、音调变高、骨盆横径发育大于前后径,以及胸、肩部皮下脂肪增多等。乳房萌发是第二性征的最初特征。女性一般近10岁时乳房开始发育,约经过3.5年发育为成熟型。

3. 月经初潮 月经初潮是青春期的重要标志。此期女性月经周期常不规律,5～7年建立规律的周期性排卵后,月经才逐渐正常。

(五)性成熟期

性成熟期又称生育期,是卵巢生殖功能和内分泌功能最旺盛的时期。一般从18岁左右开始,历时约30年。此期妇女性功能旺盛,卵巢功能成熟并分泌性激素,周期性排卵,生殖器官各部及乳房发生周期性变化。

(六)绝经过渡期

绝经过渡期指从开始出现绝经趋势直至最后一次月经的时期。可始于40岁,历时短至1～2年,长至

10～20年。此期妇女卵巢功能逐渐衰退,月经周期不规律,常为无排卵性月经。月经永久性停止称为绝经。我国妇女平均绝经年龄为49.5岁,80%在44～54岁之间。以往对绝经过渡期采用"更年期"这一术语,1994年WHO提出废除"更年期"一词,推荐使用"围绝经期"这一术语,将其定义为从卵巢功能开始衰退直至绝经后1年内的时期。围绝经期由于雌激素水平降低,可出现血管舒缩障碍和神经精神症状,表现为潮热、出汗、情绪不稳定、不安、抑郁或烦躁、失眠等,称为绝经综合征。

(七)绝经后期

绝经后期指绝经后的生命时期。初期,卵巢间质仍能分泌少量雄激素,在外周转化为雌酮,是循环中的主要雌激素。一般60岁以后妇女机体逐渐老化进入老年期。此期卵巢功能完全衰竭,雌激素水平低落,不足以维持女性第二性征,生殖器官进一步萎缩老化。骨代谢失常引起骨质疏松,易发生骨折。

二、卵巢功能及周期性变化

(一)卵巢的功能

卵巢为女性性腺,主要功能是产生卵子并排卵,同时分泌性激素,分别称为卵巢的生殖功能及内分泌功能。

(二)卵巢的周期性变化

卵泡自胚胎形成后即进入自主发育和闭锁的轨道,其机制尚不清楚。卵巢的基本生殖单位是始基卵泡。出生时约剩200万个,至青春期只剩下约30万个。

从青春期至绝经前,卵巢在形态和功能上发生周期性变化,称为卵巢周期。包括:

1.卵泡发育和成熟　进入青春期后,卵泡发育成熟的过程依赖于促性腺激素的刺激。性成熟期,每月发育一批(3～11个)卵泡,经过募集、选择,一般只有1个优势卵泡能发育成熟并排卵,其余卵泡发育到一定程度通过细胞凋亡机制而自行退化,称卵泡闭锁。女性一生中仅有400～500个卵泡发育成熟并排卵。

2.排卵　卵细胞及其周围的卵丘颗粒细胞一起从卵巢排出的过程称排卵(图2-9)。黄体生成素(LH)峰使初级卵母细胞完成第一次减数分裂,排出第一极体,成熟为次级卵母细胞。排卵多发生在下次月经来潮前14天左右。卵子由两侧卵巢轮流排出,也可由一侧卵巢连续排出。

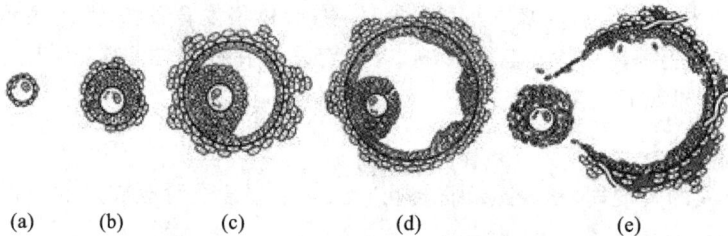

图2-9　不同发育阶段卵泡形态示意图
(a)始基卵泡;(b)窦前卵泡;(c)窦状卵泡;(d)排卵前卵泡;(e)排卵

3.黄体形成和退化　排卵后卵泡液流出,卵泡腔内压下降,卵泡壁塌陷,形成许多皱襞,卵泡壁的卵泡颗粒细胞和卵泡内膜细胞向内侵入,周围由卵泡外膜包围,共同形成黄体。卵泡颗粒细胞和卵泡内膜细胞在LH峰的作用下进一步黄素化,分别形成颗粒黄体细胞和卵泡膜黄体细胞。

黄体分泌孕激素和雌激素。排卵后7～8天,黄体发育达高峰,黄体直径为1～2 cm,外观呈黄色。若卵子未受精,黄体在排卵后9～10天开始退化,黄体功能限于14天。黄体退化时黄体细胞逐渐萎缩变小,周围的结缔组织及成纤维细胞侵入黄体,逐渐由结缔组织所代替,组织纤维化,外观色白,称白体。若卵子受精,黄体继续发育成妊娠黄体,妊娠3个月末退化。

(三)卵巢性激素的合成及分泌

卵巢主要分泌雌激素、孕激素和少量雄激素,均为甾体激素,属类固醇激素。主要在肝内代谢,经肾脏排出。

1. 卵巢性激素分泌的周期性变化

(1)雌激素:雌激素在排卵前主要来源于卵泡膜细胞和颗粒细胞,月经第7天迅速增加,排卵前达高峰。排卵后黄体分泌大量雌激素,排卵后7~8天雌激素达第2高峰。主要有雌二醇(E2)、雌酮(E1)和雌三醇(E3)。雌激素活性以雌二醇为主,雌酮次之,雌三醇最弱,雌三醇是前两者的代谢产物。

(2)孕激素:卵泡期卵泡不分泌孕酮,排卵后黄体分泌孕酮逐渐增加,排卵后7~8天达最高峰,以后逐渐下降。

(3)雄激素:女性雄激素主要来自肾上腺。卵巢也能分泌部分雄激素,卵泡内膜层主要分泌雄烯二酮,卵巢间质细胞和门细胞主要分泌睾酮。

2. 卵巢性激素的生理作用 见表2-1。

表 2-1 雌、孕激素的生理作用

部位	雌激素(E)	孕激素(P)
子宫肌	促进发育,肌层增厚;收缩加强,提高对缩宫素敏感性	抑制收缩,降低对缩宫素敏感性
子宫内膜	增生期变化	增生基础上转化为分泌期
子宫颈	子宫颈口松弛;黏液分泌增加,稀薄,拉丝度长	子宫颈口闭合,黏液分泌减少,黏稠,拉丝易断
输卵管	促进发育,增强节律性收缩	抑制节律性收缩
阴道	促进上皮细胞增生、角化;糖原增多	加快上皮细胞脱落
乳房	促使乳腺管增生,乳头、乳晕着色	促进乳腺腺泡发育
下丘脑-垂体	正、负反馈调节	月经中期增强雌激素的正反馈作用;黄体期有负反馈作用
其他	促进卵泡发育;第二性征发育;促进水、钠潴留;促进高密度脂蛋白合成,抑制低密度脂蛋白合成,降低血液循环胆固醇水平;维持和促进骨基质代谢	使基础体温升高0.3~0.5 ℃;促进水、钠排泄

雄激素生理作用:雄激素促进外生殖器发育,促进阴毛和腋毛生长;促进蛋白质合成、红细胞增生、骨骼和肌肉发育。女性雄激素分泌过多可引起男性化。

三、其他生殖器官周期性变化

(一)子宫内膜的周期性变化

1. 增殖期 也称增生期,月经周期第5~14天,与卵巢周期中的卵泡期相对应。在雌激素作用下,内膜表面上皮、腺体、间质、血管均呈增殖性变化。

2. 分泌期 月经周期第15~28天,与卵巢周期中的黄体期相对应。雌激素和孕激素共同作用,使子宫内膜继续增厚,腺体增长弯曲,出现分泌现象;间质疏松水肿;血管进一步弯曲呈螺旋状,为受精卵着床做准备。

3. 月经期 月经周期第1~4天。经前24 h,由于黄体萎缩,雌、孕激素水平下降,内膜螺旋小动脉痉挛性收缩,导致内膜缺血、坏死,血管破裂形成内膜底部血肿,促使内膜剥脱。脱落的内膜碎片与血液经阴道排出,月经来潮。

(二)阴道黏膜的周期性变化

排卵前,阴道上皮在雌激素作用下,底层细胞增生,演变为中、表层细胞,使阴道上皮增厚;表层细胞角化。细胞内富含糖原,经阴道杆菌分解成乳酸,使阴道内保持一定酸度,可以防止致病菌繁殖。排卵后在孕激素作用下,阴道黏膜的变化主要为细胞脱落。

(三)子宫颈黏液的周期性变化

随着雌激素水平不断升高,子宫颈黏液分泌量增多,至排卵期子宫颈黏液稀薄、透明,拉丝度可达 10 cm 以上。黏液涂片干燥后可见羊齿植物叶状结晶,排卵期最典型。排卵后受孕激素影响,黏液分泌量减少,质地黏稠而混浊,拉丝易断。涂片结晶逐渐模糊,至月经周期第 22 天左右完全消失,呈现排列成行的椭圆体(图 2-10)。

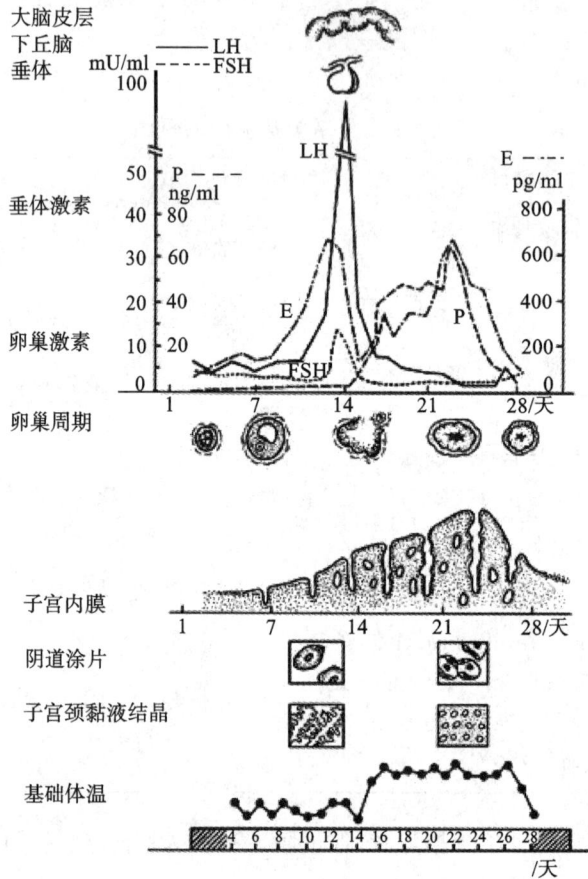

图 2-10　月经周期中垂体激素、卵巢、子宫内膜、阴道涂片、子宫颈黏液和基础体温周期性变化
LH,黄体生成素;FSH,卵泡刺激素;P,孕激素;E,雌激素

(四)输卵管的周期性变化

雌激素促进输卵管发育及输卵管节律性收缩,排卵前,峡部收缩、闭锁。孕激素抑制输卵管节律性收缩,排卵后,峡部肌肉松弛。

四、月经及月经期健康指导

1. 月经　伴随卵巢周期性变化出现的子宫内膜周期性脱落、出血,称为月经。第一次月经来潮称月经初潮。月经初潮年龄多为 13~14 岁,可受遗传、营养、体重、气候等因素影响。15 岁以后月经尚未来潮,应引起临床重视。

2. 月经血的特征　月经血为暗红色,呈碱性,无臭味,黏稠不凝固。月经血含血液、子宫内膜碎片、子宫颈黏液及脱落阴道上皮细胞。月经血中还含有前列腺素及来自子宫内膜的大量纤维蛋白溶酶。由于纤维蛋白溶酶对纤维蛋白的溶解作用,月经血不凝,只有出血多的情况下出现血凝块。

3. 正常月经的临床表现　相邻两次月经第 1 天间隔的时间称为一个月经周期。月经周期一般为 21~35 天,平均 28 天。每次月经持续时间称为经期,一般为 2~8 天,平均 4~6 天。正常经量为 20~60 ml,超过 80 ml 称为月经过多。

月经期一般无特殊症状,但由于盆腔充血和前列腺素作用,有些妇女出现下腹部及腰骶部坠胀不适或子宫收缩痛,还可出现腹泻等胃肠功能紊乱症状。极少数可出现头痛及轻度神经系统不稳定症状。

4. 月经期健康指导 ①劳逸结合,避免精神紧张;②注意卫生,保持外阴清洁;③禁止游泳、盆浴、性生活及阴道冲洗;④加强营养,少食生冷、辛辣等刺激性食物;⑤注意保暖,不滥用药。

知识拓展

经前期综合征(PMS)

经前期综合征(PMS)是指黄体期周期性发生的影响妇女日常工作和生活,涉及躯体、精神及行为的综合征。月经来潮后症状自然消失。

五、月经周期的调节

月经周期的调节是一个非常复杂的过程,主要涉及下丘脑、垂体和卵巢。下丘脑分泌促性腺激素释放激素(GnRH),通过调节垂体促性腺激素的分泌,调控卵巢功能。卵巢分泌的性激素对下丘脑-垂体又具有反馈调节作用。下丘脑、垂体、卵巢之间相互调节、相互影响,形成完整而协调的神经内分泌系统,称为下丘脑-垂体-卵巢轴(HPO)。

(一)下丘脑促性腺激素释放激素

下丘脑弓状核神经细胞分泌的 GnRH 是一种十肽激素,直接通过垂体门脉系统输送到腺垂体,调节垂体促性腺激素的合成与分泌。

(二)腺垂体生殖激素

腺垂体(垂体前叶)分泌的直接与生殖调节有关的激素是促性腺激素和催乳素(PRL)。腺垂体的促性腺激素细胞分泌卵泡刺激素(FSH)和黄体生成素(LH)。FSH 促使卵泡生长发育,合成、分泌雌二醇;在卵泡晚期与雌激素协同诱导颗粒细胞生成 LH 受体,为排卵及黄素化做准备。LH 在排卵前促使卵母细胞最终成熟及排卵;在黄体期维持黄体功能,促进孕激素、雌二醇和抑制素 A 的合成与分泌。PRL 由腺垂体的催乳细胞分泌,具有促进乳汁合成功能。

(三)卵巢性激素的反馈调节

1. 雌激素 雌激素对下丘脑产生负反馈和正反馈两种作用。在卵泡期早期,一定水平的雌激素负反馈作用于下丘脑,抑制 GnRH 释放,并降低垂体对 GnRH 的反应性,从而实现对垂体促性腺激素脉冲式分泌的抑制。在卵泡期晚期,当雌激素分泌达到或超出阈值(≥200pg/ ml)并维持 48 h,即可发挥正反馈作用,刺激 LH 分泌高峰出现。在黄体期,雌激素协同孕激素对下丘脑产生负反馈作用。

2. 孕激素 在排卵前,低水平的孕激素可增强雌激素对促性腺激素的正反馈作用。在黄体期,高水平的孕激素对促性腺激素的脉冲式分泌产生负反馈(抑制)作用。

(四)月经周期的调节机制

1. 卵泡期 上一次月经周期的黄体萎缩后,雌、孕激素和抑制素 A 水平降至最低,对下丘脑和垂体的抑制解除,下丘脑又开始分泌 GnRH,使垂体分泌 FSH 增加,促进卵泡发育,分泌雌激素,子宫内膜发生增殖期变化。随着雌激素逐渐增加,对下丘脑的负反馈增强,下丘脑 GnRH 的分泌受到抑制,加之抑制素 B 的作用,使垂体 FSH 分泌减少。当卵泡发育接近成熟时,卵泡分泌的雌激素达到 200 pg/ml 以上并维持 48 h,即对下丘脑和垂体产生正反馈作用,形成 LH 和 FSH 峰,两者协同作用,促使成熟卵泡排卵。

2. 黄体期 排卵后循环中 LH 和 FSH 均急剧下降,在少量 LH 和 FSH 作用下,黄体形成并逐渐发育成熟。黄体主要分泌孕激素,也分泌雌二醇,使子宫内膜发生分泌期变化。排卵后 7～8 天循环中孕激素和雌激素均达到高峰。大量孕激素和雌激素以及抑制素 A 的共同负反馈作用,又使垂体 LH 和 FSH 分泌相应减少,黄体开始萎缩,雌、孕激素分泌减少,子宫内膜失去性激素支持,发生剥脱而月经来潮。雌、孕激素和抑制素 A 的减少解除了对下丘脑和垂体的负反馈抑制作用,FSH 分泌增加,卵泡开始发育,下一个月经周期开始,如此周而复始(图 2-11)。

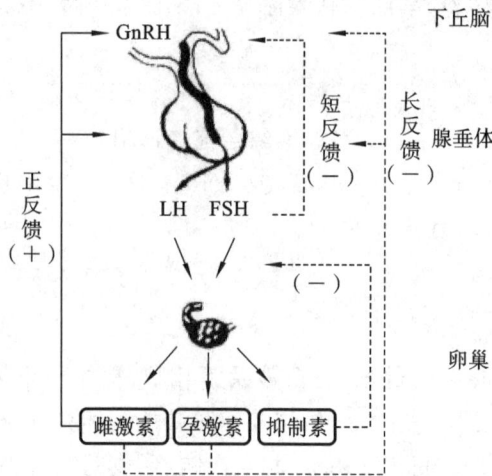

图 2-11　下丘脑-垂体-卵巢轴(HPO)相互关系示意图

月经周期主要受 HPO 的神经内分泌调节,同时也受抑制素-激活素-卵泡抑制素系统的调节,其他腺体内分泌激素对月经周期也有影响。HPO 的生理活动受到大脑皮层神经中枢的影响,如外界环境、精神因素等均可影响月经周期。

→ 项目小结

项目		学习要点
项目二 女性生殖基础 知识	任务一 女性生殖系统解剖	1.直肠子宫陷凹是盆腔最低部位;子宫体与子宫颈的比例;子宫下段的形成;子宫颈癌的好发部位;子宫四对韧带的作用。 2.骨盆的骨骼、关节、韧带;骨盆的分界;骨盆轴、骨盆倾斜度。
	任务二 女性生殖系统生理	排卵时间、黄体退化时间;雌、孕激素的主要生理功能;子宫内膜的周期性变化;月经周期、经期、正常经量;月经周期调节有赖于下丘脑-垂体-卵巢轴

→ 直通护考

扫码在线答题

(康迎春)

项目三　妇产科护理程序

PPT 3

学习目标

【知识目标】

1. 掌握妇产科健康史采集内容和方法。

2. 熟悉盆腔检查方法、护理配合及注意事项。

【能力目标】

1. 能叙述盆腔检查的护理配合要点与注意事项。

2. 能配合医生进行妇产科健康史的采集和盆腔检查。

3. 具有对妇产科病人特殊心理需求进行沟通的能力和医护团队合作能力。

【思政目标】

1. 具有良好的职业素养,严谨的工作态度。

2. 关爱护理对象,自觉尊重护理对象人格,保护护理对象隐私。

导　言

　　妇产科护士通过健康史采集、身体检查、心理-社会评估等方法获得护理对象生理、心理、社会等方面资料,运用所学知识和临床评判性思维,分析、判断护理对象现存和潜在的健康问题或需求,针对性地制订护理计划并实施。

思政课堂

金缕衣

[唐] 无名氏

劝君莫惜金缕衣,劝君须惜少年时。

花开堪折直须折,莫待无花空折枝。

妇产科护理程序

情景导入

　　病人,女,39岁,G_5P_1,因"下腹疼痛1天,加重3 h,阴道异常流血1 h"入院。

　　任务:1. 应如何进行健康史采集?

　　　　　2. 需指导病人进行哪些妇科检查?

护理程序是指导护理人员以满足护理对象的身心需要,恢复或增进护理对象的健康为目标,运用系统方法实施计划性、连续性、全面整体护理的一种理论与实践模式。

护理程序一般分为5个步骤,即评估、诊断、计划(护理目标)、实施(护理措施)和评价。

【护理评估】

护理评估是护理程序的基础,是指收集护理对象的全面资料,加以整理、综合、判断的过程。包括健康史采集、身体状况评估、心理-社会状况评估和辅助检查。

(一)健康史采集

妇产科健康史采集,可通过观察、交谈、倾听等方法获得。在健康史采集过程中,妇产科护士要做到态度和蔼,语言亲切、通俗易懂,体贴和尊重护理对象,耐心细致地询问和倾听,并给予保护隐私的承诺。可采用启发式提问,但应避免暗示和主观臆测。对急危重症病人,应快速采集可能威胁其生命安全的重要疾病病史,重点关注其生命体征和支持临床诊断的阳性体征,立即配合医生抢救。对不能口述的病人,可询问最了解其病情的亲友,记录时备注健康史提供者与病人的关系。对转诊者,可索阅病情介绍。

健康史采集内容如下。

1. 一般项目 包括护理对象姓名、年龄、籍贯、职业、民族、婚姻、住址、入院日期、入院方式、健康史记录日期、健康史陈述者及可靠程度等。若非护理对象陈述,应注明陈述者与护理对象的关系。

2. 主诉 促使病人就诊的主要症状(或体征)及持续时间。力求通过主诉初步评估疾病大致范围及程度。要求简明扼要,通常不超过20字。妇科常见临床症状有阴道流血、外阴瘙痒、白带异常、闭经、下腹痛、下腹部包块、不孕等。

3. 现病史 病人本次疾病发生、演变、诊疗全过程,为病史的主要部分。应以主诉为核心,按主要症状出现的时间顺序进行询问,了解发病时间、原因或诱因、病情发展经过、就医经过、采取的护理措施及效果。还要了解有无伴随症状及症状出现时间、特点,尤其是与主要症状的关系。另外询问病人睡眠、饮食、体重、大小便、心理反应等。

4. 月经史 询问初潮年龄、月经周期、经期、经量、经期伴随症状、末次月经日期(LMP)及绝经年龄。记录为:初潮年龄 $\dfrac{经期}{月经周期}$,末次月经日期或绝经年龄。例如:12岁初潮,月经周期28~30天,经期持续5~6天,末次月经2024年9月10日,可记录为:$12\dfrac{5\sim6}{28\sim30}$,LMP:2024.9.10。

5. 婚育史 询问结婚次数及每次结婚年龄,是否近亲结婚(直系血亲及三代旁系血亲),配偶健康状况,有无性病史及双方同居情况等。生育史(孕产史)包括足月产、早产及流产次数及现存子女数。简写为:足-早-流-存,或 $G_数P_数$。例如:足月产1次,无早产,流产3次,现存子女1人,可记录为1-0-3-1,或用孕4产1(G_4P_1)表示。记录分娩方式、有无难产史、新生儿出生情况、产后或流产后有无出血或感染史,自然流产或人工流产情况,末次分娩或流产日期,采用何种生育规划措施及其效果。

6. 既往史 病人过去的健康和疾病情况。内容包括以往一般健康状况、疾病史、传染病史、预防接种史、手术外伤史、输血史、药物过敏史。

7. 个人史 出生、生活和曾居住地区,有无特殊嗜好等。

8. 家族史 父母、兄弟姐妹及子女健康情况。家族成员有无遗传病(如血友病、白化病等)、可能与遗传有关的疾病(如糖尿病、高血压、肿瘤等)以及传染病(如结核病等)。

(二)身体状况评估

身体状况评估在采集健康史后进行。包括全身检查、腹部检查和盆腔检查。除病情危急外,应按下列先后顺序进行。

1. 全身检查 常规测量体温、脉搏、呼吸及血压,必要时测量身高和体重。检查病人神志、精神状态、面容、体态、全身发育及毛发分布、皮肤黏膜、浅表淋巴结、头部器官、颈、乳房、心、肺、脊柱及四肢情况。

2. 腹部检查 妇产科体格检查的重要组成部分,应在盆腔检查前进行。视诊观察腹部有无隆起,腹壁有无瘢痕、静脉曲张、妊娠纹、腹壁疝、腹直肌分离等。触诊肝、脾、肾有无增大及压痛,腹部有无压痛、反跳痛和肌紧张,能否扪到包块,包块部位、大小、形状、质地、活动度、表面是否光滑、有无压痛等。叩诊时注意鼓音和浊音分布范围,有无移动性浊音。必要时听诊了解肠鸣音情况。若合并妊娠,应检查腹围、宫高、胎位及胎儿大小,并听胎心音。

3.盆腔检查 又称妇科检查,是了解内、外生殖器情况及诊断妇产科疾病特有的检查方法。包括外阴、阴道、子宫颈、子宫体及双侧附件检查。

1)护理配合与注意事项

(1)检查者应关心体贴病人,做到态度和蔼,语言亲切,检查仔细,动作轻柔。检查前向病人解释盆腔检查方法、目的、可能引起的不适,消除病人紧张情绪。注意遮挡病人,保护病人隐私,取得病人的信任和配合。

(2)准备好消毒器械及用物,包括阴道窥器、长镊、子宫探针、鼠齿钳、子宫颈刮片、玻片、手套、棉签、消毒液、液体石蜡或肥皂水、生理盐水、光源、保暖设备等。

(3)检查前嘱病人排空膀胱(尿失禁病人除外),必要时导尿,大便充盈者应予排便或行灌肠后再进行检查。协助病人脱去1条裤腿,取膀胱截石位躺在检查床上接受妇科检查。不宜搬动的危重病人,可在病床上检查。

(4)为避免感染(包括交叉感染),无菌手套、检查器械及臀下垫单或纸单应一人一换。使用过的物品应及时消毒处理。

(5)避免月经期做盆腔检查。若有阴道异常流血,必须进行盆腔检查,检查前消毒外阴、阴道,以防感染。

(6)无性生活史者禁做阴道窥器和双合诊检查,应行直肠-腹部诊。确有检查必要时,应征得病人及其家属同意后,方可进行检查。

(7)男医护人员进行妇科检查时,需女性医护人员在场,以减轻病人紧张情绪和避免发生不必要的误会。

2)检查方法及步骤

(1)外阴检查:观察外阴发育、阴毛多少和分布情况,有无畸形、水肿、皮炎、溃疡、赘生物或肿块,注意观察皮肤和黏膜有无色泽或色素减退,以及质地变化,有无增厚、变薄或萎缩。分开小阴唇,暴露阴道前庭,观察尿道口和阴道口,处女膜完整性。最后让病人用力向下屏气,观察有无阴道前后壁脱垂、子宫脱垂或尿失禁等。

(2)阴道窥器检查:先合拢阴道窥器两叶,两叶前端表面涂滑润剂。若拟做子宫颈细胞学检查或取阴道分泌物做涂片检查,不宜用滑润剂,以免影响涂片质量。检查者用左手拇指和示指将病人两侧小阴唇分开,右手将阴道窥器斜行放入阴道口(图3-1)。①检查阴道。②检查子宫颈:同时可采集子宫颈外口鳞-柱上皮交界部或子宫颈分泌物标本做子宫颈细胞学检查。

(3)双合诊:盆腔检查中最重要的项目。检查者一手示指、中指伸入阴道内,另一手在腹部配合检查,称为双合诊。可扪清阴道、子宫颈、子宫体(图3-2)、输卵管、卵巢、子宫旁结缔组织、韧带及骨盆腔内壁有无异常(图3-3)。

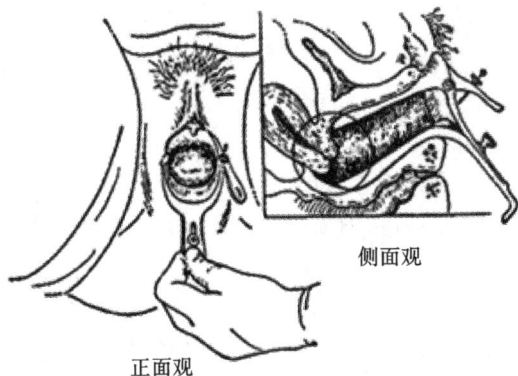

侧面观

正面观

图3-1 阴道窥器检查

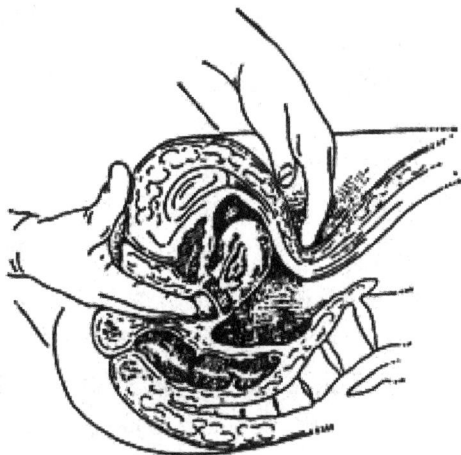

图3-2 双合诊(检查子宫)

(4)三合诊:经直肠、阴道、腹部联合检查。方法:一手示指放入阴道内,中指插入直肠内,另一手在腹部配合检查(图3-4)。

19

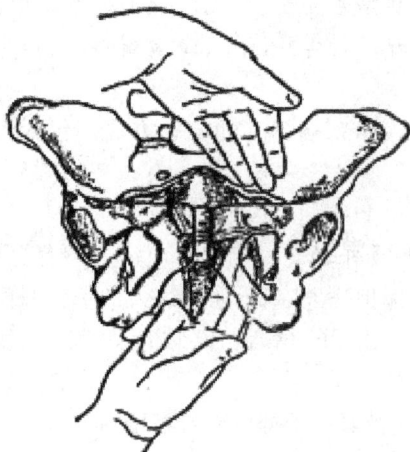

图 3-3　双合诊(检查附件)

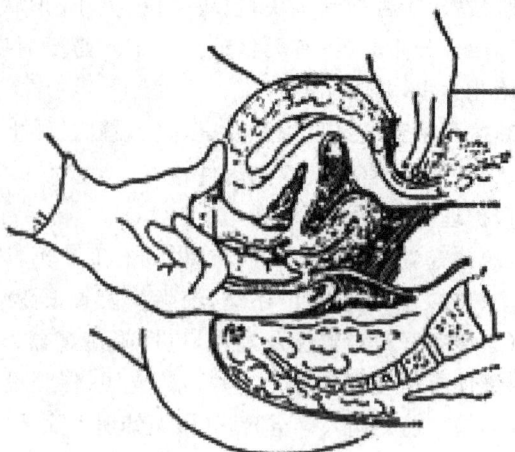

图 3-4　三合诊检查

(5)直肠-腹部诊:检查者一手示指伸入直肠,另一手在腹部配合检查。适用于无性生活史、阴道闭锁或经期不宜行双合诊的病人。

3)记录　盆腔检查结束后,按解剖部位先后顺序记录检查结果。

(1)外阴:发育情况、阴毛分布及婚产式。有异常发现时,应详加描述。

(2)阴道:是否通畅,黏膜情况,分泌物的量、颜色、性状及有无臭味。

(3)子宫颈:大小、硬度,有无柱状上皮异位、撕裂、息肉、腺囊肿,有无接触性出血、举痛及摇摆痛等。

(4)子宫体:位置、大小、硬度、活动度、有无压痛等。

(5)附件:有无肿块、增厚或压痛。若扪及肿块,记录其位置、大小、硬度,表面光滑与否,活动度,有无压痛以及与子宫及盆壁的关系。左、右两侧情况分别记录。

(三)心理-社会状况评估

1.评估护理对象对健康的态度及对医院环境的感知　了解护理对象对健康问题的感受,对自己所患疾病的认识程度,对治疗和护理的期望,对病人角色的接受程度。

2.评估护理对象对健康问题的反应　借用量化评估表评估护理对象患病前及患病后的应激应对方法,面对压力时的解决方式,遇到的困难等。

3.了解护理对象的精神心理状态　注意护理对象发病后的定向力、认知水平、注意力、仪表、举止、情绪、沟通交流能力、思维、记忆和判断能力有无改变。

(四)辅助检查

1.妇产科常用特殊检查

1)阴道分泌物悬滴检查　又称湿片法,常用于检查阴道内有无滴虫或假丝酵母菌。

2)生殖道脱落细胞学检查

(1)阴道涂片:主要目的是了解卵巢或胎盘功能。

(2)子宫颈刮片:子宫颈上皮内瘤变及早期子宫颈癌筛查的基本方法(图 3-5)。先拭净子宫颈外口黏液,用木质小刮板在子宫颈外口鳞-柱上皮交界处,轻轻刮取 1 圈,然后均匀涂在玻片上,固定、染色、镜检。

(3)子宫颈管涂片:主要用于子宫内膜癌的检查。

(4)局部印片:主要用于诊断外阴癌。

3)子宫颈或子宫颈管活组织检查　可确定子宫颈病变性质,是确诊子宫颈癌的主要方法。适用于子宫颈脱落细胞学涂片检查巴氏Ⅲ级或以上者,阴道镜检查时反复可疑阳性或阳性者,疑有子宫颈癌或慢性特异性炎症、需进一步明确诊断者。

4)诊断性刮宫　简称诊刮,是诊断子宫腔疾病最常用的方法,也可间接反映卵巢功能。用于诊断月经失调、不孕症、子宫内膜结核、子宫内膜癌等。怀疑同时有子宫颈管病变时,需对子宫颈管及子宫腔分别进行诊断性刮宫,称分段诊刮。分段诊刮时,先用小刮匙由子宫颈内口至外口顺序刮子宫颈管一周,然后刮匙进入子宫腔刮取子宫内膜。刮出组织分别装瓶、固定,标记送检。若刮出物肉眼观察高度怀疑为癌组织时,不应继续刮宫,以防出血及癌细胞扩散。

5)基础体温测定 孕激素可使基础体温升高 0.3~0.5 ℃,在正常月经周期中,基础体温呈高低双相变化表示有排卵,单相型表示无排卵。用于了解有无排卵、排卵日期、黄体功能和是否早孕等。

6)输卵管通畅检查 主要目的是检查输卵管是否畅通,并兼有一定的治疗功效。适用于不孕症疑有输卵管阻塞者;检验和评价输卵管绝育术、输卵管复通术或输卵管成形术的效果;疏通输卵管黏膜轻度粘连。

图 3-5 子宫颈刮片

7)阴道后穹隆穿刺术 阴道后穹隆顶端与直肠子宫陷凹贴接,选择阴道后穹隆穿刺术取出抽出物进行肉眼观察、化验、病理检查,是妇产科临床常用的辅助诊断方法。适用于疑有腹腔内出血(输卵管妊娠流产或破裂)诊断,盆腔积液、积脓穿刺引流、治疗,明确直肠子宫陷凹处肿块性质等。

8)妇科肿瘤标志物检查 肿瘤标志物是肿瘤细胞异常表达所产生的抗原蛋白或生物活性物质,可在肿瘤病人的组织、血液或体液及排泄物中检测出,有助于肿瘤诊断、鉴别诊断及监测。

9)影像学检查

(1)超声检查:目前临床最常用的是 B 超检查(包括经腹壁超声检查和经阴道超声检查),可检查妊娠时胎儿发育情况、有无畸形,测定胎盘位置及成熟度,检测羊水量等。在妇科领域,可探测子宫及附件、盆腔有无异常,如是否有肿瘤、炎症等;监测卵泡发育,探查宫内节育器情况等。

(2)X 线检查:X 线检查借助造影剂可了解子宫腔和输卵管腔内形态,仍是诊断先天性子宫畸形和输卵管通畅程度首选的检查方法。X 线摄片对骨产道各径线测定、骨盆入口形态、骶骨弯曲度、坐骨切迹等方面的诊断结果,可为自然分娩提供重要依据。

(3)计算机体层成像(CT)检查:妇产科领域主要用于卵巢肿瘤的鉴别诊断。

(4)磁共振成像(MRI)检查:能准确判断肿瘤大小和转移情况,在恶性肿瘤术前分期方面属最佳影像学诊断手段。

10)内窥镜检查 ①阴道镜检查;②宫腔镜检查;③腹腔镜检查。

2.特殊检查护理配合

(1)热情接待病人,全面评估病人的身体状况,耐心向病人解释检查目的、意义、方法及注意事项,取得病人的配合。进行生殖道脱落细胞学检查和阴道镜检查的病人,检查前 2 天内禁止性生活、阴道检查、阴道用药及灌洗,且阴道镜检查前应行妇科检查(若有阴道炎症则不行)。输卵管通畅检查病人要求术前 3 天禁止性生活。诊断性刮宫要求病人刮宫前 5 天禁止性生活。了解卵巢功能时,术前至少停用激素 1 个月,以免结果错误。

(2)协助病人按要求选择检查时间。诊断病人有无排卵或黄体功能不足,应选在月经来潮前或月经来潮 6 h 内刮宫;诊断子宫内膜不规则脱落,应于月经第 5 天刮宫;子宫颈活组织检查应避开月经前期;输卵管通畅检查应在月经干净后 3~7 天进行;宫腔镜检查在月经干净后 1 周内进行为宜。

(3)基础体温检查时应指导病人连续测量,不能中断;指导病人在体温单上正确标记,并将性生活、经期、感冒、发热、腹泻、失眠、饮酒、药物治疗及使用电热毯等容易影响基础体温的情况随时记录,以便分析病情时参考。

(4)充分做好术前准备,严格消毒检查器具,备齐各项检查用物。

(5)术中陪伴病人并给予心理支持。为医生提供手术用品,确保手术顺利进行。密切观察病人生命体征,发现异常及时报告医生并协助处理。

(6)术后整理、消毒所用物品,安置病人,让病人休息。观察病人有无脏器损伤及内出血等异常情况,了

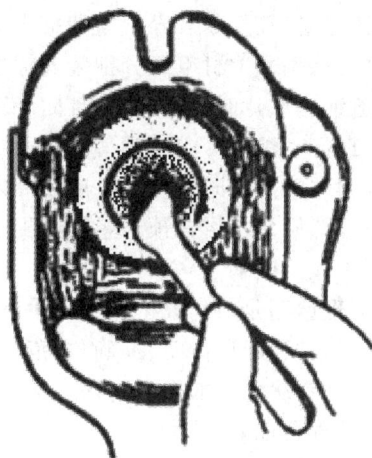

解阴道出血情况,如有异常立即报告医生并协助处理。

(7)将手术取材组织分别装入标本瓶内固定,并标注病人姓名及取材部位,及时送检并注意收集结果。生殖道细胞涂片时必须均匀,且向一个方向涂抹,以免破坏细胞。阴道分泌物悬滴检查滴虫时宜用不低于 35 ℃的温生理盐水,以免影响滴虫活动。

(8)嘱病人按时复诊。术后 2 周内(子宫颈活组织检查者要求 1 个月内)禁止性生活及盆浴,保持外阴清洁,按医嘱服用抗生素预防感染。提醒病人有腹痛或出血多时及时就诊。

【护理诊断】

护理诊断是对病人生命历程中所遇到的生理、心理、社会等方面问题的阐述,这些问题可通过护理措施解决。护理诊断应简明、准确、规范,确认护理诊断后,按照其重要性和紧迫性排列先后顺序,使护士能够根据病情轻重缓急采取先后行动。护理诊断的描述不应有易引起法律纠纷的陈述,也不可与医疗诊断相混淆。

【护理目标】

护理目标是指通过护理干预,护士期望病人达到的健康状态或在行为上的改变,也是护理效果的标准。制订护理目标可以明确护理工作的方向,指导护士为达到目标所期望的结果去设计护理措施,并在护理程序的最后一步对护理工作进行效果评价。护理目标分为远期目标和近期目标。

1.远期目标 在数周或数月才能达到的目标。常用于妇产科出院病人、慢性炎症病人和手术后康复病人。

2.近期目标 在 1 周或 1 天甚至更短时间能达到的目标。常用于病情变化较快或短期住院的妇产科病人。

【护理措施】

护理措施是指护士为帮助病人达到预定目标所采取的具体护理活动。包括执行医嘱、缓解症状、促进舒适的护理措施,预防、减轻和消除病变反应的措施,用药指导和健康教育等。其内容分为以下三类。

1.依赖性护理措施 护士执行医嘱完成的护理活动。

2.协作性护理措施 护士和其他医护人员协同完成的护理活动。

3.独立性护理措施 护士运用自己的护理知识和技能独立提出和采取的措施。

【护理评价】

护理评价是对整个护理效果的评定。将病人目前的健康状况与护理计划中的护理目标进行比较,评价目标是否达到。现实与目标之间可能会存在目标完全实现、目标部分实现和目标未实现等几种结果,此时应重新收集病人资料,调整护理诊断和护理计划,包括停止、修订、排除和增加护理计划等。

▶ **项目小结**

项目		学习要点
项目三 妇产科护理程序	健康史采集、盆腔检查要点	月经史简写为:初潮年龄$\dfrac{\text{经期}}{\text{月经周期}}$,末次月经日期或绝经年龄。生育史简写为:足-早-流-存,或 $G_{数} P_{数}$。 盆腔检查应遵循基本要求,检查结果按顺序规范记录:外阴、阴道、子宫颈、子宫体及附件。 盆腔检查的内容及注意事项;子宫颈癌早期筛查和确诊方法

▶ **直通护考**

扫码在线答题

(李森丽)

项目四 正常孕妇的护理

视频:骨盆外测量

【知识目标】

1.掌握妊娠诊断;妊娠期母体主要生理变化;产前检查及护理措施。

2.熟悉胚胎、胎儿各期发育特征;胎儿附属物的形成与功能。

3.了解受精、受精卵的发育及着床;产前筛查。

【能力目标】

1.准确推算预产期,监测胎动和胎心,运用四步触诊法判断胎产式、胎先露及胎方位。

2.解释妊娠期母体生理及心理变化的特点;指导孕妇开展妊娠期健康管理。

【思政目标】

1.具有优生优育、母胎同等重要的观念。

2.具有爱护生命、关爱生命的情怀,树立以人为本的职业理念。

导 言

妊娠是胚胎和胎儿在母体内发育成长的过程。成熟卵子受精是妊娠的开始,胎儿及其附属物由母体排出为妊娠的终止。临床以末次月经的第1天作为妊娠的开始,全过程约为280天,即40周。

思政课堂

白鹿洞二首·其一

[唐]王贞白

读书不觉已春深,一寸光阴一寸金。

不是道人来引笑,周情孔思正追寻。

任务一 妊娠生理

PPT 4-1

情景导入

女士,26岁,已婚,因停经49天来门诊就诊。平素月经规律,末次月经2025年3月28日,行经如常。3天前出现恶心、晨起呕吐、食欲差、厌油。今晨自测尿妊娠试验阳性。

任务:1.向该女士宣教胎儿发育特征。

2.告知孕妇妊娠期身体的变化。

一、受精、受精卵发育及着床

(一)受精

受精是指获能的精子与次级卵母细胞在输卵管内结合形成受精卵的过程。通常受精发生在排卵后数小时内,整个过程约需 24 h。

卵子(次级卵母细胞)由卵巢排出,经输卵管伞部拾起并运送到壶腹部与峡部连接处等待受精。精液射入阴道,精子离开精液经子宫颈管、子宫腔进入输卵管腔,在此过程中精子获能。获能的精子与卵子相遇,发生顶体反应。精子头部与卵子表面接触,引起透明带反应。穿过透明带的精子外膜与卵子包膜接触并融合,精子进入卵子内,随后卵子迅即完成第二次减数分裂形成卵原核,精原核与卵原核融合,核膜消失,染色体混合,形成二倍体的受精卵或称孕卵。

(二)受精卵发育

受精卵借助输卵管蠕动和上皮纤毛推动向子宫腔方向移动,同时进行有丝分裂即卵裂。受精后 72 h 分裂成 16 个细胞的实心细胞团,称桑葚胚,随后早期囊胚形成。受精后第 4 天,早期囊胚进入子宫腔,受精后第 5~6 天透明带消失,体积增大,继续分裂发育成晚期囊胚。

知识拓展

受精过程相关概念

1. 精子获能 精子离开精液经子宫颈管、子宫腔进入输卵管腔,在此过程中精子顶体表面的糖蛋白被生殖道分泌物中的 α、β 淀粉酶降解,同时顶体膜结构中胆固醇与磷脂比率和膜电位发生变化,降低顶体膜稳定性,此过程称为精子获能。

2. 顶体反应 已获能的精子与卵子相遇,精子头部顶体外膜破裂,释放出顶体酶,溶解卵子外围的放射冠和透明带,称为顶体反应。

3. 透明带反应 精子头部与卵子表面接触时,卵子细胞质内的皮质颗粒释放溶酶体酶,引起透明带结构改变,精子受体分子变性,阻止其他精子进入透明带,这一过程称为透明带反应。

(三)受精卵植入

晚期囊胚侵入子宫内膜的过程称为植入或着床(图 4-1)。在受精后第 6~7 天开始,11~12 天完成。着床需经过定位、黏附、侵入三个阶段。

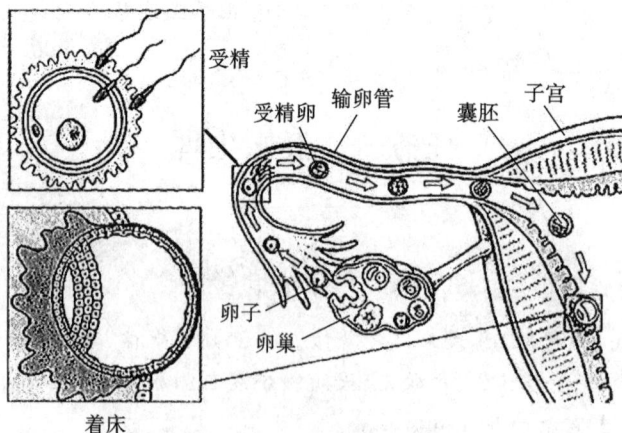

图 4-1 卵子受精及受精卵着床

受精卵着床必备的条件为:①透明带消失;②囊胚细胞滋养细胞分化出合体滋养细胞;③囊胚和子宫内膜同步发育且功能协调;④孕妇体内有足够的孕酮和雌激素,子宫有一个极短的窗口期允许受精卵着床。

着床部位通常在子宫底和子宫体部,多位于子宫后壁上部。

二、胚胎、胎儿发育特征

受精后8周内的人胚称为胚胎,这一时期是器官分化、形成的时期。自妊娠11周(受精第9周)起称为胎儿,这一时期是各器官系统继续发育并渐趋成熟的时期。各期发育特征如表4-1所示。

表4-1 胎儿发育特点

孕周	外形特征	身长/cm	体重/g
8周末	胚胎初具人形,B超见早期心脏形成并有搏动	/	/
12周末	外生殖器已发育,部分可辨性别。四肢可活动	9	45
16周末	外生殖器可确定性别,开始出现呼吸运动。头皮已长出毛发,皮肤菲薄呈深红色,无皮下脂肪。部分孕妇可自觉胎动	16	110
20周末	皮肤暗红,出现胎脂,全身覆盖毳毛。出现吞咽和排尿功能。检查时听诊器可在孕妇腹壁听到胎心音	25	320
24周末	各脏器均已发育,皮下脂肪开始沉积,皮肤呈皱缩状	30	630
28周末	头发、指(趾)甲已长出,皮下脂肪少,皮肤粉红。瞳孔膜消失。出生后能啼哭及吞咽,易患呼吸窘迫综合征,加强护理可存活	35	1000
32周末	皮肤深红仍皱缩,面部毳毛已脱落,存活率较高	40	1700
36周末	身体圆润,毳毛明显减少,乳房突出,指(趾)甲已达指(趾)端。出生后能啼哭和吸吮,存活能力强	45	2500
40周末	皮肤粉红,皮下脂肪多。足底皮肤有纹理,男性睾丸已降至阴囊内,女性大小阴唇发育良好。出生后哭声洪亮,吸吮力强,能很好存活	50	3400

三、胎儿附属物的形成及功能

胎儿附属物是指胎儿以外的组织,包括胎盘、胎膜、脐带和羊水。

(一)胎盘

1.胎盘的形成 胎盘由羊膜、叶状绒毛膜和底蜕膜构成,是母体与胎儿间进行物质交换的器官。胎盘从妊娠6～7周开始至妊娠12周末形成。

(1)蜕膜:根据蜕膜与囊胚的位置关系,蜕膜可分为三个部分:①底蜕膜:胎盘附着部位的子宫内膜,胎盘母体面。②包蜕膜:覆盖在囊胚表面的蜕膜。③真蜕膜:除底蜕膜及包蜕膜以外覆盖子宫腔表面的蜕膜,又称壁蜕膜。

(2)叶状绒毛膜:构成胎盘的主要部分。与底蜕膜相接触的绒毛营养丰富,发育良好,称叶状绒毛膜。其形成经历初级绒毛、次级绒毛、三级绒毛三个阶段。与包蜕膜接触的绒毛,血供匮乏,绒毛逐渐萎缩退化称平滑绒毛膜,是构成胎膜的主要部分(图4-2)。

(3)羊膜:附着在胎盘胎儿面的半透明薄膜。羊膜表面光滑,无血管、神经及淋巴组织。参与羊水的交换。

2.胎盘的结构 足月胎盘呈圆形或椭圆形,重为450～650 g,直径16～20 cm,厚1～3 cm,中间厚,边缘薄,质地柔软。胎盘分为胎儿面和母体面。胎儿面光滑半透明,灰白色,被覆羊膜,中间或稍偏处有脐带附着,脐动、静脉分支呈

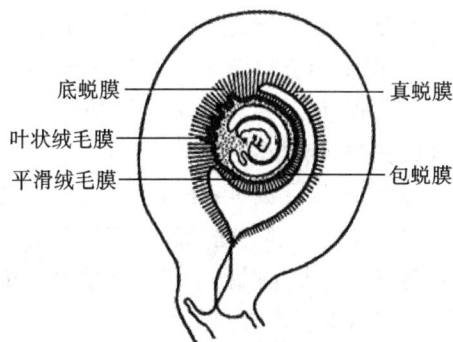

图4-2 妊娠早期子宫蜕膜与绒毛的关系

放射状向四周分布。母体面粗糙、呈暗红色,蜕膜间隔形成若干浅沟将母体面分成多个母体叶。

3.胎盘的血液循环 胎儿体内含氧量低、代谢废物浓度高的血液经脐动脉入绒毛毛细血管网,与绒毛间隙中的母血进行物质交换后,再经脐静脉将含氧量高、营养丰富的血液带回胎儿体内。胎盘有胎儿和母

体两套血液循环,胎血和母血不直接相通,而是隔着绒毛毛细血管壁、绒毛间质和绒毛滋养细胞层,构成母胎界面,可作为胎盘屏障,有免疫耐受等作用(图4-3)。

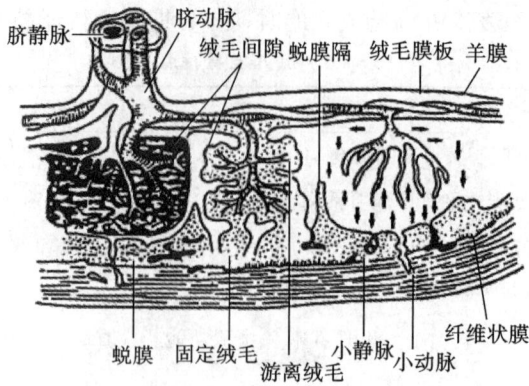

图4-3 胎盘模式图

4.胎盘功能 胎盘具有物质交换、防御、合成及免疫等功能。

1)气体交换 O_2是维持胎儿生命最重要的物质。母体子宫动脉血O_2分压高,胎儿脐动脉血的CO_2分压高。胎儿和母体之间,O_2和CO_2经简单扩散方式进行交换,替代胎儿呼吸系统功能。在胎盘循环受阻时,易发生胎儿生长受限或胎儿窘迫。

2)营养供应 葡萄糖是胎儿代谢的主要能源,以易化扩散方式通过胎盘。氨基酸、钙、铁、磷和碘以主动运输方式通过胎盘。游离脂肪酸、水、钾、钠、镁,维生素A、D、E、K以简单扩散方式通过胎盘。

3)排出胎儿代谢产物 胎儿代谢产物如尿素、尿酸、肌酐、肌酸等,经胎盘排入母血,再由母体排出体外,替代胎儿泌尿系统功能。

4)防御 胎盘的屏障功能有限。各种病毒(如风疹病毒、流感病毒、巨细胞病毒等)易通过胎盘侵袭胎儿;细菌、弓形虫、衣原体、支原体、梅毒螺旋体等可在胎盘部位形成病灶,破坏绒毛结构而感染胎儿;分子量小、对胎儿有害的药物亦可通过胎盘作用于胎儿,影响胎儿发育,导致胎儿畸形甚至死亡,故而妊娠期用药应慎重。母血中免疫抗体IgG可通过胎盘,使胎儿在出生后短时间内获得免疫力。

5)合成 胎盘合体滋养细胞能合成多种激素、酶、神经递质和细胞因子。激素主要有人绒毛膜促性腺激素、胎盘催乳素、雌激素及孕激素等。合成的酶有缩宫素酶、耐热性碱性磷酸酶等。

(1)人绒毛膜促性腺激素(hCG):一种由α、β亚基组成的糖蛋白激素,受精卵着床后1天,可自母体血清中测出β-hCG,这是诊断早孕的敏感方法之一。妊娠第8~10周血清浓度达最高峰,持续1~2周迅速下降,以峰值的10%持续至分娩,分娩后2周内消失。hCG功能主要有:①使月经黄体增大,发育成妊娠黄体,使甾体激素分泌增加,维持妊娠;②促进雄激素芳香化转化为雌激素,并刺激孕酮形成;③抑制淋巴细胞的免疫性,保护胚胎滋养层免受母体的免疫攻击;④刺激胎儿睾丸间质细胞活性,促进男性胎儿的性分化。

(2)人胎盘催乳素(hPL):主要功能如下。①促进妊娠期妇女乳腺腺泡发育;②促进胰岛素生成,促进蛋白质合成;③抑制母体对胎儿的排斥。

(3)雌激素和孕激素:妊娠早期由卵巢妊娠黄体产生,妊娠10周后,主要由胎儿-胎盘单位合成。共同参与妊娠期母体的生理变化。尿雌三醇测定有助于胎盘功能的判断。

6)免疫 胎儿是同种半异体移植物。正常妊娠母体不排斥胎儿,可能与胎盘的免疫耐受及妊娠期母体免疫力下降有关。

(二)胎膜

胎膜由外层的平滑绒毛膜和内层的羊膜构成。胎膜可保持羊膜腔的完整性,具有保护胎儿、预防宫腔感染的作用。胎膜含大量花生四烯酸,参与分娩发动。

(三)脐带

脐带是连接胎儿和胎盘的条索状组织,一端连于胎儿腹壁脐轮,另一端附着于胎盘胎儿面。足月妊娠脐带长 30～100 cm,平均约 55 cm,直径 0.8～2.0 cm。脐带外层为羊膜,呈灰白色,内有 1 条脐静脉和 2 条脐动脉,脐血管周围充满来自胚外中胚层的胶样组织,称为华通胶。脐带是母体及胎儿之间气体交换、营养物质供应和代谢产物排出的重要通道。若脐带受压致使血流受阻,可危及胎儿生命。

(四)羊水

充满羊膜腔内的液体,称为羊水。

1.羊水的来源 妊娠早期,羊水主要来自母体血清经胎膜进入羊膜腔的透析液。妊娠中期以后,羊水主要来源于胎儿尿液。

2.羊水的吸收 ①约 50% 由胎膜完成;②胎儿吞咽,足月胎儿每天吞咽羊水 500～700 ml;③脐带每小时吸收羊水 40～50 ml;④妊娠 20 周前,胎儿角化前皮肤吸收部分羊水。

3.母体、胎儿、羊水间的液体平衡 羊水在羊膜腔内不断进行液体交换,保持羊水量相对恒定。母儿间的液体交换主要通过胎盘进行,每小时约 3600 ml。母体与羊水之间的交换主要通过胎膜进行,每小时约 400 ml。羊水与胎儿间的交换主要通过胎儿消化管、呼吸道、泌尿道及角化前皮肤进行。

4.羊水量、性状及成分 妊娠 8 周,羊水量仅 5～10 ml,澄清无色。妊娠 38 周约 1000 ml,此后逐渐减少。妊娠 40 周羊水量约 800 ml,比重为 1.007～1.025,pH 约 7.20,略混浊,内含胎脂、毳毛、上皮细胞、少量白细胞、白蛋白、大量激素和酶等。

5.羊水的功能

(1)保护胎儿:保持羊膜腔恒温恒压,避免胎儿受到挤压;防止胎体粘连;避免脐带受压致胎儿窒迫;促进胎儿消化道及肺发育;监测胎儿成熟度及有无疾病。

(2)保护母体:减轻胎动不适;传导宫缩压力,扩张软产道;润滑和冲洗阴道,减少感染。

任务二 妊娠期母体的变化

PPT 4-2

【生理变化】

妊娠期在胎盘激素及神经内分泌的影响下,妊娠期妇女全身各系统发生一系列解剖和生理变化。

(一)生殖系统

1.子宫 妊娠期和分娩后变化最大的器官。

1)子宫体

(1)增大变软:子宫大小由非妊娠期(7～8) cm×(4～5) cm×(2～3) cm 增大至妊娠足月时 35 cm×25 cm×22 cm。重量约 1100g。子宫腔容量由非妊娠期 5 ml 增至妊娠足月时 5000 ml 或更多。子宫增大主要表现为肌细胞肥大,也有少量肌细胞数目增加和结缔组织增生。细胞质内富含有收缩功能的肌动蛋白和肌球蛋白,为临产后子宫阵缩提供物质基础。

(2)右旋:妊娠晚期子宫轻度右旋,与乙状结肠占据盆腔左侧有关。

(3)生理性无痛宫缩:妊娠 12～14 周起,子宫出现不规律无痛性收缩,称 Braxton Hicks 收缩,即假性宫缩。特点为宫缩稀发、不规律和不对称,宫腔内压力为 5～25 mmHg,持续时间不足 30 s,不伴子宫颈扩张。

2)子宫血流量 妊娠期子宫血管扩张、增粗,子宫血流量增加。

3)子宫内膜 受精卵着床后,子宫内膜腺体增大,腺上皮细胞内糖原增加,结缔组织细胞肥大,血管充血,此时子宫内膜称为蜕膜。

4)子宫峡部 拉长变薄,扩展为宫腔一部分;临产后伸展至 7～10 cm,称为子宫下段。

5)子宫颈 充血、水肿,变软,呈紫蓝色;腺体增生、肥大。子宫颈黏液增多,形成黏液栓,保护子宫腔免受外来感染侵袭。

2.输卵管 伸长,充血;黏膜可呈蜕膜样改变。

3.卵巢 妊娠期卵巢停止排卵及卵泡发育;卵巢略增大,妊娠黄体维持妊娠;妊娠 10 周后黄体开始萎缩。

4.阴道 黏膜变软,充血呈紫蓝色,皱襞增多,伸展性增加,分泌物增多。阴道酸度增高,有利于防止感染。

5.外阴 外阴部皮肤增厚,色素沉着,组织变松软,伸展性增加。

(二)乳房

妊娠早期乳房开始增大,妊娠期妇女自觉乳房发胀或偶有刺痛。乳头、乳晕色素沉着,乳头增大易勃起。乳晕皮脂腺肥大形成结节状小隆起,称蒙氏结节。妊娠末期挤压乳房时,可有少许黄色稀薄液体溢出,称初乳。

(三)血液系统

1.血容量 妊娠6～8周血容量开始增加,妊娠32～34周达高峰,增加40%～45%,平均增加1450 ml。其中血浆增加1000 ml,红细胞增加450 ml,出现生理性血液稀释。

2.血液成分 红细胞增加,血红蛋白略减少。白细胞增加。血小板略减少。凝血因子Ⅱ、Ⅴ、Ⅶ、Ⅷ、Ⅸ、Ⅹ增加,仅凝血因子Ⅺ、ⅩⅢ减少,血液处于高凝状态。

(四)循环系统

1.心脏 心输出量增加是妊娠期循环系统最重要的改变,心输出量约增加30%。心脏向左、上、前方移位,在心尖区可闻及Ⅰ～Ⅱ级柔和吹风样收缩期杂音。妊娠晚期休息时心率增加10～15次/分。

2.血压 妊娠早期和中期血压偏低,妊娠24周后血压轻度升高。一般收缩压无变化,舒张压轻度降低,脉压稍增大。妊娠晚期仰卧位时增大的子宫压迫下腔静脉,回心血量减少、心输出量减少使血压下降,称仰卧位低血压综合征。部分孕妇出现下肢及外阴静脉曲张。

(五)呼吸系统

妊娠期妇女耗氧量于妊娠中期增加10%～20%,肺通气量约增加40%。过度通气,有利于供给妊娠期妇女和胎儿所需的氧,通过胎盘排出胎儿血中的二氧化碳。妊娠晚期以胸式呼吸为主。呼吸稍增快,较深,每分钟不超过20次。上呼吸道黏膜增厚,充血、水肿,易发生上呼吸道感染。

(六)消化系统

妊娠早期有早孕反应。受大量雌激素影响,牙龈易出血。孕激素使胃贲门括约肌松弛,胃内容物逆流至食管产生烧灼感;胃排空时间延长,易出现上腹部饱满感。唾液分泌增多,出现流涎。胆囊排空时间延长,胆汁淤积,易诱发胆囊炎及胆石症。肠蠕动减弱,出现便秘,直肠静脉压增高,易发生或加重痔疮。

(七)泌尿系统

妊娠期肾脏略增大。肾血浆流量及肾小球滤过率增加,肾小管对葡萄糖重吸收能力未相应增加,可出现生理性糖尿。妊娠早、晚期均有尿频。受孕激素影响,输尿管增粗及蠕动减弱,肾盂及输尿管自妊娠中期轻度扩张,且右侧输尿管受右旋子宫压迫,可致肾盂积水。妊娠期妇女易发生急性肾盂肾炎,右侧居多。

(八)内分泌系统

垂体、肾上腺皮质、甲状腺均增大,功能增强,但无亢进表现。

(九)新陈代谢

1.基础代谢率(BMR) 基础代谢率于妊娠中期逐渐增高,妊娠晚期增高15%～20%。

2.体重 妊娠足月时妊娠期妇女体重平均增加12.5 kg。

3.碳水化合物、蛋白质、脂肪代谢 增加。

4.矿物质代谢 钙和铁的需要量大增。不注意补钙及维生素D,可引起骨质疏松。

(十)皮肤

孕妇乳头、乳晕、腹白线、外阴等处出现色素沉着。颧颊、眶周、前额及鼻部有蝶状褐色斑,称妊娠黄褐斑,产后自行消退。妊娠期肾上腺皮质分泌糖皮质激素增多,该激素分解弹力纤维蛋白,使弹力纤维变性,加之子宫增大使孕妇腹壁皮肤张力加大,皮肤的弹力纤维断裂,出现大量不规律平行条纹,呈紫色或淡红色,称妊娠纹,见于初孕妇。旧妊娠纹呈银白色,见于经产妇。

(十一)骨骼、关节及韧带

部分孕妇自觉腰骶部及肢体疼痛或不适,与胎盘分泌的松弛素使骨盆韧带及椎骨间关节、韧带松弛有关。妊娠晚期,孕妇身体重心前移,为保持身体平衡,腰部向前挺,头和肩部向后仰,形成孕妇特有的姿势。

【心理变化】

妊娠对于孕妇及其家庭而言是一件重要的生活事件。孕妇及其家庭成员需要经历认同妊娠,接纳孩子的到来,并为孩子奉献的心理过程。

(一)孕妇常见的心理反应

(1)惊讶和震惊。

(2)矛盾心理。

(3)接受。

(4)情绪波动。

(5)内省。

(二)常见的心理问题/障碍

部分孕妇在妊娠期会出现心理问题/障碍,可能与所遇到的外界压力源、意外事件或刺激因素等有关。包括以下几种。

(1)妊娠期压力。

(2)妊娠期焦虑。

(3)妊娠期抑郁。

(4)分娩前恐惧。

(5)创伤后应激障碍。

任务三　妊娠诊断

PPT 4-3

情景导入

女士,24岁,已婚,因停经50天来门诊就诊。平素月经规律,末次月经2025年4月7日,行经如常。3天前出现恶心、晨起呕吐、食欲差、厌油、轻度嗜睡。今晨刷牙又呕吐2次。

任务:1.请告诉该女士她可能出现了什么情况。

2.请告诉该女士可以进行哪些辅助检查。

妊娠全过程共分为三个时期:妊娠13周末以前称早期妊娠;妊娠第14～27周末称中期妊娠;妊娠第28周及其后称晚期妊娠。

一、早期妊娠的诊断

(一)症状、体征

1.停经　停经是妊娠最早、最重要的症状。月经周期正常且有性生活史的生育期妇女,一旦月经过期10天以上,首先考虑妊娠。

2.早孕反应　约半数妇女于停经6周左右出现头晕、乏力、嗜睡、流涎、食欲减退、厌油、恶心、晨起呕吐、喜食酸物或择食等症状,称早孕反应。与体内hCG升高、胃酸分泌减少及胃排空时间延长有关,多于妊娠12周左右自行消失。

3.尿频　前倾增大的子宫压迫膀胱,可引起尿频。子宫增大超出盆腔后尿频症状消失。

4. 乳房变化 乳房增大、发胀,静脉显露;乳头、乳晕着色,出现蒙氏结节。

5. 妇科检查 阴道黏膜和子宫颈阴道部充血,呈紫蓝色。停经6～8周,双合诊检查子宫峡部极软,感觉子宫颈与子宫体似不相连,称"黑加征"(Hegar sign),是早孕的典型体征。子宫增大变软,呈球形。停经8周时子宫为非妊娠期的2倍,停经12周时子宫为非妊娠期的3倍,在耻骨联合上方可触及。

(二)辅助检查

1. 妊娠试验 确诊妊娠的主要指标。受精卵着床后1天,即可用放射免疫法测出受检者血中hCG升高。临床多用早早孕试纸法检测受检者尿液,结果阳性结合临床表现可诊断为妊娠。结果阴性者再复查。

2. 超声检查 检查宫内妊娠的金标准。最早在停经35天,宫腔内可见圆形或椭圆形妊娠囊。妊娠6周时,可见胚芽和原始心管搏动。停经11～13^{+6}周,B超检查可排除无脑儿等严重的胎儿畸形,超声测量指标有胎儿颈后透明层厚度(NT)和胎儿鼻骨等,可作为妊娠早期染色体疾病筛查指标。

二、中、晚期妊娠的诊断

(一)症状、体征

1. 子宫增大 妊娠12周后,腹部检查时子宫底随妊娠月份的增加逐渐升高。妊娠20～24周子宫增长速度较快,子宫高度在妊娠36周时最高。根据手测子宫底高度及尺测耻上子宫长度,可以估计胎儿大小,并判断与妊娠周数是否相符,增长过快、过缓均可能异常(表4-2、图4-4)。

表4-2 不同妊娠周数子宫底高度和长度

妊娠周数	尺测耻上子宫长度	手测子宫底高度
12周末		耻骨联合上2～3横指
16周末		脐耻之间
20周末	18(15.3～21.4)cm	脐下1横指
24周末	24(22.0～25.1)cm	脐上1横指
28周末	26(22.4～29.0)cm	脐上3横指
32周末	29(25.3～32.0)cm	脐与剑突之间
36周末	32(28.8～32.5)cm	剑突下2横指
40周末	33(30.0～35.3)cm	脐与剑突之间或略高

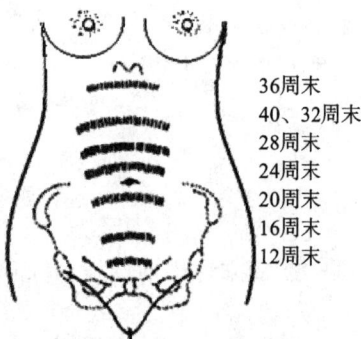

图4-4 妊娠周数与子宫底高度

判断胎产式、胎先露和胎方位。

2. 胎动 胎儿的躯体活动称胎动(FM)。妊娠期妇女于妊娠16～20周时开始自觉胎动,随妊娠周数增加,胎动越活跃,妊娠32～34周达高峰,妊娠38周后逐渐减少。妊娠28周后,正常胎动一般为每小时≥3次或2h≥10次。

3. 胎心音 妊娠12周用多普勒胎心听诊仪能探测到胎心音。妊娠18～20周用听诊器或胎心听筒经孕妇腹壁能听到胎心音。胎心音呈双音,似钟表"滴答"声。正常胎心音110～160次/分。胎心音应与子宫杂音、腹主动脉音、脐带杂音相鉴别。

4. 胎体 妊娠20周后,经孕妇腹壁能触及子宫内的胎体。妊娠24周后,腹部四步触诊能辨别胎头、胎背、胎臀及胎儿肢体,从而

(二)辅助检查

1. 超声检查 能清楚显示胎儿数目、胎方位、胎心、胎盘位置及胎盘与子宫颈内口的关系、羊水量,评估胎儿体重,还能测量胎头双顶径、股骨长度,了解胎儿发育情况。妊娠20～24周可采用超声检查对胎儿进行系统检查,以筛查胎儿结构畸形。

2. 彩色多普勒超声 可以检测子宫动脉、脐动脉和胎儿动脉的血流速度波形。妊娠晚期的脐动脉搏动

指数(PI)和阻力指数(RI)可以评估胎盘的血流阻力及胎儿血供;胎儿大脑中动脉(MCA)的收缩期峰值(PSV)可以判断胎儿贫血程度。

3.其他检查 根据具体情况,选择相关检查,如羊水检查、血常规、尿常规、血糖检测、心电图等。

三、胎产式、胎先露、胎方位

(一)胎姿势

胎儿在子宫内的姿势称为胎姿势。正常胎姿势为胎头俯屈,颏部贴近胸壁,脊柱略前弯,四肢屈曲交叉于胸腹前,体积明显缩小,整个胎体呈椭圆形。

(二)胎产式

胎体纵轴与母体纵轴的关系称胎产式。两轴平行者称纵产式,占足月妊娠者总数的99.75%。两轴垂直者称横产式,仅占足月妊娠者总数的0.25%。两纵轴交叉成角度者称斜产式,属暂时的,在分娩过程中多数转为纵产式,偶尔转成横产式(图4-5)。

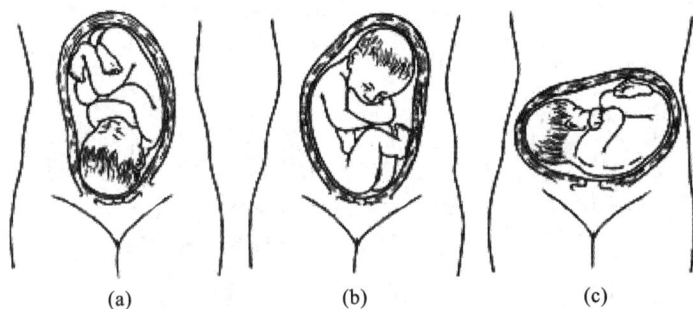

图4-5 胎产式及胎先露
(a)纵产式-头先露;(b)纵产式-臀先露;(c)横产式-肩先露

(三)胎先露

最先进入骨盆入口的胎儿部分称胎先露。纵产式有头先露及臀先露,横产式为肩先露。头先露因胎头屈伸程度不同又分为枕先露、前囟先露、额先露及面先露(图4-6)。臀先露根据胎儿下肢所取的姿势不同,又分为混合臀先露、单臀先露和足先露(图4-7)。偶见头先露或臀先露与胎手或胎足同时入盆,称复合先露。

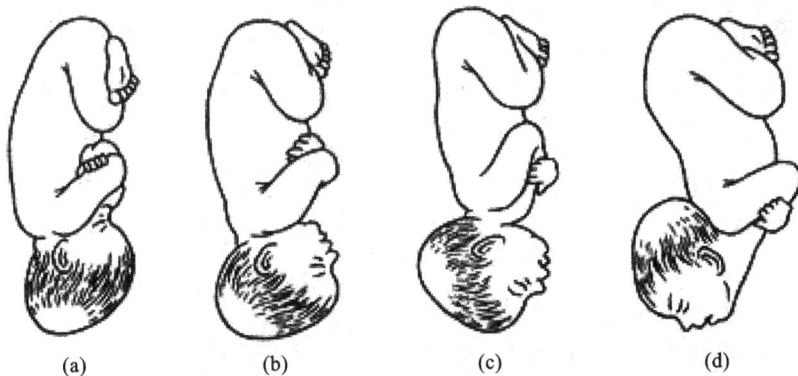

图4-6 头先露的种类
(a)枕先露;(b)前囟先露;(c)额先露;(d)面先露

(四)胎方位

胎儿先露部的指示点与母体骨盆的关系称胎方位,简称胎位。枕先露以枕骨、面先露以颏骨、臀先露以骶骨、肩先露以肩胛骨为指示点。根据指示点与母体骨盆前、后、左、右、横的关系而有不同的胎位(图4-8)。

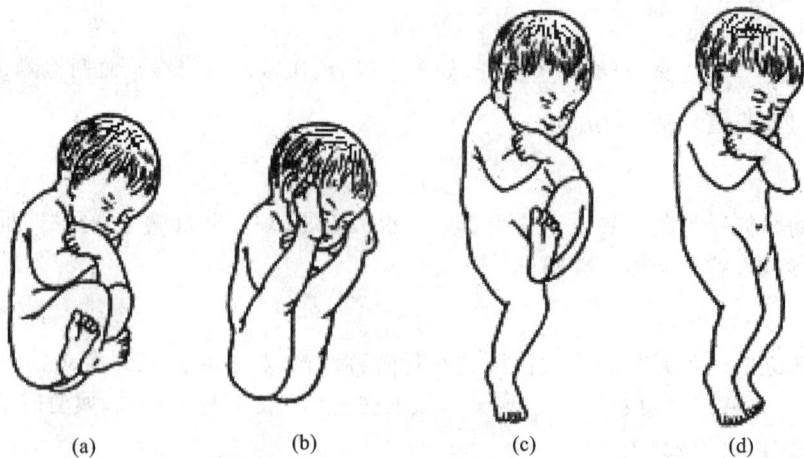

图 4-7 臀先露的种类

(a)混合臀先露;(b)单臀先露;(c)单足先露;(d)双足先露

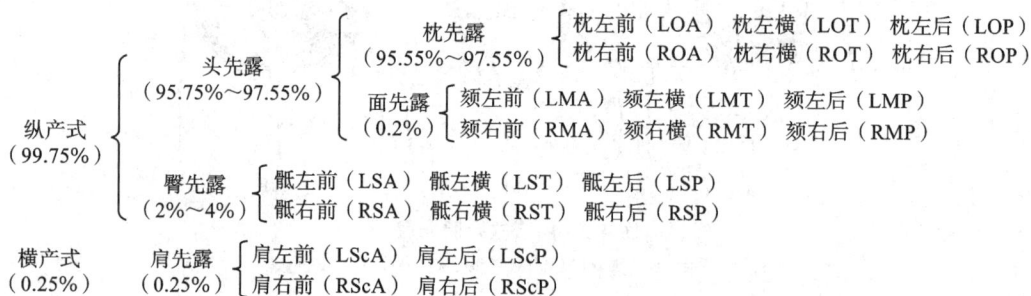

图 4-8 胎产式、胎先露和胎方位的关系与种类

任务四 妊娠期管理

PPT 4-4

情景导入

初孕妇,23 岁,已婚,因停经 24 周来门诊检查。平素月经规律,末次月经 2024 年 12 月 3 日,行经如常。停经 6 周后有恶心、呕吐等早孕反应。体格检查:体温 36.3 ℃,脉搏 90 次/分,呼吸 18 次/分,血压 102/70 mmHg。一般情况好,心肺正常,腹部膨隆,宫底脐上 1 指。胎心 147 次/分。B 超提示宫内活胎,胎心搏动好,胎盘位于子宫后壁,功能Ⅰ度,羊水适量。超声检查示宫内活胎。诊断:孕 1 产 0,宫内孕 24 周。

任务:1.怎样配合医生对孕妇进行产前检查?

2.如何运用护理程序和专业知识对孕妇进行系统化整体护理?

妊娠期管理包括对妊娠期妇女(孕妇)定期产前检查以明确孕妇和胎儿的健康状况、指导妊娠期营养和用药、及早发现和处理异常妊娠,保障孕妇和胎儿的健康,直至安全分娩。

围生医学亦称围产医学,是研究围生期内对围生儿及孕产妇卫生保健的一门科学,对降低围生期母儿死亡率和残疾儿发生率、保障母儿健康具有重要意义。围生期指产前、产时、产后的一段时间。我国现阶段将妊娠满 28 周(即胎儿体重≥1000 g 或身长≥35 cm)至产后 1 周作为围生期。

妊娠期护理评估主要通过定期产前检查来实现,收集完整的病史资料、体格检查,为孕妇提供连续的整体护理。

一、产前检查的时间

产前检查从确诊早孕开始,首次检查一般在妊娠 6～8 周。2016 年,世界卫生组织建议发展中国家无妊娠合并症的孕妇至少进行 8 次产前检查。2018 年中华医学会妇产科学分会产科学组发布的《孕前和孕期保健指南》推荐的产前检查妊娠周数(孕周)和次数为:妊娠 6～13^{+6} 周、14～19^{+6} 周、20～24 周、25～28 周、29～32 周、33～36 周各 1 次,37～41 周每周 1 次。高危妊娠者,酌情增加产前检查次数和项目。

二、产前检查及护理

【护理评估】

(一)健康史

1. 个人资料

(1)年龄:年龄过小者容易发生难产;年龄过大者,尤其是 35 岁以上的高龄初产妇,容易发生妊娠期高血压疾病、产力异常、产道异常等。

(2)职业:妊娠早期接触放射线者可诱发基因突变,造成流产、胎儿畸形。

(3)其他:孕妇受教育程度、婚姻状况、经济状况、住址、电话等资料。

2. 本次妊娠经过　了解早孕反应出现时间、程度,有无病毒感染史及用药情况,胎动开始时间,妊娠过程中有无阴道流血、头痛、心悸、气短、下肢水肿等症状。对于有异常者,了解其发病经过及治疗情况。

3. 月经史　询问初潮年龄,了解月经周期、末次月经日期。

4. 孕产史　既往有无流产、早产、难产、死胎、死产、产后出血史。了解新生儿出生时情况。

5. 既往史　了解有无心脏病、高血压、结核病、糖尿病、血液病、肝肾疾病及药物过敏史等;询问做过何种手术。

6. 家族史　了解家族中有无遗传病、精神病、双胎妊娠及妊娠合并症等。

7. 配偶健康状况　询问丈夫有无遗传病及传染病。

8. 推算预产期　问清末次月经(LMP)的日期,推算预产期(EDC)。按末次月经的第 1 天计算,月份加 9 或减 3,日期加 7 即为预产期,如为农历,月份仍加 9 或减 3,日期加 15。实际分娩日期与推算的预产期可以相差 1～2 周。若末次月经记不清或哺乳期月经未来潮而妊娠者,可根据早孕反应、胎动开始时间、子宫底高度及 B 超测得胎头双顶径值推算预产期。采用辅助生殖技术受孕者,根据移植胚胎日期推算末次月经,然后确定预产期。

(二)身体状况

1. 全身检查　观察孕妇发育、营养状况及步态;测量身高、体重,计算 BMI,身高<145 cm 者常伴骨盆狭窄,妊娠晚期孕妇体重每周增加不能超过 500 g;测量血压,孕妇正常血压不应超过 140/90 mmHg;听诊心、肺,检查肝、脾、肾等;检查乳房发育及乳头有无凹陷;检查脊柱有无畸形、下肢有无水肿。

2. 产科检查　包括腹部检查、骨盆测量、阴道检查等。检查者先告知孕妇检查的目的、步骤,检查时动作轻柔,取得孕妇配合,注意保护孕妇隐私。

1)腹部检查　孕妇排空膀胱后仰卧于检查床上,头部稍垫高,露出腹部,双腿略屈曲稍分开,使腹肌放松。检查者站在孕妇右侧。

(1)视诊:注意腹形及大小,腹部有无妊娠纹、手术瘢痕和水肿。对于腹部过大者,应考虑双胎、羊水过多、巨大胎儿的可能;腹部过小、子宫底高度较低者,应考虑胎儿生长受限、妊娠周数推算错误等;如孕妇腹部向前突出(尖腹,多见于初产妇)或向下悬垂(悬垂腹,多见于经产妇),应警惕骨盆狭窄。

(2)触诊:注意腹肌紧张度,有无腹直肌分离,了解羊水量及子宫的敏感度。用手测子宫底高度,软尺测耻骨上子宫底的弧形长度,腹围值即平脐绕腹一周(腹部最膨隆处)测得的值。用四步触诊法检查子宫大小、胎产式、胎先露、胎方位及胎先露是否衔接(图 4-9)。做前 3 步触诊时,检查者面向孕妇头端;做第 4 步时,检查者面向孕妇足端。

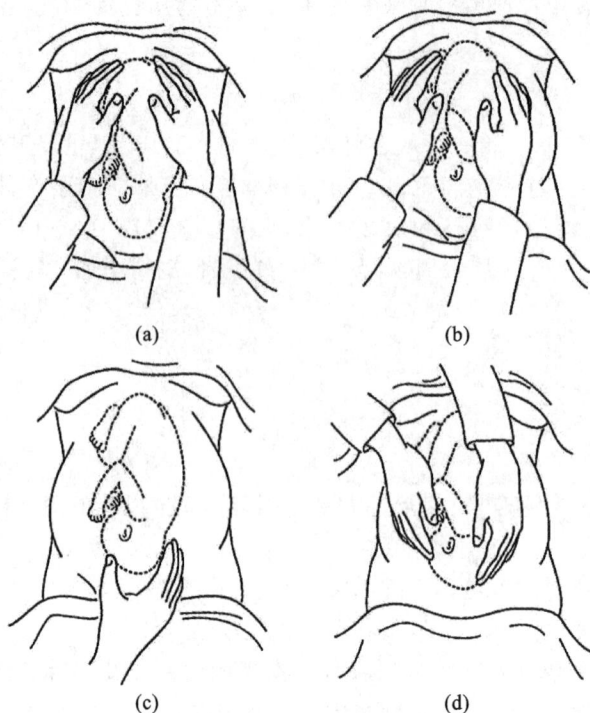

图 4-9　产科腹部四步触诊法

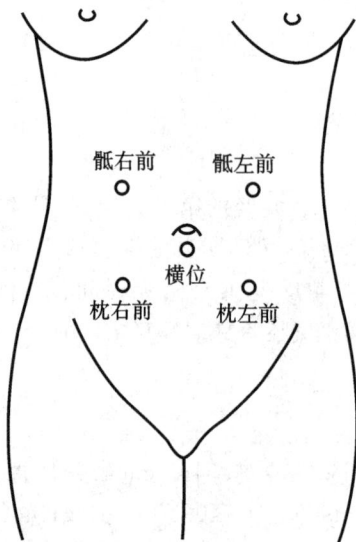

图 4-10　不同胎位胎心音听诊部位

第一步:检查者双手置于子宫底部,了解子宫外形并摸清子宫底高度,估计胎儿大小与妊娠周数是否相符。然后双手指腹相对轻推,判断子宫底的胎儿部分,圆而硬有浮球感为胎头,软而宽形状不规则为胎臀。

第二步:检查者两手分别置于腹部两侧,一只手固定,另一只手轻轻深按检查,两手交替,分辨胎背及胎儿四肢的位置。平坦饱满处为胎背,凹凸不平、可变形、活动部分为胎儿肢体。

第三步:检查者右手置于耻骨联合上方,拇指与其余 4 指分开,握住胎先露,进一步查清是胎头或胎臀,并左右推动确定是否衔接。胎先露高浮表示尚未入盆;如已衔接,胎先露不能被推动。

第四步:检查者两手置于胎先露的两侧,沿骨盆入口方向向下深按,再次核查先露部的诊断是否正确,并确定胎先露入盆的程度。

(3)听诊:胎心音在孕妇腹壁胎背上方听得最清楚。妊娠 24 周后,枕先露时胎心音在脐左或右下方;臀先露时胎心音在脐左或右上方;肩先露时胎心音在靠近脐下方听得最清楚(图 4-10)。

2)骨盆测量　骨盆是胎儿娩出时的通道,其大小和形态对分娩影响很大,狭小或畸形骨盆可引起难产。初孕妇及有难产史的孕妇,在初次产前检查时,均应常规做骨盆外测量。

(1)骨盆外测量:常测量下列几条径线(表 4-4)。

表 4-4　骨盆外测量方法及正常值

径线名称	体位与方法	正常值
髂棘间径(IS)	孕妇处于伸腿仰卧位,测两髂前上棘外缘间的距离(图 4-11)	23～26 cm
髂嵴间径(IC)	孕妇处于伸腿仰卧位,测量两髂嵴外缘间的最宽距离(图 4-12)	25～28 cm
骶耻外径(EC)	孕妇处于左侧卧位,左腿屈曲,右腿伸直,测量耻骨联合上缘中点到第 5 腰椎棘突下(相当于腰骶部米氏菱形窝上角)的距离(图 4-13)	18～20 cm

续表

径线名称	体位与方法	正常值
坐骨结节间径(TO)	又称出口横径。产妇处于仰卧位,两腿屈曲,双手抱膝,测两侧坐骨结节内缘间的距离(图4-14)	8.5～9.5 cm
出口后矢状径	坐骨结节间径中点到骶骨尖的距离。检查者戴手套,右手示指伸进孕妇肛门向骶骨方向,拇指在体外骶尾部,共同找到骶骨尖端,用骨盆出口测量器测量坐骨结节间径中点至骶骨尖端的距离,即为出口后矢状径(图4-15)	8～9 cm
耻骨弓角度	将两拇指尖斜着对拢,放于耻骨联合下缘,左、右两拇指平放在耻骨降支上,测量两拇指之间的角度即耻骨弓角度(图4-16)	90° 小于80°异常

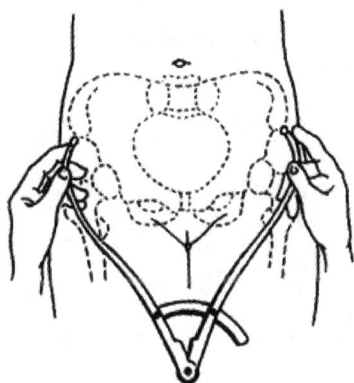

图 4-11　测量髂棘间径

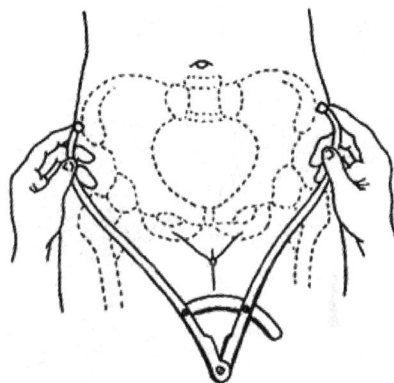

图 4-12　测量髂嵴间径

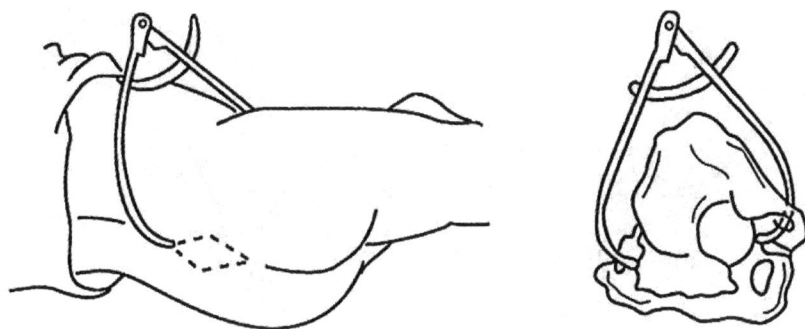

图 4-13　测量骶耻外径

　　髂棘间径、髂嵴间径和骶耻外径并不能预测产时头盆关系,可不测量。出口横径与出口后矢状径之和大于15 cm者,表明骨盆出口狭窄不明显。

　　(2)骨盆内测量:阴道分娩前或产时,需要确定骨产道时,可进行骨盆内测量。孕妇取膀胱截石位,消毒外阴、阴道,检查者戴无菌手套并涂润滑剂,动作要轻柔。

　　对角径(DC):又称骶耻内径,指耻骨联合下缘至骶岬上缘中点的距离。检查者一只手示、中指伸入阴道,用中指尖触到骶岬上缘中点,示指上缘紧贴耻骨联合下缘,并标记示指与耻骨联合下缘的接触点。中指尖到该接触点的距离为对角径(图4-17),正常值为12.5～13 cm,此值减去1.5～2 cm,即为真结合径值。

　　坐骨棘间径:测量两侧坐骨棘间的距离。正常值约10 cm。检查者一只手示、中指伸入阴道内,分别触及两侧坐骨棘,估计其间距离(图4-18)。

　　坐骨切迹宽度:坐骨棘与骶骨下部间距离,即骶棘韧带的宽度。检查者将伸入的示、中指并排置于韧带上,能容纳3指(5.5～6 cm)为正常(图4-19)。

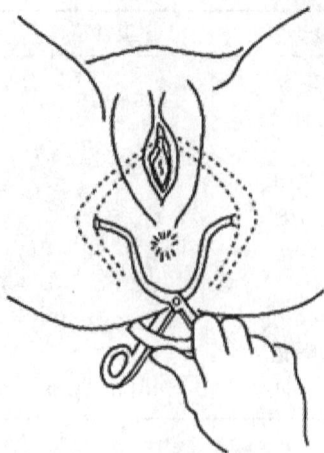

图 4-14　测量坐骨结节间径

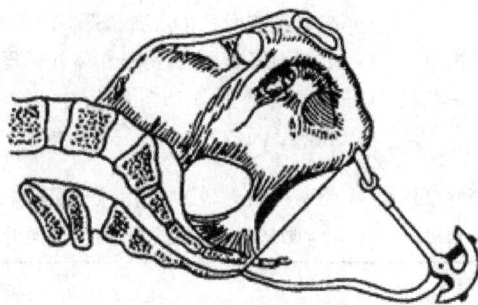

图 4-15　测量出口后矢状径

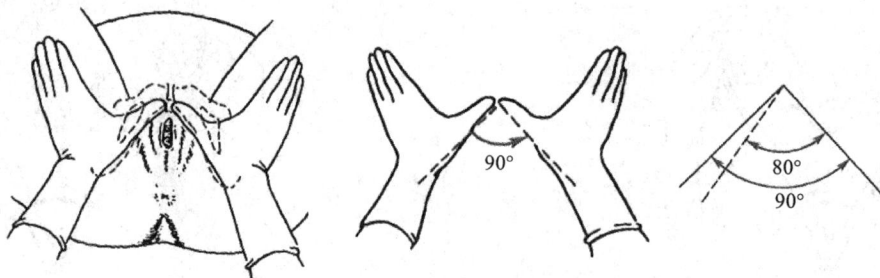

图 4-16　测量耻骨弓角度

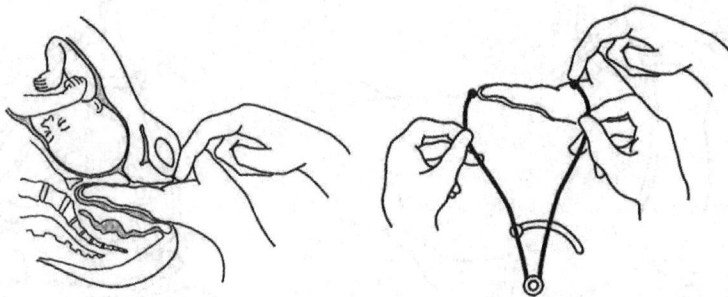

图 4-17　测量对角径

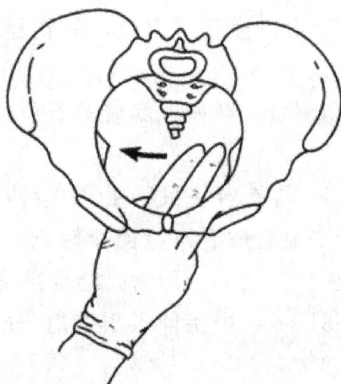

图 4-18　测量坐骨棘间径

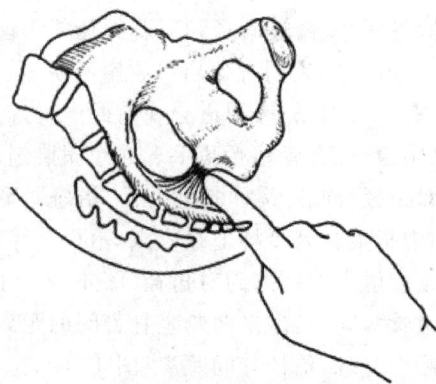

图 4-19　测量坐骨切迹宽度

(3)阴道检查:妊娠最后 1 个月及临产后,应避免不必要的检查,如确实需要,需消毒外阴及戴消毒手套,防止感染。

(三)心理-社会状况

妊娠早期评估孕妇对妊娠的态度,以及影响因素。评估孕妇对妊娠的接受程度,遵循产前指导能力、筑巢行为,了解其家人(含配偶)对其的关心程度。评估支持系统,尤其是其配偶对这次妊娠的态度。评估家庭经济情况、居住环境及孕妇在家庭中的角色等。

(四)高危因素评估

重点评估孕妇高危因素:年龄<18 岁或≥35 岁;有遗传病;有妊娠合并症或并发症等。

(五)辅助检查

进行血常规、尿常规、血型、空腹血糖、肝肾功能检查,进行唐氏筛查、HBsAg 检测、HIV 筛查、阴道分泌物及梅毒螺旋体检测等,必要时行 B 超及胎心监护。

(六)复诊评估

每次产检后告知孕妇下次检查时间,要求孕妇系统地进行产检。复诊评估内容包括:询问有无头晕、眼花、阴道流血、腹痛、水肿、胎动异常等;测量体重、血压;复查胎位、胎心音,测量子宫底高度及腹围,估计胎儿大小、羊水多少。根据需要行辅助检查。进行妊娠期指导,预约下次复诊时间。

【常见护理诊断/问题】

1.知识缺乏 孕妇缺乏妊娠期保健知识。

2.便秘 与孕妇肠蠕动减弱有关。

3.有受伤的危险(胎儿) 与遗传、感染、胎盘功能异常有关。

【护理目标】

(1)孕妇获得有关孕育知识和技能,适应母亲角色。

(2)孕妇不发生便秘。

(3)孕妇获得妊娠期保健知识,维持母儿于健康状态。

【护理措施】

(一)基础护理

告知孕妇产前检查的意义和重要性,建立妊娠期档案,预约下次产前检查时间和内容。

(二)心理护理

告知孕妇保持心情愉快。指导孕妇为接受新生命的诞生,维持个人及家庭的功能完整,必须完成 4 项妊娠期母性心理发展任务:①确保自己及胎儿能安全顺利地度过妊娠期。②促使家庭重要成员接受新生儿。③学习为孩子贡献自己。④情绪上与胎儿连成一体。

(三)症状护理

1.恶心、呕吐 半数妇女妊娠 6 周左右出现早孕反应,12 周左右消失。在此期间宜避免空腹,饮食宜清淡、少量多餐,两餐间宜进食液体。给予孕妇精神鼓励和支持,减少心理困扰和忧虑。必要时遵医嘱口服维生素 B_6。如妊娠 12 周后仍继续呕吐,影响孕妇营养,考虑为妊娠剧吐,需住院治疗以纠正水、电解质平衡紊乱。

2.尿频、尿急 常发生于妊娠初 3 个月和妊娠末 3 个月,若为妊娠子宫压迫导致而并无感染征象,应向孕妇解释,须及时排空膀胱,不必特殊处理,此现象产后会逐渐消失。

3.白带增多 与妊娠期性激素水平升高有关,但应排除假丝酵母菌、滴虫、淋病奈瑟球菌、衣原体等感染。告知孕妇每天清洗外阴或洗澡,保持外阴清洁,但严禁阴道冲洗。穿透气的棉质衣裤,经常更换。

4.下肢水肿 孕妇妊娠后易发生下肢水肿,经休息后可消退,属生理现象。但下肢明显凹陷性水肿或休息后不消退者,应及时诊治,警惕妊娠期高血压疾病。嘱孕妇取左侧卧位,下肢稍垫高,避免长时间站立或坐,适当减少钠盐的摄入。

5.下肢、外阴静脉曲张 孕妇应避免长时间站立、行走或两腿交叉,指导孕妇穿弹力裤或弹力袜,左侧卧、抬高下肢和髋部,以利于血液回流。

6.下肢痉挛 指导孕妇增加钙和维生素 D 的摄入。若因钙磷不平衡引起下肢痉挛,则限制饮用牛奶及服用氢氧化铝凝胶。注意保暖,避免疲劳,走路时脚跟先着地,避免脚趾尖伸向前。下肢痉挛发作时嘱孕妇足背屈向肢体或局部热敷按摩直至痉挛消失。

7.贫血 适当增加含铁量丰富的食物的摄入,如动物肝脏、瘦肉、蛋黄、豆类等。遵医嘱于妊娠 4 个月开始补充铁剂。告知孕妇铁剂宜餐后 20 min 服用,避免药物对胃的刺激,加服维生素 C 或者用果汁送服,以促进吸收。服用铁剂可能出现黑便、便秘或轻度腹泻,告知孕妇不必担心。

8.仰卧位低血压综合征 指导孕妇于妊娠晚期取左侧卧位,避免长时间处于仰卧位。

9.便秘 妊娠期常见症状,由肠蠕动减弱及妊娠子宫压迫所致。指导孕妇养成按时排便的习惯,每天清晨饮 1 杯温开水,多吃新鲜蔬菜、水果、粗纤维食物,每天适量运动。在医生指导下使用缓泻剂,禁用峻泻剂,禁行灌肠,防止流产或早产。

10.痔疮 妊娠子宫压迫或便秘影响痔静脉回流所致。多吃蔬菜水果,少吃辛辣等刺激性食物,必要时口服缓泻剂,以缓解疼痛和便秘。

11.腰背痛 与妊娠期关节韧带松弛及重心改变有关。指导孕妇穿平底鞋,尽量避免弯腰动作,休息时腰背部垫枕头缓解疼痛。必要时卧床休息、局部热敷或用药物治疗。

(四)健康指导

1.营养指导 母体是胎儿成长的环境,孕妇必须增加营养的摄入以满足自身和胎儿的需要,并为分娩和哺乳做准备。

1)帮助制订备孕期和妊娠期合理的饮食计划

(1)备孕妇女膳食推荐意见在一般人群膳食基础上特别补充以下 3 条:①调整妊娠前体重至适宜水平;②常吃含铁量丰富的食物,选用碘盐,妊娠前 3 个月开始补充叶酸;③准备怀孕前 6 个月夫妻双方均应停止吸烟、饮酒,并远离吸烟环境,保持健康生活方式。

(2)《孕期妇女膳食指南》(2016)建议妊娠期妇女膳食应在一般人群膳食基础上补充以下 5 项内容:①补充叶酸,常吃含铁量丰富的食物,选用碘盐,妊娠期叶酸推荐量比非妊娠期时增加了 400 μg DFE/d,达到 600 μg DFE/d;②孕吐严重者,可少量多餐,每天必须摄取至少 130 g 碳水化合物,首选易消化的粮谷类食物;③妊娠中晚期适量增加奶、鱼、禽、蛋、瘦肉的摄入;④适当进行身体活动,维持妊娠期适宜增重;⑤禁烟酒,避免被动吸烟和吸入污染空气,适当进行户外活动和运动。

2)定期测量体重 妊娠早期每月测量 1 次,妊娠中、晚期每周测量体重。

3)饮食符合均衡、自然原则,正确烹饪 选择易消化、无刺激的食物,避免摄入烟酒、浓茶、咖啡及辛辣食品。

4)孕妇的饮食宜重质不重量 尽量摄取高蛋白,富含维生素、矿物质,低盐饮食,适量摄入脂肪及碳水化合物。维持机体所需不饱和脂肪酸水平。

2.妊娠期用药 许多药物可通过胎盘进入胚胎内影响胚胎发育,尤其是妊娠最初 2 个月,是胚胎器官发育形成时期,用药更应慎重。

知识拓展

孕妇合理用药的原则

孕妇合理用药的原则:必须有明确指征,能用一种药物者,避免联合用药;选用疗效肯定的药物,避免用尚难确定对胎儿有无不良反应的药物;能小剂量药物者,避免用大剂量药物;严格掌握用药剂量和时间,注意及时停药。若因病情需要,选用对胚胎、胎儿有害的致畸药物前应先终止妊娠。

3.避免接触毒物和病毒感染 孕妇居住环境要注意经常开窗通风,不宜养宠物,防止弓形虫和病毒感

染。妊娠早期 X 线照射、接触甲醛等有害物、吸烟、饮酒及病毒感染,均可影响胚胎、胎儿生长发育,甚至导致流产、早产或死胎等,应避免或远离。

4.卫生与衣着 孕妇每次进食后均应用软毛牙刷刷牙。勤洗澡,宜淋浴,淋浴水温不宜过高,时间不宜太长,不盆浴。孕妇衣着应宽松舒适,厚薄适宜。内衣要求全棉,避免使用化纤材料内衣。不穿高跟鞋,鞋跟高度宜为 2～3 cm,不穿紧身衣,不系袜带。

5.活动与休息 一般孕妇可工作到妊娠 28 周,28 周后减轻工作量,不上夜班,避免长时间站立或重体力劳动,坐时抬高下肢。活动宜适度,可散步、晒太阳,不做剧烈运动。保证每天睡眠时间为 8～9 h,并午休 1～2 h。妊娠中、晚期睡觉取左侧卧位。

6.胎教 胎教是有计划、有目的地为促进胎儿生长发育而采取的一系列干预措施。胎教可从妊娠 4 个月开始,通过播放音乐、语言交流、抚摸等,主动给予胎儿有益的信息刺激,促进胎儿身心健康和智力发育,以达优生目的。

7.性生活指导 妊娠 12 周内和妊娠 28 周后,应避免性生活,以防流产、早产、胎膜早破及感染。

8.妊娠期自我监护

(1)胎动监测:胎动监测是孕妇自我监护胎儿宫内情况的简便有效方法。妊娠 28 周开始指导孕妇计数胎动,胎动计数≥10 次/2 h 为正常,<6 次/2 h 或突然减少 50% 提示胎儿缺氧可能,应取左侧卧位并就诊。

(2)胎心监测:妊娠 18 周后,孕妇可用听诊器在腹壁听胎心音,或请家人帮助听胎心音,若胎心率>160 次/分或<110 次/分,提示胎儿缺氧,应取左侧卧位,及时就医。

9.异常症状的识别 孕妇出现阴道流血、腹痛、妊娠 12 周后仍持续呕吐、头晕、眼花、视物模糊、胎动减少、阴道流液等症状,立即就诊。

10.先兆临产和临产的判断 孕妇接近预产期,出现不规律宫缩、阴道少量血性分泌物预示即将临产。如果宫缩间歇 5～6 min,持续 30 s,则为规律宫缩,提示临产,应立即去医院就诊。若孕妇阴道突然大量流液,考虑胎膜早破,嘱孕妇平卧,抬高臀部避免脐带脱垂,立即入院。

11.分娩前准备 指导孕妇准备待产包,一旦出现临产征兆或异常,迅速就诊。

(1)孕妇用物:①随身物品;②将准备好的待产包收纳在一起;③其他。

(2)新生儿用物。

任务五　产前筛查

PPT 4-5

产前筛查(prenatal screening)是指在产前采用简便、无创检测方法对胎儿严重遗传病及结构异常进行筛查,以发现高风险人群。

(一)产前筛查条件

产前筛查必须满足的条件如下:①有明确筛查的目标疾病;②筛查疾病在人群中具有较高的发病率且危害严重;③筛查方法简便、无创,易于被筛查者接受;④能为筛查出的高风险孕妇提供进一步产前诊断及有效的干预措施。

(二)产前筛查的常见疾病

1.胎儿非整倍体染色体异常 以唐氏综合征即 21-三体综合征为代表的非整倍体染色体异常是产前筛查的重点。根据筛查时间可分为妊娠早期筛查和妊娠中期筛查。

(1)妊娠早期筛查:筛查方法包括孕妇血清学检查、超声检查或两者结合。妊娠 $11～13^{+6}$ 周进行超声检查,测量胎儿颈后透明层厚度(NT),非整倍体染色体异常胎儿 NT 增宽。联合应用血清学检查和超声检查,对唐氏综合征的检出率在 85%～90%。

(2)妊娠中期筛查:在妊娠 15～20 周进行血清学筛查。常用的三联筛查指标:甲胎蛋白(AFP)、人绒毛膜促性腺激素(hCG)或 β-hCG、游离雌三醇(uE₃)。唐氏综合征病人 AFP 降低、hCG 升高、uE3 降低。唐氏综合征检出率为 60%～75%。

(3)妊娠早期和中期整合筛查:提高检出率,降低假阳性率。

(4)超声遗传学标志物筛查:妊娠早期的胎儿 NT 增厚和鼻骨缺失、妊娠中期的肾盂扩张和长骨短缩等可以使用超声遗传学标志物进行筛查。此外,超声检查发现胎儿结构畸形提示染色体异常的风险较高。

(5)无创产前检测技术:无创产前筛查(NIPT)是根据妊娠期妇女血浆中胎儿来源的游离 DNA 信息,筛查常见的非整倍体染色体异常的方法。绝大多数采用二代测序和信息生物学技术,对 21-三体、18-三体、13-三体的检出率分别为 99%、97%、91%。

2.胎儿结构异常 胎儿结构畸形占出生缺陷的 60%～70%。超声筛查最常用,检出率为 50%～70%。超声检查可发现正常结构的位置或轮廓异常、严重胸腹壁缺损合并脏器外翻、单腔心、无脑儿、脑膨出及开放性脊柱裂等。

(三)产前筛查结果判定及追踪随访

1.结果判定 产前筛查不是确诊试验,只是风险评估。筛查结果阴性提示风险低,应向孕妇说明此结果并不能完全排除异常;筛查结果阳性意味着患病的风险较高。产前筛查不能诊断疾病,应建议产前筛查阳性者进行产前诊断。不能根据筛查结果决定是否终止妊娠。

2.追踪随访 对所有筛查对象进行随访,随访率应不低于 90%,随访时限为产后。对筛查结果为高风险的孕妇,应随访产前诊断结果和妊娠结局。产前筛查机构应进行随访信息登记,定期上报省级产前检查质量控制中心。

→ **项目小结**

项目		学习要点
项目四 正常孕妇的护理	任务一 妊娠生理	胎儿发育主要特征;胎儿附属物、胎盘的构成及功能,胎膜的构成,脐带的构成及长度,脐带内血管的功能,羊水的来源及功能。 妊娠期子宫体、子宫内膜、子宫峡部的主要变化。
	任务二 妊娠期母体变化	妊娠期母体乳房的变化、血液系统的主要变化、循环系统的主要变化。 停经是妊娠最早、最重要的症状。"黑加征"是早孕的典型体征。
	任务三 妊娠诊断	妊娠早期辅助检查。①妊娠试验:确诊妊娠的主要指标。②超声检查:检查宫内妊娠的金标准。停经 $11\sim13^{+6}$ 周,B 超检查可排除严重的胎儿畸形,如无脑儿。
	任务四 妊娠期管理	妊娠中、晚期手测子宫底高度;胎动、胎心测得时间及正常值;胎产式、胎先露、胎方位概念。 产前检查的时间、推算预产期方法、孕妇血压及体重增加正常范围;产前检查中产科检查内容;四步触诊法每一步的目的;骨盆外测量的径线及正常值。
	任务五 产前筛查	孕妇自我监护(计数胎动、听胎心);预防仰卧位低血压综合征(取左侧卧位,避免长时间仰卧);性生活指导

→ **直通护考**

扫码在线答题

(王傲芳)

项目五　正常分娩产妇的护理

视频:产前　视频:新生儿
外阴消毒　脐带处理

学习目标

【知识目标】

1.掌握分娩及临产的定义;临产后子宫收缩的特点、临产的诊断;产程分期、各产程的临床表现及护理措施。

2.熟悉决定分娩的因素;骨盆三个平面及径线;先兆临产的表现。

3.了解枕先露的分娩机制;分娩镇痛的概念及护理措施。

【能力目标】

能运用所学知识对正常分娩各产程妇女进行整体护理。

【思政目标】

1.具有较强责任心,主动与孕产妇沟通、交流,对分娩期疼痛妇女具有同理心。

2.关爱产妇、尊重产妇,为孕产妇提供照护时体现人文关怀。

导　言

妊娠达到及超过28周(196天),胎儿及附属物从临产开始至全部由母体娩出的过程称为分娩。妊娠满28周至不足37周(196～258天)分娩称为早产;妊娠满37周至不足42周(259～293天)分娩称为足月产;妊娠满42周(294天)及以后分娩称为过期产。

决定分娩的因素为产力、产道、胎儿及社会心理因素。若各因素均正常并能相互适应,胎儿能顺利经阴道自然娩出,称为正常分娩。

思政课堂

七律·长征

毛泽东

红军不怕远征难,万水千山只等闲。

五岭逶迤腾细浪,乌蒙磅礴走泥丸。

金沙水拍云崖暖,大渡桥横铁索寒。

更喜岷山千里雪,三军过后尽开颜。

任务一　分娩基础知识

PPT 5-1

情景导入

初产妇,妊娠41周临产。查阅产前检查资料:枕左前位(LOA),胎心音146次/分,胎头双顶径为9.3 cm,骨盆无异常。该产妇非常紧张,担心能否顺利分娩,故询问护士哪些因素影响分娩的顺利进行。

任务:1. 请告诉产妇决定分娩的因素有哪些。

2. 告知产妇先兆临产表现和临产的标志。

一、决定分娩的因素

【产力】

产力是指将胎儿及其附属物从宫腔内逼出的力量。产力包括子宫收缩力、腹肌和膈肌收缩力(统称腹压)、肛提肌收缩力。

(一)子宫收缩力

子宫收缩力(简称宫缩)是分娩的主要力量,贯穿于整个分娩过程中。临产后的宫缩能迫使子宫颈管缩短直至消失、宫口扩张、胎先露下降、胎儿及其附属物娩出。临产后的正常宫缩具有以下特点。

1. 节律性 宫缩的节律性是临产的重要标志。正常的宫缩是子宫体部不随意、有规律的阵发性收缩,每次宫缩都是由弱到强(进行期),持续一定时间(极期),再由强到弱(退行期),直至消失进入间歇期,子宫肌肉处于松弛状态(图5-1)。宫缩如此反复,直至整个产程结束。临产开始时,宫缩持续时间约30 s,间歇时间为5~6 min。随着产程的进展,宫缩持续时间逐渐延长,间歇时间逐渐缩短,宫缩强度和宫腔压力逐渐增加。宫口开全后,宫缩持续时间达60 s,间歇期为1~2 min。宫缩时子宫肌壁血管受压,子宫血流量减少,间歇期子宫血流量恢复,对胎儿血流灌注有利。

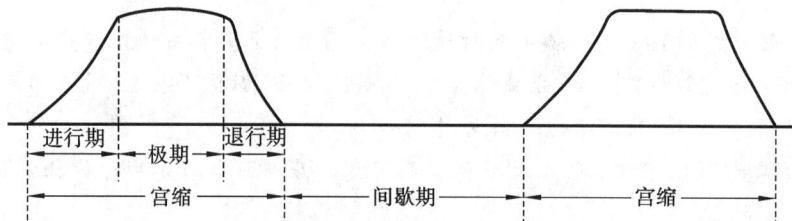

图5-1 临产后正常宫缩节律性示意图

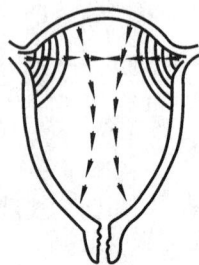

图5-2 宫缩的对称性

2. 对称性和极性 对称性是指正常宫缩起自两侧子宫角部,以微波形式迅速向子宫底中线集中,左右对称,以2 cm/s速度向子宫下段扩散,约15 s均匀协调地扩展至整个子宫(图5-2)。极性指宫缩以子宫底部最强最持久,向下逐渐减弱,子宫底部的收缩强度是子宫下段的2倍。

3. 缩复作用 宫缩时子宫体部肌纤维缩短、变宽,间歇时肌纤维放松,但不能完全恢复到原有的长度,经过反复收缩,肌纤维越来越短,这种现象称缩复作用。此作用使宫腔容积逐渐缩小,迫使胎先露不断下降,子宫下段被牵引而拉长,子宫颈管渐展平,宫口逐渐开大。

(二)腹肌和膈肌收缩力(腹压)

腹肌和膈肌收缩力是第二产程的重要辅助力量。宫口开全后,宫缩时胎先露压迫盆底组织和直肠反射性引起排便感,产妇主动屏气用力使腹压增高,协同宫缩促使胎儿、胎盘娩出。第三产程时,腹压迫使已剥离的胎盘娩出。过早使用腹压易使产妇疲劳和子宫颈水肿,产程延长。

(三)肛提肌收缩力

肛提肌收缩力可协助胎先露完成内旋转、胎头仰伸和娩出,并有助于胎盘娩出。

【产道】

产道是胎儿娩出的通道,分骨产道和软产道两部分。

（一）骨产道

骨产道即真骨盆，其大小、形态直接影响分娩。分娩过程中受重力和产力作用，骨盆各骨骼之间可有轻度移位，使骨盆容积稍增加。通常将骨盆分为三个假想平面。

1.骨盆入口平面 真假骨盆分界面，呈横椭圆形，有4条径线（图5-3）。

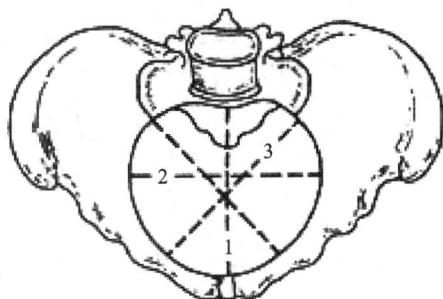

1—前后径，正常为11 cm；2—横径，正常为13 cm；3—斜径，正常为12.75 cm

图5-3 骨盆入口平面及径线

（1）入口前后径：又称真结合径，耻骨联合上缘中点至骶岬上缘正中间的距离，正常值平均为11 cm，其长短与分娩关系密切。

（2）入口横径：左右髂耻缘间的最大距离，正常值平均为13 cm。

（3）入口斜径：左右各一，左骶髂关节上缘至对侧髂耻隆突间的距离为左斜径，右骶髂关节上缘至对侧髂耻隆突间的距离为右斜径，正常值平均为12.75 cm。

2.中骨盆平面 骨盆最小平面，呈纵椭圆形，前为耻骨联合下缘，两侧为坐骨棘，后为骶骨下端。有2条径线（图5-4）。

（1）中骨盆前后径：耻骨联合下缘中点经两侧坐骨棘连线中点至骶骨下端的距离，正常值平均为11.5 cm。

（2）中骨盆横径：也称坐骨棘间径，为两坐骨棘间的距离，正常值平均为10 cm，其长短与分娩关系密切。

3.骨盆出口平面 由两个不同平面的三角形组成。前三角顶点为耻骨联合下缘，两侧为左、右耻骨降支；后三角顶点为骶尾关节，两侧为左、右骶结节韧带。两个三角形共同的底边为坐骨结节间径。有4条径线（图5-5）。

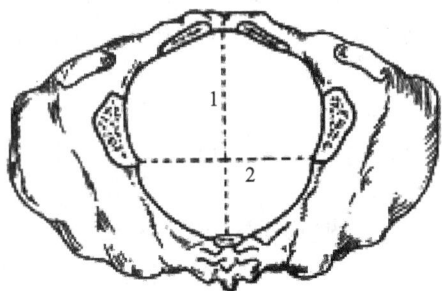

1—前后径，正常为11.5 cm；2—横径，正常为10 cm

图5-4 中骨盆平面及径线

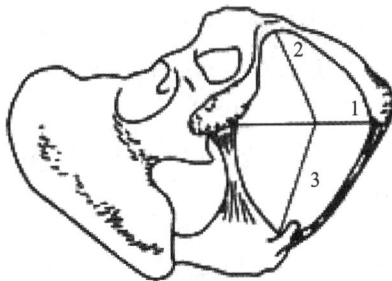

1—出口横径；2—出口前矢状径；3—出口后矢状径

图5-5 骨盆出口平面及径线

（1）出口前后径：耻骨联合下缘至骶尾关节间的距离，正常值平均为11.5 cm。

（2）出口横径：也称坐骨结节间径，两坐骨结节内缘的距离，正常值平均为9 cm，其长短与分娩关系密切。

（3）出口前矢状径：耻骨联合下缘中点至坐骨结节间径中点的距离，正常值平均为6 cm。

（4）出口后矢状径：骶尾关节至坐骨结节间径中点的距离，正常值平均为8.5 cm。

43

（二）软产道

软产道是由子宫下段、子宫颈、阴道和骨盆底软组织构成的弯曲通道。

1.子宫下段的形成 非妊娠期子宫峡部长约 1 cm,妊娠 12 周后逐渐扩展拉长成宫腔一部分,妊娠晚期形成子宫下段。临产后宫缩使其进一步伸展达 7～10 cm,成为软产道的一部分(图 5-6)。由于子宫收缩和子宫体部肌纤维的缩复作用,子宫上下段肌肉薄厚不同,在两者之间子宫内面有一环状隆起,称为生理缩复环。

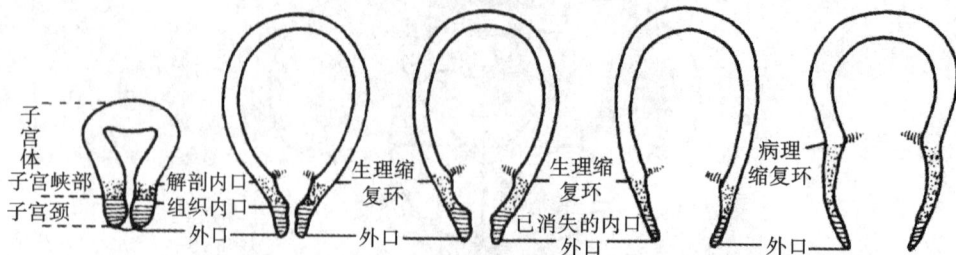

图 5-6 子宫下段的形成及宫口扩张

2.子宫颈的变化

(1)子宫颈管消失:临产前子宫颈管长 2～3 cm,临产后宫缩牵拉子宫颈内口的肌纤维及周围韧带,加之宫腔内压升高、胎先露下降、前羊膜囊楔状支撑,使子宫颈管形如漏斗,随后子宫颈管逐渐变短、展平、消失。

(2)子宫颈口(宫口)扩张:临产前,初产妇子宫颈外口仅容 1 指尖,经产妇能容 1 指。临产后,宫缩和缩复作用使胎先露和前羊膜囊共同扩张宫口。破膜后胎先露直接压迫子宫颈,宫口扩张加速。子宫颈外口扩张至 10 cm 称宫口开全,足月胎头方能通过。初产妇子宫颈管先消失,随后宫口扩张,经产妇子宫颈管消失与宫口扩张同时进行。

3.阴道、会阴和骨盆底的变化 前羊膜囊和胎先露先扩张阴道上部,破膜后胎先露直接压迫骨盆底,使软产道下段形成一个前壁短后壁长向前弯的长筒,阴道外口朝向前上方。阴道黏膜皱襞展平,腔道加宽。肛提肌被向下及两侧撑开、拉长,肌束分开,会阴体由 5 cm 厚牵拉至 2～4 mm 薄,易造成裂伤。

【胎儿】

包括胎儿大小、胎位及胎儿有无畸形。

（一）胎儿大小

1.胎头 胎体的最大部分,其大小可以决定胎儿能否顺利通过产道。胎头颅骨之间膜状缝隙称颅缝。颅缝有:两顶骨之间为矢状缝,顶骨与额骨之间为冠状缝,顶骨与枕骨之间为人字缝,两额骨之间为额缝。颅缝交界处较大的空隙称囟门。矢状缝、冠状缝与额缝汇合处的菱形空隙称前囟,也称为大囟门。矢状缝与人字缝汇合处的三角形空隙称后囟,也称为小囟门。颅缝与囟门使胎头具有一定的可塑性。在分娩过程中,颅缝可以轻度重叠,使头颅变形,以缩小胎头体积,利于胎头娩出。

2.胎头径线(图 5-7)

(1)双顶径:两顶骨隆突间的距离,足月妊娠时平均值约为 9.3 cm。是胎头最大横径,通过 B 超测此值可判断胎儿大小。

(2)枕下前囟径:又称小斜径,为前囟中央至枕骨隆突下方的距离,足月妊娠时平均值约为 9.5 cm。胎头俯屈后以此径线通过产道。

(3)枕额径:鼻根上方至枕骨隆突间的距离,足月妊娠时平均值约为 11.3 cm。胎头以此径线衔接。

(4)枕颏径:又称大斜径,为颏骨下方中央至后囟门顶部的距离,足月妊娠时平均值约为 13.3 cm。

（二）胎位

临床上以矢状缝和囟门作为确定胎位的重要标志。正常胎位是枕前位,有利于胎头娩出。而异常胎位如臀位、横位均不利于产道扩张,胎儿不易顺利通过产道,易发生难产。

（三）胎儿畸形

如果胎儿发育出现异常,如有脑积水、联体儿等,致使胎头或胎体过大,则会发生分娩困难。

【社会心理因素】

分娩虽属生理过程,但对产妇可产生强烈的心理应激。产妇的社会心理因素可引起机体产生一系列变

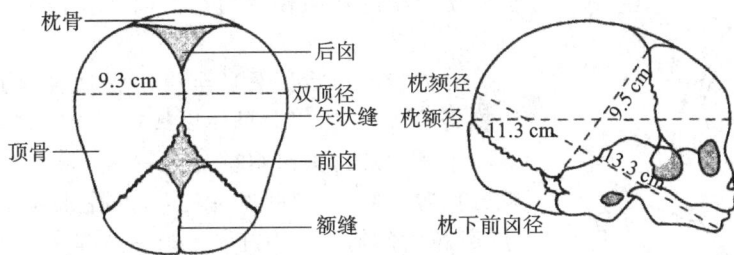

图 5-7 胎头颅骨、颅缝、囟门及径线

化从而影响产力,故而也是决定分娩的重要因素之一。产妇对分娩疼痛的恐惧和紧张,可引起宫缩乏力、宫口扩张缓慢、胎头下降受阻、产程延长,甚至可导致胎儿窘迫、产后出血等。因此在分娩过程中,应给予产妇心理支持,耐心讲解分娩的生理过程,使产妇掌握分娩时必要的呼吸和躯体放松技巧,尽量消除产妇的焦虑和恐惧心理。

二、先兆临产、临产与产程

(一)先兆临产

分娩发动前往往出现一些预示即将临产的症状,称为先兆临产。

1.胎儿下降感 由于胎儿先露部下降(衔接),子宫底高度下降,孕妇感到上腹部较前舒适,食欲增加,呼吸轻松。孕妇可因胎先露压迫膀胱出现尿频。

2.假临产 临产前 1~2 周,孕妇常出现时间长短不一的不规则宫缩,即"假临产",常在夜间出现,清晨消失。其特点如下:①宫缩持续时间短(<30 s),频率不一,间歇时间长,不规律,强度不增加。②宫缩时不伴子宫颈管缩短、宫口扩张。③夜晚出现,清晨消失。④强镇静剂能将其抑制。

3.见红 临产前 24~48 h,子宫颈内口附近胎膜与该处子宫壁剥离,毛细血管破裂,有少量出血,与子宫颈管黏液栓混合经阴道排出,称为见红。见红是分娩即将开始比较可靠的征象。

(二)临产

临产的重要标志是有规律且逐渐增强的子宫收缩,持续 30 s 及以上,间歇 5~6 min,同时伴随进行性子宫颈管消失、宫口扩张和胎先露下降。

(三)产程

分娩全过程称为总产程,是从规律宫缩开始至胎儿胎盘全部娩出的过程。临床上分为 3 个产程。

1.第一产程(子宫颈扩张期) 从临产开始到宫口开全(10 cm)。分为潜伏期和活跃期:①潜伏期为宫口扩张缓慢阶段,初产妇潜伏期≤20 h,经产妇潜伏期≤14 h。②活跃期为宫口扩张加速阶段,可在宫口开至 4~5 cm 即进入活跃期(最迟开至 6 cm 才进入活跃期),直至宫口开全。此期宫口扩张速度应不小于 0.5 cm/h。目前以宫口扩张 5 cm 作为进入活跃期的标志,在此之前尽量减少不必要的干预。

2.第二产程(胎儿娩出期) 从宫口开全至胎儿娩出。初产妇最长不应超过 3 h,经产妇不应超过 2 h。实施硬膜外麻醉镇痛者,可在此基础上延长 1 h,即初产妇最长不应超过 4 h,经产妇不应超过 3 h。

3.第三产程(胎盘娩出期) 从胎儿娩出后到胎盘胎膜娩出,一般需 5~15 min,不超过 30 min。

三、枕先露的分娩机制

分娩机制是指胎儿先露部通过产道时,为适应骨盆各平面的不同形态,被动地进行一系列适应性转动,以其最小径线通过产道的全过程。临床上以枕左前位最常见,故以枕左前位为例说明。

1.衔接 胎头双顶径进入骨盆入口平面,颅骨最低点接近或达到坐骨棘水平,称为衔接(图 5-8),也称入盆。胎头呈半俯屈状态,以枕额径衔接,矢状缝在骨盆入口右斜径上,胎头枕骨位于骨盆左前方。初产妇预产期前 1~2 周衔接,经产妇临产后衔接。

2.下降 胎头沿骨盆轴前进的动作称为下降。下降呈间歇性,贯穿于分娩全过程,是胎儿娩出的首要条件。临床上常以胎头下降程度作为判断产程进展的重要标志。促使胎头下降的因素如下:①宫缩时通过羊水传导,压力经胎轴传至胎头;②宫缩时子宫底直接压迫胎臀;③胎体伸直伸长;④腹肌收缩使腹压增加。

3.俯屈 胎头以半俯屈状态到达骨盆底时遇到肛提肌阻力,借助杠杆作用使下颏贴近胸部称为俯屈。

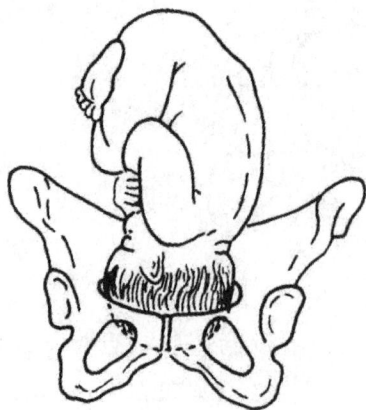

图5-8　胎头衔接

胎头由原来的枕额径变为枕下前囟径,以最小径线适应产道继续下降。

4.内旋转　胎头下降至骨盆底时遇到阻力,为适应前后径大于横径的特点,枕部向母体中线旋转45°达耻骨联合下方,使矢状缝与中骨盆及骨盆出口前后径一致,称为内旋转。枕先露时胎头枕部位置最低,遇到肛提肌阻力,肛提肌收缩将胎头枕部推向阻力小、部位宽的前方。内旋转于第一产程末完成。

5.仰伸　胎头完成内旋转后下降达阴道外口,宫缩和腹压迫使胎头向下,而肛提肌收缩力又将胎头向前推进,两者的合力使胎头沿骨盆轴向下向前再向上。枕部以耻骨弓为支点,胎头逐渐仰伸,顶、额、鼻、口、颏相继从会阴前缘娩出。这时胎儿双肩径进入骨盆入口左斜径。

6.复位及外旋转　胎头仰伸娩出后,胎儿双肩径沿骨盆左斜径继续下降。为使胎头与胎肩恢复正常解剖关系,胎头枕部在外向左旋转45°,称为复位。随之,胎儿前(右)肩向母体中线旋转45°,使胎儿双肩径与骨盆出口前后径一致,胎头枕部在外随胎肩继续向左旋转45°,以保持正常的头、肩垂直关系,称为外旋转。

7.胎肩胎体娩出　外旋转完成后,胎儿前(右)肩先从耻骨弓下娩出;胎体稍侧屈,后(左)肩于会阴前缘娩出,胎体和下肢相继娩出(图5-9)。

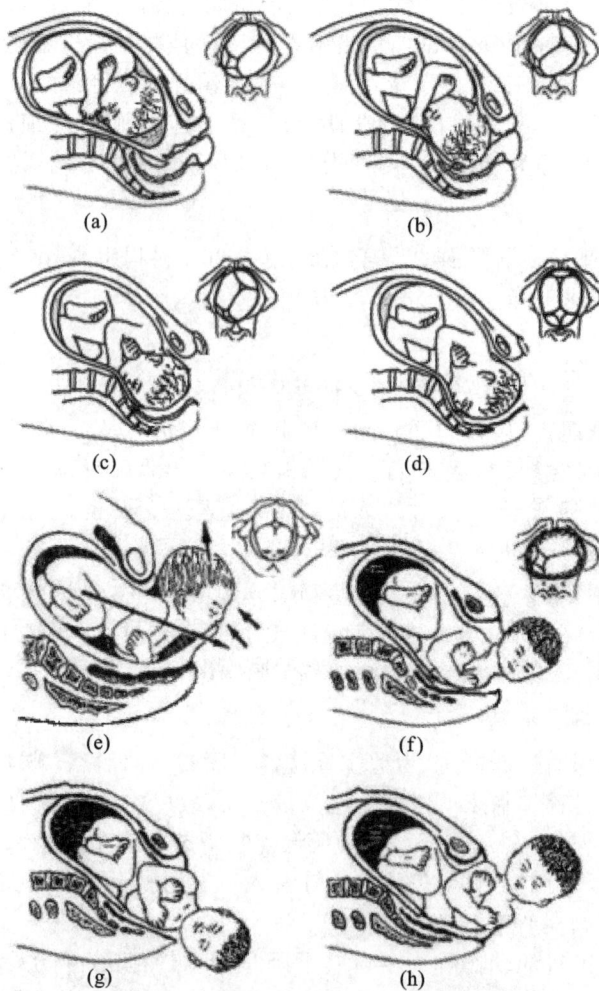

(a)　　　　　　　　　　(b)

(c)　　　　　　　　　　(d)

(e)　　　　　　　　　　(f)

(g)　　　　　　　　　　(h)

图5-9　枕左前位分娩机制示意图

(a)胎头衔接前浮动;(b)衔接、下降、俯屈;(c)继续下降、内旋转;(d)内旋转完成,开始仰伸;
(e)胎头仰伸;(f)复位、外旋转;(g)前肩娩出;(h)后肩娩出

PPT 5-2

任务二 分娩各产程产妇的护理

情景导入

初产妇,27岁,妊娠40^{+3}周,因阴道有少量血性分泌物入院待产。妊娠期和产前检查均正常。现临产14 h,检查:血压117/80 mmHg,宫缩持续30 s,间歇4～5 min,胎心140次/分,宫口开大5 cm,未破膜,头先露在坐骨棘水平。

任务:1. 请为该产妇做出护理诊断。

2. 护士应采取哪些护理措施?

一、第一产程妇女的护理

【护理评估】

(一)健康史

查询产前检查记录,了解本次妊娠期间有无异常。了解产妇骨盆大小、胎先露、胎位等情况。询问规律宫缩出现时间,临产后有无阴道流血或流水,了解产程进展情况。

(二)身体状况

1. 全身状况评估 观察产妇生命体征,评估其精神状况,了解产妇对分娩疼痛的耐受情况。

2. 专科评估

(1)规律宫缩:产程开始时,宫缩持续时间短(约30 s),间歇时间长(5～6 min)。随着产程进展,宫缩持续时间渐长,且收缩力不断增强,间歇时间逐渐缩短;到宫口接近开全时,宫缩可持续1 min以上,间歇仅1～2 min。

(2)胎心:胎心率是整个产程中极为重要的监测指标。正常胎心率是110～160次/分。评估时注意监测胎心的频率、规律性和宫缩后胎心有无变异。监测方法有两种:①听诊:多用电子胎心听诊器。②电子胎心监护:多用外监护。

(3)宫口扩张:当宫缩逐渐增强时,子宫颈管逐渐缩短、消失,宫口逐渐扩张至开全(10 cm)。

(4)胎先露下降:胎儿能否顺利下降是决定胎儿能否经阴道分娩的重要观察指标。潜伏期胎头下降不明显,活跃期胎头下降加速,平均下降速度为0.86 cm/h,此可作为评估分娩难易的指标。胎头下降情况可采用以下两种方法进行评估。

①胎儿颅骨最低点与坐骨棘平面的关系:以坐骨棘平面作为判断胎头高低的标志。胎头颅骨最低点平坐骨棘平面,为"0";在坐骨棘平面下1 cm,为"+1";在坐骨棘平面上1 cm,为"-1",以此类推(图5-10)。一般宫口开大4～5 cm时,胎头最低点达坐骨棘水平。

②国际五分法:腹部触诊时双手掌置于胎头两侧,触及骨盆入口平面时,双手指尖在胎头下方彼此触及为剩余5/5;双手指尖在胎头两侧有汇聚但不能彼此触及为剩余4/5;双手掌在胎头两侧平行为剩余3/5;双手掌在胎头两侧呈外展状态为剩余

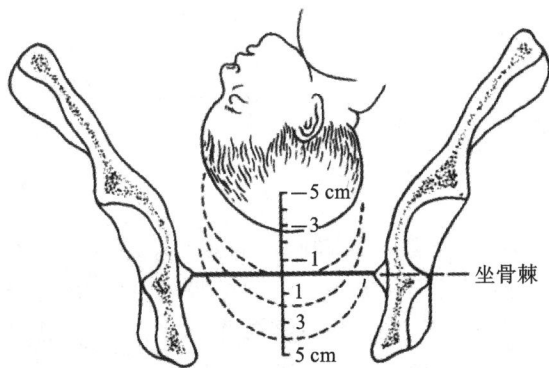

图 5-10 胎头下降判断

2/5;双手掌在胎头两侧呈外展状态且手腕可彼此触及为剩余1/5(图5-11)。

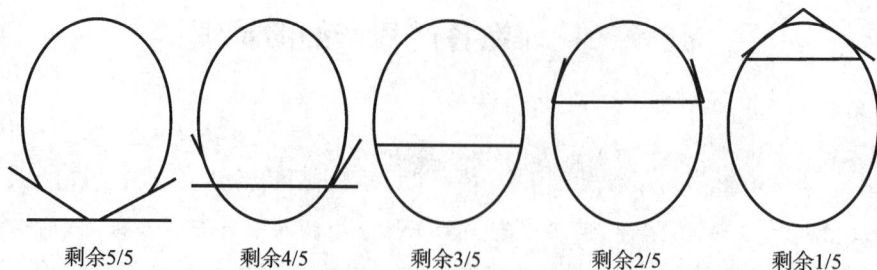

剩余5/5　　　剩余4/5　　　剩余3/5　　　剩余2/5　　　剩余1/5

图 5-11　骨盆入口平面触诊胎头入盆情况(国际五分法示意图)

(5)产程图:临床多采用产程图来描记和反映宫口扩张及胎头下降情况,评估产程进展。美国学者 Friedman 提出"Friedman 产程曲线",横坐标为临产时间(h),纵坐标左侧是宫口扩张程度(cm),纵坐标右侧是胎先露下降程度(cm)(图 5-12)。近年来新型产程图以阶梯状第 95 百分位数线取代了直线型处理线。自初产妇入院起记录宫口扩张程度,分别以子宫口扩张 2 cm、3 cm、4 cm 和 5 cm 为起点,依据宫口扩张生理功能变化情况,绘制出 4 条阶梯状处理线,如果越过相应处理线则考虑产程停滞(图 5-13)。

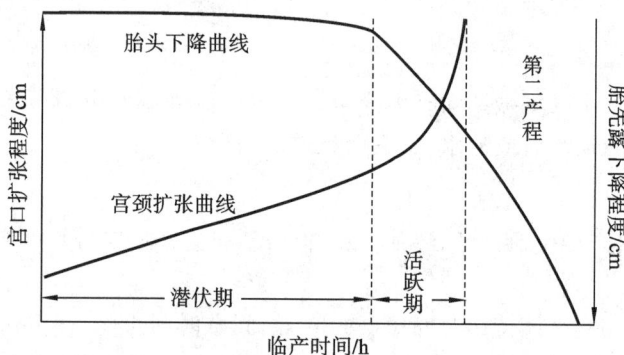

图 5-12　产程图

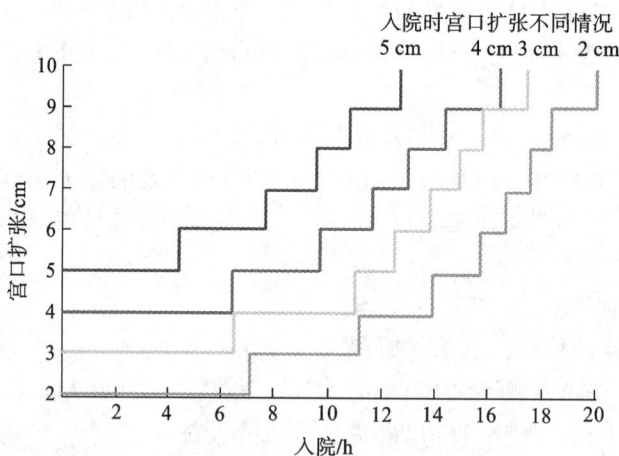

图 5-13　新型产程图

(6)胎膜破裂:简称破膜。胎头入盆后,将羊水阻断成前、后两部分,位于胎先露前面的羊水称前羊水,约 100 ml,有利于扩张宫口。当羊膜腔内压力增加到一定程度时,胎膜自然破裂。胎膜破裂多发生在第一产程末宫口近开全时,前羊水流出。

(三)心理-社会状况

了解产妇有无焦虑、急躁及紧张情绪,是否得到家庭的支持。

(四)辅助检查

可通过多普勒超声、电子胎心监护仪判断胎儿在宫内的情况。

【常见护理诊断/问题】

1.分娩疼痛 与宫缩有关。

2.焦虑 与缺乏分娩相关知识、担心分娩能否顺利有关。

【护理目标】

(1)产妇能正确对待宫缩痛。

(2)产妇情绪稳定,能描述正常分娩的过程并主动参与和控制分娩过程。

【护理措施】

(一)基础护理

1.待产环境 环境要舒适、安静、清洁,保持空气新鲜,温湿度适宜。鼓励家属陪产。

2.密切监测生命体征 入院后每4 h测量1次产妇生命体征并记录,血压在宫缩间歇时测量。如有体温或血压升高,应增加测量次数并协助医生处理。

3.饮食 在宫缩间歇期鼓励产妇少量多次进餐,进易消化、高热量、清淡的食物,补充足够的水分,保持水、电解质平衡。

4.活动与休息 临产后鼓励产妇在胎膜未破、宫缩不强时,在室内适当活动,有助于产程的进展。劝导产妇在宫缩间歇期睡眠和休息,以保存体力。

5.清洁、卫生 协助产妇擦汗、更衣及更换床单,保持会阴部的清洁卫生;不建议常规剃阴毛。

6.排尿、排便 临产后鼓励产妇2～4 h排尿1次,必要时导尿,以免膀胱充盈影响胎头下降。如厕时有专人陪伴,及时排大便,但不宜长时间屏气用力排便。以往的温肥皂水灌肠,已被证实是无效操作。

(二)专科护理

1.胎心监测 可用多普勒超声于宫缩间歇期听胎心音,应注意胎心的频率、节律和宫缩前后的变化及恢复速度。潜伏期每隔60 min听诊1次胎心;活跃期每30 min听诊1次胎心,每次听诊1 min并记录。必要时用电子胎心监护仪监测,每隔15 min对胎心率监护曲线进行评估。如出现宫缩应激试验(CST)阳性,或间歇期胎心超过160次/分或低于110次/分或不规律,提示胎儿窘迫,应立即嘱产妇取左侧卧位、吸氧,并通知医生。

2.观察宫缩 最简单的方法是用触诊法观察宫缩情况。宫缩时子宫体部隆起变硬,间歇时松弛变软。潜伏期每2～4 h观察1次,活跃期每1～2 h观察1次,连续观察至少3次。

3.观察宫口扩张和胎先露下降 宫口扩张与胎先露下降的速度和程度是产程观察的重要指标。主要通过阴道检查了解内骨盆、宫口扩张和胎先露下降情况,以及胎膜是否破裂等。阴道检查应在严格消毒后进行。可根据情况适当增减检查的次数,过多的检查会增加产妇感染的机会。肛检现已较少采用。

4.破膜及羊水观察 一旦破膜,应立即听诊胎心,记录破膜时间,观察羊水性状、颜色及流出量。观察有无脐带脱垂。破膜后应嘱产妇卧床,垫消毒垫,必要时抬高臀部,并保持外阴清洁。破膜12 h尚未分娩者,遵医嘱使用抗生素预防感染。

(三)人文关怀

1.陪伴分娩 陪伴产妇,产妇疼痛时,握住产妇的手,轻拍产妇的背部或用拳头抵住产妇腰骶部,缓解疼痛。

2.信息支持 及时了解产妇的需要,耐心解释产妇提出的有关问题,帮助其树立分娩信心。

3.心理支持 了解产妇的心理状况,用微笑和赞美的语言鼓励产妇。

4.自由体位 待产过程中,让产妇采取舒适和自由体位,允许丈夫陪伴,让产妇感受到爱和安全,取得积极配合,顺利完成分娩。

二、第二产程妇女的护理

【护理评估】

(一)健康史

了解第一产程的经过及护理,有无妊娠并发症或合并症。

（二）身体状况

1. 一般状况　了解产妇的生命体征、精神、饮食状况等。

2. 专科评估

（1）子宫收缩、胎心：宫缩频而强，持续 1 min 或更长，间歇时间仅 1～2 min。了解宫缩后胎心变异情况。胎头下降压迫盆底组织，常使产妇产生排便感。产妇体力消耗大，腹部、腰骶部疼痛加剧，常大汗淋漓。

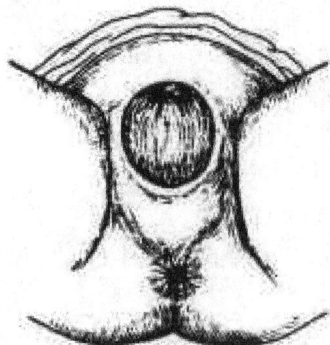

图 5-14　胎头着冠

（2）破膜及排便感：胎膜多已自然破裂，产妇有排便感。

（3）胎儿下降及娩出：宫口开全，胎膜已自然破裂，宫缩使胎头下降，会阴渐膨隆变薄，肛门松弛。胎头于宫缩时露出阴道口，露出部分不断增大，宫缩间歇期缩回阴道内，称胎头拨露；胎头双顶径越过骨盆出口，宫缩间歇时胎头不再回缩，称胎头着冠（图 5-14）。

此后，胎头、胎肩、胎体相继娩出，后羊水随之涌出。

（三）心理-社会状况

产妇因体力消耗过大或因疼痛而出现疲惫、焦虑、恐惧不安情绪。

（四）辅助检查

用多普勒超声、电子胎儿监护仪监测胎儿情况。

【常见护理诊断/问题】

1. 知识缺乏　缺乏正确使用腹压配合宫缩的知识。

2. 有受伤的危险　与软产道裂伤、胎儿窘迫及新生儿产伤有关。

【护理目标】

（1）产妇情绪稳定，能正确使用腹压，分娩顺利。

（2）未发生软产道裂伤及新生儿产伤。

【护理措施】

（一）基础护理

助产士陪伴产妇，及时提供产程进展信息，给予安慰、支持及鼓励，缓解其紧张、恐惧情绪，随时协助产妇进行生活护理。

（二）专科护理

1. 观察产程进展　观察宫缩，密切监测胎心，每 5～10 min 听 1 次胎心，如有异常及时通知医生。未破膜者可行人工破膜。

2. 指导分娩体位　分娩体位最常用屈膝半卧位。该体位方便观察产程进展、监测宫缩和胎心，利于保护会阴，便于助产手术操作及新生儿处理，但其缺点是影响胎盘血供，不利于产妇运用腹压，导致产程延长等。在母胎良好、尊重产妇意愿情况下，可鼓励产妇采取自由体位分娩，包括坐位、半坐卧位、手膝卧位、站位、蹲位等，可提供分娩凳、分娩球等支持性工具，但应确保分娩安全。

3. 指导产妇屏气　正确使用腹压是缩短第二产程的关键。母胎正常情况下，当产妇感觉想要向下屏气时，指导产妇双足蹬在产床上，两手握住产床把手，每次宫缩时，先深吸气后屏气，然后紧闭双唇和声门如解大便样向下用力，持续 5～7 s，反复 3～4 次。宫缩间歇时放松休息，下次宫缩时再次屏气。

4. 接产准备　初产妇宫口开全、经产妇宫口扩张 5 cm 以上且宫缩规律有力时，送分娩室做接产准备。

（1）外阴擦洗、消毒：让产妇仰卧于产床上，双腿屈曲分开露出外阴部，用温水清洁外阴部，并用聚维酮碘溶液消毒，顺序依次为小阴唇、大阴唇、阴阜、大腿内上 1/3、会阴及肛门周围。铺无菌巾于臀下。WHO建议正常分娩只需清洁外阴部，不必常规消毒，但需根据医院和产妇个人条件而定。

（2）接生者准备：外科洗手，穿手术衣，戴手套，开产包，铺台，摆放器械，准备接产。注意无菌操作。

5. 接产

（1）评估会阴条件：综合评估胎儿大小、会阴弹性，确定是否需要行会阴切开术。

（2）接产步骤：接生者站在产妇正面，当宫缩来临产妇有便意时指导产妇屏气用力。当胎头拨露使阴唇后联合紧张时开始保护会阴。方法如下：会阴部盖无菌巾，右肘支在产床上，拇指与其余四指分开，宫缩时用手掌大鱼际肌向上向内托压会阴部。左手轻压胎头枕部，协助胎头俯屈。宫缩间歇时右手稍放松，以免会阴水肿。目前不建议正常分娩时过早过多干预，适时适度保护会阴即可。临床上提倡单手控制胎头娩出速度保护会阴法，即接产者用一只手掌心接触胎头，在宫缩时适当控制胎头娩出速度，使会阴慢慢扩张，胎儿自然娩出。当胎头枕部在耻骨弓下露出时，嘱产妇宫缩时张口哈气，间歇时稍向下屏气，使胎头缓慢娩出，左手协助胎头仰伸（图 5-15），右手继续保护会阴，左手拇指从胎儿鼻根向下颏挤出口鼻内的黏液和羊水。协助胎头复位及外旋转，使胎儿双肩径与骨盆出口前后径一致。接生者左手向下轻压胎颈，使胎儿前肩从耻骨弓下娩出，再托胎颈向上，使后肩从会阴前缘娩出。松开右手，双手协助胎体及下肢以侧位娩出。记录娩出时间。在产妇臀下置聚血盆以测出血量。

（3）脐带绕颈处理：若有脐带绕颈一圈，则将脐带顺胎肩推上或将脐带从胎头滑下。若脐带绕颈过紧或绕颈两圈以上，则用两把血管钳将脐带夹住，从中间剪断（图 5-16）。

（4）延迟脐带结扎：对不需要复苏的足月儿和早产儿，娩出后延迟脐带结扎时间 30～60 s，有利于胎盘血液转运至新生儿，增加新生儿血容量、血红蛋白含量，且有利于维持早产儿循环的稳定性，并可降低新生儿脑室内出血的风险。

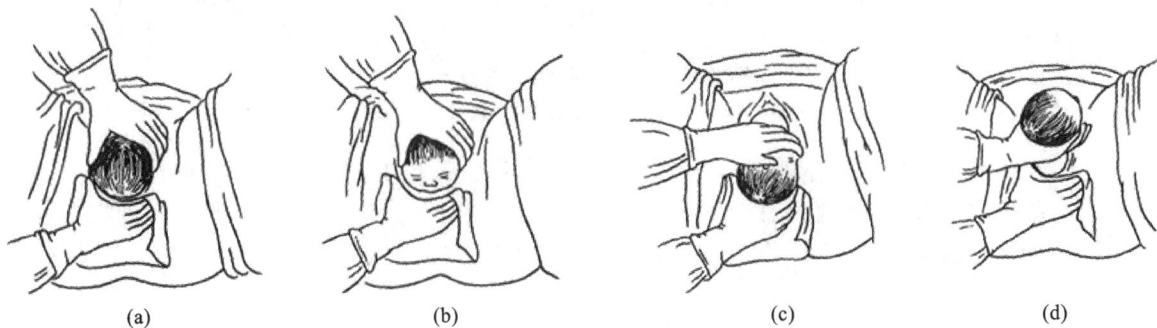

图 5-15 接产步骤
（a）保护会阴，协助胎头俯屈；（b）协助胎头仰伸；（c）助前肩娩出；（d）助后肩娩出

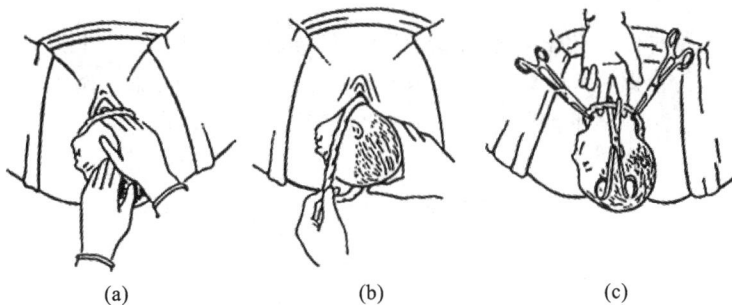

图 5-16 脐带绕颈处理
（a）将脐带顺胎肩推上；（b）将脐带从胎头滑下；（c）用两把血管钳将脐带夹住，从中间剪断

（三）心理护理

医护人员应陪伴在旁，给予产妇安慰、鼓励，缓解其紧张情绪。

三、第三产程妇女的护理

【护理评估】

（一）健康史

了解第一、二产程的经过及护理。

(二)身体状况

1.一般评估 评估生命体征、精神状况、对新生儿的满意情况等。

2.专科评估

(1)子宫收缩、阴道流血:胎儿娩出后子宫底降至平脐,宫缩暂停,几分钟后又重新出现。评估阴道有无流血,注意出血量、颜色。阴道流血量一般为 100~300 ml。阴道出血量多者,多由宫缩乏力、胎盘剥离不完整或软组织损伤引起。

(2)胎盘剥离:宫缩使胎盘附着面与子宫壁间发生错位,促使胎盘剥离而娩出。胎盘剥离征象:①子宫体变硬呈球形,后变狭长形,子宫底高度升高达脐上(图 5-17);②阴道少量流血;③阴道口外露的脐带自行延长;④用手掌尺侧在耻骨联合上方按压子宫下段,子宫体上升而外露的脐带不回缩。

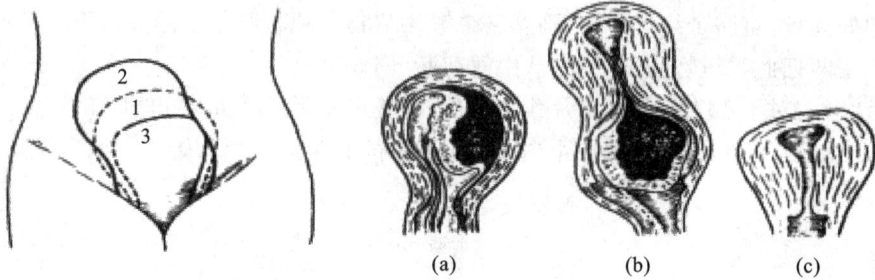

图 5-17 胎盘剥离时子宫的形状

(a)胎盘剥离开始;(b)胎盘降至子宫下段;(c)胎盘娩出

(3)胎盘娩出:胎盘娩出方式有两种。①胎儿面娩出式:胎盘从中央开始剥离,而后向周围剥离,特点是胎盘先娩出,后见少量阴道出血,临床多见。②母体面娩出式:胎盘从边缘开始剥离,血液沿剥离面流出,特点是先有较大量阴道流血,胎盘后娩出,临床少见。胎盘娩出后,子宫底高度降至脐下 1~2 cm(1 横指),子宫呈球形。

(三)心理-社会状况

评估产妇是否疲劳、对新生儿性别及外形是否满意,评估产妇家人对产妇的关心及照护程度。

(四)新生儿评估

1.Apgar 评分 用于判断有无新生儿窒息及窒息严重程度。以出生后 1 min 的心率、呼吸、肌张力、喉反射及皮肤颜色 5 项体征为依据(表 5-1),每项为 0~2 分,满分为 10 分。8~10 分为正常,4~7 分为轻度窒息,0~3 分为重度窒息。对缺氧严重的新生儿,应在出生后 5 min、10 min 再次评分,直至连续两次评分均不小于 8 分。

表 5-1 新生儿 Apgar 评分法

体征	评分标准		
	0分	1分	2分
心率	—	<100 次/分	≥100 次/分
呼吸	—	浅慢,且不规则	佳,哭声响
肌张力	松弛	四肢稍屈曲	四肢屈曲,活动好
喉反射	无反射	有些动作	咳嗽、恶心
皮肤颜色	全身苍白	身体红润,四肢青紫	全身红润

2.一般状况 评估新生儿身长、体重、有无畸形等。

(五)辅助检查

根据产妇情况选择必要的检查。

【常见护理诊断/问题】

1. 有形成无效亲子依恋关系的危险 与产后疲劳、会阴切口疼痛或新生儿性别不理想有关。

2. 潜在并发症 产后出血、新生儿窒息。

【护理目标】

(1)产妇接受新生儿,开始亲子间互动。

(2)住院期间未发生新生儿窒息及产后出血。

【护理措施】

(一)新生儿护理

1. 保暖 新生儿娩出后,用热毛巾擦干全身(5 s内启动,30 s内完成)。然后将新生儿置于俯卧位,头偏向一侧,盖上干毛巾,戴上小帽,进行母婴皮肤接触。进行Apgar评分。

2. 清理呼吸道 不建议常规使用吸球或吸痰管清理呼吸道。若新生儿咽部、鼻腔分泌物较多,可用吸球轻轻吸引,以防发生吸入性肺炎。确认呼吸道通畅而仍未啼哭时,用手轻拍新生儿足底。

3. 处理脐带 新生儿娩出后30~60 s或脐带血管停止搏动后再结扎脐带。目前临床多采用脐带夹处理脐带,助产士更换手套,用两把无菌血管钳分别在距离脐根部2 cm和5 cm处夹住脐带,在距离脐根部2 cm处一次断脐,断脐后在距脐根上方0.5 cm处用脐带夹结扎,残端消毒后用无菌纱布包扎。应避免二次断脐。此外,也可用无菌棉线在距离脐根0.5 cm处结扎第一道,在结扎线外0.5 cm处结扎第二道,在第二道结扎线外0.5 cm处剪断脐带。若为早产儿,视母儿具体情况延迟至少30 s结扎脐带,若新生儿发生窒息或产妇有大出血风险,应立即剪断脐带并进行急救处理。

4. 新生儿检查护理

(1)眼睛护理:用抗生素眼药水滴眼以防结膜炎。

(2)新生儿体格检查并记录:确定新生儿性别;系以标明母亲姓名、床号、住院号和新生儿性别、体重、出生时间的手腕带和脚腕带。

(3)早开奶、早接触:新生儿如无异常,娩出后30 min内抱给母亲,进行首次哺乳。

(4)留取手足印:擦净新生儿足底胎脂,留取足印和产妇拇指印于记录单上,并包裹新生儿。

(二)产妇护理

1. 协助胎盘娩出 确认胎盘完全剥离后,宫缩时左手握住子宫底并按压(拇指置于子宫前壁,其余4指置于子宫后壁),右手轻拉脐带,同时嘱产妇向下屏气,协助娩出胎盘。当胎盘娩出至阴道口时,双手捧住胎盘向一个方向旋转并缓慢向外牵拉,使胎盘胎膜完整娩出(图5-18)。若胎膜部分断裂,用血管钳夹住断端,继续向原方向旋转,直至完全娩出。胎盘胎膜娩出后,按摩子宫刺激宫缩减少出血,同时收集和估算出血量。

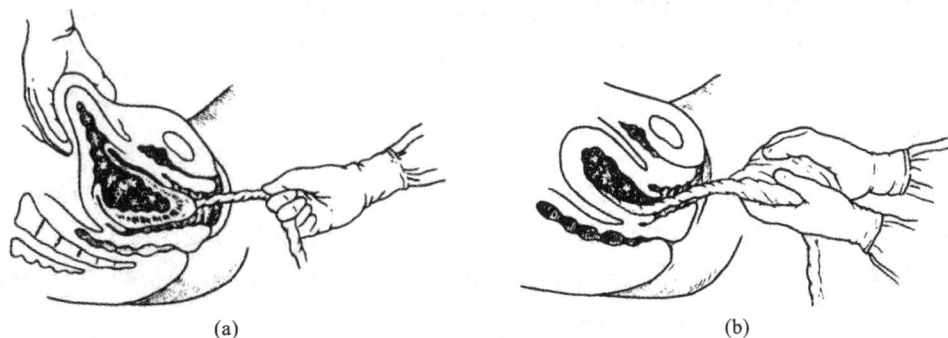

(a)　　　　　　　　　(b)

图5-18 协助胎盘、胎膜娩出

2. 检查胎盘、胎膜 将胎盘铺平,擦去凝血,检查母体面胎盘小叶有无缺损。测量胎盘直径、厚度及脐带长度。再检查胎盘胎儿面边缘有无断裂血管,及时发现副胎盘。然后提起脐带,检查胎膜是否完整。若有较多胎盘胎膜残留或有副胎盘,应在无菌操作下徒手进入宫腔取出残留组织。手取困难者,用大号刮匙清宫。如仅少许胎膜残留,可给予宫缩剂待其自然排出。

3. 检查软产道 胎盘娩出后,仔细检查会阴、小阴唇内侧、尿道口周围、阴道及子宫颈有无裂伤。如有裂伤,立即缝合。

4.预防产后出血 有产后出血高危因素(如产后出血史、多胎妊娠、羊水过多、巨大胎儿、滞产等)的产妇,遵医嘱在胎儿前肩娩出时静脉注射缩宫素10~20 U,也可在胎儿前肩娩出后立即肌内注射缩宫素10 U或将缩宫素10 U加入0.9%氯化钠20 ml中静脉注入,促使胎盘迅速剥离以减少出血。若胎儿娩出后30 min胎盘仍未娩出而出血不多,应排空膀胱,轻轻按压子宫底并静脉注射缩宫素10 U,使胎盘娩出。如胎盘剥离不全出血量多,应行手取胎盘术。

5.产房留观2 h护理 在产房观察2 h,重点观察血压、脉搏、子宫收缩情况、子宫底高度、阴道流血量、膀胱是否充盈、会阴及阴道有无血肿等。每15~30 min测量1次血压、脉搏,观察子宫收缩及阴道流血情况,询问产妇有无头晕、乏力等。

6.基础护理

(1)为产妇擦汗,移去产妇臀下接生用物,换上清洁大单,垫上消毒会阴垫,让产妇平卧休息,提供清淡、易消化的饮食,如红糖水。

(2)情感支持:协助产妇和新生儿进行皮肤接触和早吸吮,建立母子感情。

(3)2 h后,如无异常,则将产妇和新生儿一起送回母婴室。嘱产妇2 h排尿1次。

知识拓展

剖宫产术后再次妊娠阴道分娩

剖宫产术后瘢痕子宫再次妊娠面临分娩方式的选择:重复剖宫产或剖宫产术后再次妊娠阴道试产(TOLAC)。剖宫产术后再次妊娠阴道分娩(VBAC)有助于减少重复剖宫产及母儿并发症。

TOLAC的成功率为60%~70%,子宫破裂率通常低于1%。2次分娩间隔时间≥18个月者可以考虑TOLAC。

1.适应证 既往有1次子宫下段剖宫产史且无阴道试产禁忌证。

2.禁忌证 有子宫破裂史,高位纵切口的古典式剖宫产史,>2次剖宫产史;有行倒"T"或"J"形子宫切口或广泛子宫底部手术史;有子宫下段纵切口;有其他合并症不适宜阴道分娩;不具备急诊剖宫产条件。

任务三 分娩镇痛产妇的护理

PPT 5-3

分娩期剧烈疼痛可引起胎儿、母体的一系列生理病理变化。同时产妇产生一系列的心理问题,如紧张、焦虑、颓丧、抑郁、恐惧等,这些不良的心理状态会进一步造成胎儿窘迫、难产等一系列反应。

【护理评估】

(一)健康史

1.心理因素 产妇的情绪、情感、态度会影响分娩疼痛。其中产妇的焦虑、恐惧会增加对疼痛的敏感性。

2.身体因素 产妇的年龄、产次、体重、既往史、难产及体位均可以影响分娩疼痛。

3.社会文化因素 产妇的家庭文化背景、受教育程度、信仰及对分娩过程的认知,家人的态度,不同地区的风俗习惯,都会影响产妇对分娩疼痛的感受。

4.分娩环境 产房环境氛围、其他产妇的表现都会让产妇产生陌生、紧张不安的情绪,增加对分娩疼痛的敏感性。

(二)身体状况

分娩疼痛是一种独特的疼痛。特点如下:①疼痛性质:多为痉挛性、压榨性和撕裂样疼痛。②渐进性:由轻、中度疼痛开始,随宫缩的增强而逐渐加剧。③扩散性:分娩疼痛源于宫缩,不只限于下腹痛,会放射至腰骶部、盆腔及大腿根部。

产妇表述疼痛身不由己,疲惫不堪,表现为呻吟、愁眉苦脸、咬牙、坐立不安。产妇浑身发抖、寒战样哆嗦、呕吐。因疼痛而引起散瞳、出汗、心率加快、血压升高、呼吸急促等应激生理反应。

(三)心理-社会状况

产妇是否存在烦躁、焦虑、紧张、恐惧甚至绝望情绪。

(四)辅助检查

根据病情选择必要的检查。

【常见护理诊断/问题】

1.恐惧 与疼痛和担心分娩结局有关。

2.个人应对无效 与过度焦虑及未能运用应对技巧有关。

【护理目标】

(1)产妇情绪稳定,能以正常心态接受分娩。

(2)产妇能积极运用有效的心理防御机制及应对技巧。

【护理措施】

(一)基础护理

1.照护支持 协助产妇取舒适的体位。定时督促排尿,及时补充热量和水分,减少不必要的检查。操作轻柔、避免粗暴,减少疼痛刺激。

2.观察产程,预防并发症 严密观察产妇的生命体征、产程进展、胎心,及时了解镇痛的效果,尽早发现异常,积极处理,确保母婴安全。

(二)非药物性分娩镇痛干预

1.导乐陪伴分娩 在整个分娩过程中,有一名富有生育经验的妇女(即导乐者)时刻陪伴在旁边,传授分娩经验,不断提供生理、心理、感情上的支持,随时给予分娩指导和帮助,充分调动产妇的主观能动性,使其在轻松、舒适、安全的环境下顺利完成分娩。导乐者可以是医务工作者,也可以是有生育经验且富有爱心的其他职业人士或家属。

2.音乐疗法 通过播放音乐或与其交谈,分散产妇对分娩疼痛的注意力,减轻疼痛和焦虑。

3.呼吸技术 指导产妇在分娩过程中采取各种呼吸技术,达到转移注意力、放松肌肉、减少紧张和恐惧,提高产妇的自我控制感,有效减轻分娩疼痛的目的。

1)拉梅兹法 又称"精神预防法",由法国医师拉梅兹提出。

(1)廓清式呼吸:所有的呼吸运动在开始和结束前均深吸一口气后再完全吐出。

(2)放松技巧:首先有意识地刻意放松某些肌肉,然后逐渐放松全身肌肉。可通过触摸紧张部位、想象某些美好事物或听轻松愉快的音乐来达到放松目的。

(3)意志控制呼吸:产妇平躺于床上,头下、膝下各置一小枕。用很轻的方式吸满气后,再用稍强于吸气的方式吐出。

宫缩早期,用缓慢而有节奏的胸式呼吸,频率为正常呼吸的 1/2。随着宫缩的频率和强度增加,用浅式呼吸,频率为正常呼吸的 2 倍。当宫口开大至 7～8 cm 时,产妇的不适感最严重,此时选择喘息-吹气式呼吸,先快速呼吸 4 次后用力吹气一次,并维持此节奏。产妇可视情况调整比率,不要造成过度换气。

(4)划线按摩法:产妇双手指尖在腹部做环形运动。压力不宜太大或太小。也可单手在腹部用指尖做横 8 字按摩。

2)瑞德法 由英国医师迪克·瑞德提出。包括采用放松技巧和腹式呼吸。

3)布莱德雷法 由罗伯特·布莱德雷医师提出,也称"丈夫教练法"。其放松和控制呼吸技巧同前,主要强调丈夫在妊娠、分娩和新生儿出生后最初几天中的重要性。

4.集中和想象 可采用心理疗法指导产妇用意念放松,通过触摸产妇身体某一紧张部位促使肌肉放松,也可根据产妇自身的疼痛情况采用变换体位的方法或热敷局部以缓解疼痛。

5.水中分娩 分娩时用温水淋浴,或在充满温水的分娩池中利用水的浮力和适宜的温度完成自然分娩。

6.经皮神经电刺激疗法 持续刺激背部胸椎和骶椎的两侧,使局部皮肤和子宫的痛阈提高,并传递信息到神经中枢,激活体内抗痛物质和内源性镇痛物质的产生而达到镇痛的目的。方法简单,对产妇和胎儿没有任何危害。

(三)药物性分娩镇痛护理

1.常用方法 ①椎管内阻滞,包括硬膜外阻滞和腰麻-硬膜外联合阻滞,是目前最有效且对母婴影响较小的分娩镇痛方式,为分娩镇痛的首选方法。常用药物布比卡因、罗哌卡因、左旋布比卡因。给药方式包括微量泵持续硬膜外输注和用药者自控式镇痛两种。②全身性药物镇痛,包括吸入法镇痛和静脉给药镇痛,吸入法镇痛起效快、苏醒快,但应用时需防止产妇缺氧或过度通气。常用的药物有氧化亚氮、氟烷、安氟烷等。静脉应用镇痛药包括芬太尼和瑞芬太尼,可作为硬膜外分娩镇痛禁忌时的替代方法。

2.药物性分娩镇痛原则 ①对产程影响小;②安全;③药物起效快,作用可靠,给药方法简便;④产妇自愿;⑤有创镇痛由麻醉医师实施并全程监护。

3.注意事项 注意观察药物的不良反应,如恶心、呕吐、呼吸抑制等;严密观察是否有硬膜外阻滞的并发症,如感染、血肿、神经根损伤、下肢感觉异常等,一旦发现应立即终止镇痛,按照医嘱对症处理。

(四)心理护理

营造温馨、安全、舒适的家庭化分娩环境,减少产妇的紧张心理,维持产妇良好的情绪状态。

(五)健康指导

积极向产妇及其家属解释分娩痛是正常生理变化,介绍镇痛的方法及意义,消除他们的顾虑,增强产妇分娩的自信心。

项目小结

项目	任务	学习要点
项目五 正常分娩产妇的护理	任务一 分娩基础知识 任务二 分娩各产程产妇的护理 任务三 分娩镇痛产妇的护理	1.分娩的定义;决定分娩的因素;先兆临产;骨盆平面和径线;软产道、生理缩复环的概念;胎头径线。 2.临产后宫缩的特点;初产妇和经产妇子宫颈管消失、宫口扩张特点。 3.临产的标志、产程分期和时间;枕左前位分娩机制每一步的要领。 4.第一产程的临床经过、监测生命体征间隔时间;指导排尿和排便;监测胎心(潜伏期每60 min听胎心1次,活跃期每30 min听胎心1次,每次听诊1min);破膜观察内容;送产妇进分娩室时间。 5.胎头拨露、胎头着冠概念;第二产程监测胎心(每5~10 min听胎心1次并记录);产妇外阴擦洗、外阴冲洗、外阴消毒方法,保护会阴时间,胎盘剥离征象。 6.新生儿护理措施、Apgar评分内容、正常分娩出血量、预防产后出血措施、产房留观2 h护理内容

直通护考

扫码在线答题

(王傲芳)

项目六 产褥期管理

视频：新生儿抚触

学习目标

【知识目标】

1. 掌握产褥期妇女的护理评估、护理措施及正常新生儿日常护理。
2. 熟悉产褥期相关概念；产褥期妇女的生理及心理变化及新生儿身体评估内容。
3. 了解正常新生儿特点。

【能力目标】

1. 学会产褥期妇女护理的基本技能。
2. 对正常新生儿进行评估并提供日常护理和照护。

【思政目标】

1. 具有悉心照护产妇及新生儿，使产妇及其家属获得足够安全感的能力。
2. 保护隐私，尊重护理对象需求，善于沟通。

导言

产妇全身各器官（除乳腺外）从胎盘娩出至恢复或接近正常未妊娠状态的一段时期，称为产褥期，一般需 6 周。

思政课堂

职业教育应当弘扬社会主义核心价值观，对受教育者进行思想政治教育和职业道德教育，培育劳模精神、劳动精神、工匠精神。

"空谈误国，实干兴邦"，任何事业的成功都是一个艰苦奋斗的过程，要把梦想变为现实，需要脚踏实地，埋头苦干，不懈奋斗。

任务一 产褥期妇女的生理和心理变化

PPT 6-1

情景导入

产妇，24 岁，G_1P_1，妊娠 40 周会阴侧切分娩一活男婴，体重 3400 g。现产后第 1 天，体格检查：体温 37.9℃，子宫底平脐，无压痛。阴道流出暗红色分泌物，约 40 ml。会阴切口缝合处无红肿，无压痛。

任务：该产妇生殖系统有哪些生理变化？

一、生理变化

(一)生殖系统

1.子宫复旧 自胎盘娩出后子宫逐渐恢复至未妊娠状态的过程,称为子宫复旧。

(1)子宫肌纤维缩复:由于子宫肌细胞胞质蛋白被分解排出,肌细胞体积缩小;随着肌纤维不断缩复,子宫体逐渐缩小。于产后10天子宫降至骨盆腔内,产后6周子宫恢复至未妊娠时正常大小。

(2)子宫内膜再生:胎盘胎膜娩出后,剩余蜕膜坏死脱落,随恶露排出,子宫内膜的基底层逐渐再生新的功能层,胎盘附着部位内膜完全修复约需6周,其他部位的宫腔内膜修复约需3周。

(3)子宫颈复原及子宫下段变化:胎盘娩出后,子宫颈松软,子宫颈外口呈环状如袖口,产后1周子宫颈外形恢复,子宫颈内口关闭。产后4周子宫颈恢复至正常形态。因分娩时子宫外口多在3点及9点处有轻度裂伤,故产前的圆形子宫颈外口(未产型)变成"一"字形横裂(经产型)。

(4)子宫血管变化:产后子宫血供减少,随子宫复旧,子宫壁间的血管逐渐受压闭塞,为新生的小血管代替。

2.阴道及外阴 阴道壁肌张力逐渐恢复,黏膜皱襞约在产后3周重现,但阴道于产褥期结束时不能完全恢复至未妊娠时的紧张度。分娩后外阴常有轻度水肿,产后2～3天可自行消退。

3.盆底组织 盆底肌及其筋膜在分娩时过度扩张致弹性降低,且常伴有肌纤维部分断裂。产褥期坚持做产后健身操,盆底组织有可能恢复或接近未妊娠状态。若盆底组织损伤严重或产褥期过早参加体力劳动,可导致阴道壁膨出,甚至子宫脱垂。

(二)乳房

乳房的主要变化是泌乳。产后7天内分泌的乳汁称初乳,呈混浊淡黄色,含丰富的蛋白质、β胡萝卜素、矿物质及分泌型IgA,脂肪及糖类较少,极易消化,是新生儿早期理想的天然食物。产后7～14天分泌的乳汁为过渡乳,蛋白质含量逐渐减少,脂肪和乳糖逐渐增多。产后14天后分泌的乳汁为成熟乳。母乳中含有大量免疫球蛋白,可保护新生儿的肠胃系统。由于多数药物可经母血渗入乳汁,哺乳期用药应考虑对婴儿的不良影响。

(三)血液及循环系统

产后3天内,由于子宫胎盘的血液回到体循环中,过多组织间液回吸收,使血容量再次增加15%～25%,应注意预防心衰。循环血容量于产后2～3周恢复到未妊娠状态。产褥早期血液处于高凝状态,有利于减少产后出血量。纤维蛋白原、凝血酶、凝血酶原于产后2～4周降至正常。生理性贫血于产后2～6周得到纠正。白细胞总数在产褥早期可达$(15\sim30)\times10^9/L$,1～2周恢复正常。红细胞沉降率于产后3～4周恢复正常。

(四)消化系统

由于产时体力消耗及失血,产妇常感口渴,食欲减退,1～2天恢复。由于产后胃肠肌张力低及蠕动力减弱,腹肌及盆底组织松弛,加之卧床时间长,易发生便秘和肠胀气。

(五)泌尿系统

妊娠期体内潴留的大量水分在产褥早期经肾脏排出,故产后最初1周尿量增多。因分娩过程中膀胱受压肌张力降低、会阴伤口疼痛、不习惯卧床排尿、器械助产、区域阻滞麻醉等,产妇易发生尿潴留。

(六)内分泌系统

产后雌激素、孕激素水平急剧下降,产后1周可降至未妊娠时水平。胎盘催乳素于产后6 h已测不出。垂体催乳素高于非妊娠时水平,不哺乳者垂体催乳素产后2周降至非妊娠时水平。不哺乳者一般在产后10周左右恢复排卵,产后6～10周月经复潮;哺乳者平均在产后4～6个月恢复排卵,月经复潮较晚。哺乳者在月经复潮前多有排卵,故有受孕可能。

(七)腹壁

产后腹壁松弛,其紧张度需6～8周恢复,妊娠期下腹正中色素沉着逐渐消退,腹壁紫红色妊娠纹逐渐变成银白色。

二、心理变化

产褥期妇女因受分娩、伤口疼痛、身体恢复、哺乳及健康问题影响,心理变化主要表现为情绪高涨、满足感、幸福感,同时伴随焦虑、压抑、担忧等。

任务二　产褥期妇女的护理

PPT 6-2

情景导入

初产妇,28 岁,足月顺产 2 天。体格检查:心率 77 次/分,血压 110/75 mmHg,呼吸 18 次/分,体温 37 ℃,心肺无异常,腹略隆起,子宫底位于脐耻之间,无压痛及反跳痛,肠鸣音正常。阴道有血性液体流出。

任务:1.该产妇阴道的血性液体是什么?产妇阴道的排出物还会出现哪些变化?

　　　2.如何为该产妇提供整体护理?

【护理评估】

(一)健康史

了解产妇本次妊娠及分娩的经过、有无妊娠期并发症及合并症、分娩的方式、是否难产、有无产后出血、既往健康状况等。

(二)身体状况

1.生命体征　产后 24 h 内体温略升高,一般不超过 38 ℃;脉搏略慢,60～70 次/分;呼吸深慢,14～16 次/分;血压平稳。

2.子宫复旧　胎盘娩出后,子宫圆而硬,子宫底在脐下一横指。产后第 1 天因盆底肌收缩子宫底稍上升平脐,以后每天下降 1～2 cm,产后 10 天子宫降入骨盆腔,腹部扪不到子宫底。

3.恶露　产后随子宫蜕膜的脱落,含有血液、坏死蜕膜组织及子宫颈黏液的液体经阴道排出,称为恶露。恶露有血腥味,但无臭味,持续 4～6 周,总量为 250～500 ml。正常恶露分为血性恶露、浆液恶露及白色恶露(表 6-1)。

表 6-1　正常恶露的特点

类型	持续时间	颜色	成分
血性恶露	产后 4 天内	红色	大量红细胞、坏死蜕膜及少量胎膜
浆液恶露	持续约 10 天	淡红色	少量红细胞、较多坏死蜕膜、子宫颈黏液、白细胞及细菌
白色恶露	持续 2～3 周	白色	大量白细胞、坏死蜕膜、表皮细胞及细菌

4.产后宫缩痛　在产褥早期因宫缩引起下腹部阵发性疼痛称产后宫缩痛,于产后 1～2 天出现,持续2～3 天自然消失。多发生于哺乳时,多见于经产妇。

5.褥汗　产褥早期排出大量汗液,以夜间睡眠与初醒时明显,于产后 1 周内自行好转。

6.乳房　分娩后最初 2～3 天乳房极度膨胀、变硬、局部温度增高,并有少量混浊淡黄色初乳分泌。

(三)心理-社会状况

注意评估有无影响心理变化的因素存在。

(四)辅助检查

血、尿常规检查,药敏试验,B 超检查等。

【常见护理诊断/问题】

1. 潜在并发症 尿潴留、产后出血及产褥感染。

2. 母乳喂养无效 与母乳不足或喂养技能不熟练有关。

【护理目标】

(1)产妇未发生尿潴留、产后出血及产褥感染。

(2)住院期间母乳喂养成功。

【护理措施】

(一)基础护理

1. 观察生命体征 每天测体温、脉搏、呼吸2次,如体温超过38 ℃,应每4 h测1次,并汇报给医生。正常产妇每天测血压1次,如有异常及时报告医生。

2. 饮食 产妇产后1 h可进流食或清淡半流食,以后可进高热量,富含蛋白质、维生素及铁等多汤饮食。遵医嘱补充铁剂3个月。

3. 休息 嘱产妇24 h内高枕侧卧,保证充足睡眠。侧卧时左右交替,避免长时间仰卧形成子宫后位。会阴有伤口的产妇取健侧卧位,防止恶露污染伤口。为产妇提供舒适、安静的环境,保持室内空气新鲜,流通良好,温度湿度适宜,冬天注意保暖,夏天防止中暑。

4. 活动 自然分娩产妇,产后6～12 h可起床轻微活动,产后24 h可在室内随意走动。会阴切开或剖宫产产妇,可适当推迟活动时间。穿弹力袜,促进血液循环,以利于伤口愈合,预防下肢静脉血栓形成。避免长时间站立或蹲位,不宜过早参加重体力劳动,以防子宫脱垂。

5. 排尿护理 产后4 h内应让产妇排尿,防止尿潴留。产后5天内鼓励产妇及时排尿。若出现尿潴留,可选用以下方法:①诱导排尿:用温开水冲洗尿道外口,让产妇听流水声。②热敷下腹部(24 h内禁用)。③按摩膀胱,刺激膀胱肌收缩。④针刺关元、三阴交等穴位。⑤遵医嘱肌内注射甲硫酸新斯的明1 mg。⑥以上方法无效时,予以导尿,注意无菌操作,必要时留置导尿管1～2天,遵医嘱用抗生素。

6. 排便护理 鼓励产妇多吃蔬菜,及早下床活动,防止便秘。若发生便秘,遵医嘱口服缓泻剂。

(二)专科护理

1. 观察子宫复旧及恶露 每天在同一时间检查,检查前嘱产妇排尿后平卧,手测子宫底高度、子宫收缩硬度,挤出宫腔积血,观察恶露量、颜色及气味。若子宫复旧不良伴压痛,恶露量多、有臭味,血性恶露持续时间长等,应遵医嘱给予缩宫素及抗生素。

2. 会阴护理 ①每天用0.05%聚维酮碘溶液擦洗外阴2次,保持会阴清洁干燥,大便后及时清洗;②会阴水肿者,局部用50%硫酸镁溶液湿热敷,每天2～3次,每次20 min,产后24 h后可用红外线灯照射;③会阴伤口红肿、有硬结者,用95%乙醇溶液湿热敷或产后24 h后用红外线灯照射;④会阴部有小血肿者,24 h后湿热敷或用红外线灯照射;⑤会阴有缝线者,嘱其取健侧卧位,每天观察伤口有无渗血、红肿、硬结及分泌物,愈合良好者产后3～5天拆线,若伤口感染,应提前拆线引流或扩创处理,并定时换药。产后7天可用1∶5000高锰酸钾溶液坐浴。

(三)乳房护理

1. 母乳喂养 母乳喂养即纯母乳喂养,是指除母乳外,不给婴儿添加任何食物(包括糖水)。提倡纯母乳喂养至少4个月。哺乳期以10～12个月为宜。

(1)母乳喂养的优点:母乳喂养可以满足新生儿营养的需要,提高新生儿的免疫力,增进母子感情;促进产妇子宫复旧;经济、方便、安全等。

(2)母乳喂养原则:①按需哺乳,母婴同室。②早开奶:新生儿出生30 min内开始哺乳。

(3)哺乳方法指导:①体位:母亲洗手,用温开水擦洗乳房乳头,选择最舒适体位(坐位:哺乳侧脚垫高20 cm,或取侧卧位)。②哺乳姿势:母亲将新生儿成45°角抱入怀中,让新生儿头与身体呈直线,达到三贴(胸贴胸、腹贴腹、下腭贴乳房);一手拇指与其余4指分开,分别放在乳房上下侧,呈"C"形扶托乳房。③含乳姿势:先挤出少许乳汁刺激新生儿吸吮,用乳头轻触新生儿嘴唇,再帮助新生儿将乳头和大部分乳晕含入口中,注意避免堵住新生儿鼻孔。④吸吮:让新生儿吸完一侧再吸另一侧,余奶用吸奶器吸出。⑤取出乳头:哺乳结束,用示指轻压新生儿下颏取出乳头;挤少量乳汁涂在乳头上,防止乳头皲裂。⑥防溢乳:哺乳完毕,将新生儿直立抱起,新生儿头靠在母亲肩上(不要压住胃部),手心半空轻拍新生儿背部帮其排出胃内空气,以防溢乳。

2. 哺乳异常护理

(1)乳房胀痛:①尽早哺乳。②外敷乳房:哺乳前热敷,水温 50～70 ℃,避开乳头;两次哺乳间冷敷乳房。③按摩乳房:从乳根向乳头中心按摩(直推)或侧揉、拍打、抖动乳房,每次 10 min。④佩戴乳罩:托起乳房。⑤吸奶器吸引:促使乳腺管通畅。⑥哺乳时,先喂患侧乳房,再喂健侧乳房,并用吸奶器吸尽剩余乳汁。⑦服用药物:如维生素 B$_6$ 或散结通乳中药,常用方剂为柴胡(炒)、当归、王不留行、木通、漏芦各 15 g,水煎服。

(2)乳汁不足:①指导正确哺乳方法,按需哺乳。②保持产妇精神愉快,充足睡眠,增加哺乳次数,夜间也哺乳。③调节饮食,多进有催乳作用的汤汁类食物。④也可采用针刺疗法或中药催奶。

(3)乳头平坦或凹陷:①乳头伸展练习:两示指平放在乳头两侧,向外牵拉乳晕皮肤和皮下组织,使乳头向外突出;再将两示指分别放在乳头上、下侧,将乳头向上、下纵行拉开,每天 2 次,每次重复 15 min。②乳头牵拉练习:一只手托住乳房,另一只手拇指、中指、示指捏住乳头向外牵拉,每天 2 次,每次重复 10～20 遍。③用吸引器吸引使乳头突出,或用 5 ml 注射器针筒倒扣在乳头上,另一端接橡皮管抽吸使之突出,再用手指牵拉乳头,使其不再回缩。④上述方法仍未纠正者,可用乳头罩间接哺乳,使内陷的乳头外翻,乳头保持持续突起。

(4)乳头皲裂:①轻者可继续哺乳,哺乳前湿热敷乳房 3～5 min,挤出少许乳汁使乳晕变软,帮助新生儿将乳头和大部分乳晕含在口中,哺乳后将少许乳汁或鱼肝油剂涂抹在乳头乳晕上,短暂暴露和干燥,也可涂抗生素软膏或 10％复方苯甲酸酊。②哺乳时,先喂健侧乳房,再喂患侧。③重者可用吸乳器或用乳头罩间接哺乳。

(5)乳腺炎护理:轻度乳腺炎时在哺乳前湿热敷乳房 3～5 min,并按摩乳房,轻轻拍打和抖动乳房,哺乳时先喂患侧,每次哺乳时应吸空乳汁,同时增加哺乳次数,每次哺乳至少 20 min。哺乳后充分休息,饮食清淡。重者需手术治疗。

(6)退乳:①停止哺乳,不排空乳房或挤出乳汁。②限制汤类饮食。③生麦芽 60～90 g 水煎服,每天 1剂,连服 3～5 天,协助退乳。④遵医嘱给予己烯雌酚退乳。⑤如果乳房胀痛,可将芒硝 250 g 分装于两个纱布袋内,敷于双乳并包扎,湿硬时更换,直至胀痛缓解。

(四)心理调适

产褥期妇女的心理调适主要表现在两方面,即确立产妇与婴儿的关系和承担母亲角色的责任。一般经历以下 3 个时期。

1. 依赖期 产后 3 天。表现为产妇的很多需求要通过别人来满足,如对婴儿的关心、喂奶、沐浴等。

2. 依赖-独立期 产后 3～14 天。产妇表现出比较独立的行动,主动关心和参与护理婴儿,亲自喂奶而不需要帮助。此期因身体内分泌系统的急剧变化,产妇容易出现精神压抑,甚至产后抑郁。

3. 独立期 产后 2 周～1 个月。此期产妇、婴儿与其他家人已成为一个完整的系统,形成新的生活形式。

(五)健康指导

1. 出院健康指导 加强营养,保证休息和睡眠,适度活动,加强母乳喂养。

2. 产后健身操 产后第 2 天可做产后健身操,包括能增强腹肌张力的抬腿、仰卧起坐动作,能锻炼盆底肌及筋膜的缩肛动作等,循序渐进,直至产后第 6 周(图 6-1)。

3. 生育规划指导 产褥期应禁止性生活,防止产褥感染。未哺乳者可口服避孕药,哺乳者以工具避孕为宜。要求绝育而无结扎术禁忌证者可于产后 24 h 内行输卵管结扎术。

4. 产后检查 包括产后访视和产后健康检查。

(1)产后访视:至少 3 次,分别在产妇出院后 1 周内和产后 14 天、28 天。①了解产妇饮食、睡眠、大小便

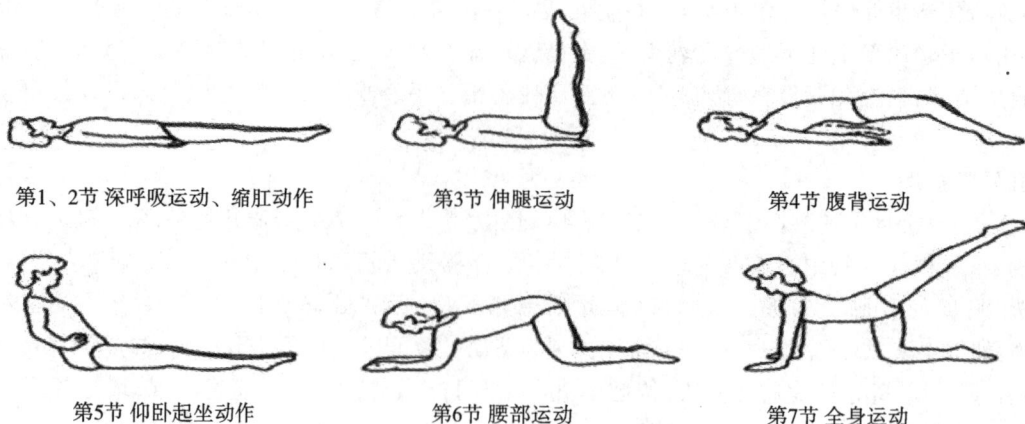

第1、2节 深呼吸运动、缩肛动作　　第3节 伸腿运动　　第4节 腹背运动

第5节 仰卧起坐动作　　第6节 腰部运动　　第7节 全身运动

图 6-1　产后健身操

及心理状况。②了解哺乳及新生儿情况,检查乳房。③观察子宫复旧、恶露情况。④检查会阴伤口或剖宫产腹部伤口等情况,发现异常,及时给予指导或处理。

（2）产后健康检查:嘱产妇于产后 6 周带新生儿到医院行健康检查。通过全身检查和妇科检查,了解产妇各系统及生殖器官的恢复情况、乳房泌乳及新生儿喂养和生长情况,并及时给予指导。

知识拓展

阴道松弛症治疗

阴道松弛症是女性产后常见问题,多与分娩导致的阴道壁和盆底相关结构松弛有关。临床建议轻度阴道松弛和盆底肌力较差的人群采用无创和微创的非手术治疗,如盆底肌训练(Kegel 运动)、射频治疗、激光治疗;中重度阴道松弛的人群采用手术治疗。

任务三　正常新生儿的护理

PPT 6-3

一、新生儿生理特点

妊娠 37 周末至 42 周末以前出生,体重≥2500 g 的新生儿,称足月新生儿。从出生后断脐到满 28 天的一段时间为新生儿期。正常新生儿生理特点如下。

1.体温　新生儿体温调节中枢发育不完善,皮下脂肪薄,保温差,散热快。易受外界温度影响。

2.呼吸系统　新生儿以腹式呼吸为主。因新生儿代谢快,需氧量多,呼吸浅而快,出生时呼吸频率为 40~60 次/分。

3.血液循环系统　新生儿耗氧量大,心率较快,120~140 次/分,易受啼哭、吸乳等影响。心前区可听到心脏杂音,与动脉导管未完全闭合有关。因血液多集中分布于躯干及内脏,故肝、脾易触及,四肢易发凉、发绀。

4.消化系统　新生儿胃容量小,肠容量大,胃肠蠕动快。新生儿吞咽功能完善,食管无蠕动,胃贲门括约肌不发达,哺乳后易溢乳。出生后 24 h 排墨绿色的胎便。哺乳后转为金黄色糊状大便,每天排 3~5 次。

5.泌尿系统　新生儿肾单位数量与成人相似,但滤过能力、调节功能及浓缩功能均较低,易发生水、电解质紊乱。正常新生儿出生后不久即排小便,尿色清而微黄。每天 10 余次。

6.神经系统　新生儿大脑皮质及锥体束未发育成熟,故动作慢而不协调,肌张力稍高,哭闹时可有肌强直;大脑皮质兴奋性低,睡眠时间长。有吸吮、吞咽、觅食、握持、拥抱的先天性反射活动。

7.免疫系统　新生儿在胎儿期从母体获得 IgG,故出生后 6 个月内对多种传染病具有免疫力,如麻疹、风疹、白喉等。新生儿缺乏 IgA,易患消化道、呼吸道感染性疾病。因自身 IgM 不足,缺少补体及备解素,新生儿对革兰阴性菌及真菌杀灭能力差,易发生败血症。

8. 皮肤 新生儿出生时皮肤上有一层灰白色胎脂覆盖,具有保护皮肤和减少散热的作用。新生儿皮肤薄嫩,易损伤而发生感染。两面颊部有较厚的脂肪层称颊脂体,可帮助吸吮;硬腭中线两旁及齿龈上有上皮细胞堆积或黏液腺分泌物潴留形成的白色上皮珠和牙龈粟粒点,出生后数周自然消失,切勿挑破或强行摩擦以防感染。

9. 生理性黄疸 新生儿出生后 2～3 天出现皮肤、巩膜黄染,4～10 天自然消退,称生理性黄疸。生理性黄疸是由新生儿肝内葡萄糖醛酸基转移酶活力不足,不能使间接胆红素全部结合成直接胆红素从胆道排出,加之体内较多红细胞被破坏,而致高胆红素血症所致。

10. 生理性体重下降 新生儿出生后 2～4 天,由于摄入少,经皮肤、呼吸、大小便排出水分相对较多,可出现生理性体重下降,下降范围一般不超过 10%,4 天后回升,7～10 天恢复到出生时水平。

11. 乳腺肿大及假月经 由于受胎盘分泌的激素影响,新生儿出生后 3～4 天可发生乳腺肿大,2～3 周自然消退。女婴出生 1 周内,阴道可有白带及少量血性分泌物,1～2 天可自然消失。

二、新生儿护理

【护理评估】

(一)健康史

了解母亲既往妊娠史;本次妊娠经过,胎儿生长发育及其监测结果;详细了解分娩方式及经过,有无异常情况发生;新生儿出生时间、体重、性别,检查出生记录是否完整。

(二)身体状况

1. 新生儿 Apgar 评分 了解新生儿窒息及严重程度。

2. 体格检查 ①检查面色、心率、呼吸、体温、体重、身长、皮肤、四肢;②脐部有无渗血、出血、红肿、分泌物等;③大小便有无异常。

【常见护理诊断/问题】

1. 有窒息的危险 与清理呼吸道无效或呛奶有关。

2. 有体温失调的危险 与新生儿体温调节系统不完善及环境温度低有关。

3. 有感染的危险 与新生儿免疫力低下有关。

【护理目标】

(1)住院期间新生儿不发生窒息。

(2)住院期间新生儿生命体征正常。

(3)住院期间新生儿不发生感染。

【护理措施】

(一)保持呼吸道通畅

1. 密切观察面色和呼吸 正常新生儿面色红润,呼吸均匀,哭声响亮。如出现面色苍白或青紫、啼哭异常、呼吸急促,表示呼吸道不畅,应立即清理呼吸道。必要时吸氧。

2. 注意呕吐情况 新生儿出生后 1～2 天常有呕吐,故应置于侧卧位,避免窒息。哺乳后不要立即换尿布。若呕吐频繁或呕吐咖啡样物,应立即报告医生。

(二)基础护理

1. 保暖 新生儿出生后及时擦干体表的水分并注意保暖。保持恒定的室温(24～26 ℃)。每天测体温 2 次,如体温高于 37.5 ℃或低于 36 ℃,应查找原因并给予处理。

2. 预防感染 按要求进行预防接种:①卡介苗;②乙型肝炎疫苗。

(三)专科护理

1. 脐部护理 保持局部清洁干燥,每天检查脐部有无渗血及感染,并及时处理。每次沐浴后用消毒干棉签蘸干脐窝里水分及分泌物,再以棉签蘸 75%乙醇溶液消毒脐带残端、脐轮和脐窝。脐带残端一般出生后 1 周内脱落,脱落后其脐窝有分泌物者先用 3%过氧化氢溶液清洗,再用 0.5%碘伏溶液消毒;有肉芽增生者,可用 2.5% 硝酸银溶液点灼。使用尿布时注意勿超越脐部,以免粪尿污染脐部。

2. 皮肤及臀部护理　出生后尽快擦净皮肤表面血迹,产后 6 h 去除胎脂。新生儿所用衣物、被单、尿布必须清洁、柔软。臀部应清洁干燥,勤换尿布,防止发生红臀。

3. 新生儿沐浴

1)沐浴的作用

(1)清洁皮肤,消除疲劳。

(2)增强食欲。

(3)促进新生儿体温调节中枢成熟。

(4)培养新生儿皮肤的触觉能力和对温度、压力的感知能力,进而增强对环境的适应能力。

(5)加速新生儿血液循环和新陈代谢,保护上皮细胞不受损伤,调节机体各系统的活动能力。

(6)有益于新生儿睡眠,从而增强其抵抗力。

2)沐浴前准备

(1)将沐浴中需要的物品备齐,浴盆 1 个、脸盆 1 个、大浴巾 2 条、小毛巾 2 条、细轴棉签、浴液、干净内衣、尿布、包被、护臀霜、乙醇(酒精)、消毒棉签、冷水、热水、水温计、收纳箱、垃圾桶等。

(2)选好沐浴时间,在新生儿清醒状态下沐浴,最好在新生儿喂奶后 0.5～1 h 沐浴。

(3)关闭门窗,调节好室温,室温调节为 26～28 ℃,无对流风。水温调至 38～40 ℃,也可用手肘内侧测试水温,水温以不烫为宜。

(4)工作人员剪短指甲,取下手饰,束起头发,清洁并温暖双手。

3)沐浴操作步骤

(1)洗脸:①脱去衣服检查新生儿皮肤情况,如发现问题及时告知家长,如有大小便及时清理干净,用浴巾包裹好以暂时保暖,将新生儿横托抱。将小毛巾折成小四方形,用毛巾 4 个角分别擦洗新生儿的眼(先左后右)、鼻及口。②再将毛巾对折,按照顺时针方向放射状擦洗新生儿的额头、左脸颊、下颌、右脸颊。

(2)洗头:①将新生儿的双腿夹在腋下,左手臂托住其背部,手掌托住其头颈部,拇指和中指分别轻轻堵住新生儿的两耳。②右手用小毛巾将新生儿头发浸湿,涂少许洗发露轻轻揉搓,动作要轻柔,注意洗发水不要流入新生儿眼里。③用清水冲洗干净,擦干头发。④用干消毒棉签擦拭外耳及耳孔周围。

(3)洗澡:①洗完头后,撤去包裹的浴巾,用腕关节垫在新生儿后颈部,拇指和示指握住新生儿肩部,其余三指放在新生儿腋下。②先将新生儿双脚或双腿轻轻放入水中,再逐渐让水慢慢浸没其臀部和腹部,置新生儿于半坐位,角度 45°。③先洗新生儿颈部、腋下、前胸、腹部、腹股沟,再洗四肢。④洗完前身后,反转新生儿使其趴在自己的右前臂上,由上到下洗后脖颈、后背、臀部、肛门、后臂。⑤洗完后,双手托住新生儿头颈部和臀部将新生儿抱出浴盆,放在干浴巾上迅速吸干身上水分。⑥用消毒棉签蘸碘伏或 75% 乙醇溶液,由脐根到脐轮依次由内向外顺时针方向擦拭消毒 2～3 次。⑦为新生儿穿好衣服,垫上尿布。

4)沐浴后整理

(1)将洗漱用品清洁干净,摆放整齐。

(2)将新生儿换下的衣服放入收纳盆,抽时间清洗。

5)注意事项　水温不能太高,洗澡时间以 5～10 min 为宜,洗完澡可喂适量的温水或喂奶。

4. 新生儿抚触　新生儿抚触又称为新生儿按摩,是一种医疗方法。

1)作用

(1)促进新生儿饮食吸收,有利于生长。

(2)促进激素分泌,调节睡眠节律,提高应激能力。

(3)促进神经系统发育,调节情绪。

(4)刺激淋巴系统,增强机体免疫力。

(5)增进母子感情,促进母乳分泌。

2)设备、物品　准备湿巾、尿布、隔尿垫、润肤油、衣服、垃圾桶等。

3）操作步骤

（1）准备：①关闭门窗，室温调至26～28 ℃，室内没有对流风。②摘去手饰，剪短指甲，清洗并温暖双手。③铺上隔尿垫，脱去新生儿衣物，检查有无大便，若有则清理。④抚触时间每次15～20 min，每个动作重复4遍，最好在入睡前、洗澡后进行。⑤将润肤油倒入手心并搓热。

（2）抚触：

①面部：

眼：双手拇指、示指分别放在新生儿头部两侧，用右手拇指外侧从新生儿左眼内角推向右眉头，还原；用左手拇指从新生儿右眼内角推向左眉头，还原。双拇指交替为1次，反复4次。

额头：①双手拇指、示指放在新生儿头部两侧，双手拇指尖相对，放在新生儿印堂处，同时向两侧分开到太阳穴。②双手拇指相对，放在印堂与前发际线一半处，同时向两侧分开到大发际线。③双手拇指尖相对，放在前发际中心点，同时向两侧分开至小发际线。上述操作都做完为1次，反复4次。

拉微笑肌：①双手拇指、示指放在新生儿头两侧，双手拇指尖相对，放在新生儿下颌中心点，双手同时向两侧推至耳根。②双手拇指相对，放在承浆穴处，两拇指同时向两侧推至耳根。上述操作都做完为1次，反复4次。

②头部：

前发际：左手托住新生儿头部，右手五指相对，呈半握拳状，中指为主，四指为辅，放在前发际中心点处，从前到后经百会（头顶正中线与两耳尖连线交叉处）向后到第7颈椎，然后中指从第7颈椎滑向耳后根。

小发际：中指从小发际滑向后脑门垂直到第7颈椎，再滑向耳后根。

耳廓：四指在耳后，拇指在耳前，以中指和拇指为着陆点，分别放在耳尖处，从耳尖捋到耳垂，拇指和中指轻轻揉捏耳垂。上述操作都做完为1次，反复4次。同法再做右侧。

③胸部：使新生儿仰卧，双手拇指、示指分别放在新生儿身体两侧肋骨下缘处，双手向上提腹部肌肉，右手反手从新生儿左肋推向右肩井处（避开乳头），再返回。左手再轻轻向上提腹部肌肉，左手反手从新生儿右肋推向左肩井处（避开乳头），再返回。两手交替为1次，反复4次。

④腹部：双手顺时针在新生儿腹部交替抚触，右手放在新生儿右腹部，在脐上画半圆，左手接右手放在新生儿左腹部，在脐下画"V"形（避开脐部）。1圈为1次，反复4次。

⑤上肢：臂：a. 先捋：左手握住新生儿右手腕，右手从肩部捋到腕部。双手交替为1次，反复4次。b. 再捏：左手握住新生儿右手腕，右手轻轻捏新生儿的肩关节，从肩关节滑向肘关节，再轻捏一下肘关节，再从肘关节滑向腕关节，再轻捏一下腕关节。双手交替为1次，反复4次。

手：a. 手心：双手托住新生儿的腕部，两拇指放在新生儿掌根处，以麦穗状推到指尖。从掌根到指尖为1次，反复4次。b. 手背：双手托住新生儿腕部，右手示指和中指为着陆点，由新生儿腕部捋到指尖；再用左手示指和中指为着陆点，从新生儿腕部捋到指尖。两手交替为1次，反复4次。c. 手指：左手托住新生儿手腕，右手拇指和示指先从新生儿拇指的指根关节处轻轻揉捏一下指根关节，从指根关节捋向第一指关节，再轻轻揉捏一下第一指关节，拇指和示指再从第一指关节捋向指尖。要把新生儿每个手指关节都揉捏到。从拇指到小指都揉捏完为1次，反复4次。同法抚触对侧。

⑥下肢：

腿：a. 先捋：左手握住新生儿右脚踝，右手从新生儿髋关节滑向踝关节。双手交替为1次，反复4次。b. 再捏：左手握住新生儿右脚踝，右手轻轻捏新生儿的髋关节，从髋关节滑向膝关节，再轻轻捏一下膝关节，再从膝关节滑向踝关节，再轻轻捏一下踝关节。双手交替为1次，反复4次。

脚：a. 脚心：双手托住新生儿的脚踝，两拇指放在新生儿脚跟处，以麦穗状推到脚尖。从脚跟到脚尖为1次，反复4次。b. 脚背：双手托住新生儿脚踝，右手示指和中指为着陆点，从新生儿脚背底部捋到脚尖；左手再用示指和中指为着陆点，从新生儿脚背底部捋到脚尖。两手交替为1次，反复4次。c. 脚趾：左手托住新生儿脚踝，右手拇指和示指先从新生儿脚踇趾趾根关节处轻轻揉捏一下趾根关节，从趾根关节捋向第一趾关节；轻轻揉捏一下第一趾关节；再从第一趾关节捋向趾尖。要把新生儿每个脚趾的关节都揉捏到。从脚踇趾到小趾都揉捏完为1次，反复4次。同法抚触对侧。

⑦背部:

将新生儿由仰卧位变为俯卧位:一只手拇指、小指分别护住新生儿手臂,示指和中指扶住下颌两侧,另一只手拇指轻轻挑起新生儿手臂,翻转,护住新生儿腰颈肩,然后托住肩膀,将新生儿手臂上举,头侧向一边。

开背:①双手拇指、示指以颈椎为中心,放在颈椎两侧,双手平行分别捋向肩部;②双手拇指、示指以胸椎为中心,放在胸椎与腰椎两侧,双手平行分别捋向背的边缘;③双手拇指、示指以腰椎为中心,放在腰椎两侧,双手平行分别捋向腰的边缘。从肩部到腰部为1次,反复4次。

捋脊柱:以右手中指为着陆点,其余四指辅助,从颈椎捋到腰椎,轻轻按捏一下腰椎及肾俞穴,并对新生儿说"宝宝抬头"。这样能刺激新生儿的中枢神经,使新生儿颈部和背部的肌肉得到锻炼。两手交替,从颈椎到腰椎为1次,反复4次。

⑧臀部:用双手大鱼际分别放在新生儿的臀部轻揉,右手顺时针,左手逆时针,使新生儿臀大肌得到放松。1圈为1次,反复4次。

将新生儿翻身由俯卧位变成仰卧位,头放正。

4)操作结束整理

(1)抚触结束,为新生儿换好尿布,将新生儿抱回原位,盖好被子。

(2)整理工作台面,清洁所用物品,将用品摆放整齐。

5)注意事项　①抚触时先观察新生儿皮肤情况。②新生儿哭闹时暂停抚触。③抚触时动作轻柔。④不要在过热、过凉或过饥、过饱时抚触。⑤注意保暖。⑥每次抚触15~20min;抚触时间为新生儿入睡前、洗澡后。

6)操作人员要求　①普通话标准;②声音清晰响亮;③仪态大方;④操作前与新生儿亲切交流。

(四)喂养指导

注意观察进食量,进食后有无恶心、呕吐、溢乳等。新生儿授乳后胎便逐渐变金黄色糊状,每天3~5次,大便性状可提示喂养情况,有消化不良时排便次数增多,粪水分开;喂糖过多时大便呈泡沫状带酸味;用牛奶喂养时大便结块并带较重粪臭味;进食不足时大便呈绿色,量少,次数多;肠道感染时,排便次数多,呈稀便、水样或带黏液并有腥臭味,应根据新生儿的具体情况指导哺乳。每天测体重1次,如体重下降>10%或出生后4~5天体重不回升,应查找原因及时协助处理。

(五)健康指导

大力宣传母乳喂养的优点,指导早接触、早吸吮,坚持纯母乳喂养,按需哺乳。加强育儿知识教育,注意日常喂奶、排尿排便情况观察,指导按时预防接种,预防感染。到当地儿童保健机构登记并建立新生儿健康卡,以利于进行家庭访视,产后42天返院进行婴儿健康检查。

→ 项目小结

项目		学习要点
项目六 产褥期管理	概念	产妇全身各器官(除乳腺外)从胎盘娩出至恢复或接近正常未妊娠状态的一段时间,称为产褥期。妊娠37周末至42周末以前出生,体重≥2500 g的新生儿,称足月新生儿。
	临床特征	产妇:全身各系统都有明显变化,生殖系统最甚。专科表现为生命体征向未妊娠时转变、子宫复旧、恶露、褥汗、多尿等。新生儿:呼吸浅而快、耗氧量大,心率较快、胃贲门括约肌不发达,易溢乳,睡眠时间长,体温调节中枢不完善等,需要细心照顾。
	护理要点	产妇休息体位、会阴护理要点,产妇尿潴留处理。产后访视与护理和产褥期常见问题的护理。子宫复旧指导、母乳喂养指导、产后健康监测。产褥期常见问题的护理:母乳喂养中的常见问题及产褥感染的预防。新生儿护理:生命体征、沐浴、抚触、脐部护理、喂养与营养、预防感染、免疫接种

直通护考

扫码在线答题

（李晓花）

项目七 异常妊娠孕妇的护理

学习目标

【知识目标】

1. 掌握自然流产、异位妊娠、早产、妊娠期高血压疾病、胎盘早剥、前置胎盘、多胎妊娠、羊水量异常和胎膜早破的定义、主要临床表现及护理措施。

2. 熟悉自然流产、异位妊娠、早产、妊娠期高血压疾病、胎盘早剥、前置胎盘、多胎妊娠、羊水量异常和胎膜早破的主要病因、病理、护理评估、处理原则及护理诊断。

3. 了解自然流产、异位妊娠、早产、妊娠期高血压疾病、胎盘早剥、前置胎盘、多胎妊娠、羊水量异常和胎膜早破的护理目标。

【能力目标】

1. 运用护理程序为异常妊娠孕妇进行护理评估，提出常见护理诊断/问题，制订护理计划。

2. 分析异常妊娠孕妇的健康需求，有针对性地提供整体护理。

3. 具有对异常妊娠孕妇进行病情变化、心理反应和药物疗效的观察能力。

4. 能配合医生对常见异常妊娠急危重症孕妇实施抢救。

5. 具有良好的人际沟通能力，具有心理护理和健康教育能力，能将掌握的专业技术转化为从事临床护理、社区护理的职业本领。

【思政目标】

1. 帮助学生树立正确的价值观，培养全面的综合素质、敬业精神、奉献精神、劳模精神、劳动精神、工匠精神及创新思维。

2. 具有良好的法律意识和医疗安全意识，自觉遵守有关医疗卫生的法律法规，依法实施护理任务。

3. 重视护理伦理，自觉尊重护理对象的人格，保护护理对象的隐私。

4. 具有良好人文精神，珍视生命，关爱护理对象，减轻痛苦，维护健康。

5. 具有从事护理工作的健康体质、健全人格，良好的心理素质、社会适应能力和职业生涯发展能力。

导 言

妊娠是极其复杂而又十分协调的生理过程。从受孕至胎儿娩出的40周间，各种内外因素均影响着母体和胎儿。若不利因素占优势，妊娠者会出现一些并发症，如自然流产、异位妊娠、早产、妊娠期高血压疾病等，或导致胎儿及附属物异常，如前置胎盘、胎盘早剥、羊水过多等。

习近平指出,广大卫生计生工作者恪守宗旨、辛勤工作,以实际行动培育了"敬佑生命,救死扶伤,甘于奉献,大爱无疆"的崇高精神。希望同志们继续满腔热情为人民服务,钻研医术,弘扬医德,为人民群众提供更高水平、更加满意的卫生和健康服务。

任务一 自然流产

PPT 7-1

情景导入

病人,女,29岁,已婚,停经50天,阴道流血伴下腹隐痛1天,出血量少于月经量。体格检查:阴道有少量出血,宫口未开,子宫软,如妊娠50天大小。辅助检查:妊娠试验(＋)。诊断为先兆流产,收入院,给予保胎治疗。

任务:1.列出该病人的主要护理诊断/问题。

2.描述护士应采取的主要护理措施。

妊娠不足28周、胎儿体重不足1000 g而终止者,称为流产。发生在妊娠12周以前者称为早期流产,发生在妊娠12周或之后者称为晚期流产。流产分为自然流产和人工流产,本任务讲述自然流产。胚胎着床后自然流产发生率为31%左右,其中80%为早期流产。在早期流产中,约2/3发生在月经期前,称为生化妊娠。

【病因】

自然流产的病因包括胚胎因素、母体因素、父亲因素和环境因素。

1.胚胎因素 胚胎染色体异常是早期流产最常见原因,占50%～60%。染色体异常包括数目异常和结构异常,前者以三体最多见。

2.母体因素

(1)全身性疾病:如严重感染、高热、严重贫血、心力衰竭(心衰)、血栓性疾病、慢性消耗性疾病、慢性肝肾疾病或高血压等,均可导致流产。TORCH感染虽对孕妇影响不大,但可感染胎儿导致流产。

(2)生殖器异常:子宫畸形、子宫肌瘤、子宫腺肌病、宫腔粘连等,均可影响胚胎着床发育而致流产。子宫颈先天发育异常或后天损伤所造成的子宫颈功能异常而无法维持妊娠,最终导致流产,称为子宫颈机能不全,是导致晚期流产的常见原因。

(3)内分泌异常:如黄体功能不全、高催乳素血症、多囊卵巢综合征、甲状腺功能减退或亢进、糖尿病病人血糖控制不佳等,均可导致流产。

(4)免疫功能异常:包括自身免疫功能异常和同种免疫功能异常。前者主要包括抗磷脂综合征(APS)、系统性红斑狼疮、未分化结缔组织病、干燥综合征等自身免疫系统疾病,自身免疫系统疾病引起的局部或全身免疫炎症损伤可能导致流产。后者的机制在于:母胎的免疫耐受是胎儿在母体内生存的基础,母胎界面的免疫失衡有可能导致不明原因的复发性流产。

(5)血栓前状态(PTS):血液中的有形及无形成分发生某些病理生理变化,使血液呈高凝状态、易于形成血栓的一种表现,又称易栓症。PTS在妊娠期可导致病人子宫螺旋动脉或绒毛血管微血栓形成,甚至形成多发性胎盘梗死灶,导致子宫-胎盘循环血液灌注不良,增加流产和胎死宫内的风险。

(6)强烈应激与不良习惯:妊娠期严重的躯体或心理的不良刺激均可导致流产。吸烟和咖啡因、乙醇及毒品摄入会增加流产风险。

3. 父亲因素 精子的染色体异常可导致流产。

4. 环境因素 过多接触放射线和砷、铅、甲醛、苯、氯丁二烯等化学物质,均可引起流产。

【病理】

流产的病理:早期流产者常先有出血后有腹痛。若流产发生在妊娠 8 周以前,因绒毛与蜕膜联系不牢固,绒毛易与底蜕膜分离,妊娠物多能完全排出,出血不多。若流产发生在妊娠 8～12 周,因绒毛深植蜕膜中,流产时妊娠物不易完整排出,将影响宫缩导致出血较多。妊娠 12 周后,流产过程与足月分娩相似,先有腹痛,后排出胎儿、胎盘。

【主要临床表现】

停经、腹痛及阴道流血是流产的主要临床症状。

【护理评估】

(一)健康史

重点询问孕妇有无上述致病因素及孕产史,本次妊娠经过,阴道流血及腹痛的时间、程度,治疗经过等。

(二)身体状况

根据流产发展的不同阶段分为以下几种类型。

1. 先兆流产 停经后出现少量阴道出血,少于月经量,有时伴有轻微下腹痛和腰痛。妇科检查:子宫大小与停经周数相符,宫口未开,胎膜未破,无妊娠物排出。经休息与治疗后症状消失,妊娠可继续。若阴道出血量增多或下腹痛加重,可发展为难免流产。

2. 难免流产 由先兆流产发展而来,流产不可避免。阴道出血量增多,阵发性腹痛加重,或出现阴道流液(胎膜破裂)。妇科检查:子宫大小与停经周数相符或略小,宫口已扩张,妊娠组织未排出。偶可见胚胎组织或胎囊堵塞宫口。

3. 不全流产 妊娠物部分排出体外,尚有部分残留宫腔内,因影响子宫收缩,导致阴道出血持续不止,甚至发生失血性休克。妇科检查:子宫小于停经周数,宫口扩张并有血液不断流出。偶可见部分妊娠物排出阴道内,部分仍留在宫腔内。

4. 完全流产 妊娠物已全部排出,阴道出血逐渐停止,腹痛逐渐消失。妇科检查:子宫接近正常大小,宫口已关闭。

自然流产的临床过程简示如下:

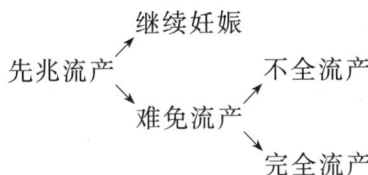

$$先兆流产 \nearrow 继续妊娠 \quad \searrow 难免流产 \nearrow 不全流产 \searrow 完全流产$$

5. 稽留流产 又称过期流产,指胚胎或胎儿已死亡,但滞留宫腔内尚未自然排出。胚胎或胎儿死亡后,子宫不再增大反而缩小,早孕反应消失,若妊娠已至中期,孕妇腹部不增大,胎动消失。妇科检查:子宫小于妊娠周数,宫口关闭。听诊未闻及胎心音。稽留流产易引起凝血功能障碍或弥散性血管内凝血(DIC)。

6. 复发性流产(RSA) 与同一性伴侣连续发生 2 次或 2 次以上自然流产者。RSA 大多为早期流产。RSA 的原因与偶发性流产基本一致,但各种原因所占的比例有所不同。早期 RSA 常见原因为胚胎染色体异常、免疫功能异常、黄体功能不全、甲状腺功能减退等;晚期 RSA 常见原因为子宫解剖异常、自身免疫功能异常、血栓前状态(PTS)等。相当一部分 RSA 的具体原因及发病机制不明,排除以上因素的 RSA 称为原因不明复发性流产。

7. 流产合并感染 流产过程中,若阴道流血时间过长、有组织残留于宫腔内或非法堕胎等,可能引起宫腔内感染,常为厌氧菌及需氧菌混合感染。严重感染可扩散到盆腔、腹腔乃至全身,并引发盆腔炎、腹膜炎、败血症及感染性休克等。

各型流产的鉴别见表 7-1。

表 7-1 各型流产的鉴别

类型	病史			妇科检查	
	阴道出血	下腹痛	组织物排出	宫口	子宫大小
先兆流产	少	无/轻	无	关闭	符合停经周数
难免流产	增多	加剧	无	扩张	符合/略小于停经周数
不全流产	多	减轻	部分	扩张/堵塞	小于停经周数
完全流产	少或无	无	全部	关闭	接近正常大小

(三)心理-社会状况

由于反复阴道流血及腹痛,病人及其家属出现焦虑、恐惧等心理反应。病人面对阴道流血往往不知所措,同时胎儿安危也直接影响病人情绪,病人表现出伤心、无助、烦躁、不安。

(四)辅助检查

1.实验室检查 连续测定血 hCG 水平,如测定结果隔日倍增<66%,提示流产可能。测定孕酮水平,能协助判断先兆流产的预后。稽留流产者应检查凝血功能。

2.B超检查 可显示有无胎囊、胎心搏动及胎动等,以确定胚胎或胎儿是否存活,有助于诊断流产,鉴别流产类型,并可指导治疗。

3.子宫颈功能检查 子宫颈功能不全,主要根据病史、超声检查和临床表现做出诊断。

(五)治疗要点

1.先兆流产 针对病因予以保胎治疗。卧床休息,禁止性生活;减少刺激;黄体功能不足的孕妇,肌内注射黄体酮保胎。注意及时行超声检查。

2.难免流产 一旦确诊,应尽早使胚胎或胎儿、胎盘组织完全排出。刮出物送病理检查。

3.不全流产 一经确诊,尽快行刮宫术或钳刮术,清除宫腔内残留组织。阴道大量流血伴休克者,同时输血输液,并给予抗生素预防感染。

4.完全流产 如无感染征象,一般不需特殊处理。

5.稽留流产 应促使胎儿、胎盘组织尽早排出。手术前检查凝血功能并做好输血准备,给予雌激素,提高子宫肌对缩宫素的敏感性。

6.复发性流产 筛查病因,对因治疗。

7.流产合并感染 控制感染的同时尽快清除宫内残留物。

【常见护理诊断/问题】

1.有感染的危险 与阴道出血时间长、宫腔内有残留组织等因素有关。

2.焦虑 与担心胎儿及自身安危有关。

【护理目标】

(1)病人无感染或感染征象完全消失。

(2)病人焦虑减轻,能积极配合保胎措施或手术。

【护理措施】

(一)基础护理

1.照护支持 加强营养,防止发生贫血。指导卧床休息,提供生活护理。保持会阴清洁,会阴每天擦洗 2 次,大便后及时清洗会阴。

2.病情监测 观察体温、血压及脉搏,观察阴道出血量及性状,有异常者及时报告医生。

(二)专科护理

1.先兆流产病人保胎护理 嘱病人卧床休息,禁止性生活及灌肠,避免不必要的妇科检查。加强营养,防止便秘和腹泻。遵医嘱给予镇静剂、黄体酮等保胎药物。观察病情变化,注意有无阴道出血、腹痛、组织物排出,协助病人做 hCG 测定或 B 超检查,发现异常及时报告医生。

2.不能继续妊娠病人的护理

(1)大量阴道流血病人:①立即测量血压、脉搏,正确估计出血量;②迅速建立静脉通道,立即交叉配血,做好输血输液准备;③遵医嘱使用缩宫素,促进宫缩。

(2)做好终止妊娠的准备工作,协助医生完成手术,术中严密观察病人生命体征。术后将吸出物及时送病理检查。

(3)术后严密监测病人生命体征、腹痛及阴道出血情况,若阴道出血量多于月经量或阴道出血持续 10 天以上,或出现发热、腹痛,应及时到医院就诊。

3.稽留流产病人护理

(1)处理前遵医嘱检查血常规、血小板计数及凝血功能,并做好输血准备。

(2)若凝血功能正常,妊娠周数≤12 周,遵医嘱行手术、药物治疗或期待治疗。妊娠 10 周内行负压吸宫术,妊娠 10~12 周时行钳刮术。药物治疗包括单用前列腺素类似物或联合应用米非司酮。期待治疗需在充分告知风险及病人知情同意下进行,严密超声监测,期待时间为 7~14 天。妊娠周数>12 周,可选择药物治疗或手术治疗,手术一般选择钳刮术,术前促进子宫颈成熟。

(3)若出现凝血功能障碍,遵医嘱尽早输注新鲜血、血浆、纤维蛋白原等,待凝血功能好转后再刮宫。

4.复发性流产病人的护理

(1)染色体异常夫妇,应于妊娠前进行遗传咨询,确定是否可以妊娠及妊娠方式。

(2)黄体功能不全者,应肌内注射黄体酮 20~40 mg/d,也可口服黄体酮,用药至妊娠 12 周即可停药。

(3)黏膜下肌瘤者,宫腔镜下行摘除术,肌壁间肌瘤影响妊娠者可考虑行剔除术。

(4)子宫颈功能不全者,在妊娠 12~14 周行预防性子宫颈环扎术,妊娠 37 周或以后拆除环扎的缝线。

(5)甲状腺功能低下者,在妊娠前及整个妊娠期补充甲状腺素。

(6)自身免疫性疾病及血栓前状态者,需与风湿免疫科共同管理。

5.流产合并感染病人的护理 如阴道流血量不多,遵医嘱用抗生素 2~3 天,待感染控制后行清宫术。阴道流血量多者,在应用抗生素的同时用卵圆钳伸入宫腔夹出大块残留组织,使出血量减少,然后继续应用抗生素,待感染控制后再彻底清宫。合并感染性休克时,积极按医嘱行抗休克治疗,病情稳定后再彻底刮宫。若盆腔脓肿形成,协助医生手术引流,必要时切除子宫。

(三)心理护理

向保胎病人及其家属讲明保胎措施的必要性,取得他们的理解和配合。对妊娠不能继续的病人给予关爱,帮助其接受现实,尽早恢复正常心态。

(四)健康指导

(1)早期妊娠时应避免性生活,禁止重体力劳动,预防流产发生。

(2)有复发流产史的病人在下次妊娠确诊后应卧床休息,加强营养,治疗期必须超过以往发生流产的妊娠月份。

(3)嘱病人术后 1 个月内禁止性生活和盆浴,1 个月后复查。

任务二　异位妊娠

PPT 7-2

情景导入

病人,女,31 岁,G₄P₀,停经 46 天,右下腹撕裂样剧痛伴晕厥 1 h 入院,2 天前出现阴道少量流血,色暗红。体格检查:体温 36.8 ℃,脉搏 111 次/分,呼吸 24 次/分,血压 80/40 mmHg;面色苍白,烦躁不安;心肺无异常;轻度腹肌紧张,右下腹明显压痛,移动性浊音阳性。妇科检查:阴道有少量出血,呈暗红色;后穹隆饱满、触痛;子宫颈举痛明显;右侧附件可触及一质软、不活动包块,有压痛。诊断为异位妊娠。

> 任务:1.列出该病人的主要护理诊断/问题。
>
> 　　　2.描述护士应采取的主要护理措施。

受精卵在子宫体腔以外着床发育者称为异位妊娠,习称宫外孕。异位妊娠是妇产科常见急腹症,发生率约2%,若未及时诊断和处理,可危及病人生命。根据受精卵着床部位不同分为输卵管妊娠、卵巢妊娠、腹腔妊娠、子宫颈妊娠及子宫残角妊娠等,以输卵管妊娠最多见,约占异位妊娠的95%(图7-1)。输卵管妊娠的发病部位以壶腹部最多,其次为峡部,伞部和间质部妊娠较少见。本任务主要讲述输卵管妊娠。

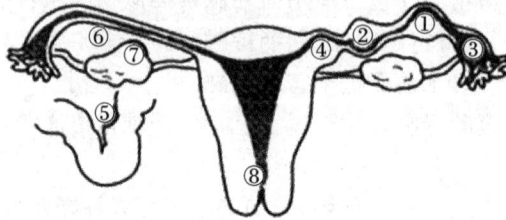

①—输卵管壶腹部妊娠;②—输卵管峡部妊娠;③—输卵管伞部妊娠;④—输卵管间质部妊娠;⑤—腹腔妊娠;
⑥—阔韧带妊娠;⑦—卵巢妊娠;⑧—子宫颈妊娠

图7-1 异位妊娠的发生部位

【病因病理】

(一)病因

1. 慢性输卵管炎症 输卵管妊娠最常见的病因。炎症引起输卵管纤毛功能受损、管腔狭窄及蠕动功能减弱,导致受精卵运行受阻,停留在输卵管内着床发育,形成输卵管妊娠。

2. 输卵管妊娠史或手术史 曾有输卵管妊娠史,再次发生异位妊娠的概率达10%。输卵管绝育术后形成输卵管瘘或输卵管再通,可导致输卵管妊娠。因不孕症曾接受输卵管粘连分离术、输卵管成形术者,再次妊娠时输卵管妊娠的可能性大大增加。

3. 输卵管发育异常或功能异常 输卵管过长、肌层发育差、黏膜纤毛缺失、双输卵管、输卵管憩室,均可造成输卵管妊娠。输卵管功能(包括蠕动、纤毛活动以及上皮细胞分泌)受雌、孕激素调节。若调节失败,可影响受精卵正常运行。此外,精神因素可引起输卵管痉挛和蠕动异常,干扰受精卵运送。

4. 辅助生殖技术 由于辅助生殖技术的应用,输卵管妊娠发生率增加,卵巢妊娠、子宫颈妊娠、腹腔妊娠发生率增加。

5. 其他 子宫肌瘤或卵巢肿瘤压迫输卵管,影响输卵管管腔通畅,使受精卵运行受阻。避孕失败等也可导致输卵管妊娠的发生。

(二)病理及结局

输卵管管腔狭窄、管壁缺乏黏膜下组织,蜕膜形成不良,妊娠后胚胎生长发育到一定时期必然发生以下结局。

1. 输卵管妊娠流产 多见于输卵管壶腹部妊娠,常发生于妊娠8~12周,因输卵管内蜕膜发育不良,囊胚生长发育时逐渐向管腔突出,突破包膜引起出血,囊胚最终与管壁分离落入管腔。如囊胚完整剥离,刺激输卵管逆蠕动由伞端排入腹腔,形成输卵管妊娠完全流产(图7-2),出血量一般不多。如囊胚剥离不完整,部分妊娠物排入腹腔,尚有部分附着于输卵管壁,则形成输卵管妊娠不全流产,滋养细胞继续侵蚀输卵管壁,引起反复出血,形成输卵管血肿。若出血量不断增多,血液积聚在直肠子宫陷凹,则形成盆腔血肿,甚至血液会流入腹腔。

2. 输卵管妊娠破裂 多见于输卵管峡部妊娠,常发生于妊娠 6 周左右,囊胚生长发育,绒毛向管壁方向侵蚀输卵管肌层及浆膜,最终穿透浆膜层,造成管壁破裂(图 7-3)。输卵管肌层血管丰富,短时间内可发生腹腔内大出血,甚至休克。有时可反复出血,在盆腔或腹腔内形成血肿。输卵管间质部妊娠较少见,但其结局几乎均为破裂,出血量大,可在短时间内发生休克,危及病人生命。输卵管间质部破裂多发生于妊娠 12～16 周。

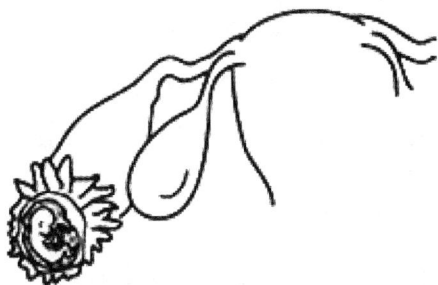

图 7-2 输卵管妊娠流产

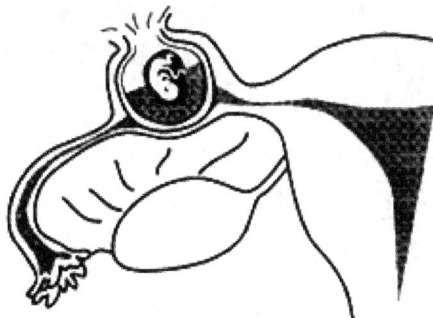

图 7-3 输卵管妊娠破裂

3. 陈旧性异位妊娠 输卵管妊娠流产或破裂后未及时治疗,若胚胎死亡,内出血逐渐停止,经过一段时间后,盆腔积血机化变硬并与周围组织粘连,形成盆腔包块,临床上称陈旧性宫外孕。机化性包块可存在多年,甚至钙化形成石胎。

4. 继发性腹腔妊娠 输卵管妊娠流产或破裂后,若内出血量少,胚胎排入腹腔后偶有存活者,其绒毛组织仍附着于原着床处或重新种植而获得营养,可使胚胎继续生长发育,形成继发性腹腔妊娠。

5. 子宫变化 ①增大变软,子宫内膜出现蜕膜反应。②胚胎受损或死亡,发生阴道流血。有时蜕膜可完整剥离,随阴道流血排出三角形蜕膜管型。③子宫内膜形态学改变呈多样性,若胚胎死亡过久,内膜可呈增殖期改变,有时可见 A-S 反应。

【主要临床表现】

典型症状为停经、腹痛和阴道流血,即异位妊娠三联征。

【护理评估】

(一)健康史

询问病人有无停经史,停经时间长短,有无输卵管炎症、盆腔炎性疾病史,有无输卵管妊娠史,有无输卵管绝育、输卵管成形手术史等诱发输卵管妊娠的高危因素。是否放置宫内节育器等。

(二)身体状况

1. 症状

(1)停经:多有 6～8 周停经史,但输卵管间质部妊娠者停经时间较长。还有 20%～30% 病人无停经史,把异位妊娠的不规则阴道流血误认为月经,或由于月经过期仅数日而不认为是停经。

(2)腹痛:输卵管妊娠病人就诊的主要症状。输卵管妊娠发生流产或破裂之前,由于胚胎在输卵管内逐渐增大,常表现为一侧下腹部隐痛或酸胀感。当发生输卵管妊娠流产或破裂时,病人突感一侧下腹部撕裂样疼痛,常伴有恶心、呕吐等症状。若血液局限于病变区,主要表现为下腹部疼痛,当血液积聚于直肠子宫陷凹时,可出现肛门坠胀感。随着血液由下腹部流向全腹,疼痛可扩散至全腹。

(3)阴道流血:占 60%～80%,常为不规则阴道流血,色暗红,量少于月经量。

(4)晕厥与休克:因剧烈疼痛及大量腹腔内出血,病人可发生晕厥,严重者出现失血性休克,休克程度与腹腔内出血的量及速度有关,内出血的症状常与阴道流血量不成比例。

(5)腹部包块:输卵管妊娠流产或破裂时所形成的血肿时间较久,血液凝固并与周围组织或器官发生粘连形成包块,较大或位置较高的包块在腹部可触及。

2.体征

(1)一般检查:若腹腔出血不多,血压可代偿性轻度升高;若腹腔出血较多,可出现面色苍白、脉搏快而细弱、心率增快和血压下降等休克表现。

(2)腹部检查:下腹部有明显压痛及反跳痛,尤以病侧明显。出血较多时,叩诊有移动性浊音。部分病人下腹部可触及包块,若反复出血并积聚,包块可不断增大变硬。

(3)妇科检查:阴道后穹隆饱满、有触痛;子宫颈抬举痛、摇摆痛明显;子宫稍大而软,内出血多时子宫可有漂浮感;子宫一侧或后方可触及边界不清、压痛明显的包块。

(三)心理-社会状况

由于输卵管妊娠流产或破裂后,腹腔内急性大量出血及剧烈腹痛,以及妊娠终止的现实都将使病人出现较为激烈的情绪反应,可出现自责、无助、哭啼、抑郁和恐惧情绪等。

(四)辅助检查

1.超声诊断 超声检查对异位妊娠诊断必不可少。阴道B超检查较腹部B超检查准确性高。异位妊娠的声像特点:宫腔空虚,子宫旁出现低回声区,其内探及胚芽及原始心管搏动,可确诊异位妊娠。

2.hCG测定 尿或血hCG测定对早期诊断异位妊娠至关重要。异位妊娠病人体内hCG水平较宫内妊娠低,须采用对hCG更为敏感的放射免疫法进行检测。hCG测定对保守治疗的效果评价也具有重要意义。

3.阴道后穹隆穿刺 一种简单可靠的诊断方法。腹腔内出血最易积聚于直肠子宫陷凹,即使血量不多,也能经阴道后穹隆穿刺抽出。用18号穿刺针自阴道后穹隆刺入直肠子宫陷凹,抽出暗红色不凝固血液为阳性。若误刺入静脉,则抽出血液较红,放置10 min左右可凝固。穿刺阴性不能排除输卵管妊娠。

4.腹腔镜检查 腹腔镜检查不再是异位妊娠诊断的金标准。适用于输卵管妊娠未流产或破裂的早期。腹腔镜下可见一侧输卵管肿大,表面紫蓝色,腹腔内无出血或有少量出血。有大量腹腔内出血或伴休克者禁做腹腔镜检查。目前很少将腹腔镜作为检查的手段,而更多作为手术治疗手段。

5.孕酮测定 输卵管妊娠时,血清孕酮水平偏低,多在10～25 ng/ml。若孕酮<5 ng/ml,应考虑宫内妊娠流产或异位妊娠。

6.诊断性刮宫 很少应用,仅适用于阴道流血较多的病人,目的是排除宫内妊娠流产。宫腔排出物常规送病理检查,切片中如见到绒毛,可诊断为宫内妊娠,如仅见蜕膜而无绒毛,有助于诊断异位妊娠。

(五)治疗要点

异位妊娠的治疗包括手术治疗、药物治疗和期待治疗。

1.手术治疗 异位妊娠大量内出血时的主要治疗方法。应在积极纠正休克的同时进行手术治疗。包括保守手术和根治手术。可根据病人情况选择病侧输卵管切除术或保留病侧输卵管及其功能的保守手术。近年来腹腔镜手术已成为治疗异位妊娠的主要方法。

2.药物治疗 适用于早期输卵管妊娠、要求保留生育能力的年轻妇女。若未发生破裂和流产、输卵管妊娠包块直径≤4 cm、无明显内出血、血β-hCG<2000 U/L,同时无药物禁忌证,可选择药物治疗。常用化疗药物甲氨蝶呤(MTX),也可用中医药配合治疗。治疗期间应用B超及血β-hCG测定严密监护胚胎存活情况,并关注病情变化。

【常见护理诊断/问题】

1.有休克的危险 与出血有关。

2.恐惧 与担心手术失败及影响再生育有关。

【护理目标】

(1)病人休克征象被及时发现并纠正。

(2)病人情绪稳定,以正常心态接受此次妊娠失败现实。

【护理措施】

(一)专科护理

1.手术治疗病人的护理

(1)严重内出血并发休克的病人,立即去枕平卧,吸氧,建立静脉通道,交叉配血,遵医嘱输血、输液,补充血容量。

(2)对决定手术者在最短时间内做好手术准备。

(3)严密监测生命体征并记录,如出现血压下降、脉搏细速,面色苍白、四肢湿冷、尿量少等休克征象,立即报告医生并配合抢救。

(4)注意腹痛部位、性质及伴随症状,严密观察阴道出血情况,以准确评估出血量。

(5)术后继续严密观察病人生命体征,注意阴道流血、腹腔内出血情况。

2.非手术治疗病人的护理

(1)照护支持:嘱病人绝对卧床休息,避免增加腹压的动作,保持大便通畅,以免诱发活动性出血。

(2)严密观察病情变化,注意病人腹痛及阴道流血情况,监测病人生命体征,及时配合 B 超检查及血 β-hCG 测定等,如出现腹痛加剧、面色苍白、血压下降、脉搏细速等及时报告医生,做好抢救及手术准备。

(3)遵医嘱正确使用药物治疗,注意观察药物的毒副作用。

(二)心理护理

稳定病人及其家属的情绪,耐心说明病情及手术的必要性,消除他们的恐惧心理。对于非手术治疗者,鼓励其积极配合治疗,增强信心。鼓励、安慰病人,对于再次妊娠给予指导,帮助病人度过悲伤期。

(三)健康指导

(1)术后加强营养,补充铁剂,注意休息,保持良好心态。

(2)注意外阴清洁,发生盆腔炎应立即彻底治疗。

(3)告知病人,再次妊娠应及时就医。

(4)保持外阴清洁,禁止性生活 1 个月,恢复后采取有效的避孕措施。

任务三 早产

PPT 7-3

情景导入

病人,女,21 岁,G_2P_0,妊娠 30 周。因阴道有少量血性分泌物并伴腹部隐痛 2 h 入院。入院前一天曾有性生活。入院检查:血压 110/70 mmHg,脉搏 90 次/分,呼吸 18 次/分。外阴少量血性分泌物,子宫底高度 26 cm,枕左前位,头先露,宫缩不规律。胎心监护无异常。诊断为先兆早产,拟行保胎治疗。

任务:1. 列出该病人的主要护理诊断/问题。

2. 描述护士应采取的主要护理措施。

妊娠满 28 周至不足 37 足周(196~258 天)之间分娩者称早产。此时娩出的新生儿称早产儿,各器官发育尚不成熟,出生体重多不足 2500 g。

【分类及病因】

早产分为自发性早产和治疗性早产。前者又分为胎膜完整早产和未足月胎膜早破早产。

1.胎膜完整早产 最常见,占 45%。主要发生机制如下:①宫腔过度扩张;②母胎应激反应;③宫内感染。

2. 未足月胎膜早破早产 病因及高危因素包括：未足月胎膜早破史、体重指数＜19.0、营养不良、吸烟、子宫颈功能不全、子宫畸形、宫内感染、细菌性阴道病、子宫过度膨胀、辅助生殖技术受孕等。

3. 治疗性早产 母胎健康原因，不允许继续妊娠。

【主要临床表现】

早产的主要临床表现是子宫收缩。

【护理评估】

(一)健康史

核实预产期。询问有无导致早产的病史、本次妊娠有无异常等。

(二)身体状况

早产的主要表现是宫缩，最初为不规则宫缩，常伴有少量阴道流血或血性分泌物，可进一步发展为规律宫缩，其过程与足月临产相似，胎膜早破较足月临产多见。临床上早产可分为先兆早产和早产临产两个阶段。

1. 先兆早产 有规则或不规则宫缩，伴子宫颈管进行性缩短。

2. 早产临产 符合下列条件：①出现规律宫缩(20 min≥4 次，或 60 min≥8 次)，伴有子宫颈的进行性改变；②子宫颈扩张 1 cm 以上；③子宫颈展平≥80%。早产应与妊娠晚期出现的生理性宫缩相区别。生理性宫缩一般不规则、无痛感，且不伴有子宫颈管缩短和宫口扩张等改变。

(三)心理-社会状况

由于提前分娩，病人及其家属精神及物质准备不充分，担心新生儿的健康，多有紧张、焦虑不安、自责等情绪。

(四)辅助检查

胎盘功能测定及胎心监护等。

(五)治疗原则

若胎膜完整，在母胎情况允许时，尽量保胎至 34 周，监护母儿情况，适时停止早产的治疗。

【常见护理诊断/问题】

1. 有窒息的危险 与早产儿发育不成熟有关。

2. 焦虑 与担心早产儿预后有关。

【护理目标】

(1)新生儿不发生窒息等并发症。

(2)病人情绪平稳，接受医疗护理措施。

【护理措施】

(一)基础护理

加强营养，保证睡眠，左侧卧位。保持外阴清洁。

(二)专科护理

1. 保胎治疗护理

(1)做好妊娠期保健，嘱病人保持心情平静。须左侧卧位休息，禁止性生活，勿刺激乳头，慎做肛查和阴道检查。

(2)给予宫缩抑制剂，常用的药物有利托君、硫酸镁、吲哚美辛、阿司匹林、硝苯地平、阿托西班等。同时给予糖皮质激素，促进胎肺成熟。

2. 早产分娩护理

(1)孕妇常规吸氧，慎用吗啡、哌替啶等镇静剂。

(2)协助医生行阴道助产术，缩短第二产程，预防早产儿颅内出血。

(3)做好新生儿复苏准备并协助医生抢救。

(4)加强早产儿护理。

3.早产预防

(1)加强产前保健。

(2)特殊预防措施:①子宫颈环扎术:既往有子宫颈功能不全妊娠流产史,此次妊娠 12～14 周行子宫颈环扎术,对预防早产有效。妊娠 37 周或以后拆除环扎的缝线。②孕酮制剂:阴道或口服用药。③子宫颈托。

(三)心理护理

多陪伴、关心、鼓励病人,介绍疾病相关知识,减轻病人及其家属的焦虑。

(四)健康指导

(1)加强妊娠期保健:积极治疗妊娠并发症及合并症;妊娠晚期禁止性生活及重体力劳动,慎做肛查及阴道检查;注意卫生,预防生殖道感染。

(2)指导病人及其家属识别早产征兆,发现异常及时就诊。

(3)指导病人及其家属掌握早产儿的护理技能。

任务四 妊娠期高血压疾病

PPT 7-4

情景导入

病人,女,40 岁,G_5P_1,妊娠 35 周,头晕、头痛 1 个月,加重 7 天,视物不清 1 天。入院检查:收缩压 170 mmHg,舒张压 110 mmHg。子宫底在剑突下 2 横指,胎位枕右后位,胎心 150 次/分。实验室检查:尿蛋白(＋＋)。医生告知孕妇患了妊娠期高血压疾病,须立即住院。

任务:1.列出该病人的主要护理诊断/问题。

2.描述护士应采取的主要护理措施。

妊娠期高血压疾病(HDP),是妊娠与血压升高并存的一组疾病,是妊娠特有疾病,发生率为 5％～12％。该组疾病是孕产妇和围生儿病死率升高的主要原因,包括妊娠期高血压、子痫前期、子痫、慢性高血压并发子痫前期和妊娠合并慢性高血压。

【病因病理】

(一)高危因素及病因

1.高危因素 ①孕妇年龄≥40 岁;②有子痫前期病史及家族史;③慢性肾炎、高血压、糖尿病;④首次妊娠、多胎妊娠、妊娠间隔时间≥10 年,以及妊娠早期收缩压≥130 mmHg 和(或)舒张压≥80 mmHg 等。

2.病因学说 ①炎症免疫过度激活;②子宫螺旋小动脉重铸不足;③血管内皮细胞受损;④营养缺乏;⑤遗传因素。

(二)病理生理

妊娠期高血压疾病的基本病理生理变化是全身小血管痉挛和血管内皮细胞损伤。

由于全身小血管痉挛,外周阻力增大,血管内皮细胞受损、通透性增加,血液浓缩、处于高凝状态,临床出现高血压、蛋白尿、水肿等症状。全身组织器官因血流灌注减少、缺血缺氧而受损,严重时可发生脑水肿、脑出血、心力衰竭、肾衰竭、肝细胞坏死及肝被膜下出血、胎盘功能减退、胎盘早剥、弥散性血管内凝血(DIC)等,对母儿造成危害。

【主要临床表现】

高血压、蛋白尿等。

【护理评估】

(一)健康史

询问有无诱发妊娠期高血压疾病的高危因素;妊娠 20 周前有无慢性高血压、肾炎病史;评估有无病理性水肿;有无头痛、眼花、胸闷、上腹部疼痛等自觉症状,出现时间及治疗经过等。

(二)身体状况

妊娠期高血压疾病分类及临床表现,见表 7-2。

表 7-2 妊娠期高血压疾病分类及临床表现

分类	临床表现
妊娠期高血压	妊娠期出现高血压,收缩压≥140 mmHg 和(或)舒张压≥90 mmHg,产后 12 周内恢复正常;尿蛋白(一);产后方可确诊
	妊娠 20 周后出现收缩压≥140 mmHg 和(或)舒张压≥90 mmHg 伴尿蛋白≥0.3 g/24 h 或随机尿蛋白(十)
子痫前期 重度子痫前期	血压和尿蛋白持续升高,发生母体脏器功能不全或胎儿并发症。出现下述任一项可诊断为重度子痫前期:①血压持续升高:收缩压≥160 mmHg 和(或)舒张压≥110 mmHg。②尿蛋白≥5.0 g/24 h 或随机尿蛋白≥(十十)。③新发生的中枢神经系统异常或视觉障碍。④持续性上腹部疼痛,肝包膜下血肿或肝破裂症状。⑤肝脏功能异常:肝酶 ALT 或 AST 升高。⑥肾脏功能异常:少尿或血清肌酐>106 μmol/L。⑦血液系统异常:血小板计数<100×10^9/L,血管内溶血、贫血、黄疸或血清 LDH 升高。⑧肺水肿
子痫	子痫前期孕妇发生不能用其他原因解释的抽搐
慢性高血压并发子痫前期	慢性高血压孕妇妊娠前无蛋白尿,妊娠后出现尿蛋白≥0.3 g/24 h;或妊娠前有蛋白尿,妊娠后明显增加或血压进一步升高或血小板减少(血小板计数<100×10^9/L)
妊娠合并慢性高血压	妊娠 20 周前收缩压≥140 mmHg 和(或)舒张压≥90 mmHg,妊娠期无明显加重;或妊娠 20 周后首次诊断高血压并持续至产后 12 周后

①孕妇血压≥140/90 mmHg,未出现蛋白尿,考虑为妊娠期高血压疾病。②血压≥140/90 mmHg 但血压<160/110 mmHg,同时尿蛋白(十),考虑为轻度子痫前期;血压≥160/110 mmHg,尿蛋白(十),考虑为重度子痫前期。③出现抽搐,考虑为子痫。

(三)心理-社会状况

病人因担心自身和胎儿安危而焦虑;也有家属或病人对本病缺乏足够认识而表现出淡漠、不重视。

(四)对母儿影响

重症病人可出现脑出血、急性肾衰竭、心力衰竭、肺水肿、胎盘早剥、DIC、胎儿窘迫或新生儿窒息等并发症。

(五)辅助检查

1.常规检查 血、尿常规;肝、肾功能(24 h 尿蛋白定量可判断肾功能受损情况),尿酸;凝血功能;心电图;胎儿监测;B 超检查等。

2.眼底检查 严重妊娠期高血压疾病时,眼底小动脉痉挛,动、静脉比例由正常 2∶3 变为 1∶2,甚至 1∶4,或出现视网膜水肿、渗出、出血,甚至视网膜剥离,一时性失明。

(六)治疗要点

妊娠期高血压疾病主要治疗原则为降压、解痉、镇静等;密切监测母儿情况;适时终止妊娠是最有效的处理措施。

1.症状轻者 加强妊娠期保健、密切观察、注意休息、调节饮食、取左侧卧位,以防发展为重症。

2.子痫前期 住院治疗,防止发生子痫及并发症。治疗原则:解痉、镇静、降压,合理扩容及利尿,适时终止妊娠。

(1)解痉药物:首选硫酸镁。镁离子可抑制运动神经末梢释放乙酰胆碱,阻断神经肌肉接头间的信息传导,使骨骼肌松弛。

(2)镇静剂:常选用地西泮,兼有镇静、抗惊厥的作用。无效者遵医嘱用冬眠疗法,注意预防直立性低血压,分娩期慎用。

(3)降压药物:不作为常规使用药物,仅适用于收缩压≥160 mmHg 和(或)舒张压≥110 mmHg 者。常用降压药物有肼屈嗪、卡托普利、拉贝洛尔等。为保证子宫胎盘血流灌注,血压不应低于130/80 mmHg。

(4)扩容药物:一般不主张扩容治疗,仅用于低蛋白血症、贫血病人。常用扩容剂为人血白蛋白、全血、低分子右旋糖酐等。

(5)利尿药物:不主张使用。仅用于全身水肿、肺水肿、脑水肿或急性心力衰竭者,酌情使用呋塞米等快速利尿剂。甘露醇主要用于脑水肿、子痫病人。

(6)终止妊娠:彻底治疗妊娠期高血压疾病的重要手段。终止妊娠指征:①重度子痫前期病人经积极治疗24～48 h 无明显好转;②妊娠≥34 周病人治疗好转;③妊娠<34 周,胎盘功能减退者,给予地塞米松促胎肺成熟。终止妊娠方式:剖宫产或阴道分娩。

3.子痫 控制抽搐,控制血压,降低颅内压,纠正缺氧和酸中毒,子痫病人控制抽搐后 2 h 考虑终止妊娠。

【常见护理诊断/问题】

1.有受伤的危险 与子痫病人抽搐昏迷有关。

2.潜在并发症 胎盘早剥、急性肾衰竭、心力衰竭、脑出血、胎儿窘迫等。

3.体液过多 与水钠潴留、低蛋白血症有关。

【护理目标】

(1)病情得到控制,母儿均未出现受伤情况。

(2)病人未发生子痫及并发症。

(3)病人积极配合产前检查及治疗,水肿得到有效控制。

【护理措施】

(一)基础护理

1.休息 保证充足睡眠,每天休息时间不少于 10 h,嘱左侧卧位休息。

2.吸氧 采取间断吸氧的方式。

3.饮食 摄取富含蛋白质、维生素、锌、铁和钙的食物及新鲜蔬果。不需严格限制食盐摄入。

4.病情监测 ①定期监测血压,询问有无头痛、眼花、胸闷、上腹部疼痛等自觉症状;②及时了解尿常规,监测尿蛋白变化;③密切监测母儿情况,定期听胎心,指导孕妇进行胎动计数,必要时行电子胎心监护。

(二)用药护理

硫酸镁是子痫治疗的一线药物,也是重度子痫前期子痫发作的预防用药。

1.用药方法 静脉给药结合肌内注射。①静脉给药:负荷剂量为25%硫酸镁溶液 20 ml(4～6g)溶于25%葡萄糖溶液 20 ml,静脉注射(15～20 min);或溶于 5%葡萄糖溶液 100 ml,快速静脉滴注;继以 1～2 g/h 硫酸镁静脉滴注维持;用药后 1 h 血药浓度达高峰;通常主张硫酸镁的滴注速度以 1～2 g/h 为宜,不超过 2 g/h;24 h 硫酸镁摄入总量一般不超过 30 g,用药时间一般不超过 5 天。②肌内注射:夜间睡前停用静脉给药,改为肌内注射,25%硫酸镁溶液 20 ml 加 2%利多卡因 2 ml 深部肌内注射。通常于用药 2 h 后血药浓度达高峰,注射时注意使用长针头行深部肌内注射。

2.毒性反应 硫酸镁治疗浓度与中毒浓度相近。硫酸镁中毒,首先表现为膝反射减弱或消失,随血镁浓度增加可出现全身肌张力减退、呼吸抑制,严重者心搏骤停。

3.注意事项 每次用药前及用药过程中应监测血压,注意硫酸镁使用必备条件:①膝腱反射存在;②呼吸≥16 次/分;③尿量≥17 ml/h(≥400 ml/24h);④备好解毒剂 10%葡萄糖酸钙溶液,一旦出现中毒反应,立即停用硫酸镁,并遵医嘱给予 10%葡萄糖酸钙溶液 10 ml 静脉缓慢注射(5~10 min)。

(三)子痫病人的护理

1. 控制抽搐 首选硫酸镁,尽快控制抽搐。必要时加用镇静剂。

2. 保持呼吸道通畅 ①取头低侧卧位,以防黏液吸入呼吸道或舌头堵塞呼吸道;②用吸引器吸出呼吸道分泌物及呕吐物,以防窒息;③立即面罩或气囊给氧;④病人昏迷或未完全清醒时,禁止一切饮食和口服药,以防发生吸入性肺炎。

3. 防止受伤 ①抽搐时,将开口器或纱布包裹的压舌板,置于病人上、下臼齿之间,用拉舌钳固定舌头,防止舌咬伤或舌后坠;②床边加床挡,防止病人抽搐或昏迷时坠地,不可用暴力强行制止抽搐,以免发生骨折。

4. 专人护理 做好特别护理记录,详细记录病情、检查结果和治疗经过。

5. 避免刺激 将子痫病人置于单人暗室,避免声、光刺激。各项治疗和护理操作相对集中,动作轻柔。限制探视。

6. 严密监护 ①密切观察血压、呼吸、脉搏、体温和尿量(留置导尿管),记录出入量;②监测病情变化,及早发现胎盘早剥、急性肾衰竭、心力衰竭、脑出血等并发症;③加强胎心监护,注意观察有无宫缩及阴道流血等情况,做好剖宫产术前准备。

(四)专科护理

1. 分娩期 根据母儿情况决定分娩方式。若经阴道分娩,第一产程应密切监测病人生命体征及胎心、宫缩情况。第二产程尽量缩短,避免产妇用力,初产妇可行阴道助产术。第三产程预防产后出血,胎儿前肩娩出后立即静脉推注缩宫素(禁用麦角新碱),及时娩出胎盘,观察血压。重症病人产后继续应用硫酸镁治疗 1~2 天。

2. 产褥期 产后 48 h 内,继续监测血压,至少每 4 h 测量 1 次,继续应用硫酸镁预防产后子痫。

(五)心理护理

向病人及其家属解释病情,提供相关信息,说明该病的可逆性;鼓励病人积极配合治疗及护理,增强信心,解除焦虑。

(六)健康指导

(1)开展妊娠期宣教,使孕妇及其家属了解妊娠期高血压疾病相关知识。

(2)加强妊娠期保健,定期产前检查,及时发现异常并治疗。

(3)补充蛋白质、维生素及铁、钙、镁、锌等微量元素,妊娠 20 周后减少食盐摄入。

(4)保证充足睡眠,左侧卧,抬高下肢。

(5)指导孕妇自我监护,如进行胎动计数等,掌握常见的自觉症状。

(6)告知孕妇出院后定期复查血压和尿蛋白,再次妊娠应及早到医院检查。

附:妊娠期肝内胆汁淤积症

妊娠期肝内胆汁淤积症(ICP)是妊娠中、晚期特有的并发症,发病有明显的地域和种族差异。临床主要表现为皮肤瘙痒,生化检测显示血清总胆汁酸水平升高。ICP 对孕妇来说是一种良性疾病,但对围生儿可能造成严重的不良影响。

本病病因尚不清楚,可能与女性激素、遗传、免疫及环境等因素有关。

【临床表现】

(1)瘙痒:无皮肤损伤的瘙痒是 ICP 的首发症状,70%以上的病人在妊娠晚期出现。

(2)黄疸:部分病人出现轻度黄疸。

(3)皮肤抓痕。

(4)其他:少数孕妇出现上腹不适、恶心、呕吐、食欲缺乏、腹痛及轻度脂肪痢,症状一般不明显。

【辅助检查】

1.血清总胆汁酸测定 血清总胆汁酸(TBA)测定是诊断 ICP 的最主要实验依据。空腹血清 TBA≥10 μmol/L 伴皮肤瘙痒是 ICP 诊断的主要依据。

2.肝功能测定 大多数 ICP 病人天冬氨酸转氨酶(AST)、丙氨酸转氨酶(ALT)轻至中度升高。

【治疗要点】

治疗目标是缓解瘙痒症状,改善肝功能,降低血清总胆汁酸水平,延长孕周,改善妊娠结局。

熊去氧胆酸为 ICP 治疗的一线用药。S-腺苷蛋氨酸为 ICP 治疗的二线用药或联合用药。预防产后出血可用维生素 K。

任务五 胎盘早剥

PPT 7-5

情景导入

孕妇,24 岁,G$_2$P$_0$,妊娠 35 周,因腹部受撞击后出现持续腹痛伴少量阴道流血 1 h。体格检查:面色苍白,脉搏 110 次/分,呼吸 23 次/分,血压 83/50 mmHg,子宫底高 38 cm,腹围 103 cm,子宫硬如板状,压痛明显,胎位触诊不清,胎心弱不规则。诊断为胎盘早剥收入院。

任务:1.列出该孕妇的主要护理诊断/问题。

2.描述护士应采取的主要护理措施。

妊娠 20 周后,正常位置的胎盘在胎儿娩出前,部分或全部从子宫壁剥离,称为胎盘早剥。常起病急,进展快,若未及时处理可危及母儿生命,是妊娠晚期严重并发症。

【病因病理】

(一)病因

尚不清楚,考虑与下列因素有关。

1.机械性因素 外伤尤其腹部钝性创伤会导致子宫突然拉伸或收缩而诱发胎盘早剥。

2.血管病变 有妊娠期高血压疾病(尤其是重度子痫前期)、慢性高血压、慢性肾脏疾病或全身血管病变的孕妇,由于底蜕膜螺旋小动脉痉挛或硬化,远端毛细血管变性坏死甚至破裂出血,血液在底蜕膜与胎盘之间形成血肿,致使胎盘与子宫壁分离。另外,妊娠中、晚期或临产后,子宫压迫下腔静脉,子宫静脉淤血,静脉压突然升高,蜕膜静脉床淤血或破裂,形成胎盘后血肿,可致胎盘与子宫壁部分或全部剥离。

3.宫腔内压力骤减 双胎分娩时,第一个胎儿娩出过快;羊水过多时,人工破膜后,羊水流出过速,宫腔内压力骤减,子宫突然收缩,使胎盘与子宫壁发生错位剥离。

4.其他因素 高龄多产、有胎盘早剥史的孕妇再发胎盘早剥的风险明显增高。此外还包括吸烟、吸毒、绒毛膜羊膜炎、辅助生殖技术助孕、血栓形成倾向等因素。

(二)病理及病理生理变化

主要表现为底蜕膜出血、形成血肿,使该处胎盘从子宫壁剥离。临床分为 2 种类型(图 7-4)。

1.显性剥离 若剥离面小,血液易凝固,出血停止,临床可无症状或症状轻微。如继续出血,胎盘剥离面扩大,形成较大胎盘后血肿,血液可冲开胎盘边缘及胎膜经子宫颈管流出,称为显性剥离。

2.隐性剥离 如胎盘边缘或胎膜与子宫壁未剥离,或胎头进入骨盆入口压迫胎盘下缘,使血液积聚于胎盘和子宫壁之间而不能外流,无阴道流血表现,称为隐性剥离。

隐性剥离内出血急剧增多时,血液浸入子宫肌层,引起肌纤维分离、断裂乃至变性。血液浸入浆膜层时,子宫表面呈紫蓝色瘀斑,以胎盘附着处明显,称为子宫胎盘卒中,又称为库弗莱尔子宫。

大量组织凝血活酶从剥离处的胎盘绒毛和蜕膜中释放进入母体血液循环,激活凝血系统并影响血供,

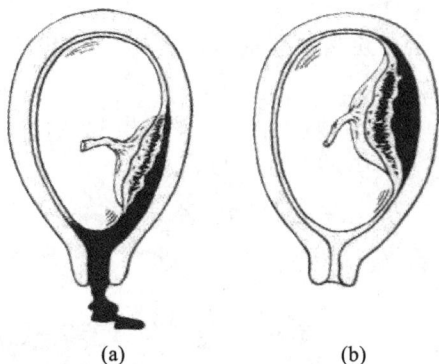

图 7-4　胎盘早剥的类型
(a)显性剥离;(b)隐性剥离

导致多器官功能障碍。随着促凝物质不断入血,激活纤维蛋白溶解系统,产生大量纤维蛋白原降解产物(FDP),引起继发性纤溶亢进。大量凝血因子消耗,最终导致凝血功能障碍。

【主要临床表现】

典型临床表现为阴道流血、腹痛,可伴有子宫张力增高和子宫压痛,尤以胎盘剥离处最明显。

【护理评估】

(一)健康史

全面评估孕妇既往史与产前检查记录。孕妇在妊娠晚期或临产时突然发生腹部剧痛,有急性贫血或休克现象,应高度重视。

(二)身体状况

病人子宫张力增大,子宫底增高,子宫压痛,尤以胎盘剥离处最明显。阴道流血特征为陈旧不凝血,出血量与疼痛程度、胎盘剥离程度不一定符合。早期通常表现为胎心率异常,宫缩间歇期子宫呈高张状态,胎位触诊不清。严重时子宫呈板状,压痛明显,胎心率改变或消失,甚至出现恶心、呕吐、出汗、面色苍白、脉搏细弱、血压下降等休克征象。

临床推荐按照胎盘早剥的分级标准评估病情严重程度(表 7-3)。

表 7-3　胎盘早剥的分级标准

分级	标准
0 级	胎盘母体面有小凝血块,无症状,分娩后回顾性诊断
1 级	无阴道流血或有少量阴道流血;子宫轻压痛;产妇无休克;无胎儿窘迫
2 级	无阴道流血至中等量阴道流血;子宫强直性收缩,有明显压痛;产妇无休克;胎儿窘迫
3 级	无阴道流血至大量阴道流血;子宫强直性收缩,触诊呈板状;产妇休克;胎儿死亡;1/3 的病例有凝血功能异常

(三)心理-社会状况

胎盘早剥病情危急,孕妇及其家属常表现出焦虑、恐惧、悲哀等情绪反应。

(四)辅助检查

1.超声检查　典型的声像图显示胎盘与子宫壁之间出现边缘不清楚的液性低回声区,即为胎盘后血肿。超声检查可协助了解胎盘部位及胎盘早剥类型,明确胎儿大小及存活情况。超声检查阴性结果不能完全排除胎盘早剥的可能性。

2.实验室检查　包括血常规、凝血功能、肝肾功能、电解质、血气分析及 DIC 筛选试验等。

3.电子胎心监护　可出现胎心基线变异消失、变异减速、晚期减速及胎心率低等。

(五)对母儿影响

胎盘早剥可增加孕妇凝血功能障碍、急性肾衰竭、羊水栓塞、失血性休克等风险。可能引起早产、胎儿窘迫、新生儿窒息或死亡等。

(六)治疗要点

治疗原则为早期识别、积极处理休克、及时终止妊娠、防治并发症。

【常见护理诊断/问题】

1.有心脏组织灌注不足的危险　与胎盘剥离导致子宫-胎盘循环血量下降有关。

2.潜在并发症　出血性休克、弥散性血管内凝血(DIC)。

3.母乳喂养中断　与新生儿转至新生儿重症监护病房(NICU)有关。

【护理目标】

(1)孕妇血液循环维持在正常范围。

(2)母婴无并发症发生或并发症得到及时处理。

(3)产妇在母婴分离时保持正常泌乳。

【护理措施】

(一)急救护理

1.纠正休克 迅速开放静脉通道,遵医嘱给予红细胞、血浆、血小板等积极补充血容量,改善血液循环。抢救中给予吸氧、保暖等。

2.立即做好终止妊娠的术前准备 做好急诊剖宫产和抢救新生儿的准备。

(二)基础护理

1.照护支持 嘱孕妇卧床休息,取左侧卧位,保持外阴清洁。补充营养,预防贫血。若需急诊手术,遵医嘱禁食禁饮。

2.病情监测

(1)密切监测孕妇生命体征,阴道流血、腹痛情况,贫血程度,凝血功能、肝肾功能及电解质等,若发现皮下黏膜或注射部位出血、少尿或无尿等现象,立即报告医生并配合处理。

(2)密切监测胎儿情况,发现异常,立即报告医生并做好抢救准备。

(三)专科护理

1.终止妊娠选择

(1)时机:一旦确诊为2～3级胎盘早剥,应及时终止妊娠。

(2)方式:①阴道分娩:适用于0～1级胎盘早剥,一般情况良好,病情较轻,以外出血为主,宫口已扩张,估计短时间内可结束分娩者。②剖宫产术:1级胎盘早剥,出现胎儿窘迫征象者;2级胎盘早剥,不能在短时间内结束分娩者;3级胎盘早剥,产妇病情恶化,胎死宫内,不能立即分娩者;破膜后产程无进展者;产妇病情急剧加重危及生命时,不论胎儿是否存活,均应立即行剖宫产术。

2.分娩期护理 观察产妇血压、宫缩、阴道流血情况,监测胎心,做好抢救新生儿准备。剖宫产术中如发现子宫胎盘卒中,经按摩子宫及注射宫缩剂无效,则做好切除子宫的术前准备。胎儿娩出后应用缩宫素,同时按摩子宫,预防产后出血。

3.产褥期护理 密切观察生命体征、宫缩、恶露、伤口愈合情况等。保持外阴清洁干燥,预防产褥感染。若发生母婴分离,为了维持正常泌乳功能,护士应检查产妇有无乳房肿块,并指导和协助产妇在产后 6 h 后进行挤奶,及时将母乳送至 NICU。

4.并发症护理

(1)产后出血:遵医嘱在胎儿娩出后立即给予宫缩剂,如缩宫素、前列腺素制剂、麦角新碱等;胎儿娩出后,促进胎盘剥离。注意预防 DIC 的发生。另外,可采用子宫压迫止血、动脉结扎、动脉栓塞、子宫切除等手段控制出血。

(2)凝血功能障碍:协助医生迅速终止妊娠、阻断促凝物质继续进入孕妇血液循环,同时纠正凝血功能障碍,如补充血容量和凝血因子,及时、足量输入同等比例的红细胞悬液、血浆和血小板。也可酌情输入冷沉淀,补充纤维蛋白原。

(3)肾衰竭:若病人尿量<30 ml/h 或无尿,提示血容量不足,应及时补充血容量;若尿量<17 ml/h,在血容量已补足基础上可给予呋塞米 20～40 mg 静脉注射,必要时重复用药。出现尿毒症时,及时行血液透析治疗。

(四)心理护理

向孕妇及其家属提供相关信息,包括护理措施的目的及孕产妇需做的配合,说明积极配合治疗与护理的重要性,对他们的疑虑给予适当解释,帮助他们使用合理的压力应对技巧和方法。

(五)健康指导

(1)加强产前检查,预防和及时治疗妊娠期高血压疾病、慢性肾炎等诱发因素。

(2)妊娠晚期避免腹部受到撞击或长时间仰卧位。

(3)注意休息,加强营养,纠正贫血,保持外阴清洁,预防感染。

(4)指导母乳喂养,胎儿未存活者指导退奶。

知识拓展

胎盘早剥时凝血功能障碍的处理

1. 输新鲜血 及时、足量输入新鲜血液是补充血容量及凝血因子的有效措施。有条件者可输血小板浓缩液。

2. 输纤维蛋白原 若血液中纤维蛋白原含量低,血液不凝,可输纤维蛋白原 3 g,将纤维蛋白原溶于注射用水 100 ml 中静脉滴注。通常给予 3~6 g 纤维蛋白原即可收到较好效果。

3. 输新鲜血浆 新鲜冰冻血浆疗效仅次于新鲜血浆,新鲜冰冻血浆含有凝血因子,在无法及时得到新鲜血浆时,可选用新鲜冰冻血浆作为应急措施。

4. 肝素 肝素适用于 DIC 高凝阶段及不能直接祛除病因者。对于处于凝血功能障碍的活动性出血阶段者,一般不主张应用肝素治疗。

5. 抗纤溶剂 若病因已祛除,DIC 处于纤溶亢进阶段,出血不止时则可应用,如 6-氨基己酸 4~6 g、氨甲环酸 0.25~0.5 g 或对羧基苄胺 0.1~0.2 g 溶于 5% 葡萄糖溶液 100 ml 内静脉滴注。

任务六 前置胎盘

PPT 7-6

情景导入

病人,女,27 岁,G_7P_0,妊娠 31 周,因阴道流血 4 h 入院。7 天前曾发生无诱因阴道流血 1 次。检查:血压 110/80 mmHg,脉搏 96 次/分,子宫底高度 32 cm,腹围 88 cm,胎心率 146 次/分,头先露,未入盆。B 超检查提示前置胎盘。

任务:1. 列出该病人的主要护理诊断/问题。

2. 描述护士应采取的主要护理措施。

妊娠 28 周后,胎盘附着于子宫下段,胎盘下缘达到或覆盖子宫颈内口,位置低于胎儿先露部,称为前置胎盘。多见于经产妇及多产妇。前置胎盘是妊娠晚期出血的主要原因之一,严重威胁母儿生命。

【病因与分类】

(一)病因

尚不明确,可能与下列因素有关。

1. 子宫内膜病变或损伤 引起前置胎盘的常见原因。多次流产及刮宫、剖宫产、产褥感染等,可引起子宫内膜受损或子宫内膜炎症,再次妊娠时子宫蜕膜血管形成不良,胎盘血供不足,为摄取足够营养,胎盘面积增大而伸展到子宫下段。

2. 胎盘异常 胎盘大小和形态异常者,均可发生前置胎盘。双胎妊娠时因胎盘面积过大,前置胎盘发病率较单胎妊娠高 1 倍。副胎盘、膜状胎盘均可形成前置胎盘。

3. 受精卵滋养层发育迟缓 当受精卵到达宫腔后,滋养层尚未发育成熟,继续下移至子宫下段着床,形成前置胎盘。

4. 辅助生殖技术 使用促排卵药物,改变了体内性激素水平,受精卵的体外培养和人工植入,造成子宫内膜与胚胎发育不同步,人工植入时可诱发宫缩,导致受精卵着床于子宫下段。

(二)分类

依据胎盘下缘与子宫颈内口的关系,前置胎盘分为 4 种类型(图 7-5)。

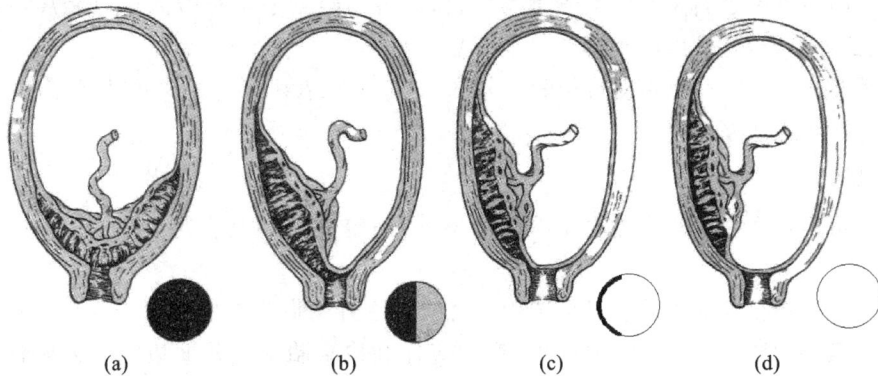

图 7-5 前置胎盘的类型
(a)完全性前置胎盘;(b)部分性前置胎盘;(c)边缘性前置胎盘;(d)低置胎盘

1. 完全性前置胎盘 又称中央性前置胎盘,胎盘组织完全覆盖子宫颈内口。

2. 部分性前置胎盘 胎盘组织覆盖部分子宫颈内口。

3. 边缘性前置胎盘 胎盘附着于子宫下段,下缘达到但未超越子宫颈内口。

4. 低置胎盘 胎盘附着于子宫下段,边缘距子宫颈内口<2 cm。

胎盘下缘与子宫颈内口的关系可因子宫颈管消失、宫口扩张而改变。所以前置胎盘的类型可因诊断时期不同而异。临床上通常按处理前最后一次检查结果决定分类。

凶险性前置胎盘是指既往有剖宫产史或子宫肌瘤切除术史,此次妊娠为前置胎盘,胎盘附着于原手术瘢痕部位,发生胎盘粘连、植入和致命性大出血的风险较高。

【主要临床表现】

典型症状为妊娠晚期或临产时发生无诱因、无痛性反复阴道流血。

【护理评估】

(一)健康史

询问病人孕产史,了解有无多次流产及刮宫、剖宫产、子宫内膜炎症或损伤的病史,是否为多胎妊娠。了解本次妊娠经过,出现阴道流血的时间及阴道流血量。

(二)身体状况

1. 症状 典型症状是妊娠晚期或临产后发生无诱因、无痛性反复阴道流血。妊娠晚期子宫峡部拉长形成子宫下段,临产后规律宫缩使子宫颈管消失,附着于子宫下段及子宫颈内口的胎盘前置部分伸展性差,二者发生错位分离,血窦破裂出血。前置胎盘出血前一般无明显诱因,初次出血量较少,血液凝固后出血可停止,但不排除有初次即发生致命性大出血而导致休克的可能性。由于子宫下段不断伸展,前置胎盘出血常频繁出现,出血量也增多。出血发生时间、出血量多少以及反复发生次数与前置胎盘类型有关。

2. 体征 病人一般状况取决于出血量和出血速度,因反复出血或大量出血,病人可出现血压下降、脉搏细速、贫血等休克征象。腹部检查:腹壁柔软无压痛,子宫大小与孕周相符,胎位清楚,出血不多者胎心正常。因前置胎盘影响胎先露入盆,胎先露常高浮或胎位常异常。

(三)心理-社会状况

妊娠晚期突发无诱因无痛性阴道流血,病人及其家属感到恐惧、紧张、焦虑,担心母儿安危。因前置胎盘常需剖宫产终止妊娠,病人及其家属对手术感到紧张、恐惧。

(四)对母儿影响

1.胎盘植入 子宫下段蜕膜发育不良,胎盘绒毛穿透底蜕膜,侵入子宫肌层,形成胎盘植入。

2.产时、产后出血 当胎盘附着于前壁者行剖宫产术,子宫切口无法避开胎盘时,则出血量明显增加。胎儿娩出后,子宫下段肌组织薄,收缩力差,附着于此处的胎盘不易完全剥离,且开放的血窦不易关闭,常发生产后出血。

3.产褥感染 因前置胎盘剥离面接近子宫颈外口,细菌易经阴道上行侵入胎盘剥离面,因而反复出血引起贫血、机体抵抗力下降,易发生产褥感染。

4.围生儿预后不良 病人反复出血可引起胎儿窘迫,甚至缺氧死亡。为挽救孕妇或胎儿生命而提前终止妊娠,早产率增加,新生儿死亡率高。

(五)辅助检查

1.超声检查 可显示胎先露、子宫颈和胎盘的位置,确定前置胎盘类型,是目前最安全、有效的首选检查。

2.磁共振检查 怀疑合并前置胎盘时可选用。对凶险性前置胎盘更有帮助。

3.产后检查胎盘和胎膜 对产前出血病人,产后应仔细检查胎盘胎儿面边缘有无血管断裂,这可提示有无副胎盘。如胎盘母体面边缘可见陈旧性血块附着,呈黑紫色或暗红色,胎膜破裂口距胎盘边缘距离<7 cm,可诊断为前置胎盘。

(六)治疗要点

治疗原则为抑制宫缩、纠正贫血和适时终止妊娠。根据孕妇的出血量、全身情况、孕周、胎儿成熟度、产道条件及前置胎盘类型等综合分析,制订处理方案。

1.期待疗法 适用于妊娠<36周、阴道流血量少、一般情况好、胎儿存活、无须紧急分娩者。在保证孕妇及胎儿安全的前提下采取期待疗法,使胎儿能达到或接近足月,提高围生儿存活率。

2.终止妊娠 适用于入院时失血性休克者,或期待疗法中发生大出血或出血量虽少,但妊娠已接近足月或已临产者,或胎儿成熟度检查提示胎儿肺成熟者,或出现胎儿窘迫征象者。剖宫产术是目前处理前置胎盘的主要手段。阴道分娩仅适用于边缘性前置胎盘、低置胎盘、枕先露、阴道流血少,估计短时间内能结束分娩者。

【常见护理诊断/问题】

1.有心脏组织灌注不足的危险 与反复阴道流血导致循环血量下降有关。

2.有胎儿受伤的危险 与大出血导致胎儿窘迫及早产有关。

3.有感染的危险 与反复阴道流血、胎盘剥离面靠近宫口有关。

【护理目标】

(1)病人出血得到有效控制,循环血量维持正常。

(2)未发生胎儿窘迫及早产。

(3)孕妇无感染或感染被及时发现和控制,体温、血常规正常。

【护理措施】

(一)专科护理

1.终止妊娠病人的护理

(1)病人取去枕左侧卧位,建立静脉通道,做好配血、输血准备。

(2)需剖宫产者,快速做好剖宫产术前准备。

(3)严密监测母儿情况,做好抢救准备工作。

(4)胎儿胎盘娩出后,遵医嘱及时应用宫缩剂,加强宫缩,严密观察阴道流血情况及病人生命体征,预防产后出血。

2.期待疗法病人的护理

(1)减少刺激,防止出血:①绝对卧床休息,取左侧卧位或前置胎盘同侧卧位,禁止性生活;②禁止肛查和阴道检查,腹部检查动作宜轻柔,一般不做阴道 B 超;③遵医嘱使用宫缩抑制剂(如利托君、硫酸镁)、镇静剂及止血药;④密切观察阴道流血情况,遵医嘱配血备用。

(2)监护胎儿,纠正缺氧:①用电子胎心监护仪监护胎儿宫内情况,如胎心音、胎动等;②间断吸氧,每次20 min,提高胎儿血氧供应;③遵医嘱使用地塞米松促胎肺成熟;④做好剖宫产手术准备。

(3)纠正贫血,预防感染:①补充铁剂,纠正贫血;②保持外阴清洁;③监测生命体征,发现感染征象,及时报告医生并遵医嘱使用抗生素。

(4)选择最佳时机终止妊娠。

(二)心理护理

耐心解释病人及其家属提出的问题,鼓励其配合治疗和护理。关心、安慰、体贴病人,注意观察病人情绪变化,适时给予心理支持。

(三)健康指导

(1)保持外阴清洁干燥,预防感染。

(2)加强妊娠期保健,妊娠期出血及时就医。

(3)对采用期待疗法有效的病人,告知其多休息,避免剧烈运动,学会自我监测,若再出血,及时就医。

任务七　多胎妊娠

PPT 7-7

情景导入

病人,女,33 岁,G₃P₁,妊娠 20 周,自述早孕反应出现时间早,症状重。检查:下肢水肿,阴道静脉曲张。子宫体积大,子宫底位于脐上 3 横指,在子宫不同部位闻及频率相差 10 次/分以上的胎心音。B 超提示:双胎妊娠。

任务:1.列出该病人的主要护理诊断/问题。

2.描述护士应采取的主要护理措施。

一次妊娠宫腔内同时有两个或两个以上胎儿者称为多胎妊娠,以双胎妊娠多见。近年来辅助生殖技术广泛开展,多胎妊娠发生率明显增加。本任务主要讨论双胎妊娠。

【分类】

(一)双卵双胎

两个卵子分别受精形成的双胎,称双卵双胎。约占双胎妊娠的 2/3,与促排卵药物应用、多胚胎宫腔内移植和遗传因素有关。两个卵子分别受精形成两个受精卵,各自的遗传基因不完全相同,故两个胎儿的血型、性别不同或相同,指纹、外貌等多种表现不同。胎盘多为两个,也可融合成一个,但血液循环不相通。胎盘胎儿面有两个羊膜腔,中间隔有羊膜、绒毛膜。

知识拓展

同期复孕

同期复孕是两个卵子在短时间内不同时间受精而形成的双卵双胎。精子也可来自不同的男性。

(二)单卵双胎

由一个受精卵分裂形成的双胎,称为单卵双胎。约占双胎妊娠的 1/3。形成原因不明,不受种族、遗传、年龄、胎次、医源性因素的影响。一个受精卵分裂形成两个胎儿,具有相同的遗传基因,故两个胎儿性别、血型及外貌等均相同。受精卵在不同阶段分裂形成的单卵双胎胎膜类型各不相同,可形成双绒毛膜双羊膜囊单卵双胎、单绒毛膜双羊膜囊单卵双胎、单绒毛膜单羊膜囊单卵双胎、联体双胎四种类型。

【主要临床表现】

双胎妊娠通常早孕反应重,妊娠中期后体重增加迅速,压迫症状早而明显,妊娠晚期常有呼吸困难。

【护理评估】

(一)健康史

询问孕妇的年龄、胎次、妊娠前是否使用过促排卵药,了解夫妻双方家族中有无多胎妊娠史。

(二)身体状况

1.症状　妊娠期早孕反应重,妊娠中期后体重增加迅速,压迫症状早而明显。妊娠晚期常有呼吸困难;孕妇常自觉疲劳和腰背部疼痛。自述多处有胎动。

2.体征　子宫底高度高于正常孕周,腹部可触及 3 个以上胎极和多个肢体,胎动的部位不固定且频繁,在腹部的不同部位可听到两个胎心音,且速率不一。

(三)心理-社会状况

孕妇及其家属既为孕育双胎而高兴,又为母儿的安危而担心。

(四)对母儿影响

1.孕妇并发症　贫血、流产、早产、妊娠期高血压疾病、妊娠期肝内胆汁淤积症、羊水过多、前置胎盘、胎盘早剥、难产、胎膜早破、宫缩乏力、产后出血及产褥感染等。

2.围生儿并发症　胎儿生长受限、胎儿畸形、早产、脐带脱垂、脐带缠绕、胎头交锁或胎头嵌顿、双胎输血综合征(TTTS)。

(五)辅助检查

1.B 超检查　妊娠 35 天后,宫腔内可见两个妊娠囊;妊娠 6 周后,可见两个原始心管搏动。可筛查胎儿结构畸形,帮助确定两个胎儿的胎位。

2.电子胎心监护　两个胎儿同时发生胎心率加速或相差 15 s 以内称为同步加速,是双胎宫内良好的表现之一。

(六)治疗要点

1.妊娠期　加强妊娠期管理,增加产前检查次数,注意休息,加强营养,预防贫血、妊娠期高血压疾病的发生,防止早产、羊水过多、产前出血的发生。

2.分娩期　密切观察产程进展和胎心变化。若双胎为双头位可行阴道自然分娩,非头位双胎以行剖宫产术为宜。

【常见护理诊断/问题】

1.营养失调:低于机体需要量　与营养摄入不足,不能满足双胎妊娠需要有关。

2.有出血的危险　与子宫肌纤维弹力下降或断裂有关。

【护理目标】

(1)孕妇摄入足够营养,保证母婴需要。

(2)产妇未发生产后出血或产后出血得到及时处理。

【护理措施】

(一)基础护理

(1)加强营养,增加蛋白质、铁剂、叶酸的摄入量,以补充妊娠期的需要。

(2)注意休息,取左侧卧位,增加子宫、胎盘的血供。增加产前检查次数,密切监测血压、子宫底高度、腹围和体重的变化。

（二）专科护理

1.第一产程 做好剖宫产准备,严密观察产程进展和胎心变化,如出现产程延长和胎儿窘迫,及时报告医生并配合处理。

2.第二产程 第一个胎儿不宜娩出过快,以免诱发胎盘早剥。第一胎娩出后,立即断脐,助手协助扶正第二个胎儿的位置并固定,保持纵产式。等待 20 min 左右,第二个胎儿自然娩出,若等待 15 min 仍无宫缩,可行人工破膜并静脉滴注缩宫素。产程过程中严密观察,及时发现脐带脱垂及胎盘早剥等并发症。

3.第三产程 为防止产后出血的发生,第二个胎儿娩出后应立即肌内注射或静脉滴注缩宫素,腹部放置沙袋,防止腹压骤减而引起休克。

（三）心理护理

提供心理支持,帮助孕妇完成角色转变,接受成为两个孩子母亲的事实。告诉孕妇双胎妊娠虽属高危妊娠,但不必过分担心母儿安危,说明保持心情愉快、积极配合治疗的重要性。指导家属准备双份新生儿用品。

（四）健康指导

(1)加强妊娠期营养,注意补充铁、钙、叶酸、维生素等,以满足两个胎儿生长发育需要。

(2)注意休息,取左侧卧位,抬高下肢,减轻水肿;妊娠晚期多休息少活动,增加产前检查次数,有异常及时就诊。

(3)指导正确进行母乳喂养及新生儿护理的方法与措施。

任务八　羊水量异常

PPT 7-8

情景导入

病人,女,37 岁,G_4P_1,妊娠 28 周。腹部增大明显 1 个月余,近一周感呼吸不畅。腹部视诊:皮肤变薄、发亮并可见静脉曲张,触诊时有液体震荡感,胎位不清,胎心音遥远。B 超检查:羊水指数 25 cm。诊断为羊水过多。

任务:1.列出该病人的主要护理诊断/问题。

2.描述护士应采取的主要护理措施。

一、羊水过多

妊娠期间羊水量超过 2000 ml 者,称为羊水过多。发生率为 0.5%~1%。羊水过多分急性和慢性两种。如羊水量在短期内急剧增多称急性羊水过多,较少见;羊水量在数周内缓慢增多称慢性羊水过多,较多见。

【病因】

羊水过多原因如下:①胎儿畸形:中枢神经系统畸形(无脑儿、脊柱裂)和上消化道畸形等,最常见。②多胎妊娠。③妊娠合并症(妊娠期糖尿病、母儿血型不合、妊娠期高血压疾病等)。④胎盘、脐带因素:胎盘绒毛血管瘤、脐带帆状附着等。⑤特发性羊水过多。

【主要临床表现】

主要表现为子宫大于孕周,出现压迫症状等。

【护理评估】

(一)健康史

重点询问有无羊水过多的高危因素。

(二)身体状况

1.急性羊水过多 较少见,多发生于妊娠20~24周。羊水在数天内急剧增多,体重迅速增加,腹部于数天内迅速增大,病人出现呼吸困难、心悸气短、腹壁胀痛、不能平卧、下肢水肿;子宫底高度及腹围明显大于孕周,触诊时液体震荡感明显,胎位触不清,胎心音遥远或听不到。

2.慢性羊水过多 较多见,常发生于妊娠晚期。羊水在数周内缓慢增多,孕妇多能适应,压迫症状较轻,一般无自觉症状。

(三)心理-社会状况

孕妇因子宫迅速异常增大、压迫症状严重、活动受限制而烦躁不安,担心胎儿可能有畸形,产生焦虑、紧张等情绪反应。

(四)对母儿影响

羊水过多引起子宫张力增高,易并发妊娠期高血压疾病、胎膜早破、早产、胎盘早剥、宫缩乏力、产后出血,胎位异常发生率明显增高。

(五)辅助检查

1.超声检查 重要的辅助检查方法。最大羊水池深度(DVP)≥8 cm,或羊水指数(AFI)≥25 cm诊断为羊水过多。

2.疾病检查 羊水生化检查,甲胎蛋白(AFP)值异常升高有助于胎儿神经管畸形的诊断。做羊水细胞培养或采集胎儿脐带血行细胞培养可了解有无染色体异常。

3.其他检查 孕妇糖耐量试验,Rh血型不合者检查母体血型抗体滴度。

(六)治疗要点

治疗原则取决于胎儿有无合并结构异常和遗传病、孕周大小及孕妇自觉症状严重程度。

1.羊水过多合并胎儿结构异常 严重者及时终止妊娠。

2.羊水过多、胎儿正常 应寻找原因积极治疗。①妊娠<32周,短期使用吲哚美辛;②孕妇自觉症状严重者,可经羊膜腔穿刺放羊水减压;③妊娠≥34周,胎肺成熟,行人工破膜,终止妊娠。

【常见护理诊断/问题】

1.有受伤的危险 与胎膜早破、早产、胎盘早剥、脐带脱垂有关。

2.自主呼吸障碍 与子宫异常增大引起呼吸困难有关。

【护理目标】

(1)母儿未发生因护理不当而导致的受伤。

(2)羊水过多病人呼吸困难症状得到改善。

【护理措施】

(一)基础护理

1.照护支持 嘱病人卧床休息,指导其摄取低钠饮食,多食蔬菜水果,预防便秘。减少增加腹压的动作。采取左侧卧位,抬高下肢,以减轻压迫症状,预防胎膜早破和早产。

2.病情监测 监测病人生命体征,定期测量子宫底高度、腹围及体重。观察胎心、胎动及宫缩,及早发现胎儿窘迫及早产征象。人工破膜时应密切观察胎心及宫缩。及时发现胎盘早剥和脐带脱垂。

3.吸氧 给予低流量吸氧,每天上午、下午各吸氧1次,每次30min。

(二)专科护理

1.羊膜腔穿刺放羊水孕妇的护理

(1)知情同意:向孕妇及其家属介绍穿刺目的、过程,取得知情同意和配合。

(2)术前准备:测量生命体征,备皮,做好输血、输液准备。

(3)协助定位:嘱病人排空膀胱,取平卧或半卧位,行 B 超检查,确定穿刺部位。

(4)穿刺放水:配合医生完成羊膜腔穿刺,缓慢放出羊水。严格无菌操作,观察放羊水的量及速度,控制羊水流速每小时不超过 500 ml,以免宫腔压力骤减引起胎盘早剥,一次放羊水量不超过 1500 ml。

(5)严密观察:术中、术后注意观察孕妇生命体征、宫缩、胎心、阴道流血情况等。

(6)术后护理:放羊水后腹部放置沙袋或用腹带包扎以防腹压骤降引发休克。

2. 终止妊娠孕妇的护理 对于妊娠≥34 周或羊水过多合并胎儿结构异常者,协助医生经阴道人工破膜终止妊娠。①做好输血、输液准备。②严格无菌操作。③人工破膜:协助医生行人工破膜,注意高位小口,控制流速,可抬高臀部或将手裹上多层纱布堵住阴道口,防止脐带脱垂。④密切观察:观察孕妇血压、脉搏,阴道流血情况,羊水性状和量,听诊胎心音。⑤破膜后护理:对于破膜 12 h 仍未分娩者,用抗生素预防感染;对于破膜 24 h 仍无宫缩者,遵医嘱静脉滴注缩宫素引产;产后注射宫缩剂预防产后出血。

(三)心理护理

耐心与孕妇及其家属交谈,使其了解胎儿畸形并非孕妇过错,并帮助寻找原因。告知再孕时的注意事项,使其获得心理安慰,积极配合治疗。

(四)健康指导

(1)加强产前检查,监测羊水增长情况,预防并发症发生或及时发现并发症。

(2)嘱有胎儿畸形病人再次受孕后应进行遗传咨询及产前诊断。

二、羊水过少

妊娠晚期羊水量少于 300 ml 者称为羊水过少。发生率为 0.4%~4%。羊水过少严重影响围生儿预后,羊水量少于 50 ml 者,围生儿病死率高达 88%。

【病因】

羊水过少病因如下:①胎儿畸形:以泌尿系统畸形为主。②胎盘功能减退。③母体因素:孕妇脱水、服用某些药物。④羊膜病变。

【主要临床表现】

多伴有胎儿生长受限。

【护理评估】

(一)健康史

重点询问有无羊水过少的高危因素。

(二)身体状况

子宫敏感度高,孕妇于胎动时感觉腹痛,胎盘功能减退时常有胎动减少。检查见子宫底高度较孕周低,腹围较同期孕周小,合并胎儿生长受限更明显,有子宫紧裹胎儿感。子宫敏感,轻微刺激易引发宫缩。临产后阵痛明显,且宫缩多不协调。

(三)心理-社会状况

孕妇烦躁,担心胎儿可能有畸形,产生焦虑、紧张等情绪反应。

(四)对母儿影响

羊水过少时手术分娩率和引产率增加,围生儿死亡率增加。

(五)辅助检查

1. 超声检查 最重要的辅助检查方法。妊娠晚期最大羊水池深度(DVP)≤2 cm 为羊水过少,≤1 cm 为严重羊水过少。或羊水指数(AFI)≤5 cm 可诊断羊水过少。

2. 疾病检查 羊水生化检查,甲胎蛋白(AFP)值异常升高有助于胎儿神经管畸形的诊断。做羊水细胞培养或采集胎儿脐带血行细胞培养可了解有无染色体异常。

(六)治疗要点

根据胎儿有无结构异常和孕周大小选择治疗方案。

1. 羊水过少合并胎儿严重致死性结构异常 应尽早终止妊娠。

2. 羊水过少、胎儿正常 积极寻找并祛除病因,可采用羊膜腔灌注液体、增加饮水等方法增加羊水量,延长孕周。必要时终止妊娠。

【护理要点】

1. 病情监测 监测病人生命体征,定期测量子宫底高度、腹围及体重。观察胎心、胎动、宫缩及胎盘功能,及早发现胎儿窘迫及早产征象。

2. 照护支持 指导孕妇休息时取左侧卧位,改善胎盘血供,教会孕妇自我监测宫内胎儿情况的方法和技巧。

3. 羊水过少、胎儿正常 协助医生进行羊膜腔灌注,严格无菌操作,按医嘱给予抗感染药物。分娩时严密观察产程,做好手术和抢救新生儿的准备。

任务九 胎膜早破

PPT 7-9

情景导入

病人,26岁,G_4P_1,妊娠36周。自述2h前腹部疼痛,阴道有液体流出,来院就诊。体格检查:阴道检查触不到前羊水囊,上推胎先露部有液体自阴道流出,宫口开大3 cm。枕左前位,胎心率140次/分。诊断为胎膜早破。

任务:1. 列出该病人的主要护理诊断/问题。

2. 描述护士应采取的主要护理措施。

胎膜早破(PROM)是指临产前胎膜自然破裂。其是分娩期常见的并发症,发生率为2.7%~7%。胎膜早破对妊娠和分娩均造成不利影响,可导致感染、早产、脐带脱垂。

【病因】

1. 生殖道感染 胎膜早破的主要原因。可由细菌、病毒或弓形虫感染引起胎膜炎,使胎膜局部张力下降导致。

2. 羊膜腔压力增加 双胎、羊水过多、巨大胎儿等。

3. 胎膜受力不均 胎位异常、头盆不称。子宫颈内口松弛,使前羊水囊楔入造成受压不均。

4. 营养缺乏 缺乏某些微量元素如锌、铜等,使胎膜张力下降而导致。

5. 其他 细胞因子IL-6、IL-8等升高,机械性刺激如创伤、妊娠晚期性交等。

【主要临床表现】

典型症状是孕妇突感较多液体自阴道流出,增加腹压时阴道流液增多。

【护理评估】

(一)健康史

询问有无引起胎膜早破的致病因素及阴道流液出现的时间等。

(二)身体状况

1. 症状 孕妇突感有较多液体自阴道流出,且流液不能自控,继而少量间断性排出。当咳嗽、打喷嚏、负重等腹压增加时流液量增多。

2. 体征 检查触不到前羊膜囊,上推先露部时流液量增多,有时可见胎脂及胎粪。

(三)心理-社会状况

突然发生不可自控的阴道流液,孕妇会感到惊慌失措,担心会影响胎儿及自身安全,产生恐惧心理。

(四)对母儿影响

1.对母体影响 羊膜腔感染、胎盘早剥、羊水过少、产后出血。

2.对胎儿影响 早产、脐带脱垂、胎儿窘迫、吸入性肺炎、新生儿呼吸窘迫综合征。

(五)辅助检查

1.阴道液酸碱度(pH)检查 可用石蕊试纸检查,流出液 pH≥6.5。

2.阴道液涂片检查 阴道液干燥片镜检,见羊齿植物叶状结晶,可确定为羊水。准确率为95%。

3.羊膜镜检查 可直视胎先露部,看不到前羊膜囊。

4.超声检查 羊水减少。

5.阴道窥器检查 可见液体从宫口流出或阴道后穹隆有较多积液。

(六)治疗原则

1.足月胎膜早破 及时终止妊娠。

2.未足月胎膜早破 根据孕周、有无感染、胎儿宫内情况、孕妇及其家属意愿等制订合理处理方案。期待疗法包括预防感染、促胎肺成熟、抑制宫缩、胎儿神经系统保护等。

【常见护理诊断/问题】

1.有感染的危险 与胎膜破裂后易造成羊膜腔感染有关。

2.潜在并发症 早产、脐带脱垂、胎盘早剥。

【护理目标】

(1)病人无感染或感染征象被及时发现并控制。

(2)母儿结局良好。

【护理措施】

(一)基础护理

1.照护支持 积极预防卧床过久导致的并发症如血栓形成、肌肉萎缩等。护士协助做好孕妇生活护理,将呼叫器放在孕妇方便可及处,协助孕妇床上排泄。

2.病情监测 评估胎心、胎动、羊水性质及羊水量,行无应激试验(NST)及胎儿生物物理评分等。指导孕妇监测胎动。

3.预防感染 保持外阴清洁,会阴护理每天2次,勤换会阴垫和内衣裤。减少刺激,保持大便通畅,禁忌灌肠,避免不必要的肛检和阴道检查。记录胎膜破裂时间,对破膜超过12 h者遵医嘱给予抗生素。严密观察生命体征,观察羊水性状、颜色、气味等,及时发现感染征象。

(二)专科护理

1.防止脐带脱垂 嘱病人绝对卧床休息,取左侧卧位并抬高臀部。密切监测胎心率变化,发现异常及时报告医生。

2.足月胎膜早破 协助医生终止妊娠。做好剖宫产护理。无剖宫产指征者破膜后12 h内积极引产。子宫颈成熟者,缩宫素静脉滴注引产为首选;子宫颈未成熟者,用前列腺素制剂促进子宫颈成熟。

3.未足月胎膜早破

(1)妊娠<24周者,引产为宜。

(2)妊娠24~27[+6]周,符合保胎条件要求行期待疗法者,充分告知期待治疗过程中的风险。

(3)妊娠28~33[+6]周,无继续妊娠禁忌者,行期待疗法。给予糖皮质激素促胎肺成熟、抑制宫缩、预防性应用抗生素,密切监测母胎状况。

(4)胎儿神经系统保护。妊娠<32周有早产风险者,给予硫酸镁静脉滴注,预防早产儿脑瘫。

(三)心理护理

向病人及其家属说明治疗方案及注意事项,多陪伴、多安慰病人,消除病人因担心自身及胎儿安危造成的心理负担,使病人积极主动配合治疗。

(四)健康指导

(1)重视妊娠期卫生保健,积极预防和治疗下生殖道感染。

(2)妊娠后期禁止性生活,避免腹压突然增加的动作。

(3)注意营养均衡,补充足量的维生素、钙、锌及铜等营养素。

(4)子宫颈功能不全者,于妊娠12~14周行子宫颈环扎术。

→ 项目小结

项目			学习要点
项目七 异常妊娠孕 妇的护理	任务一 自然流产	概念	妊娠不足28周、胎儿体重不足1000 g而终止者,称为流产。
		特征	主要症状为停经、腹痛及阴道流血。
		分类	先兆流产、难免流产、不全流产、完全流产、稽留流产、复发性流产、流产合并感染
		处理原则	先兆流产:针对病因予以保胎治疗。难免流产:一旦确诊,应尽早使胚胎或胎儿、胎盘组织完全排出。不全流产:一经确诊,尽快行刮宫术或钳刮术,清除宫腔内残留组织。阴道大量流血伴休克者,同时输血输液,并给予抗生素预防感染。完全流产:如无感染征象,一般不需特殊处理。稽留流产:应促使胎儿、胎盘组织尽早排出。手术前检查凝血功能并做好输血准备,给予雌激素,提高子宫肌对缩宫素的敏感性。复发性流产:筛查病因,对因治疗。流产合并感染:控制感染的同时尽快清除宫内残留物。
		护理要点	先兆流产孕妇卧床休息,禁止性生活,避免刺激。不能继续妊娠的病人,做好终止妊娠准备及护理。预防感染,加强营养。稽留流产处理前遵医嘱检查血常规、血小板计数及凝血功能,并做好输血准备。流产合并感染病人如阴道流血量不多,遵医嘱用抗生素2~3天,待感染控制后行清宫术。阴道流血量多者,在应用抗生素的同时用卵圆钳伸入宫腔夹出大块残留组织,使出血量减少,然后继续应用抗生素,待感染控制后再彻底清宫
	任务二 异位妊娠	概念	受精卵在子宫体腔以外着床发育者称为异位妊娠。
		特征	典型症状为停经、腹痛及阴道流血。
		分类	病理结局有输卵管妊娠流产、输卵管妊娠破裂、陈旧性异位妊娠等。
		处理原则	手术治疗、药物治疗和期待治疗。
		护理要点	手术治疗病人的护理:在输卵管破裂前,做好腹腔镜手术准备及护理。对于严重内出血病人,配合医生纠正休克,做好术前准备及护理。非手术治疗病人的护理:严密观察,加强化疗药物护理
	任务三 早产	概念	妊娠满28周至不足37足周之间分娩者称为早产。
		特征	主要临床表现是子宫收缩。
		分类	先兆早产、早产临产。
		处理原则	若胎膜完整,在母胎情况允许时,尽量保胎至34周,监护母儿情况,适时停止早产的治疗。
		护理要点	抑制子宫收缩,取左侧卧位,吸氧,为分娩做准备;预防新生儿并发症

续表

项目		学习要点
项目七 异常妊娠孕妇的护理	任务四 妊娠期高血压疾病	
		概念 妊娠期高血压疾病是妊娠与血压升高并存的一组疾病。
		特征 血压升高。基本病理生理变化为全身小血管痉挛和血管内皮细胞损伤。
		分类 妊娠期高血压、子痫前期、子痫、慢性高血压并发子痫前期、妊娠合并慢性高血压。
		处理原则 降压、解痉、镇静等;密切监测母儿情况;适时终止妊娠是最有效的处理措施。
		护理要点 硫酸镁是子痫治疗的一线药物。护士应明确硫酸镁治疗的用药方法、毒性反应。注意事项如下。硫酸镁使用必备条件:①膝腱反射存在;②呼吸≥16 次/分;③尿量≥17 ml/h(≥400 ml/24 h)。备好解毒剂 10% 葡萄糖酸钙溶液。子痫病人的护理:保持呼吸道通畅,取头低侧卧位,用吸引器吸出呼吸道分泌物及呕吐物,立即面罩或气囊给氧,病人昏迷或未完全清醒时,禁止一切饮食和口服药。防止受伤,抽搐时,将开口器或纱布包裹的压舌板,置于病人上、下白齿之间,用拉舌钳固定舌头,防止舌咬伤或舌后坠,床边加床挡,防止病人抽搐或昏迷时坠地。专人护理,将子痫病人置于单人暗室,避免声、光刺激。监测病情
	任务五 胎盘早剥	**概念** 妊娠 20 周后,正常位置的胎盘在胎儿娩出前,部分或全部从子宫壁剥离,称为胎盘早剥。
		特征 典型临床表现为阴道流血、腹痛,可伴有子宫张力增高和子宫压痛。
		分类 显性剥离、隐性剥离。
		处理原则 早期识别、积极处理休克、及时终止妊娠、防治并发症。
		护理要点 纠正休克,做好急诊剖宫产和抢救新生儿的准备
	任务六 前置胎盘	**概念** 妊娠 28 周后,胎盘附着于子宫下段,胎盘下缘达到或覆盖子宫颈内口,位置低于胎儿先露部,称为前置胎盘。
		特征 典型症状是妊娠晚期或临产时发生无诱因、无痛性反复阴道流血。
		分类 完全性前置胎盘、部分性前置胎盘、边缘性前置胎盘、低置胎盘。
		处理原则 抑制宫缩、纠正贫血和适时终止妊娠。
		护理要点 做好终止妊娠和期待疗法病人的护理。禁止肛查和阴道检查,腹部检查动作宜轻柔
	任务七 多胎妊娠	**概念** 一次妊娠宫腔内有两个或两个以上胎儿者称为多胎妊娠。
		特征 早孕反应重,妊娠中期后体重增加迅速,压迫症状早而明显,妊娠晚期常有呼吸困难。
		分类 双卵双胎、单卵双胎。
		处理原则 补足营养,预防早产及妊娠并发症。选择分娩时机。
		护理要点 加强妊娠期监护,做好分娩期护理,预防产后出血

续表

项目		学习要点
项目七 异常妊娠孕妇的护理	任务八 羊水量异常 (羊水过多)	**概念** 妊娠期羊水量超过 2000 ml 者,称为羊水过多。
		特征 子宫大于孕周,出现压迫症状等。
		分类 急性羊水过多、慢性羊水过多。
		处理原则 取决于胎儿有无合并结构异常及遗传病、孕周大小及孕妇自觉症状严重程度。
		护理要点 低钠饮食,动态监测孕妇及胎儿情况。症状严重者,配合医生抽取羊水。控制羊水流速不超过 500 ml/h,以免宫腔压力骤减引起胎盘早剥,一次放羊水量不超过 1500 ml。对于破膜 12 h 仍未分娩者,用抗生素预防感染;对于破膜 24 h 仍无宫缩者,遵医嘱静脉滴注缩宫素引产;产后注射宫缩剂预防产后出血
	任务九 胎膜早破	**概念** 临产前胎膜自然破裂称为胎膜早破。
		特征 典型症状为孕妇突感较多液体自阴道流出,增加腹压时阴道流液增多。
		分类 无。
		处理原则 足月胎膜早破者及时终止妊娠。未足月胎膜早破,根据孕周、有无感染、胎儿宫内情况、孕妇及其家属意愿等制订合理处理方案。期待疗法包括预防感染、促胎肺成熟、抑制宫缩、胎儿神经系统保护等。
		护理要点 绝对卧床,抬高臀部,预防脐带脱垂。预防感染,做好终止妊娠护理。对破膜超过 12 h 者遵医嘱给予抗生素

⇒ 直通护考

扫码在线答题

(王傲芳)

项目八　妊娠合并症孕妇的护理

学习目标

【知识目标】
1. 掌握妊娠合并心脏病、糖尿病病人的护理评估及护理措施。
2. 熟悉妊娠合并心脏病、糖尿病、病毒性肝炎、贫血病人的临床表现。
3. 熟悉妊娠合并病毒性肝炎及贫血病人的护理措施。

【能力目标】
1. 能为妊娠合并心脏病、糖尿病、病毒性肝炎、贫血病人提供整体护理。
2. 具有关爱、尊重病人,与病人及其家属良好沟通的能力。

【思政目标】

1. 有较强的责任心，工作耐心细致。

2. 培养人文素养，树立正确的价值观。

导 言

妊娠合并症是指孕妇在妊娠之前存在或在本次妊娠期间发生的影响母儿健康的内外科疾病。妊娠与内外科疾病相互影响，若处理不当，会影响妊娠结局和母婴安全。本项目主要介绍妊娠合并心脏病、糖尿病、病毒性肝炎、贫血孕妇的护理。

思政课堂

广大青年要树立探索求知、求真务实的态度，要实事求是，脚踏实地，埋头苦干，从自身做起，从点滴做起，从眼前工作着手，不图虚名，发扬钉钉子的精神，驰而不息，久久为功，锲而不舍，努力做出无愧于时代、无愧于人民、无愧于历史的青春业绩。

任务一 妊娠合并心脏病

PPT 8-1

情景导入

初产妇，31岁，妊娠38周，日常活动时自觉疲劳、心悸、气短来医院就诊。体格检查：血压135/85 mmHg，脉搏110次/分，呼吸22次/分。叩诊心浊音界稍向左扩大，心尖部闻及舒张期杂音，右肺底部闻及湿啰音，咳嗽后不消失，下肢轻微水肿。

任务：1. 本病例最可能的诊断是什么？

2. 应采取哪些护理措施？

妊娠合并心脏病是孕产妇死亡的重要原因之一，在我国孕产妇死亡原因中居第2位。妊娠合并心脏病以先天性心脏病最多见。

【妊娠合并心脏病的种类】

1. 结构异常性心脏病 常见的结构异常性心脏病有先天性心脏病、瓣膜性心脏病和心肌炎。

2. 功能异常性心脏病 见于各种无心血管结构异常的心律失常。

3. 妊娠期特有的心脏病 主要包括妊娠期高血压疾病性心脏病和围生期心肌病。

【妊娠、分娩期心血管的变化】

1. 妊娠期 血容量于6周开始逐渐增多，至32~34周达高峰，比妊娠前增加30%~45%。血容量增加使心输出量增加、心率增快、心脏负荷加重。妊娠晚期子宫增大，膈肌上升，使心脏向上、向左前移位，大血管扭曲，心脏负担进一步加重，致使心脏病孕妇更易发生心力衰竭。

2. 分娩期 此期是心脏负担最重的时期。整个分娩过程中，心肌的能量消耗及耗氧量增加，加重了心脏的负担。

(1)第一产程时每次宫缩有250~500 ml血液被挤入体循环，使回心血量增加。

(2)第二产程时除宫缩外,产妇用力屏气,腹压增加,使回心血量增多、外周阻力和肺循环阻力均增加,心脏负担最重,最易发生心力衰竭。

(3)第三产程时胎儿娩出后腹压骤降,回心血量骤减;胎盘娩出后胎盘循环停止,回心血量也骤增,这种血流动力学的变化,极易引起心力衰竭。

3.产褥期 产后3天内心脏负担仍较重,除子宫收缩使部分血液进入体循环外,妊娠期组织间隙内潴留的液体也回流至体循环,产妇血容量再度增加,心脏负担也再度加重,仍有发生心力衰竭的可能。

因此,妊娠32~34周后、分娩期及产褥期最初3天内是孕产妇心脏负担最重的时期,也是心脏病孕产妇最易发生心力衰竭的时期。

【主要临床表现】

病情轻者可无症状,重者可出现食欲缺乏、乏力、心悸、胸闷、胸痛、呼吸困难、咳嗽、咯血、水肿等症状。

【护理评估】

(一)健康史

询问孕妇有无不良孕产史和心脏病诊治史。了解妊娠后有无诱发心力衰竭的潜在因素,如上呼吸道感染、贫血、妊娠期高血压疾病、便秘、过度劳累等。

(二)身体状况

1.心功能判定 我国采用纽约心脏病协会(NYHA)分级方案,主要根据病人生活能力状况,划分为4级。

Ⅰ级:一般体力活动不受限。

Ⅱ级:一般体力活动轻度受限,活动后有心悸、轻度气短,休息时无症状。

Ⅲ级:一般体力活动明显受限,休息时无不适,轻微日常工作即感不适、心悸、呼吸困难,或既往有心力衰竭史。

Ⅳ级:一般体力活动严重受限,休息时仍有心悸、呼吸困难,不能进行任何体力活动。

2.症状和体征 孕妇是否出现心悸、气短、乏力、进行性呼吸困难、夜间憋醒、端坐呼吸、胸闷、胸痛及咳嗽、咯血、发绀等症状;心脏听诊有舒张期2/6级以上或粗糙的全收缩期3/6级以上杂音,有心包摩擦音、舒张期奔马律和交替脉等。

3.早期心力衰竭的临床表现 ①轻微活动后即出现胸闷、心悸、气短;②休息时心率>110次/分,呼吸>20次/分;③夜间常因胸闷而坐起呼吸,或到窗口呼吸新鲜空气;④肺底部出现少量持续性湿啰音,咳嗽后不消失。

(三)心理-社会状况

评估孕妇是否了解妊娠、分娩与心脏病的相互影响;是否因自身患病影响胎儿健康而担心、自责;是否因妊娠、分娩可能危及自身的生命而焦虑、恐惧。

(四)辅助检查

1.心电图检查 提示各种严重的心律失常,如心房扑动、心房颤动、Ⅲ度房室传导阻滞、ST段改变及T波异常等。

2.X线检查 可显示心脏扩大。

3.超声心动图 可反映各心腔大小的变化、心瓣膜结构及功能情况。

4.电子胎心监护仪 可了解宫内胎儿的储备能力及胎盘功能。

(五)对母儿影响

1.对母体的影响 心脏病不影响受孕,但心脏病病人受孕后易发生心力衰竭和严重感染,危及孕产妇生命。还可引发感染性心内膜炎、缺氧和发绀、静脉栓塞和肺栓塞、恶性心律失常等。

2.对胎儿及新生儿的影响 心功能控制不良会影响胎儿的发育,使流产、早产、死胎、胎儿生长受限、胎儿窘迫及新生儿窒息的发生率明显增高,围生儿死亡率是正常妊娠者的2~3倍。先天性心脏病还具有一定的遗传性。

（六）治疗要点

规范进行妊娠期保健或干预,早期发现和防治心力衰竭。

【常见护理诊断/问题】

1.活动无耐力 与妊娠使心脏负荷加重有关。

2.潜在并发症 心力衰竭、严重感染、胎儿窘迫等。

【护理目标】

(1)病人结合自身情况,描述可以进行的日常活动。

(2)病人未出现并发症或并发症得到有效控制。

【护理措施】

（一）专科护理

1.妊娠前 应根据病人心脏病类型、程度、心脏代偿功能及病情,进行妊娠风险咨询和评估,综合判断妊娠耐受力。心脏病病情较轻、心功能Ⅰ～Ⅱ级、既往无心力衰竭史、无其他并发症者在严密监护下可以妊娠;心脏病病情严重、心功能Ⅲ～Ⅳ级、既往有心力衰竭史或其他严重并发症者,不宜妊娠,应指导病人严格避孕。

2.妊娠期

(1)评估终止妊娠时机:①不宜妊娠者应于妊娠早期行人工流产,最好实施麻醉镇痛。妊娠中期,终止妊娠的时机和方法根据医疗条件、疾病严重程度等综合考虑。②患心脏病、妊娠风险低且心功能Ⅰ级者可以妊娠至足月,但若出现严重心脏病并发症或心功能下降则提前终止妊娠。③妊娠风险较高但心功能Ⅰ级的心脏病病人可以妊娠至32～36周终止妊娠,但必须严密监护,必要时提前终止妊娠。④属妊娠禁忌的严重心脏病病人,一旦诊断为妊娠需尽快终止妊娠。

(2)加强妊娠期保健:妊娠早期开始产前检查。建议在二级以上医院规范进行妊娠期保健,增加产前检查次数。妊娠32周后,每周检查1次,根据病情调整检查时间。若顺利,妊娠36～38周时住院待产。有早期心力衰竭征象者立即住院。

(3)严密监测:动态观察孕妇心脏功能及妊娠进展情况,及时发现心力衰竭的早期表现。进行胎儿心脏病筛查,若发现胎儿有严重心脏病或畸形,尽早终止妊娠。妊娠28周后进行胎儿脐带血检测、羊水量监测及无应激试验等。

(4)预防心力衰竭:①保证充足睡眠,每天至少睡眠10 h,休息以左侧卧位或半卧位为主,避免过劳和情绪激动。②科学合理地补充营养,避免体重过度增长,整个妊娠期体重增长以不超过12 kg为宜。保证合理的蛋白质、维生素和铁剂补充。妊娠20周后预防性应用铁剂防止贫血。适当限制食盐量,不超过5 g/d。③预防和治疗诱发心力衰竭的因素,如感染、贫血、妊娠期高血压疾病、血栓栓塞等。住院期间协助孕妇翻身拍背,协助其排痰,保持其外阴清洁。注意保暖。协助孕妇经常变换体位,活动双下肢,以防血栓形成。遵医嘱正确用药,严格控制输液滴数。④指导孕妇及家属掌握相关知识,包括自我照顾、限制活动程度、识别早期心力衰竭症状等。

(5)心力衰竭的紧急处理:①立即高流量吸氧;②孕妇取半卧位或端坐位,双腿下垂,减少静脉血回流;③开放静脉通道,按医嘱使用强心药,注意观察用药毒性反应。④妊娠晚期有严重心力衰竭者,宜与内科医生联系,在控制心力衰竭同时,紧急行剖宫产术取胎,以减轻心脏负担。

3.分娩期

(1)选择分娩方式:心功能Ⅰ～Ⅱ级、胎儿不大、胎位正常、子宫颈条件良好者,可在严密监护下经阴道分娩,第二产程应助产,尽量缩短产程。心功能Ⅲ～Ⅳ级、胎儿较大、子宫颈条件差或合并其他并发症者,均应择期剖宫产。

(2)严密监护:第一产程嘱产妇左侧卧,吸氧。严密监测生命体征、产程进展及胎儿情况。第一产程,每15 min测量1次心率、血压、脉搏、呼吸,每30 min测量1次胎心率;第二产程,每10 min测量1次上述指标,或使用电子胎心监护仪持续监护。对使用强心药者,注意观察。遵医嘱预防性应用抗生素预防感染。

分娩时取半卧位,抬高臀部,放低下肢。

(3)缩短第二产程:避免用力屏气,指导产妇以呼吸及放松技巧减轻不适感,必要时给予硬膜外阻滞。宫口开全后行会阴切开术、胎头吸引术或产钳术,缩短第二产程,严格无菌操作。做好抢救新生儿的准备及剖宫产术前准备。

(4)预防产后出血和感染:胎儿娩出后,产妇腹部立即放置沙袋,持续24 h,以防腹压骤降诱发心力衰竭。为防止产后出血,可肌内注射或静脉注射缩宫素10～20 U,禁用麦角新碱,以防静脉压升高。静脉滴注抗生素预防感染。

4.产褥期 ①产后3天内,尤其24 h内,产妇以半卧位或左侧卧位充分休息,密切观察生命体征及心功能,必要时遵医嘱使用镇静剂。②产后继续使用缩宫素10～20 U静脉滴注或肌内注射,也可使用卡贝缩宫素等预防产后出血。③在心功能允许情况下,鼓励产妇早期下床适度活动,减少血栓形成。④积极预防感染,注意观察子宫复旧及恶露等情况,保持外阴清洁,勤换会阴垫。应用广谱抗生素预防感染,直至产后1周。⑤饮食清淡,少量多餐,防止便秘,必要时遵医嘱给予缓泻剂。⑥心功能Ⅰ、Ⅱ级者可以哺乳,心功能Ⅲ、Ⅳ级者不宜哺乳,应及时退乳,并指导产妇人工喂养新生儿。

(二)心理护理

让病人及其家属了解妊娠合并心脏病的风险及注意事项,消除思想顾虑和紧张情绪,鼓励病人积极配合治疗及护理。与病人及其家属一起制订康复计划,采取渐进式、恢复其自理能力为目的的护理措施。若心功能状态允许,鼓励产妇适度参加照顾婴儿的活动。

(三)健康指导

1.指导选择合适的避孕措施 不宜再次妊娠者应在产后1周,心力衰竭得到控制后行绝育术,未绝育者应严格避孕。

2.积极预防心力衰竭 指导合理饮食及休息,避免劳累、情绪激动、便秘,预防感冒等。

3.后续治疗 指导产妇及其家属与心内科医生定期交流,积极治疗原发心脏病,根据病情及时复诊。

任务二　妊娠合并糖尿病

PPT 8-2

情景导入

孕妇,33岁,G_3P_1,妊娠32周,常规产前检查。胎位、胎心正常,子宫底高度在剑突下2横指。近期常常感到饥饿、乏力,饮水多,尿液多,血糖检查示空腹血糖10 mmol/L,其余未见异常。

任务:1.该孕妇可能合并了哪种疾病?

2.怎样对该孕妇进行饮食指导?

妊娠期,孕妇葡萄糖需要量增加。妊娠早期空腹血糖较低,随着妊娠的进展,抗胰岛素物质的增多,孕妇对胰岛素的敏感性下降,胰岛素需求量相应增加,易出现妊娠期糖尿病或使原有的糖尿病加重。

【常见类型】

妊娠合并糖尿病包括妊娠前糖尿病(PGDM)和妊娠期糖尿病(GDM)两种。PGDM是在妊娠前已被确诊的糖尿病妇女合并妊娠,或妊娠前糖耐量异常,妊娠后发展为糖尿病。GDM为妊娠前糖代谢正常,妊娠期才出现的糖尿病。90%以上的妊娠合并糖尿病属于GDM,血糖大多于产后能恢复正常,但将来患2型糖尿病概率增加。妊娠合并糖尿病对母儿危害较大,属高危妊娠。

【高危因素】

GDM高危因素如下:①不明原因的死胎、死产、流产史,巨大胎儿分娩史,胎儿畸形和羊水过多史,GDM史;②糖尿病家族史;③孕妇年龄≥35岁、妊娠前超重或肥胖、糖耐量异常史、多囊卵巢综合征;④本次妊娠发现胎儿大于孕周、羊水过多,反复发生外阴阴道假丝酵母菌病者。

【分级】

按 White 分类法进行分级。

A 级:妊娠期诊断的糖尿病。

A1 级:经控制饮食,空腹血糖<5.3 mmol/L,餐后 2 h 血糖<6.7 mmol/L。

A2 级:需要加用降糖药物才能将血糖控制理想。

B 级:显性糖尿病,20 岁以后发病,病程<10 年。

C 级:发病年龄 10～19 岁,或病程达 10～19 年。

D 级:10 岁前发病,或病程≥20 年,或合并单纯性视网膜病。

F 级:糖尿病性肾病。

R 级:眼底有增生性视网膜病变或玻璃体积血。

H 级:冠状动脉粥样硬化性心脏病。

T 级:有肾移植史。

【主要临床表现】

妊娠合并糖尿病孕妇妊娠期出现典型"三多"症状(多饮、多食、多尿)。

【护理评估】

(一)健康史

询问有无糖尿病病史及糖尿病家族史;有无不明原因反复流产、死胎、巨大胎儿、胎儿畸形、新生儿呼吸窘迫综合征等情况;有无复杂的外阴阴道假丝酵母菌病;了解本次妊娠经过、病情控制及用药情况等。

(二)身体状况

1. 症状体征 PGDM 孕妇妊娠期典型症状为"三多"(多饮、多食、多尿),体重改变。多数 GDM 孕妇无明显症状。重者出现低血糖、酮症酸中毒。

2. 产科检查 除常规产前检查外,评估有无妊娠期高血压疾病、羊水过多等并发症。评估有无胎儿畸形、巨大胎儿或胎儿生长受限等,新生儿有无呼吸窘迫综合征、低血糖等。

(三)心理-社会状况

评估孕妇及其家属对糖尿病的认知情况,有无焦虑、恐惧心理,社会及家庭支持系统是否完善。

(四)辅助检查

1. 妊娠前糖尿病(PGDM) 符合以下 2 项中任意 1 项者,可诊断为 PGDM。

(1)妊娠前已确诊为糖尿病的病人。

(2)妊娠前未进行过血糖检查的孕妇,尤其存在糖尿病高危因素者,首次产前检查时应明确是否存在 PGDM,达到以下任何 1 项标准应诊断为 PGDM。

①空腹血糖(FBG)≥7.0 mmol/L(126 mg/dl)。

②75 g 口服葡萄糖耐量试验(OGTT):服糖后 2 h 血糖≥11.1 mmol/L(200 mg/dl)。OGTT 具体方法如下:试验前连续 3 天正常体力活动、正常饮食。前一晚餐后禁食至少 8 h 至次日晨。检查期间静坐、禁烟。检查时,5 min 内口服含 75 g 葡萄糖的液体 300 ml,分别抽取服糖前及服糖后 1 h、2 h 的静脉血(从开始饮用葡萄糖水计算时间),测定血浆葡萄糖水平。

③糖化血红蛋白(HbA1c)≥6.5%。

④伴有典型的高血糖或高血糖危象症状,同时任意时间血糖≥11.1 mmol/L。

2. 妊娠期糖尿病(GDM)

(1)妊娠 24～28 周及 28 周后首次就诊时行 75 g OGTT,空腹及服糖后 1 h、2 h 血糖值分别低于

5.1 mmol/L、10.0 mmol/L、8.5 mmol/L。任何一项血糖值达到或超过上述标准者诊断为GDM。

(2)孕妇具有GDM高危因素或所在地区医疗资源缺乏,建议妊娠24~28周时首先检查空腹血糖。空腹血糖≥5.1 mmol/L,可直接诊断为GDM。

3.其他辅助检查

(1)胎儿超声检查:注意检查胎儿中枢神经系统和心脏的发育情况;妊娠晚期应每4~6周进行1次超声检查,尤其注意监测胎儿腹围和羊水量的变化。

(2)无应激试验(NST):应用胰岛素或口服降糖药物者,自妊娠32周起,每周行1次NST检查,36周后每周行2次NST检查,可疑胎儿生长受限时尤其应严密监测。

(3)胎盘功能测定:连续动态测定孕妇尿雌三醇及血中人胎盘催乳素(hPL)值。

(4)肝肾功能检查:24 h尿蛋白定量、尿酮体及眼底等相关检查。

(五)对母儿影响

1.对孕妇的影响 糖尿病妇女的受孕率低,妊娠后发生流产(15%~30%)、妊娠期高血压疾病及子痫前期(2~4倍)、羊水过多、糖尿病酮症酸中毒、难产、产后出血的概率明显增高。易并发感染,以泌尿系统感染最常见。

2.对胎儿、新生儿的影响 巨大胎儿(25%~42%)、胎儿生长受限(21%)、流产、早产(10%~15%)、胎儿畸形发生率明显增高。新生儿易发生呼吸窘迫综合征、低血糖,严重时危及生命。

(六)治疗要点

积极治疗糖尿病,加强胎儿监护,适时终止妊娠。

【常见护理诊断/问题】

1.营养失调:低于或高于机体需要量 与血糖代谢异常有关。

2.知识缺乏 缺乏血糖监测、妊娠合并糖尿病自我管理等相关知识。

3.有感染的风险 与糖尿病孕妇抵抗力下降有关。

4.有胎儿受伤的危险 与糖尿病可能引起的胎儿异常有关。

【护理目标】

(1)孕妇能描述个体化饮食方案,体重增长保持在正常范围。

(2)孕妇能描述监测血糖的方法,掌握发生高血糖及低血糖的症状及应对措施。

(3)孕妇保持良好的卫生习惯,无新增感染的症状和体征。

(4)孕妇能自我监护胎儿,有异常时能及时汇报,胎儿窘迫能及时得到控制。

【护理措施】

(一)专科护理

1.妊娠前 糖尿病妇女应于妊娠前确定糖尿病的严重程度,由内分泌科医生和产科医生共同研究并判断能否妊娠。未经治疗的D、F、R级糖尿病,对母儿危害大,不宜妊娠。若已妊娠,应尽早终止。器质性病变轻,血糖控制良好者,可在积极治疗、密切监护下继续妊娠。

2.妊娠期

(1)加强妊娠期监护:糖尿病孕妇妊娠期间需要内科和产科医生密切配合,共同监测病情及产科情况的变化。妊娠10周前,每周行产前检查1次,以后每2周检查1次,妊娠32周后每周检查1次。

(2)观察病情:每天监测血压,每周测量体重、子宫底高度、腹围,每1~2个月测定肾功能及糖化血红蛋白,同时进行眼底检查。每天监测血糖,GDM孕妇妊娠期血糖控制目标设定为餐前及餐后2 h血糖分别为不高于5.3 mmol/L和不高于6.7 mmol/L,夜间血糖不低于3.3 mmol/L,妊娠期HbA1c宜小于5.5%。

(3)营养治疗:营养治疗是GDM孕妇血糖管理的最主要手段。营养治疗的原则:①控制总能量,建立合理的饮食结构;②均衡营养,合理控制碳水化合物、蛋白质和脂肪的比例;③高纤维饮食;④饮食清淡,低脂、少油、少盐,禁止精制糖的摄入;⑤少量多餐,强调睡前加餐;⑥合理控制孕妇及胎儿的体重增长。

(4)运动干预:糖尿病孕妇适当运动可降低血糖,避免体重增长过快,提高胰岛素的敏感性。建议每天于餐后 30 min 进行连续有氧运动 30～40 min,至少每天 1 次。

(5)遵医嘱用药:若孕妇血糖水平仍高出控制目标,首选胰岛素进行药物治疗。目前最普遍的方法是长效胰岛素和超短效或短效胰岛素联合使用,即三餐前注射超短效或短效胰岛素,睡前注射长效胰岛素。其他药物如二甲双胍和格列本脲等口服降糖药在 GDM 孕妇中应用的安全性和有效性尚缺乏相关研究,应在病人知情同意的基础上谨慎使用。如需使用,更推荐二甲双胍用于妊娠期。

3. 分娩期

(1)分娩时机:①无须胰岛素治疗而血糖控制达标的 GDM 孕妇,若无母儿并发症,在严密监测下可等待至预产期,预产期仍未临产者,可引产。②PGDM 孕妇及用胰岛素治疗的 GDM 孕妇,若血糖控制良好且无母儿并发症,在严密监测下,妊娠 39 周后可终止妊娠。③血糖控制不满意或出现母儿并发症,糖尿病伴微血管病变或既往有不良生产史者,应及时收入院观察,根据病情决定终止妊娠时机。

(2)分娩方式:妊娠合并糖尿病不是剖宫产指征。若糖尿病伴微血管病变或其他产科指征,如怀疑巨大胎儿、胎盘功能不良等,应选择剖宫产。妊娠期血糖控制不佳、胎儿偏大(尤其估计胎儿体重≥4000 g)者或者既往有死胎、死产史者,适当放宽剖宫产手术指征。

(3)配合治疗:①临产后仍采用糖尿病饮食,产程中一般停用皮下注射胰岛素,PGDM 产妇静脉输注 0.9%氯化钠注射液加胰岛素,根据产程中测得的血糖值调整静脉输液速度。②阴道分娩者,取左侧卧位或半卧位。产程不宜过长,否则会增加酮症酸中毒、胎儿缺氧和感染风险。分娩过程中,给予支持,加强监护。③选择剖宫产者,手术当天停止皮下注射胰岛素,根据产妇空腹血糖水平及每天胰岛素用量,改为小剂量胰岛素持续静脉滴注。一般按 3～4 g 葡萄糖加 1 U 胰岛素比例配制葡萄糖注射液,并按每小时静脉输入 2～3 U 胰岛素的速度持续静脉滴注,每 1～2 h 测血糖 1 次,使术中血糖控制在 6.7～10.0 mmol/L。术后每 2～4 h 测 1 次血糖,直到饮食恢复。

(4)新生儿护理:①留脐血,进行血糖监测。②无论胎儿体重大小,均按高危新生儿处理,密切监护,注意保暖和吸氧,重点防止新生儿低血糖,开奶同时,定期滴服葡萄糖液。注意预防低血钙、高胆红素血症及新生儿呼吸窘迫综合征。

4. 产褥期

(1)产后密切观察产妇生命体征,尤其是出汗、脉搏加快等低血糖表现。

(2)控制血糖,妊娠期使用胰岛素者需根据血糖情况调整产后胰岛素用量,大部分 GDM 病人分娩后无须使用胰岛素,仅少数病人仍需胰岛素治疗。胰岛素用量应减少至分娩前的 1/3～1/2,并根据产后空腹血糖值调整用量。

(3)接受胰岛素治疗的糖尿病产妇可以哺乳。若无禁忌,鼓励糖尿病产妇母乳喂养。

(4)产后可恢复正常饮食,但应避免高糖及高脂饮食。

(5)注意宫缩、阴道流血量,预防产后出血;遵医嘱应用抗生素预防感染。

(二)心理护理

向病人及其家属解释妊娠合并糖尿病的有关知识,加强产前检查,遵医嘱控制饮食、适度运动及正确用药,确保血糖控制在正常或接近正常范围内,以保证母儿健康。

(三)健康指导

健康指导内容如下:①向病人及其家属讲解糖尿病的知识,指导正确控制血糖,改变生活方式,合理饮食及适当运动。②保持会阴清洁干燥,预防产褥感染。③定期接受产科及内科检查,对病人糖尿病病情进行重新评估。④GDM 妇女产后应行 OGTT 测定,若产后测定结果正常,也需每 3 年复查 OGTT 1 次,以及时发现是否发展成为 2 型糖尿病。同时,建议对糖尿病病人的子代进行随访及健康生活方式的指导。

任务三　妊娠合并病毒性肝炎

PPT 8-3

病人,女,21岁,因停经6周,恶心、呕吐、厌油、乏力1周来院就诊。体格检查:皮肤、巩膜黄染,血压115/85 mmHg,脉搏84次/分,呼吸18次/分。心肺听诊无异常,肝区叩击痛明显,下肢轻微水肿。

任务:1.该病例应进行何项辅助检查?

2.应采取哪些护理措施?

病毒性肝炎是由肝炎病毒引起,以肝细胞变性坏死为主要病变的传染病。分为甲型、乙型、丙型、丁型、戊型等类型,其中乙型肝炎最常见。妊娠期生理变化及代谢特点,加重了肝脏负担,使肝炎病情易波动,易进展为重型肝炎。妊娠合并病毒性肝炎严重威胁孕产妇生命安全,重症肝炎是我国孕产妇死亡的主要原因之一。

【常见类型及传播方式】

1.甲型肝炎病毒(HAV)　主要经消化道传播,母婴垂直传播的可能性极小。分娩过程中接触母体血液、吸入羊水或受胎粪污染可导致新生儿感染。

2.乙型肝炎病毒(HBV)　HBV感染可发生于妊娠的任何时期。传播方式包括母婴垂直传播、产时及产后传播三种。如果母亲HBV e抗原阳性且病毒载量高,新生儿未行免疫预防,母婴垂直传播风险可高达90%。

3.丙型肝炎病毒(HCV)　HCV的母婴垂直传播发生率为4%～7%。当母血HCV-RNA滴度较高时,母婴垂直传播发生率增加。

4.丁型肝炎病毒(HDV)　HDV的复制和表达需依赖HBV,可伴随HBV感染引起肝炎,传播途径与HBV相同。

5.戊型肝炎病毒(HEV)　有少数报道母婴垂直传播的病例,传播途径与HAV相似。

6.庚型肝炎病毒和输血传播(己型)肝炎病毒　己型肝炎病毒主要经血传播;庚型肝炎病毒可发生母婴垂直传播。

【主要临床表现】

孕妇常出现不明原因的食欲减退、恶心、呕吐、腹胀、厌油腻、乏力、肝区叩击痛等消化系统症状。

【护理评估】

(一)健康史

评估有无与肝炎病人密切接触史或半年内输血、注射血制品史;有无肝炎家族史及当地流行病史等;了解本次妊娠经过;重症肝炎者应评估其诱发因素,治疗用药情况。

(二)身体状况

1.病毒性肝炎潜伏期　甲型肝炎为2～7周,乙型肝炎为6～20个月,丙型肝炎为2～26周,丁型肝炎为4～20周,戊型肝炎为2～8周。

2.症状体征　出现不明原因的食欲减退、恶心、呕吐、腹胀、厌油、肝区疼痛等消化系统症状。伴有乏力、畏寒、发热,部分病人有皮肤巩膜黄染、尿色深黄。可触及肝大,肝区叩击痛。妊娠晚期受增大子宫影响,肝脏极少被触及,如能触及则为异常。重症肝炎多见于妊娠末期,起病急、病情重,表现为畏寒发热、皮肤巩膜黄染迅速、尿色深黄、食欲极度减退、频繁呕吐、腹胀、腹腔积液、肝臭味、肝脏进行性缩小、急性肝衰竭及不同程度的肝性脑病症状,如嗜睡、烦躁、神志不清,甚至昏迷。

(三)心理-社会状况

了解病人对患肝炎的心理反应,重点评估病人的焦虑程度,是否担心胎儿畸形、分娩安全等;同时评估病人家属对疾病知识的掌握程度。

(四)辅助检查

1. 肝功能检查 血清丙氨酸转氨酶(ALT)和天冬氨酸转氨酶(AST)增高。血清胆红素在 17 μmol/L(1 mg/dl)以上,尿胆红素阳性,凝血酶原时间测定等,有助于诊断。

2. 血清病原学检测 ①甲型肝炎:HAV-IgM 阳性。②乙型肝炎:表面抗原(HBsAg)、e 抗原(HBeAg)、核心抗体(HBcAb)3 项阳性,或表面抗原(HBsAg)、e 抗体(HBeAb)、核心抗体(HBcAb)3 项阳性(表 8-1)。

表 8-1　乙型肝炎血清学标志物及其意义

项目	临床意义
HBsAg	HBV 感染特异性标志物,见于乙型肝炎病人或无症状携带者
HBsAb	曾感染 HBV 或已接种疫苗,已产生免疫力
HBeAg	血中有 HBV 复制,其滴度反映传染性强弱
HBeAb	血中 HBV 复制趋于停止,传染性减低
HBeAb-IgM	HBV 复制阶段,出现于肝炎早期
HBeAb-IgG	主要见于肝炎恢复期或慢性感染

3. 影像学检查 主要是 B 超检查,有助于鉴别诊断。

(五)对母儿影响

1. 对孕产妇的影响

(1)早孕反应重:由肝炎的消化道症状引起。

(2)妊娠期高血压疾病:患肝炎时,肝脏对醛固酮的灭活能力下降。

(3)产后出血:肝炎病人肝功能受损,凝血因子合成减少致凝血功能障碍。

(4)DIC:若为重症肝炎,常并发 DIC。

(5)孕产妇病死率升高。

2. 对胎儿、新生儿的影响 易造成胎儿畸形、流产、早产、死胎、死产及新生儿死亡。

(六)治疗要点

治疗要点包括护肝、对症、支持治疗,缩短第二产程及预防产后出血。

【护理诊断】

1. 营养缺乏:低于机体需要量 与肝炎病人食欲不振、恶心、呕吐有关。

2. 知识缺乏 缺乏妊娠合并病毒性肝炎自我保健及隔离知识。

3. 预感性悲哀 与肝炎病毒感染造成母儿损害有关。

4. 潜在并发症 产后出血、肝性脑病。

【护理目标】

(1)孕妇能摄入足够营养。

(2)产妇及其家属能描述病毒性肝炎感染途径及自我保健措施等。

(3)建立良好的家庭支持系统,减轻孕妇负面情绪,促进其进入母亲角色。

(4)未发生严重产后出血及肝性脑病。

【护理措施】

(一)基础护理

1. 照护支持 高蛋白、富含维生素、足量碳水化合物、低脂饮食,多吃富含纤维素的蔬菜和新鲜水果,保持大便通畅。每天保证 9 h 睡眠和适当进行午睡,避免体力劳动。

2.病情监测

(1)监测肝炎病情:密切观察消化道症状、黄疸情况及肝功能,警惕病情恶化。

(2)监测凝血功能:检查纤维蛋白原、凝血酶原等,监测凝血功能,防止 DIC 发生。

(3)胎儿情况监护:定期听胎心,指导孕妇自测胎动,必要时行胎心监护、B 超检查,监测胎儿宫内情况,以便及时发现胎儿缺氧。

(二)专科护理

1.妊娠前护理 常规检测 HBV 标志物,无抗体者行常规乙型肝炎疫苗接种。感染 HBV 者,妊娠前行肝功能、血清 HBV-DNA 检测及肝脏 B 超检查。最佳受孕时机是肝功能正常、血清 HBV-DNA 低水平、肝脏 B 超无特殊改变时。使用干扰素抗病毒治疗者,建议停药 6 个月后再考虑妊娠。长期使用核苷类药物抗病毒治疗者,备孕时首选替诺福韦,妊娠后可继续使用。

2.妊娠期护理

(1)终止妊娠情况:轻型急性病毒性肝炎孕妇,积极治疗好转后可继续妊娠。慢性活动性肝炎治疗后效果差者,应考虑终止妊娠。

(2)定期产前检查:慢性 HBV 感染者妊娠后,须定期检查肝功能。首次检测肝功能正常者,如无肝炎临床症状,每 1~2 个月复查 1 次。如 ALT 升高超过 80 U/L,或胆红素水平升高,需相关专业医生会诊,必要时住院。

(3)护肝治疗:若妊娠中后期 HBV-DNA 载量$>2\times10^6$ IU/ml,可于妊娠第 28 周开始给予替诺福韦、替比夫定或拉米夫定,于产后 1~3 个月停药,停药后可以母乳喂养。常用的护肝药物有葡醛内酯、多烯磷脂酰胆碱、腺苷蛋氨酸、注射用还原型谷胱甘肽、门冬氨酸钾镁等。

3.分娩期护理 阴道分娩会增加胎儿感染病毒概率,主张剖宫产分娩,但并非绝对剖宫产指征。

(1)预防出血:①临产前 1 周开始遵医嘱肌内注射维生素 K_1 20~40 mg/d,临产后备新鲜血。②严密观察产程,监测宫缩及胎儿情况,若发现异常,立即通知医生。③注意产妇出血倾向,若发现异常,遵医嘱补充凝血因子。④缩短第二产程,必要时配合医生行阴道助产术。⑤胎肩娩出后,立即按医嘱静脉注射缩宫素 20 U,防止宫缩乏力导致产后出血。

(2)预防传染:①将产妇安置在隔离待产室和产房。②凡接触过肝炎产妇的器械、物品均需用 2000 mg/L 含氯制剂浸泡,严格执行传染病防治法有关规定。

(3)减少母婴传播:①防止产道损伤。②预防新生儿产伤、窒息及羊水吸入。

4.产褥期护理 ①继续实施保护肝脏措施:遵医嘱继续用护肝药物治疗;继续选用对肝脏损害小的抗生素,如头孢菌素或氨苄西林等。②不宜哺乳者及早回乳,回乳不用雌激素,可口服生麦芽或用芒硝外敷乳房。

5.重型肝炎孕妇护理

(1)保护肝脏:遵医嘱给予保肝药物。可联合应用胰高血糖素-胰岛素-葡萄糖。人血白蛋白可促进肝细胞再生,改善低蛋白血症。新鲜血浆输入能促进肝细胞再生和补充凝血因子。门冬氨酸钾镁 40 ml/d 加于 10%葡萄糖溶液 500 ml 缓慢滴注可促进肝细胞再生,但高钾血症病人慎用。

(2)防治肝性脑病:严格限制蛋白质摄入量,每天摄入量应少于 0.5 g/kg,增加碳水化合物摄入量,保持大便通畅。遵医嘱口服新霉素或甲硝唑抑制大肠埃希菌,以减少游离氨及其他毒素的产生和吸收,严禁肥皂水灌肠。用醋谷胺静脉滴注,可降低血氨水平,改善脑功能。用六合氨基酸注射液 250 ml 静滴,补充支链氨基酸,调整血清氨基酸比值,有助于促进肝性脑病病人清醒。补液量控制在 1500 ml/d 以内。

(3)预防 DIC 及肝肾综合征:严密监测生命体征,限制输液量。应用肝素治疗时,应注意观察有无出血倾向。为防产后出血,产前 4 h 及产后 12 h 内不宜使用肝素治疗。

(4)防止感染:注意无菌操作、口腔护理、会阴擦洗,预防感染。遵医嘱使用广谱抗生素。

(5)产科处理:经积极控制,待病情稳定 24 h 后尽快终止妊娠,分娩方式以剖宫产为宜,必要时行次全子宫切除术。

6.阻断母婴传播

(1)甲型肝炎:接触 HAV 后,孕妇应于 7 天内肌注丙种球蛋白 2～3 ml。新生儿出生时及出生后 1 周各注射 1 次丙种球蛋白。急性期禁止哺乳。

(2)乙型肝炎:若妊娠中晚期 HBV-DNA 载量$\geq 2\times 10^6$ IU/mL,经孕妇知情同意后,可于妊娠 24～28 周开始给予替诺福韦抗病毒治疗。HBsAg 阳性母亲的新生儿,在出生后 12 h 内尽早注射 100 IU 乙型肝炎免疫球蛋白(HBIG),同时在不同部位接种 10 μg 重组酵母乙型肝炎疫苗,并在 1 月龄和 6 月龄时分别接种第 2 针和第 3 针。对于 HBsAg 不详母亲所生早产儿、低体重儿,在出生 12 h 内尽早接种第 1 针乙型肝炎疫苗和 HBIG;满 1 月龄后,再按 0、1 和 6 个月程序完成 3 针乙型肝炎疫苗免疫接种。

7.新生儿护理 指导新生儿喂养:HBsAg 阳性母亲,经过主动和被动免疫后,可以母乳喂养,无须检测乳汁中有无 HBV-DNA。肝炎急性期、重症肝炎者禁止哺乳。母血表面抗原(HBsAg)、e 抗原(HBeAg)、核心抗体(抗-HBc)3 项阳性及后 2 项阳性的孕妇,均不宜哺乳。不宜母乳喂养者,应指导其人工喂养,并尽早退奶。

(三)心理护理

1.消除紧张 将产妇安置在隔离待产室和产房,提供安静、舒适的待产环境,满足其生活需要,关心、安慰、鼓励产妇,消除产妇的紧张、恐惧心理。

2.消除自卑心理 向孕产妇及其家属讲解肝炎病人消毒隔离的重要性,争取病人及其家属的理解与配合,帮助孕产妇消除自卑心理。

3.调动产妇积极性 及时将医护计划告知孕产妇,增强孕产妇对分娩的信心,调动孕产妇积极性。

(四)健康指导

1.增强预防意识 让孕妇了解肝炎的传播途径,嘱妊娠期加强营养,摄入富含蛋白质、碳水化合物和维生素的食物,避免因营养不良增加对肝炎病毒的易感性。

2.指导避孕 病毒性肝炎妇女必须避孕,选择适宜的避孕措施,以免再度妊娠影响身体健康。若新生儿未存活,待肝炎痊愈后至少半年、最好 2 年后再妊娠为宜。

任务四 妊娠合并贫血

PPT 8-4

情景导入

孕妇,G_3P_2,妊娠 32 周,近 10 天自述头晕、乏力、心悸伴有食欲减退。体格检查:面色苍白,心率 110 次/分。血常规:血红蛋白 80 g/L,血细胞比容 0.25,产科检查均无异常。

任务:1.该孕妇最可能的诊断是什么?

2.首选的治疗药物是什么,服用时有哪些注意事项?

妊娠期外周血红蛋白(Hb)<110 g/L 及血细胞比容<0.33 为妊娠期贫血。最常见的妊娠期贫血类型为缺铁性贫血(IDA),约占 95%。本任务阐述妊娠合并缺铁性贫血。

【病因】

妊娠期铁的需要量增加是孕妇缺铁的主要原因。妊娠期铁摄入不足或吸收不良,可引起贫血。常见的原因:既往月经量过多、长期偏食、妊娠早期呕吐、胃肠功能紊乱等。

【分度】

根据血红蛋白水平,妊娠合并缺铁性贫血可分为轻度贫血(血红蛋白为 100～109 g/L)、中度贫血(血红蛋白为 70～99 g/L)、重度贫血(血红蛋白为 40～69 g/L)和极重度贫血(血红蛋白<40 g/L)。

【主要临床表现】

重者表现为头晕、乏力、耳鸣、心悸、气短、皮肤毛发干燥、指甲脆薄、倦怠、食欲缺乏、腹胀、腹泻及口腔炎、舌炎等。

【护理评估】

(一)健康史

询问病人有无慢性失血性疾病,如月经过多、寄生虫病或消化道疾病史;有无长期偏食,妊娠早期呕吐、胃肠功能紊乱等导致的营养不良病史。

(二)身体状况

轻度贫血者多无明显症状,或仅有皮肤、口唇黏膜和睑结膜苍白。重者可表现为头晕、乏力、耳鸣、心悸、气短、皮肤毛发干燥、指甲脆薄、倦怠、食欲缺乏、腹胀、腹泻及口腔炎、舌炎等,甚至出现贫血性心脏病、妊娠期高血压疾病性心肌病等并发症的相应症状。

(三)心理-社会状况

评估孕妇的情绪是否稳定,孕妇及其家属对妊娠合并贫血的认知情况,以及家庭及社会支持系统是否完善。

(四)辅助检查

1.血常规 外周血涂片为小细胞低色素性贫血。血红蛋白<110 g/L,血细胞比容<0.33,红细胞<3.5×10^{12}/L,白细胞及血小板计数均在正常范围。

2.血清铁蛋白测定 血清铁蛋白(SF)<30 μg/L,即可诊断为缺铁性贫血。

3.骨髓象 骨髓细胞学检查显示红细胞系统呈轻度或中度增生活跃,中、晚幼红细胞增生为主。

4.铁代谢检查 血清铁蛋白是评估铁缺乏最有效和最容易获得的指标。

(五)对母儿影响

1.对孕妇的影响 贫血孕妇的抵抗力下降,对分娩、麻醉及手术的耐受力也差,即使是轻、中度贫血也会增加妊娠和分娩的风险。严重贫血者对失血耐受性差,易发生失血性休克,且易发生产褥感染。

2.对胎儿的影响 母体严重贫血时,胎儿生长所需的氧及营养物质缺乏,可造成胎儿生长受限、胎儿窘迫、早产或死胎等。

(六)治疗原则

治疗原则为补充铁剂和纠正病因。

【常见护理诊断/问题】

1.活动无耐力 与贫血导致的乏力有关。

2.有感染的危险 与贫血导致机体免疫力下降有关。

3.有受伤的危险 与贫血导致头晕跌倒、胎儿窘迫、胎儿生长受限等有关。

【护理目标】

(1)病人结合自身情况,可描述出可以进行的日常活动。

(2)病人体温正常,未发生感染。

(3)产后母婴健康,无并发症发生。

【护理措施】

(一)基础护理

指导孕妇加强营养,摄取高铁、高蛋白,富含维生素 C、叶酸、B 族维生素的食物,如动物肝脏、瘦肉、蛋类、豆类、蔬菜、水果等。注意饮食搭配,改变不良饮食习惯。贫血孕妇应适当减少工作量,注意休息,以减少机体耗氧量,避免头晕、乏力而跌倒发生意外。

(二)用药护理

1.补充铁剂 血红蛋白>70 g/L者,可口服补充铁剂,同时服用维生素C,促进铁的吸收。常用的口服铁剂有多糖铁复合物、硫酸亚铁、琥珀酸亚铁、10%枸橼酸铁铵等。铁剂对胃黏膜有刺激作用,应饭后或餐中服用。服用铁剂后,由于铁与肠内硫化氢作用而形成黑色便,应向孕妇予以解释。服用抗酸药时须与铁剂交错时间服用。中重度缺铁性贫血、胃肠道反应重而不能口服铁剂或口服铁剂无效者,可采用深部肌内注射铁剂,常用制剂有右旋糖酐铁、山梨醇铁。

2.输血护理 对血红蛋白<70 g/L者给予输血治疗。血红蛋白为70~100 g/L者,根据病人手术与否及心脏功能等因素,决定是否输血。接近预产期或短期内需行剖宫产术者,应少量、多次输血,避免加重心脏负担诱发急性左心衰竭。

(三)专科护理

1.妊娠前 应积极防治引起贫血的各种疾病,纠正贫血。改变长期偏食的不良饮食习惯,加强铁的储备,必要时补充铁剂。

2.妊娠期 加强妊娠期保健。

3.分娩期 对于中、重度贫血产妇,临产前应遵医嘱给予维生素K、维生素C等药物,预防产后出血,并配血备用。临产后严密观察产程进展,嘱产妇尽量卧床休息,低流量吸氧。第二产程时酌情采取阴道助产,缩短第二产程。胎肩娩出后,遵医嘱给予宫缩剂,减少出血量,预防产后出血及休克的发生。严格无菌操作,预防产后感染。

4.产褥期 产后密切观察阴道流血量、子宫复旧情况,遵医嘱给予广谱抗生素预防感染,补充铁剂,纠正贫血。中、重度贫血的产妇应保证充足的休息和营养,避免疲劳。定期复查血常规,了解贫血恢复情况。

(四)心理护理

向病人及其家属解释妊娠合并贫血的知识。鼓励病人积极配合治疗及护理,增强病人信心,消除病人焦虑情绪。

(五)健康指导

(1)加强营养,注意休息,避免劳累。

(2)妊娠4个月起指导孕妇常规补充铁剂,定期产前检查,及时发现贫血并纠正。

(3)指导母乳喂养,对重度贫血不宜哺乳者,应解释原因,并指导回乳及人工喂养的方法。

→ 项目小结

项目		学习要点
项目八 妊娠合并症 孕妇的护理	任务一 妊娠合并心脏病	心脏病孕产妇发生心力衰竭的危险时期;心脏病孕妇心功能分级;早期心力衰竭的表现。
		心脏病病人孕前咨询;妊娠期、分娩期、产褥期护理要点。
	任务二 妊娠合并糖尿病	糖尿病孕妇90%以上为GDM;糖尿病对妊娠的影响。
		糖尿病合并妊娠的辅助检查、妊娠期糖尿病筛查。
	任务三 妊娠合并病毒性肝炎	糖尿病孕妇的监护;妊娠期、分娩期护理要点;糖尿病孕妇新生儿护理要点。
		妊娠合并病毒性肝炎阻断母婴传播方法。
	任务四 妊娠合并贫血	妊娠合并病毒性肝炎妇女分娩期和产褥期护理要点。
		妊娠合并贫血定义;最常见的贫血类型;补充铁剂的护理

扫码在线答题

（袁　照）

项目九　高危妊娠管理

视频：新生儿窒息复苏

学习目标

【知识目标】

1.掌握高危妊娠概念、风险因素；高危妊娠母儿评估、监测与管理；正常电子胎心监护结果；胎儿窘迫、新生儿窒息的临床表现及护理措施。

2.熟悉常见异常电子胎心监护结果及临床意义；胎儿窘迫、新生儿窒息的概念。

3.了解高危妊娠评估方法。

【能力目标】

1.初步学会筛查孕妇高危因素。

2.初步学会对高危孕妇、胎儿窘迫及新生儿窒息患儿进行整体护理。

3.能对高危母儿进行针对性管理及健康教育。

【思政目标】

具有较强的责任心，为高危孕妇进行管理和宣教，维护母儿健康。

导　言

高危妊娠是指孕妇、胎儿在妊娠或分娩期具有危险因素，危及健康的妊娠。高危妊娠范畴广泛，基本包括所有病理产科情况。具有高危妊娠因素的孕妇称为高危孕妇。

思政课堂

广大青年要坚定不移听党话、跟党走，怀抱梦想又脚踏实地，敢想敢为又善作善成，立志做有理想、敢担当、能吃苦、肯奋斗的新时代好青年，让青春在全面建设社会主义现代化国家的火热实践中绽放绚丽之花。

任务一　高危妊娠的评估与监测

情景导入

孕妇,38 岁,G_3P_0,停经 51 天。该孕妇 2 年前妊娠早期自然流产 1 次,1 年前妊娠 2 个月胎停育行人工流产 1 次,现再次妊娠,非常想了解胎儿在宫内的情况,来院咨询医生。

任务:1.向病人解释妊娠早期影响胎儿发育的常见因素。

2.指导病人妊娠中、晚期如何进行胎儿健康状况评估。

高危妊娠管理是围生期保健工作的重点,早期筛查和监测高危孕妇并对其进行系统管理,是保障母儿健康的重要措施,能有效降低围生期妊娠合并症及并发症发生率、母儿伤残率和死亡率。

一、高危妊娠常见的风险因素

1.个人基本情况　初孕年龄＜18 岁或≥35 岁,身高≤145 cm,体重指数(BMI)＞25 kg/m² 或＜18.5 kg/m²,躯体残疾影响生育,Rh 血型阴性。

2.妊娠并发症　高血压、自然流产、异位妊娠、前置胎盘、胎盘早剥、羊水过多、多胎妊娠、过期妊娠、早产、死胎史等。

3.妊娠合并症　心脏病、糖尿病、肝炎、贫血、血液病、甲状腺功能亢进、性传播疾病、多囊卵巢综合征、自身免疫病、恶性肿瘤等。

4.异常分娩史　产力异常、骨盆狭窄、胎位异常、巨大胎儿、剖宫产、生育间隔＜12 个月、滋养细胞疾病、辅助生殖技术受孕、死产、围生儿死亡等。

5.妇产科疾病和手术史　生殖道畸形、子宫肌瘤或卵巢肿瘤直径≥5 cm、瘢痕子宫、阴道及子宫颈锥切术史、子宫附件恶性肿瘤手术史、重要脏器疾病史、其他重大手术史、药物过敏史等。

6.家族史　高血压家族史,孕妇目前血压≥140/90 mmHg,直系亲属患有糖尿病、凝血因子缺乏、严重的遗传病(如血友病、遗传性高脂血症)等。

7.其他　妊娠期高血压疾病,妊娠期接触大量放射线、化学药物,服用影响胎儿的药物,胎盘功能低下,不良生活习惯如大量吸烟、饮酒、吸毒等。

二、妊娠风险评估

孕产妇妊娠风险评估,是指医疗机构对妊娠至产后 42 天的妇女进行妊娠相关风险的筛查及风险分级,及时发现、干预影响妊娠的风险因素,防范不良妊娠结局,保障母儿安全。

(一)妊娠风险评估分级

1.首次评估　对妊娠风险筛查阳性的孕妇,医疗机构对照"孕产妇妊娠风险评估表"进行首次妊娠风险评估。按照严重程度以绿色(低风险)、黄色(一般风险)、橙色(较高风险)、红色(高风险)、紫色(传染病)5 种颜色进行分级。

(1)绿色:妊娠风险低。孕妇基本情况良好,未发现妊娠合并症、并发症。

(2)黄色:妊娠风险一般。孕妇基本情况存在一定危险因素,或患有妊娠合并症、并发症,但病情较轻且稳定。

(3)橙色:妊娠风险较高。孕妇年龄≥40 岁或 BMI≥28 kg/m²,或患有较严重的妊娠合并症、并发症,对母婴安全有一定威胁。

(4)红色:妊娠风险高。孕妇患有严重的妊娠合并症、并发症,继续妊娠可能危及孕妇生命。

(5)紫色:孕妇患有传染病。紫色标识者可伴有其他颜色的风险标识。

医疗机构应根据孕产妇妊娠风险评估结果,在《母子健康手册》上标注评估结果及评估日期。对分级为"橙色""红色"的孕妇,医疗机构应当填写"孕产妇妊娠评估分级报告单",在 3 天内将报告单报送辖区妇幼保健机构。若妊娠风险分级为红色,应当在 24 h 内报送。

2. 动态评估 医疗机构结合孕产期保健服务,发现孕产妇健康状况有变化时,立即进行妊娠风险动态评估,根据病情变化调整妊娠风险及管理措施,并在《母子健康手册》上标注评估结果及评估日期。

(二)评估方法

1. 妊娠前筛查

1)评估妊娠前高危因素

(1)询问计划妊娠夫妇的健康状况。

(2)评估既往慢性病史、家族史、遗传病史,不宜妊娠者应及时告知。

(3)详细了解不良孕产史和前次分娩史,是否为瘢痕子宫。

(4)生活方式、饮食营养、职业状况及人际关系等。

2)体格检查 心肺听诊;测量血压、体重,计算 BMI;常规妇科检查。

3)辅助检查

(1)必查项目:血常规、尿常规、血型、肝肾功能、空腹血糖、HBsAg 筛查及 HIV 筛查等。

(2)备查项目:子宫颈细胞学检查、TORCH 筛查(弓形虫、风疹病毒、巨细胞病毒及单纯疱疹病毒筛查)、阴道分泌物检查、甲状腺功能检测、75 gOGTT、血脂水平检查、妇科超声检查及心电图检查等。

2. 妊娠期筛查

1)产前检查次数及孕周 2018 年中华医学会妇产科学分会产科学组发布的《孕前和孕期保健指南》推荐的产前检查孕周和次数为:妊娠 $6\sim13^{+6}$ 周、$14\sim19^{+6}$ 周、$20\sim24$ 周、$25\sim28$ 周、$29\sim32$ 周、$33\sim36$ 周各检查 1 次,$37\sim41$ 周每周检查 1 次。高危妊娠者,应酌情增加产前检查次数和项目。

2)评估妊娠期高危因素 主要包括孕产史(尤其是不良孕产史,如流产、早产、死胎等)、有无生殖道手术史及胎儿畸形;妊娠前准备情况,孕妇及其配偶的家族史;有无妊娠并发症等。

3)体格检查 心肺听诊;测量血压、体重,计算 BMI;胎心率监测等。

4)辅助检查

(1)必查项目:血常规尿常规等同妊娠前必查项目;GDM 筛查,75 gOGTT;超声检查等。

(2)备查项目:丙型肝炎筛查、抗 D 滴度检测、结核菌素试验、双胎妊娠需确定绒毛膜性质(绒毛膜穿刺取样术)、无创产前筛查(NIPT)、胎儿非整倍体染色体异常的妊娠中期母体血清学筛查、羊膜腔穿刺术、B 族链球菌(GBS)筛查、子宫颈检查及 Bishop 评分等。

三、高危妊娠的监测

高危妊娠监测的内容主要包括:评估胎儿生长发育及宫内安危,监测胎盘、脐带和羊水等。高危妊娠孕妇应于 $32\sim34$ 周开始评估胎儿健康状况,有严重并发症的孕妇应于 $26\sim28$ 周开始监测。

(一)胎儿生长发育监测

1. 胎儿测量指标 根据末次月经、早孕反应出现时间、胎儿颈后透明层厚度(NT)、第一次胎动出现时间、子宫底高度、B 超测量的胎儿顶臀长、双顶径和股骨长等推算胎龄。

2. 孕妇测量指标 测量并记录孕妇的子宫底高度、腹围,观察其动态变化,间接了解胎儿发育情况。

(二)胎儿宫内状况监测

1. 胎动计数 孕妇自我监护胎儿宫内健康的重要手段。胎动计数≥10 次/2 h 为正常,<6 次/2 h 或减少 50%,应考虑胎盘功能不足、胎儿缺氧可能。

2. B 超检查 能显示胎儿大小、数目、胎位、有无胎心搏动、胎盘位置及成熟度,还可发现胎儿畸形。

3. 血流动力学监测 彩色多普勒超声监测胎儿脐动脉和大脑中动脉血流。脐动脉血流常用监测指标为搏动指数(PI)、收缩期最大血流速度与舒张末期血流速度比值(S/D)、阻力指数(RI)。若在舒张末期无血流,提示胎儿将在 1 周内死亡。

4. 监测胎心

1) 胎心听诊 判断胎儿宫内安危的一种简便方法。可用胎心听诊器或多普勒胎心仪听诊胎心的强弱和节律,判断胎心是否正常。

2) 电子胎心监护 电子胎心监护(EFM)不仅可以连续观察并记录胎心率的动态变化,还可以了解胎动、宫缩与胎心的关系。EFM包括内、外监护。外监护是将宫缩描绘探头和胎心描绘探头直接放在孕妇腹壁上。

(1) 监测胎心率:

① 胎心率基线(BFHR):在无胎动、无宫缩影响时记录10 min以上的胎心率(FHR)平均值。胎心率(FHR)变异包括每分钟心搏次数(次/分)和胎心率基线变异(图9-1)。每分钟心搏次数变异:正常FHR为110～160次/分,如FHR>160次/分或<110次/分,历时10 min,称心动过速或心动过缓。胎心率基线变异是指FHR有小的周期性波动。胎心率基线摆动包括胎心率摆动幅度和摆动频率。摆动幅度正常为6～25次/分。摆动频率正常为不小于6次/分。基线摆动表示胎儿有一定的储备能力,是胎儿健康的表现。胎心率基线变平即变异消失,提示胎儿储备能力丧失。

② 胎心率一过性变化:受胎动、宫缩、触诊及声响等刺激,胎心率发生暂时性加快或减慢,随后又能恢复到基线水平,称为胎心率一过性变化。其是判断胎儿安危的重要指标。

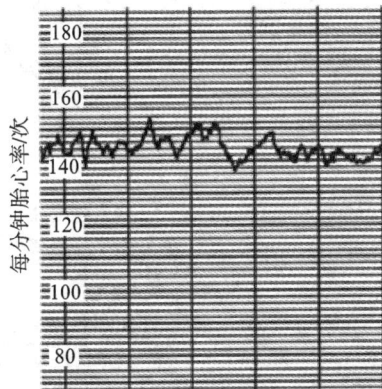

图9-1 胎心率基线及变异

A. 加速:宫缩时胎心率基线暂时增加幅度≥15次/分,持续时间>15 s。这是胎儿宫内良好的表现,原因可能是胎儿躯干局部或脐静脉暂时受压。散发的、短暂的胎心率加速是无害的,但若脐静脉持续受压,则可发展为减速。

B. 减速:宫缩时出现的暂时性胎心率减慢。分为以下3种。

a. 早期减速(ED):特点是FHR曲线下降与宫缩曲线上升几乎同时开始,FHR曲线最低点与宫缩曲线高峰一致,波谷对波峰,减速开始到胎心率最低点的时间≥30 s,宫缩后迅即恢复正常(图9-2)。一般见于第一产程后期,宫缩时胎头受压,脑血流量一时性减少所致,不受孕妇体位或吸氧而改变。

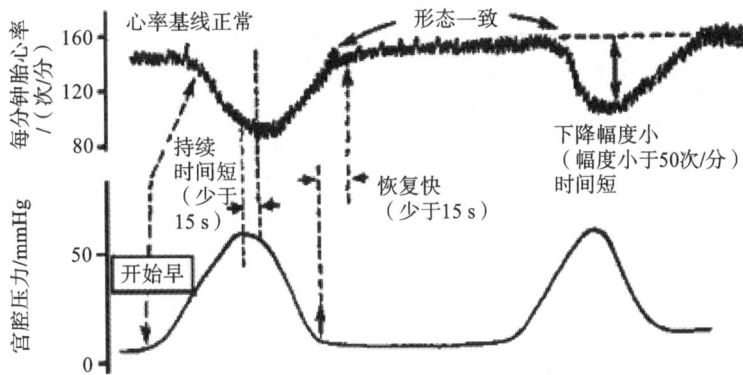

图9-2 胎心率早期减速

b. 变异减速(VD):特点是胎心率减速与宫缩无固定关系,下降迅速且下降幅度大(>70次/分),持续时间长短不一,恢复迅速(图9-3)。意义:提示宫缩时脐带受压,迷走神经兴奋。

c. 晚期减速(LD):特点是胎心率减速多在宫缩高峰后开始出现,波谷落后于波峰,减速开始到胎心率最低点的时间≥30 s,持续时间长(图9-4)。意义:提示胎盘功能不良、胎儿缺氧。

(2) 预测胎儿宫内储备能力:

① 无应激试验(non-stress test,NST):在无宫缩、无外界负荷刺激下,用电子胎心监护仪进行胎心率与胎动的观察和记录,以了解胎儿储备能力。

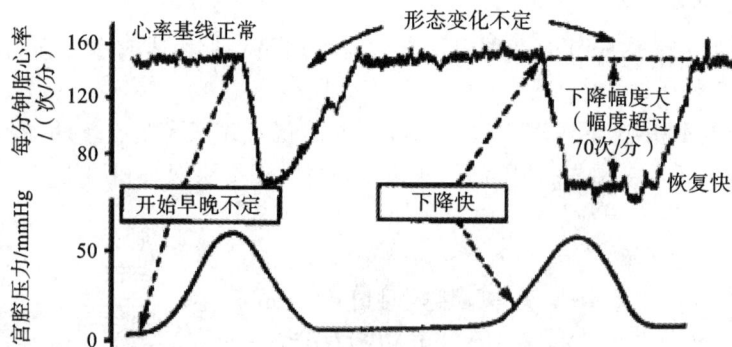

图 9-3　胎心率变异减速

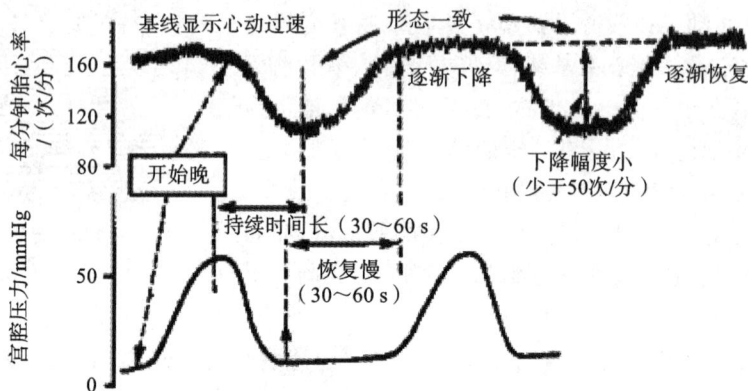

图 9-4　胎心率晚期减速

原理:在胎儿不存在酸中毒或神经受压的情况下,胎动时会出现胎心率的短暂上升,预示着自主神经功能正常。

方法:孕妇取坐位或侧卧位,一般监护 20 min。由于胎儿存在睡眠周期,NST 可能需要监护 40 min 或更长时间。参照加拿大妇产科医师学会(SOGC)指南,NST 分为正常、不典型和异常 NST(表 9-1)。

表 9-1　NST 评估结果及处理

参数	正常 NST	不典型 NST	异常 NST
胎心率基线	110~160 次/分	100~110 次/分; >160 次/分,<30 min	胎心过缓<100 次/分;胎心过速>160 次/分,>30 min
胎心率基线变异	摆动幅度为 6~25 次/分(中等变异);摆动幅度≤5 次/分(变异缺失或微小),持续<40 min	摆动幅度≤5 次/分,持续 40~80 min	摆动幅度≤5 次/分,持续>80 min;摆动幅度≥25 次/分,持续>10 min;正弦波形
减速	无减速或者偶发变异减速,持续<30 s	变异减速,持续 30~60 s	变异减速,持续≥60 s;晚期减速
加速(≥32 周)	40 min 内≥2 次加速超过 15 次/分,持续 15 s	40~80 min 内 2 次以下加速超过 15 次/分,持续 15 s	>80 min 2 次以下加速超过 15 次/分,持续 15 s
加速(<32 周)	40 min 内≥2 次加速超过 10 次/分,持续 10 s	40~80 min 内 2 次以下加速超过 10 次/分,持续 10 s	>80 min 2 次以下加速超过 10 次/分,持续 10 s
处理	继续随访观察或进一步评估	需进一步评估	复查;全面评估胎儿状况;胎儿生物物理评分;及时终止妊娠

②缩宫素激惹试验(OCT):又称宫缩应激试验(CST),其目的是观察和记录宫缩后胎心率的变化,了解宫缩时胎盘一过性缺氧的负荷变化,评估胎儿的宫内储备能力。

原理:在宫缩的应激下,子宫动脉血流减少,可促发胎儿一过性缺氧表现。对已处于亚缺氧状态的胎儿,在宫缩的刺激下缺氧逐渐加重,将诱导出现晚期减速。宫缩的刺激还可引起脐带受压,从而出现变异减速。宫缩的要求:宫缩≥3 次/10 min,每次持续≥40 s。如果产妇自发的宫缩满足上述要求,则无须诱导宫缩,否则可通过刺激乳头或静脉滴注宫缩剂诱导宫缩。OCT/CST 图形的判读主要基于是否出现晚期减速。

结果判断:阴性——无晚期减速或明显的变异减速;可疑阳性(有下述任一种表现)——间断出现晚期减速或重度变异减速;宫缩过频(>5 次/10 min);宫缩伴胎心减速,时间>90 s;出现无法解释的监护图形;阳性——≥50%的宫缩伴晚期减速。

③胎儿生物物理评分(BPS):应用多项生物物理现象进行综合评定的方法,常用 Manning 评分法,该法通过 NST 联合实时超声检查,通过观察 NST、胎儿呼吸运动(FBM)、胎动(FM)、胎儿张力(FT)、最大羊水池深度(DVP)共 5 项指标综合判断胎儿宫内安危。每项指标 2 分,总分为 10 分,观察时间为 30 min,8~10 分提示胎儿健康;5~7 分提示可疑胎儿窘迫,4 分以下建议终止妊娠(表 9-2)。

表 9-2 Manning 评分法

指标	2分正常	0分异常
NST(20 min)	≥2 次胎动,FHR 加速,摆动幅度≥15 次/分,持续≥15 s	<2 次胎动,FHR 加速,摆动幅度<15 次/分,持续<15 s
FBM(30 min)	≥1 次,持续≥30 s	无或持续<30 s
FM(30 min)	≥3 次躯干和肢体活动(连续出现计 1 次)	≤2 次躯干和肢体活动
FT	≥1 次躯干伸展后恢复到屈曲,手指摊开合拢	无活动,肢体完全伸展,伸展缓慢,部分恢复到屈曲
DVP	≥2 cm	测不出或<2 cm

5.胎盘功能检查 通过胎盘功能检查间接了解胎儿宫内情况。

(1)胎动:胎动与胎盘功能状态关系密切,胎盘功能低下时,胎动减少。

(2)测定孕妇尿雌三醇(E_3)值:妊娠晚期 E_3>15 mg/24 h 为正常值;10~15 mg/24 h 为警戒值;E_3<10 mg/24 h 为危险值,提示胎盘功能低下。也可测定孕妇随意尿雌激素/肌酐(E/C)值,E/C>15 为正常值,10~15 为警戒值,<10 为危险值。还可测定孕妇血清游离雌三醇值,足月时此值<40 nmol/L,表示胎盘功能低下。

(3)孕妇血清人胎盘催乳素(hPL)测定:足月妊娠者 hPL 为 4~11 mg/L,hPL<4 mg/L 或突然降低50%,提示胎盘功能低下。

6.胎儿成熟度检查

(1)B 超测胎头双顶径:>8.5 cm,提示胎儿成熟。

(2)卵磷脂/鞘磷脂(L/S)比值:L/S≥2,提示胎儿肺成熟。

(3)羊水泡沫试验(震荡试验):快速简便测定羊水中表面活性物质的试验。若两管液面均有完整泡沫环,提示胎儿肺成熟。

(4)磷脂酰甘油(PG):PG 阳性,提示胎儿肺成熟。

(三)孕产妇身心状况监测

1.生命体征 监测孕妇的脉搏、呼吸、血压及体温变化,以判断妊娠情况。

2.心功能 评估孕妇有无心脏杂音及心功能。

3.子宫底高度、腹围 判断子宫底高度、腹围是否与停经周数相符。若连续 2 次或间断出现 3 次低于第10 百分位数,提示可能存在胎儿宫内发育不良或羊水过少;若高于第 90 百分位数,提示可能存在巨大儿、羊水过多或多胎妊娠。

4.心理状态 高危妊娠孕妇容易产生焦虑、恐惧、悲哀和失去信心等不良情绪,也会感到烦躁、无助。护士应全面评估高危妊娠孕妇的心理状态、应对机制及社会支持系统。

任务二 高危孕妇的护理

PPT 9-2

情景导入

初孕妇,47岁,G_7P_2,妊娠29周,近两周来感觉头晕,下肢水肿,经检查,门诊以妊娠期高血压疾病收治入院。

任务:1.该孕妇处于何种妊娠状态?

2.如何正确指导,以最大限度确保孕妇及胎儿健康?

【护理评估】

(一)健康史

了解孕妇年龄、职业、孕产史、既往史、手术史及本次妊娠经过等。

(二)身体评估

1.症状 了解有无头晕、眼花、气促、乏力、腹痛及阴道流血等。

2.体征

(1)体格检查:①观察孕妇营养、身高、步态、腹型。身高≤145 cm者可能有狭窄骨盆,跛行者可能有畸形骨盆。②测量体重、血压,体重<40 kg或>85 kg者,危险性增加;血压≥140/90 mmHg者为异常。③听诊心肺,评估心功能。

(2)产科检查:①腹部检查:测量子宫底高度、腹围,了解胎儿发育情况;用四步触诊法检查胎位。听胎心,了解胎儿有无缺氧。②骨盆测量:检查骨盆有无异常。

(3)绘制妊娠图:动态观察母儿有无异常。

(4)评估产程进展:产程中密切观察,及时发现产力异常和胎儿异常。

(三)心理-社会评估

高危孕妇常表现为焦虑、恐惧和无助感。

(四)辅助检查

(1)血常规、尿常规、肝肾功能检查。

(2)NIPT、GDM筛查、75 gOGTT。

(3)超声检查、电子胎心监护等。

【护理诊断】

1.知识缺乏 缺乏高危妊娠相关知识。

2.焦虑 担心自身及胎儿安危。

3.潜在并发症 胎儿生长受限、胎儿窘迫等。

【护理目标】

(1)孕妇能说出高危妊娠相关知识。

(2)孕产妇焦虑减轻或消失。

(3)胎儿、新生儿健康。

【护理措施】

(一)基础护理

1.照护支持

(1)饮食:给予高蛋白、高能量饮食,补充足够的维生素、铁、钙,必要时静脉滴注葡萄糖及多种氨基酸。帮助孕妇制订合理的饮食计划。

(2)休息:指导孕妇根据医嘱合理安排休息与活动,一般卧床休息取左侧卧位。

2.病情监测

(1)孕妇监测:①监测生命体征,记录24 h出入量;②监测体重,观察水肿,了解有无头晕、眼花、胸闷、心悸等症状;③监测腹痛、阴道流血、阴道流液情况;④监测药物不良反应;⑤密切观察产程,及时发现异常分娩。

(2)胎儿监测:监测胎儿生长发育、胎儿宫内情况、胎盘功能及胎儿成熟度(详见本项目任务一"高危妊娠的评估与监测"相关内容)。

(二)专科护理

1.胎心异常

(1)胎心率增快(>160次/分):胎儿因素有心脏畸形或传导异常、脐带脱垂或受压、胎盘功能不全等;孕妇因素包括发热、贫血、甲状腺功能亢进(简称甲亢)、过度紧张焦虑、宫内感染等。

(2)胎心率减慢(<110次/分):胎儿因素包括脐带脱垂、胎儿先心病或传导异常;孕妇因素包括宫缩过强、低体温、低血压、抽搐、过期妊娠等。

(3)各类减速:早期减速常见于胎头受压;变异减速常见于早产或硫酸镁、镇静剂、麻醉药等药物影响;晚期减速常见于胎儿宫内缺氧。

2.胎动异常 胎动在夜间和下午较为活跃,在胎儿睡眠周期(胎儿睡眠一般持续20~40 min)停止。孕妇应在每天同一时间计数胎动,若有异常应及时就医检查。

(1)胎动增多:胎儿轻度缺氧。胎动计数明显增加后出现胎动明显减少,甚至消失,提示胎儿窘迫。

(2)胎动减少:由胎儿严重或长时间缺氧如脐带绕颈、胎盘早剥、前置胎盘、胎盘功能障碍等所致。孕妇因素为低血糖、羊水过多、使用镇静剂。

3.阴道流血 妊娠28周前可见于先兆流产、难免流产;妊娠28~37周可见于早产、先兆早产;妊娠37周后可见于临产、先兆临产;还可见于前置胎盘、胎盘早剥等。

4.阴道流液 常见于胎膜早破、阴道炎,可用羊水试纸对两者进行鉴别。若明确诊断,可按胎膜早破或阴道炎护理。

5.肛门坠胀感 可考虑为便秘、胎先露下降压迫直肠、会阴缝合不当等所致。

6.遵医嘱用药,配合治疗 ①遵医嘱静脉滴注10%葡萄糖溶液500 ml加维生素C 2g,每天1次,5~7天为1个疗程,提高胎儿对缺氧的耐受力;②遵医嘱使用宫缩抑制剂,预防早产;③遵医嘱用地塞米松促胎肺成熟,预防新生儿呼吸窘迫综合征;④对胎盘功能减退的孕妇,遵医嘱给予间歇吸氧,每天3次,每次30 min;⑤遵医嘱做好各项特殊检查的护理配合。

7.分娩护理

第一产程:①吸氧,密切观察胎心;②少用镇静、麻醉药;③做好新生儿窒息的抢救准备。

第二产程:配合医生行阴道助产术。

第三产程:遵医嘱使用宫缩剂、抗生素,预防产后出血和感染。

产褥期:加强对产妇及高危儿的监护,巩固治疗。

(三)症状护理

1.生命体征异常

(1)血压异常:①血压增高(血压≥140/90 mmHg):遵医嘱按妊娠期高血压疾病护理。②血压过低(血压≤90/60 mmHg):常见于产后出血、直立性低血压、心脏疾病等,分别做好整体护理。

(2)体温异常:①体温过高(腋温>37 ℃或口温>37.5 ℃):常见于产褥感染、泌尿系统感染、上呼吸道感染等。②体温过低(口温＜35 ℃):常见于大出血、休克等重症疾病。

(3)脉搏异常:脉搏增快见于甲亢、发热,脉搏减慢见于休克晚期,脉搏短绌见于心房颤动、频发室性期前收缩。

(4)呼吸异常:呼吸困难可见于硫酸镁中毒和急性羊水过多。呼吸过缓常见于麻醉药或镇静剂中毒、硫酸镁中毒。呼吸过速常见于感染性疾病导致的发热。

2. 心电监护异常

(1)心率异常:窦性心动过速常见于贫血、发热,窦性心动过缓见于使用麻醉药或镇静剂。

(2)血氧饱和度下降:常见于发绀型先天性心脏病、心力衰竭、感染性休克、出血性休克、严重贫血、羊水栓塞等。

3. 其他症状

(1)意识障碍:见于药物中毒,如硫酸镁中毒;严重的肝肾疾病;神经系统病变;脑组织缺血缺氧;内分泌疾病等。

(2)惊厥抽搐:见于子痫、颅内感染、神经系统疾病等。

(3)视物模糊:见于妊娠期高血压疾病、妊娠期糖尿病、头部神经损伤等。

(4)疼痛:妊娠期高血压疾病导致头痛;胎盘早剥、子宫破裂、妊娠各期流产、先兆早产等均可引起腹部及腰背部疼痛等。

(5)水肿:见于妊娠期高血压疾病、心力衰竭、妊娠期糖尿病、急慢性肾炎等。

(6)皮肤瘙痒:可见于妊娠期糖尿病、妊娠期肝内胆汁淤积症等。

(四)高危妊娠预防

1. 做好孕前准备

(1)做好生育规划:生育规划包括夫妻双方的妊娠次数和时间计划。医护人员应帮助病人解决妊娠前的潜在问题。

(2)确保叶酸的摄入:妊娠前3个月和妊娠后3个月服用叶酸,以降低神经性疾病的发生风险。

(3)控制良好的体重:超重、肥胖会使孕妇并发症发生风险增高,并增加剖宫产机会;同时,妊娠期营养摄入过少,易导致胎儿发育不良,甚至影响到脑部神经发育。因此,医护人员应帮助孕妇制订合理的体重控制计划。

(4)了解家族史:询问夫妻双方家族基因和健康史。如存在某些慢性疾病或家族遗传病,应建议转介至相应专科咨询治疗。

(5)维持良好心理状态:孕妇长期精神过度紧张,容易导致内分泌紊乱,增加妊娠心理压力。

2. 规范妊娠期管理

(1)按要求规范妊娠期检查:准确筛查高危孕妇,增加其妊娠期检查频次。

(2)避免暴露于有害环境:暴露于辐射、杀虫剂及某些化学物质会导致出生缺陷、早产和流产。

(3)科学营养支持:在孕妇首次产检时即应确定其 BMI,定期对其进行饮食、运动及妊娠期增重指导和监测,同时避免营养失调。

(4)避免滥用药物:如有特殊情况应嘱其严格遵医嘱用药。

(5)避免感染:某些感染会增加胎儿畸形、流产及早产等风险,应积极进行健康教育及监测,防止感染的发生。

(6)适当活动及锻炼:根据孕妇的综合情况制订个体化活动计划。

(7)维持稳定情绪状态:指导孕妇消除妊娠期焦虑和恐惧,积极主动配合治疗。

(8)其他:提醒孕妇适当限制咖啡因的摄入(不超过 200 mg/d);禁止吸烟、饮酒及毒品的使用等。

(五)高危孕妇的管理

根据孕妇妊娠风险评估分级进行管理。

1. 分级为"绿色" 按照《孕产期保健工作规范》,规范提供孕产期保健服务。

2.分级为"黄色" 建议其在二级以上医疗机构接受孕产期保健和住院分娩。若有异常,应尽快转诊到三级医疗机构。

3.分级为"橙色""红色"和"紫色" 应将其作为重点人群纳入高危孕妇专案管理,合理调配资源,保证专人专案、全程管理、动态监管、集中救治,确保做到"发现一例、登记一例、报告一例、管理一例、救治一例"。对分级为"橙色"和"红色"者,要及时向辖区妇幼保健机构报送相关信息,并尽快与上级危重孕产妇救治中心共同研究制订个体化管理方案、诊疗方案和应急预案。

(六)心理护理

引导孕妇倾诉内心的担忧,指导正确的应对方法,提供心理支持。动员家属参与,鼓励孕妇积极治疗,消除其恐惧。

任务三 胎儿窘迫

PPT 9-3

情景导入

病人39岁,G_1P_0,妊娠42周,自觉最近4天胎动明显减少。体格检查:体温、呼吸、脉搏均正常,血压138/86 mmHg。产检:LOA,胎头未入盆,胎心率165次/分,B超测双顶径8.3 cm,见胎儿颈部有脐带回声,胎盘3级,呈老化胎盘图像,最大羊水池深度2.3 cm。

任务:1.胎儿出现了什么问题? 是什么原因造成的?

2.按护理程序提出整体护理方案。

【导言】

胎儿窘迫是指胎儿在子宫内因急性或慢性缺氧,危及胎儿健康和生命的综合症状,发生率为2.7%～38.5%。急性胎儿窘迫多发生在分娩期,慢性胎儿窘迫主要发生于妊娠末期,临产后常表现为急性胎儿窘迫。

【病因】

母体血液含氧量不足、母胎间血氧运输及交换障碍或胎儿自身因素异常,均可致胎儿窘迫。

1.胎儿急性缺氧 常见因素为:①前置胎盘、胎盘早剥;②脐带异常,如脐带绕颈、脐带脱垂、脐带真结、脐带过长或过短、脐带扭转、脐带血肿、脐带附着于胎膜等;③母体严重血液循环障碍致胎盘灌注急剧减少,如各种原因引起的休克等;④缩宫素使用不当,造成过强或不协调宫缩;⑤孕妇应用麻醉剂、镇静剂过量,抑制呼吸。

2.胎儿慢性缺氧 ①母体血液含氧量不足,如合并心脏病、肺功能不全、重度贫血等;②子宫胎盘血管硬化、梗死,使绒毛间隙血液灌注不足,如妊娠期高血压疾病、慢性肾炎、糖尿病、过期妊娠等;③胎儿严重的心血管疾病、呼吸系统疾病,胎儿畸形、母儿血型不合,胎儿宫内感染、颅内出血及颅脑损伤,使胎儿运输和利用氧能力下降。

【病理生理】

胎儿对宫内缺氧有一定的代偿能力。早期胎儿缺血缺氧会引起全身血流重新分配,使血流主要分流至心、脑及肾上腺等重要器官。电子胎心监护提示基线摆动减少或消失、反复晚期减速。如果缺氧持续,则无氧糖酵解增加,发展为代谢性酸中毒。乳酸堆积并出现胎儿重要器官尤其是脑和心肌的进行性损害,如不及时给予干预,则可能造成严重及永久性损害,如缺血缺氧性脑病甚至胎死宫内。重度缺氧可致胎儿呼吸运动加深,羊水吸入,出生后可出现新生儿吸入性肺炎。

妊娠期慢性缺氧使子宫胎盘灌注下降,导致胎儿生长受限,肾血流量减少引起羊水减少。脐带因素的胎儿缺氧常表现为胎心突然下降或出现反复重度变异减速,可出现呼吸性酸中毒,如不解除诱因,则可发展为混合性酸中毒,造成胎儿损害。

【主要临床表现】

急性胎儿窘迫多发生在分娩期,产时胎心率异常是急性胎儿窘迫的重要征象。

慢性胎儿窘迫常发生在妊娠晚期,胎动减少是胎儿缺氧的重要表现。

【护理评估】

(一)健康史

了解孕妇的年龄、生育史、内科疾病史、本次妊娠经过、分娩经过。评估有无导致胎儿窘迫的病因。

(二)身体状况

1.急性胎儿窘迫

(1)产时胎心率异常:急性胎儿窘迫的重要征象。缺氧早期,胎心率>160 次/分。缺氧严重时,胎心过缓(胎心率<110 次/分),胎心率基线无变异,伴频繁变异减速或晚期减速,提示胎儿缺氧严重。

(2)羊水胎粪污染:依据胎粪污染程度,羊水污染分为 3 度:Ⅰ度浅绿色;Ⅱ度黄绿色、混浊;Ⅲ度棕黄色、稠厚。羊水中胎粪污染不是胎儿窘迫的征象。羊水胎粪污染,如果胎心监护正常,则不需要进行特殊处理;如果胎心监护异常,存在宫内缺氧,则会引起胎粪吸入综合征(MAS),造成不良胎儿结局。

(3)胎动异常:缺氧初期为胎动频繁,继而减少,进而消失。

2.慢性胎儿窘迫

(1)胎动减少或消失:胎动减少是慢性胎儿窘迫最早的信号。胎动计数<6 次/2 h 或减少 50%,提示胎儿缺氧可能。

(2)产前电子胎心监护异常:无应激试验(NST)异常提示胎儿缺氧可能。

(3)胎儿生物物理评分低。

(三)心理-社会评估

孕产妇及其家属因胎儿生命遭遇危险而焦虑,对未知结果深感无助。胎儿死亡尤使孕产妇伤感,通常需经历否认、愤怒、抑制、接受的过程。

(四)辅助检查

1.电子胎心监护 急性胎儿窘迫出现频繁晚期减速或重度变异减速。慢性胎儿窘迫时,NST 基线平直,OCT/CST 出现频繁晚期减速。

2.胎盘功能检查 尿雌三醇(E_3)<10 mg/24 h 或骤减 30%～40%,提示胎盘功能减退。

3.胎儿生物物理评分 ≤4 分提示胎儿缺氧,5～6 分为可疑胎儿缺氧。

4.胎儿头皮血血气分析 胎儿头皮血 pH<7.20(正常 7.25～7.35),可诊断为胎儿酸中毒。

5.脐动脉多普勒超声 血流异常。

(五)治疗要点

1.急性胎儿窘迫 应采取果断措施,改善胎儿缺氧状态。

2.慢性胎儿窘迫 应针对妊娠合并症或并发症特点及严重程度,根据孕周、胎儿成熟度及胎儿缺氧程度综合判断,拟定处理方案。

【护理诊断】

1.气体交换受损(胎儿) 与子宫、胎盘、脐带、胎儿供血供氧不足有关。

2.焦虑 与担心胎儿生命安全有关。

3.预感性悲哀 与胎儿可能死亡有关。

【护理目标】

(1)胎儿缺氧状况得到改善,胎心率维持在 110～160 次/分。

(2)孕产妇焦虑情绪减轻。

(3)孕产妇能够接受胎儿死亡的现实。

【护理措施】

（一）基础护理

1.照护支持 鼓励孕妇进营养丰富、易消化的食物。嘱其卧床休息，保证充足睡眠。遵医嘱静脉补液，增加子宫-胎盘血液灌注，积极纠正脱水、酸中毒、低血压及电解质紊乱。

2.病情监测 ①勤听胎心音，每10～15 min听1次，或进行电子胎心监护。②指导孕妇进行胎动计数。做好新生儿复苏准备。

（二）专科护理

1.急性胎儿窘迫

(1)纠正缺氧：立即采取相应措施纠正胎儿缺氧。取左侧卧位，面罩吸100%纯氧，每次吸氧30 min，间隔5 min。

(2)祛除病因：宫缩过强时，停用缩宫素，遵医嘱予宫缩抑制剂。脐带脱垂时，改变体位或还纳脐带。

(3)尽快终止妊娠：宫口未开全者，立即剖宫产；宫口开全，胎头在棘下3 cm者，行阴道助产。

2.慢性胎儿窘迫

(1)及时发现：主诉胎动减少者，应进行全面检查以评估母儿状况。积极治疗各种并发症或合并症。

(2)期待疗法：孕周小者，尽量保守治疗延长胎龄，同时促胎肺成熟。

(3)终止妊娠：妊娠近足月或胎儿成熟，胎盘功能进行性减退，OCT出现频繁晚期减速或重度变异减速者，则行剖宫产术终止妊娠。

（三）预防胎儿窘迫

(1)做好妊娠期保健和产前胎儿监护，积极治疗妊娠并发症、合并症。

(2)严密观察产程，积极处理异常分娩。

(3)防止胎膜早破和脐带脱垂。破膜后立即听胎心、观察羊水。

(4)分娩时避免滥用宫缩剂及镇静剂。

（四）心理护理

1.减轻焦虑 向孕妇提供相关信息，耐心解释胎儿目前状况、产程进展、治疗措施、预期后果及孕妇配合的重要性。

2.提供心理支持 对胎儿死亡的夫妇，护士多陪伴他们，鼓励他们诉说悲伤，给予产妇精神安慰和悉心照顾，帮助他们缓解心理压力，接受现实，尽快度过悲伤期。

（五）健康指导

1.休息体位 指导孕妇休息时取左侧卧位，以改善胎盘血流供应。

2.自我监护 指导孕妇妊娠28周开始进行胎动计数。如2 h胎动次数<6次或胎动次数突然减少>50%而不能恢复者，提示胎儿缺氧，应及时就诊。

3.加强产前检查 定期产前检查，出现异常情况及时就诊。

任务四　新生儿窒息

PPT 9-4

情景导入

初产妇，23岁，妊娠41周，因"阴道流液3 h"入院。21 h后剖宫产1名男婴。新生儿娩出1 min，全身皮肤青紫；心率90次/分；呼吸10次/分，不规则；四肢稍弯曲；喉反射存在。

任务：1.该新生儿发生了什么？

2.首优护理问题是什么？

3.作为产科责任护士，你怎样为该患儿进行救护？

新生儿窒息是指新生儿出生后不能建立正常的自主呼吸,导致低氧血症、高碳酸血症及全身多脏器损伤。可造成新生儿器官和组织急性缺血缺氧性损害,甚至造成死亡和严重的神经系统损害及发育障碍、癫痫及认知功能落后,是新生儿死亡和儿童伤残的重要原因之一。

【病因】

窒息的本质是缺氧。引起新生儿窒息的因素有:①胎儿窘迫。②呼吸中枢受损:缺氧、滞产、产钳术使胎儿颅内出血及脑部长时间缺氧使呼吸中枢受损。③呼吸中枢抑制:产妇在接近胎儿娩出时使用镇静剂、麻醉剂等,抑制了呼吸中枢。④呼吸道阻塞:分娩过程中,胎儿吸入羊水、胎粪、黏液等未及时有效清除。⑤其他:早产、新生儿呼吸道畸形、肺透明膜病、严重感染等。

【护理评估】

(一)健康史

评估有无引起新生儿窒息的因素。

(二)身体状况

重点评估窒息程度,对新生儿出生后1 min、5 min进行Apgar评分。新生儿窒息临床上分为2型。

1.轻度(青紫)窒息 Apgar评分4~7分。新生儿面部及全身皮肤呈青紫色;呼吸表浅或不规律;心跳规则有力,心率减慢(80~120次/分);肌张力好,四肢稍屈;对外界刺激有反应,喉反射存在。

2.重度(苍白)窒息 Apgar评分0~3分。新生儿皮肤苍白,口唇暗紫;无呼吸或仅有喘息样微弱呼吸;心跳不规则,慢而弱,心率<80次/分;肌张力松弛;对外界刺激无反应,喉反射消失。

出生5 min后,应再次评分。

(三)心理-社会评估

产妇可产生焦虑、悲伤情绪,害怕失去新生儿,表现为不顾自身分娩疼痛、切口疼痛而急切询问新生儿情况,神情不安。

(四)处理原则

出现新生儿窒息立即复苏。按国际公认的ABCDE复苏方案进行复苏。A—清理呼吸道,B—建立呼吸,C—维持正常循环,D—药物治疗,E—评价。

【护理诊断】

1.新生儿

(1)气体交换受损:与呼吸道阻塞有关。

(2)有受伤的危险:与抢救操作、组织缺氧有关。

(3)有感染的危险:与免疫功能低下、吸入污染的羊水有关。

2.产妇

(1)焦虑:与新生儿的生命受到威胁有关。

(2)预感性悲哀:与预感失去孩子或可能留下后遗症有关。

【护理目标】

(1)新生儿呼吸道通畅,建立自主呼吸。

(2)新生儿未出现颅内出血等损伤。

(3)未发生新生儿感染。

(4)产妇情绪稳定,配合医疗护理。

(5)产妇接受事实。

【护理措施】

(一)复苏准备

1.复苏方案 ①早期预测:评估胎儿缺氧情况,有窒息危险者提前做好复苏准备。②出现新生儿窒息立即复苏。按国际公认的ABCDE复苏方案进行复苏,前三项最重要,A是根本,B是关键,E贯穿整个复苏过程。③做好保暖和监护。

2. 用物准备 ①加压给氧装置、气囊、各型面罩。②辐射保温装置，须预热。③婴儿喉镜、各型气管插管。④吸痰管、电动吸引器(负压 60～100 mmHg)。⑤注射器、针头、脐动脉插管包。⑥急救药物：1:10000 肾上腺素溶液、10%葡萄糖溶液、生理盐水、扩容剂等。⑦手套、大毛巾、小毛巾、胶布、复苏抢救记录单等。

(二)配合医生按 ABCDE 程序进行复苏

A. 清理呼吸道

(1)最初评估：出生后立即快速评估 4 项指标：是足月吗？羊水清吗？有呼吸或哭声吗？肌张力好吗？以上任何一项为"否"立即进行初步复苏。

(2)初步复苏(30 s 内完成)：①保暖：立即将新生儿置于预热的抢救台上，设置腹壁温度 36.5 ℃。②摆好体位：仰卧位，头略向后仰(图 9-5)，肩下垫毛巾，抬高 2～3 cm。③清理呼吸道：胎肩娩出前挤出口鼻腔内黏液和羊水。羊水有胎粪且新生儿无活力者，在呼吸前，行喉镜下气管插管吸出胎粪。如新生儿有活力(有活力定义：呼吸规则或有哭声、肌张力好、心率>100 次/分)，则不进行气管内吸引。④擦干：温热毛巾快速擦干新生儿全身。⑤刺激：轻度窒息新生儿经上述处理后，可用手拍打或手指弹足底，或按摩背部 2 次，刺激诱发自主呼吸。

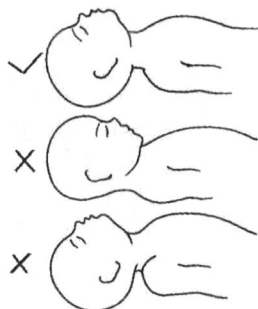

图 9-5 摆好体位

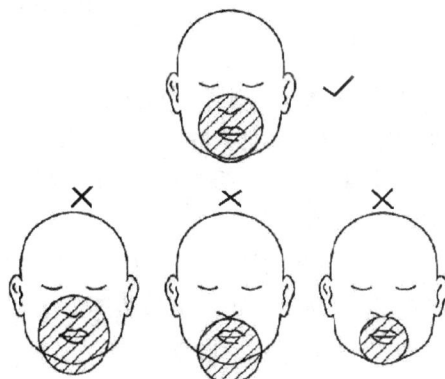

图 9-6 面罩正压通气

B. 建立呼吸 确认呼吸道通畅后进行人工呼吸，同时给予氧气吸入。方法如下。

(1)气囊面罩正压通气：目前最常用的方法，操作简单，避免气管插管延误抢救时间。摆好体位，选择合适面罩，左手拇、示、中指呈 C 形压住面罩于下颌下缘，用无名指固定，小指托下颌上抬，使面罩将口鼻密闭，注意不要压眼及喉部(图 9-6)。连接氧气源，100%氧正压通气，通气压力最初为 30～40 cmH$_2$O，后维持于 20 cmH$_2$O。频率为 40～60 次/分。自主呼吸后，若心率>100 次/分，可减少或停止正压通气。

(2)口对口人工呼吸：基层最常用。将一块纱布折成 4 层，置于新生儿口鼻上，一只手托起新生儿颈部，另一只手轻压上腹部以防气体进入胃内，然后对准新生儿口鼻部轻轻吹气，见胸部微微隆起时将口移开，腹部的手轻压腹部协助排气。如此一吹一压，30 次/分，至呼吸恢复。

建立自主呼吸后拔出气管插管，给予一般吸氧。

C. 维持正常循环 无心率或经气管插管正压通气 30 s 后，心率<60 次/分，应在保证通气的情况下行胸外心脏按压。

(1)拇指法：新生儿仰卧，双手拇指并排或重叠，置于新生儿胸骨体下 1/3 处，其余手指绕胸至背部，拇指按压，频率为 90 次/分，按压深度为胸廓前后径的 1/3。每次按压后随即放松，按压时间稍短于放松时间。心脏按压与正压通气比例为 3:1(图 9-7)。

(2)两指法：右示、中指置于胸骨体下 1/3 处按压，左手支撑背部。频率同拇指法。操作要求动作准确，部位正确，保持手指与胸骨垂直，频率、深度恒定(图 9-8)。

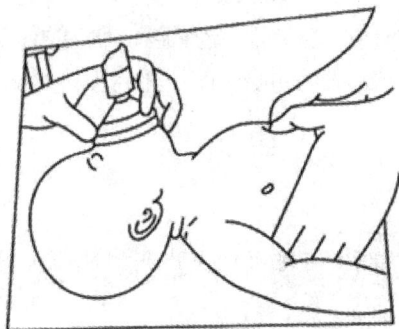

图 9-7　复苏气囊面罩正压通气，
拇指法胸外心脏按压

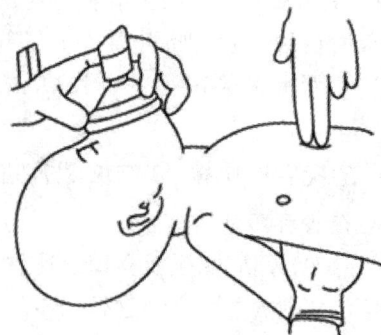

图 9-8　复苏气囊面罩正压通气，
示、中指胸外心脏按压

D. 药物治疗　若心跳停止，或经 100% 氧正压通气，同时胸外按压 30 s，心率仍小于 60 次/分，应遵医嘱立即药物治疗。①立即给予 1：10000 肾上腺素，0.1～0.3 ml/kg，经脐静脉注射或气管内注入，5 min 后重复 1 次。②扩容：给药 30 s 后，心率<100 次/分，并有血容量不足时，给予生理盐水，剂量为 10 ml kg，缓慢静脉注射。③碳酸氢钠：一般不推荐使用。严重代谢性酸中毒可考虑。

E. 评价　复苏过程中随时评价患儿情况，以确定进一步抢救方案。

(三)复苏后护理

1. 继续吸氧、保暖　吸氧至呼吸平稳、皮肤红润为止。

2. 密切观察　观察面色、呼吸、心率、体温、哭声及液体出入量。发现异常及时报告医生并配合治疗。

3. 保持呼吸道通畅　侧卧，随时吸出呼吸道液体，防止呕吐物吸入呼吸道。延期哺乳，遵医嘱静脉补液维持营养。

4. 预防颅内出血及感染　遵医嘱给予维生素 C 100 mg、维生素 K_1 10 mg 肌内注射，每天 1 次，共 3 天，预防颅内出血；遵医嘱给予抗生素预防感染。

(四)新生儿窒息的预防措施

1. 加强围生期保健，及时处理高危妊娠　提高产前检查质量，及时发现异常妊娠，严密观察并处理，预防早产。

2. 加强胎儿监护，避免宫内缺氧　临产后加强产程监护，勤听胎心，观察羊水，及时发现胎儿窘迫并纠正。

3. 提高产科手术质量　严格掌握手术指征，正确实施手术，避免胎儿中枢神经系统损伤。

4. 慎用麻醉剂和镇静剂　胎儿娩出前 4～6 h，严禁使用吗啡、哌替啶、乙醚等抑制胎儿呼吸中枢的药物。

5. 及时清理呼吸道　胎头仰伸时，及时挤出口鼻腔内黏液和羊水。

(五)心理护理

提供情感支持，提高新生儿复苏水平以安慰产妇，抢救时避免大声喧哗，以免加重产妇焦虑。抢救无效新生儿死亡时，选择合适的语言和时机告知产妇，使产妇情绪稳定，能接受现实。

(六)健康指导

指导产妇学会观察新生儿的面色、呼吸、哭声、大小便的变化，发现异常及时就诊。指导母乳喂养。对于重度窒息复苏时间较长的新生儿，指导产妇及其家属注重观察新生儿精神状态及远期表现，提防智力障碍发生。

项目小结

项目		学习要点
项目九 高危妊娠管理	概念	高危妊娠,高危孕妇,胎儿窘迫,新生儿窒息。
	临床特征	胎心率加速、早期减速、变异减速和晚期减速所提示的临床意义;急性胎儿窘迫和慢性胎儿窒迫的临床表现;轻度(青紫)窒息及重度(苍白)窒息评分标准。
	护理要点	高危孕妇护理要点;胎儿窘迫治疗原则;新生儿窒息初步复苏内容

直通护考

扫码在线答题

(彭光敏)

项目十 异常分娩产妇的护理

学习目标

【知识目标】

1. 掌握产力异常、产道异常分类及临床表现;产力异常、产道异常的护理要点;掌握产程异常的临床表现。

2. 熟悉产力异常、骨产道异常、胎位异常的护理评估、护理诊断。

3. 了解产力异常、软产道异常、胎位异常的护理目标。

【能力目标】

1. 学会判断产道的操作方法。

2. 运用所学知识对异常分娩妇女进行整体护理。

【思政目标】

1. 具有较强的责任心,对难产产妇进行管理和宣教,维护母儿健康。

2. 操作中动作轻柔,操作前获得知情同意,提供人文关怀照护。

导 言

决定分娩的因素有产力、产道、胎儿和社会心理因素,这些因素在分娩过程中相互影响、互为因果,任何一个因素异常,或这些因素不能相互适应而使分娩进程受阻,称为异常分娩,俗称难产。护士应正确认识影响分娩的因素,及时发现和处理异常分娩,维护母儿安全。

国家通过组织开展职业技能竞赛等活动,为技术技能人才提供展示技能、切磋技艺的平台,以持续培养更多高素质技术技能人才、能工巧匠和大国工匠。

职业教育应当弘扬社会主义核心价值观,对受教育者进行思想政治教育和职业道德教育,培育劳模精神、劳动精神、工匠精神。

任务一　产力异常

PPT 10-1

情景导入

产妇,34 岁,G_1P_0,妊娠 40 周,枕左前位,规律宫缩 20 h,宫口开大 4 cm,胎心 146 次/分。现一般情况良好,宫缩 30 s/10~12 min,宫缩高峰时子宫不硬。检查:骨盆无异常,B 超估算胎儿体重 3000 g。

任务:1.该产妇的产程出现了什么问题?

2.该产妇目前主要的护理问题是什么?该如何护理?

产力包括子宫收缩力、腹肌和膈肌收缩力及肛提肌收缩力,其中以子宫收缩力为主,贯穿分娩全过程。在分娩过程中,子宫收缩的节律性、对称性、极性不正常或频率、强度异常,称子宫收缩力异常,简称产力异常。临床上将子宫收缩力异常分为子宫收缩乏力(简称宫缩乏力)和子宫收缩过强(简称宫缩过强)两类,每类又分为协调性和不协调性两类(图 10-1)。

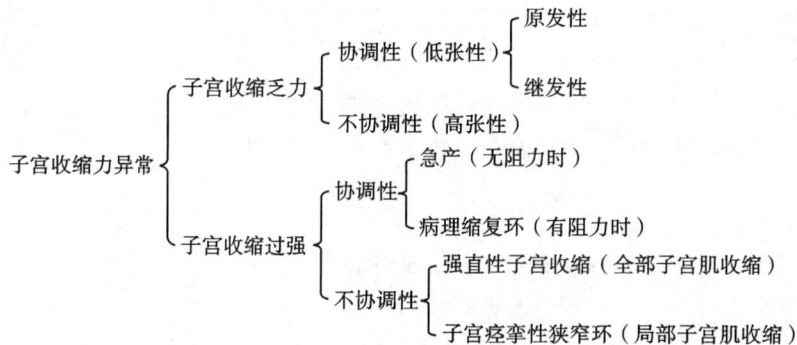

图 10-1　子宫收缩力异常的分类

一、子宫收缩乏力

【病因】

1.头盆不称或胎位异常　临产后,当胎先露下降受阻,不能紧贴子宫下段及子宫颈内口,因而不能反射性地引起子宫收缩,是导致继发性子宫收缩乏力最常见的原因。

2.子宫肌因素　子宫发育不良、子宫肌瘤、子宫畸形可使子宫收缩力发生异常。多胎妊娠、巨大胎儿、羊水过多等可使子宫肌纤维过度伸展。经产妇或子宫急、慢性炎症可使子宫肌纤维变性,影响子宫收缩。

3.内分泌失调　临产后,产妇体内的雌激素、缩宫素、前列腺素及乙酰胆碱等分泌不足,孕激素下降缓慢,子宫对乙酰胆碱的敏感性降低等,均可导致子宫收缩乏力。

4.精神因素　多见于初产妇,尤其是 35 岁以上的高龄初产妇,由于恐惧分娩,精神过度紧张,干扰了中枢神经系统的正常功能而影响了子宫收缩。

5. 药物影响 临产后不恰当地使用大剂量的镇静剂、镇痛剂或麻醉剂,如哌替啶、硫酸镁及苯巴比妥等,使子宫收缩受到抑制。

6. 其他 产妇体质虚弱、临产后过度疲劳、膀胱直肠充盈、前置胎盘等影响胎先露下降,均可导致子宫收缩乏力。

【主要临床表现】

(1)协调性子宫收缩乏力:又称低张性子宫收缩乏力,子宫收缩力弱。

(2)不协调性子宫收缩乏力:又称高张性子宫收缩乏力,子宫收缩不协调。

(3)产程图异常。

【护理评估】

(一)健康史

询问产妇年龄,既往身体状况,妊娠及分娩史,产前检查资料,是否有镇静剂、镇痛剂服药史等。

(二)身体状况

1. 协调性子宫收缩乏力 特点为子宫收缩具有正常的节律性、对称性和极性,但收缩力弱,宫腔内压力低(<15 mmHg),持续时间短,间歇时间长且无规律,宫缩<2 次/10 分钟。宫缩达高峰时,子宫体隆起不明显,手指按压子宫底肌壁可见凹陷。

协调性子宫收缩乏力多为继发性子宫收缩乏力,产程早期宫缩正常,但第一产程末或第二产程时宫缩减弱,使胎先露下降受阻,产程延长甚至停滞。常见于中骨盆及骨盆出口平面狭窄、持续性枕后位或枕横位。协调性子宫收缩乏力对胎儿影响不大。

2. 不协调性子宫收缩乏力 特点是子宫收缩失去正常的节律性、对称性和极性,出现极性倒置,宫缩兴奋点不是起自两侧子宫角部,而是来自子宫下段的一处或多处冲动,宫缩波由下向上扩散,波小不规律,频率高,节律不协调。宫缩时子宫底部收缩力弱而下段强,宫缩间歇期子宫壁不能完全松弛。这种宫缩不能使子宫颈口如期扩张和胎先露下降,属无效宫缩。

不协调性子宫收缩乏力多属原发性子宫收缩乏力,即产程一开始就出现宫缩乏力,常见于头盆不称和胎位异常者。产妇自觉下腹部持续疼痛、拒按、烦躁不安,严重者出现脱水、电解质紊乱,肠胀气和尿潴留;胎儿-胎盘循环受阻,出现胎儿窘迫。产科检查:下腹部压痛,胎位不清、胎心不规律,宫口扩张缓慢或停滞,潜伏期延长,胎先露下降延缓或停滞。

3. 产程异常 宫口扩张和胎先露下降是产程进展的标志。宫缩乏力导致产程曲线有以下 7 种异常。

(1)潜伏期延长:从规律宫缩开始至宫口开大 5 cm,称为潜伏期。潜伏期初产妇>20 h,经产妇>14 h,称为潜伏期延长。

(2)活跃期延长:活跃期宫口扩张速度<0.5 cm/h 称为活跃期延长。

(3)活跃期停滞:破膜且宫口扩张≥5 cm 后,宫缩正常,宫口停止扩张≥4 h;宫缩欠佳,宫口停止扩张≥6 h,称为活跃期停滞。活跃期停滞可作为剖宫产的指征。

(4)第二产程延长:第二产程无进展,初产妇第二产程>3 h,经产妇第二产程>2 h(硬膜外阻滞镇痛分娩初产妇第二产程>4 h,经产妇第二产程>3 h),称为第二产程延长。

(5)胎头下降延缓:第二产程胎头下降,初产妇<1 cm/h,经产妇<2 cm/h,称为胎头下降延缓。应重新评估。

(6)胎头下降停滞:第二产程胎头下降停止时间>1 h,称为胎头下降停滞。

(7)滞产:总产程超过 24 h。

(三)子宫颈成熟度

子宫颈成熟度通常采用 Bishop 评分法进行评估(表 10-1)。

表 10-1　Bishop 评分法

指标	分数			
	0	1	2	3
宫口扩张/cm	0	1~2	3~4	≥5
子宫颈管消退/(%)(未消退为3cm)	0~30	40~50	60~70	≥80
胎先露位置(坐骨棘水平=0)	-3	-2	-1~0	+1~+2
子宫颈硬度	硬	中	软	—
宫口位置	后	中	前	—

(四)心理-社会状况

由于产程延长,产妇及其家属表现出高度焦虑、恐惧,担心能否顺利经阴道分娩及母儿安危,请求得到医护人员的帮助与支持。

(五)对母儿影响

1.对产妇的影响　①体力消耗:由于产程延长,产妇精神与体力消耗严重,可出现疲乏无力、肠胀气、排尿困难等,重者可引起脱水、酸中毒、低钾血症,加重子宫收缩乏力。②生殖道瘘:膀胱或尿道长时间被压迫于胎先露与耻骨联合之间,可导致组织缺血、水肿、坏死,形成膀胱阴道瘘或尿道阴道瘘。③产后出血:子宫收缩乏力会影响胎盘剥离、娩出和子宫壁的血窦关闭,易引起产后出血。④产褥感染:多次阴道检查或肛查、产后出血等均可增加产后感染的机会。

2.对胎儿、新生儿的影响　宫缩不协调可致胎儿-胎盘循环障碍,胎儿供氧不足。产程延长增加了剖宫产机会,新生儿产伤、颅内出血的发病率和死亡率增加。胎膜破裂易造成脐带受压或脐带脱垂,导致胎儿窘迫甚至胎死宫内。

(六)辅助检查

电子胎心监护仪能准确监测宫缩和胎心率的变化。实验室检查可出现尿酮体阳性、二氧化碳结合力降低及电解质紊乱。

(七)治疗要点

1.协调性子宫收缩乏力　首先寻找病因,发现头盆不称、胎位异常及胎儿窘迫等指征时,应及时行剖宫产术。估计能经阴道分娩者,先改善产妇全身情况,然后根据产程进展情况采取措施加强宫缩。

2.不协调性子宫收缩乏力　处理原则为调节子宫收缩,恢复节律性和极性。处理无效或出现胎儿窘迫等指征时,应行剖宫产术(图 10-2)。

【常见护理诊断/问题】

1.疲乏　与产程延长、产妇体力过度消耗有关。

2.有体液不足的危险　与产程延长、体力损耗、过度疲乏影响摄入有关。

【护理目标】

(1)产妇体力恢复,安全度过分娩期。

(2)产妇体液失衡得到纠正,水、电解质达到平衡。

【护理措施】

(一)专科护理

1.协调性子宫收缩乏力　有明显头盆不称,不能经阴道分娩者,应及时行剖宫产术。估计可经阴道分娩者,应做好以下护理。

1)第一产程

(1)改善全身情况:①保证休息,给予心理疏导,保证环境舒适、安全,使产妇充分休息。安慰产妇,消除紧张;对产程长、过度疲劳者遵医嘱给予镇静剂,如地西泮 10 mg 缓慢静脉推注;地西泮能使子宫颈平滑肌

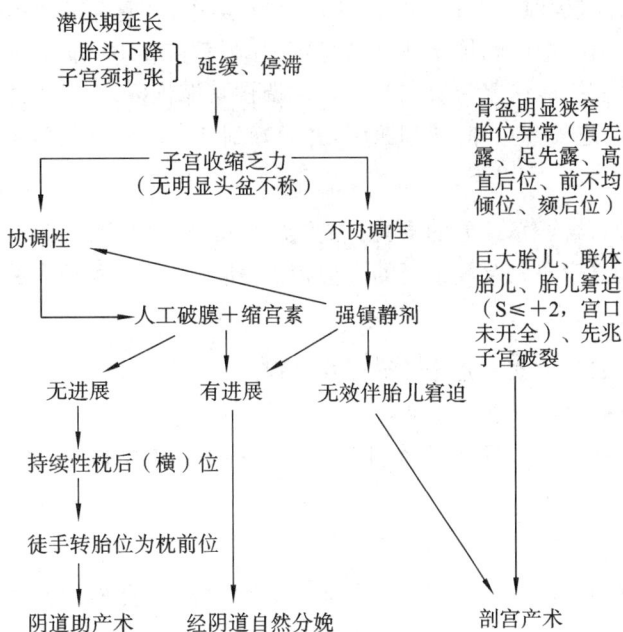

图 10-2 异常分娩处理示意图

松弛,软化子宫颈,促进宫口扩张,与缩宫素联合应用效果更佳。②补充营养、水分、电解质。鼓励病人进易消化、高热量饮食,不能进食者静脉补充营养;出现酸中毒者,遵医嘱补充 5% 碳酸氢钠溶液;低钾血症者给予氯化钾静脉滴注;遵医嘱补充钙剂,钙剂能提高子宫肌球蛋白和腺苷酶活性,增加间隙连接蛋白数量,加强宫缩。③陪伴分娩。④解除膀胱或直肠充盈,排尿困难者,先行诱导排尿,无效时导尿。

(2)加强宫缩:经上述措施 2~4 h 仍子宫收缩乏力,且排除头盆不称、胎位异常、胎儿窘迫,可遵医嘱用下列方法加强宫缩。

A.人工破膜:宫口扩张≥3 cm,无头盆不称,胎头已衔接者,协助医生在宫缩间歇期人工破膜。破膜后胎先露直接紧贴子宫下段或子宫颈,引起反射性宫缩。破膜后手指在阴道内等待 1~2 次宫缩后再取出,以免脐带脱垂,同时注意观察羊水和胎心。

B.缩宫素静脉滴注:适用于协调性子宫收缩乏力、宫口扩张≥3 cm、胎心良好、胎位正常、头盆相称者。原则是以最小浓度获得最佳宫缩。

用法:遵医嘱将缩宫素 2.5 U 加入 0.9% 的氯化钠溶液 500 ml 内,使每滴液含缩宫素 0.33 mU,从每分钟滴 4~5 滴即 1~2 mU/min 开始,根据宫缩强弱进行调整。调整间隔为 15~30 min,每次增加 1~2 mU/min 为宜,最大剂量不超过每分钟 60 滴(20 mU/min),维持宫缩时宫腔内压力应为 50~60 mmHg,宫缩持续 40~60 s,间歇 2~3 min。应用缩宫素静脉滴注时,必须专人监护,监测胎心、血压、宫缩及产程进展。也可使用电子胎儿监护仪。随时调节剂量和滴速,若出现宫缩过强(10 min 内宫缩>5 次,持续时间超过 1 min)、胎心异常或血压异常,应立即停止滴注,并报告医生。

C.刺激乳头:牵拉乳头可加强宫缩。

D.针刺穴位:通常针刺合谷、三阴交等穴位,强刺激,留针 20~30 min。

(3)剖宫产术准备:经上述处理,试产 2~4 h 产程仍无进展,或出现胎儿窘迫、产妇体力衰竭,立即做好剖宫产术准备。

2)第二产程 胎头下降至 S≥+3,可等待自然分娩或行阴道助产术。若胎头未衔接或伴有胎儿窘迫征象,应立即行剖宫产术。

3)第三产程

(1)预防产后出血:当胎儿前肩娩出时,遵医嘱给缩宫素 20 U 静脉滴注或肌内注射,若出血量较大,可遵医嘱给予卡贝缩宫素或卡前列素氨丁三醇注射液,也可用米索前列醇 0.4 mg(无青光眼和哮喘者可用)置入肛门内。

(2)预防感染:产程延长、破膜时间超过 12 h 或阴道助产操作者,遵医嘱使用抗生素。

2.不协调性子宫收缩乏力 遵医嘱给予适当镇静剂,如哌替啶 100 mg 肌内注射或地西泮 10 mg 静脉推注,使病人充分休息,多数宫缩能恢复为协调性。在协调性宫缩恢复之前,严禁使用缩宫素。若宫缩仍不协调或伴有头盆不称、胎儿窘迫等,应及时通知医生,并做好剖宫产术和抢救新生儿的准备。

(二)心理护理

临产后多安慰、关心产妇,给予心理上的支持,与产妇及其家属保持良好的沟通,及时提供产程进展及治疗、护理措施的相关信息,解除产妇及其家属的思想顾虑,使其能配合医护人员工作。

(三)健康指导

(1)加强产前教育,让产妇及其家属充分了解分娩过程。

(2)临产后指导产妇合理休息、饮食及排便,避免使用过多的镇静剂。

(3)产后嘱产妇保持外阴清洁,观察宫缩、分泌物性状及阴道流血情况。

二、子宫收缩过强

【病因】

尚不十分明确,可能与产妇精神过度紧张、产程延长、极度疲劳、宫缩剂应用不当及或粗暴的阴道内操作等因素有关。

【主要临床表现】

1.协调性子宫收缩过强 子宫收缩力过强、过频。

2.不协调性子宫收缩过强

(1)强直性子宫收缩:子宫收缩强烈。

(2)子宫痉挛性狭窄环:环状狭窄,持续不放松。

【护理评估】

(一)健康史

了解经产妇有无急产史。详细询问宫缩开始的时间、强度及频率,评估产妇有无精神紧张、产道梗阻、胎盘早剥、粗暴的宫腔或阴道操作或不恰当使用缩宫素等。

(二)身体状况

1.协调性子宫收缩过强 表现为宫缩的节律性、对称性和极性均正常,仅宫缩过强、过频(10 min 内宫缩≥5 次),宫腔压力≥60 mmHg。若产道无梗阻,宫口可迅速开全,分娩在短时间内结束。总产程<3 h,称为急产,多见于经产妇。产妇常有痛苦面容,大声叫喊,胎儿易缺氧死亡。若产妇有产道梗阻或瘢痕子宫,可出现病理缩复环,甚至子宫破裂。

2.不协调性子宫收缩过强

(1)强直性子宫收缩:特点是子宫强烈收缩,失去节律性,宫缩无间歇。常见于宫缩剂使用不当,如缩宫素静脉滴注剂量过大、肌内注射缩宫素或米索前列醇引产等。产妇烦躁不安、持续性腹痛、拒按,胎心、胎位不清。有时可出现病理缩复环、血尿等先兆子宫破裂征象。

(2)子宫痉挛性狭窄环:子宫局部平滑肌呈痉挛性不协调性收缩形成环状狭窄,持续不放松。狭窄环多发生在子宫上下段交界处,也可在胎体某一狭窄部位,以胎颈、胎腰处常见。

产妇表现为持续性腹痛、烦躁不安,子宫颈扩张缓慢,胎先露下降停滞,胎心率不规则。

阴道检查时,在宫腔内触及较硬而无弹性的狭窄环,但此环不随宫缩上升(图 10-3),不同于病理缩复环。

(三)心理-社会状况

因宫缩过强、过频,产妇疼痛难忍,常表现出烦躁不安和恐惧,担心胎儿及自身的安危。

(四)对母儿影响

1.对产妇的影响 宫缩过强、过频可导致产妇软产道损伤甚至子宫破裂。接产时来不及消毒会阴可增

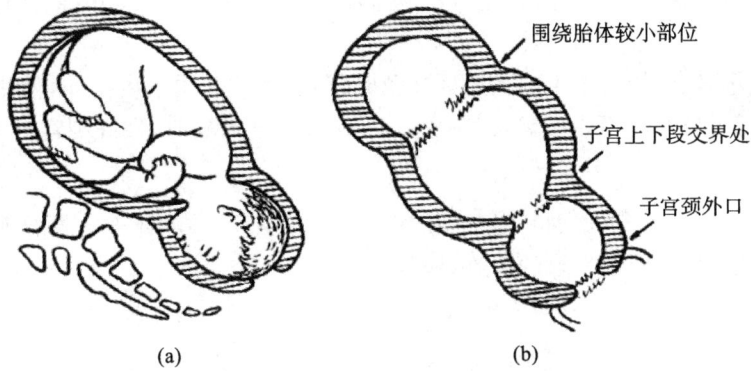

图 10-3 子宫痉挛性狭窄环
(a)狭窄环绕胎颈;(b)狭窄环容易发生部位

加产褥感染机会。胎儿娩出后子宫肌纤维缩复不良可发生胎盘滞留或产后出血。还可增大胎盘早剥及羊水栓塞风险。

2.对胎儿、新生儿的影响 宫缩过强、过频影响子宫胎盘血液循环,易发生胎儿窘迫和新生儿窒息。胎儿娩出过快来不及接生可致新生儿坠地受外伤等。胎头在产道内的压力突然解除可致新生儿颅内出血。

(五)辅助检查

利用电子胎心监护仪监测宫缩及胎心音的变化。

(六)治疗原则

1.急产的处理 有急产史者,提前住院待产;出现临产征兆后避免屏气。

2.不协调性子宫收缩过强

(1)强直性子宫收缩:确诊后抑制宫缩;若产道有梗阻,应立即行剖宫产术。

(2)子宫痉挛性狭窄环:寻找原因,及时纠正,若处理无效或出现胎儿窘迫,应行剖宫产术。

【常见护理诊断/问题】

1.急性疼痛 与过强、过频的宫缩有关。

2.焦虑 与担心胎儿及自身安危有关。

【护理目标】

(1)产妇能应用减轻疼痛的常用技巧。

(2)产妇能描述自己的焦虑和应对方法。

【护理措施】

(一)专科护理

1.急产产妇的护理

(1)有急产史者,嘱预产期前 2~3 周不外出,提前 1~2 周住院待产。

(2)出现临产征兆立即卧床休息,取左侧卧位,嘱产妇深呼吸,不要向下屏气。

(3)做好接生及抢救新生儿窒息的准备。

(4)密切观察宫缩及产程进展,避免灌肠,胎心异常者立即吸氧,并通知医生。

(5)嘱产妇需解大小便时,先通知医护人员,必要时检查宫口大小及胎先露下降情况,以防分娩在厕所内造成新生儿意外伤害。

(6)产后仔细检查软产道,有裂伤者予以缝合。

(7)预防新生儿颅内出血:按医嘱给新生儿常规肌内注射维生素 $K_1 0.5 \sim 1$ mg。

(8)预防感染:未消毒接生者,重新处理脐带,遵医嘱给抗生素,必要时给予破伤风抗毒素肌内注射。

2.不协调性子宫收缩过强产妇的护理

(1)强直性子宫收缩:①吸氧的同时抑制宫缩:遵医嘱使用硫酸镁或特布他林;无胎儿窘迫者,可给予镇静剂(如哌替啶)肌内注射(适用于 4 h 内胎儿不会娩出者)。②做好剖宫产术护理:产道有梗阻时,做好剖宫产术准备及护理配合。

(2)子宫痉挛性狭窄环:①协助医生寻找原因并及时纠正,如停止阴道内操作,停用缩宫素,遵医嘱给予哌替啶等药物治疗。②若狭窄环不能松解,宫口未开全,出现胎儿窘迫等,做好剖宫产术准备及护理。

(二)心理护理

提供陪伴分娩,多与产妇沟通,增加其对分娩的信心。向产妇耐心解释疼痛的原因,及时向产妇及其家属说明产程中可能出现的问题及拟采取的措施,取得他们的理解和配合。

(三)健康指导

(1)产后嘱产妇观察子宫复旧、会阴伤口、阴道出血等情况。注意外阴清洁,预防产褥感染。

(2)如新生儿发生意外,多给予产妇安慰,解除产妇及其家属悲伤情绪,为今后的生育提供指导。

任务二　产道异常

PPT 10-2

情景导入

初产妇,27 岁,妊娠 40 周,规律宫缩 4 h 入院。骨盆各径线:对角径 13 cm,坐骨棘间径 9 cm,坐骨结节间径 7.5 cm。耻骨弓角度 80°。B 超估算胎儿体重 3900 g。

任务:1.该产妇的骨盆诊断是什么?

2.其分娩方式该如何选择?

产道异常包括骨产道异常和软产道异常,临床上以骨产道异常多见。

一、骨产道异常

骨产道异常是指骨盆的径线过短或形态异常,致使骨盆腔小于胎先露可通过的限度,阻碍胎先露下降,影响产程顺利进展,又称"狭窄骨盆"。狭窄骨盆可以为一条径线过短或多条径线过短,也可以为一个平面或多个平面同时狭窄。

【护理评估】

(一)健康史

询问病人幼年有无佝偻病、脊髓灰质炎、髋关节和脊柱结核、骨软化症以及外伤史。经产妇应了解有无难产史和新生儿产伤史。

(二)身体状况

1.狭窄骨盆的类型及表现

1)骨盆入口平面狭窄　常见于扁平骨盆(图 10-4)。包括单纯扁平骨盆和佝偻病性扁平骨盆两种类型。

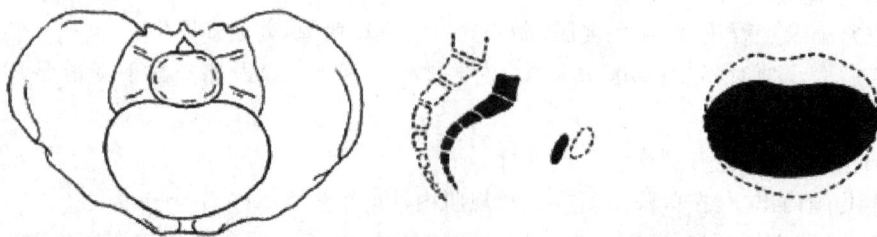

图 10-4　扁平骨盆

表现为：

（1）胎头衔接受阻：骨盆入口平面狭窄时，初产妇即使已经临产胎先露仍不能入盆。

（2）胎位异常：骨盆入口平面狭窄因头盆不称，胎头不易入盆，常形成臀先露、面先露及肩先露。

（3）宫缩乏力、产程延长：

①入口平面临界性狭窄：若产力、胎儿大小及胎位正常，胎头常以矢状缝衔接于骨盆入口横径，呈后不均倾位，使潜伏期及活跃期早期延长。若胎头迟迟不入盆，常出现胎膜早破，引起继发性宫缩乏力，导致产程延长或停滞。

②入口平面绝对性狭窄：产力、胎儿大小及胎位正常，但胎头仍不能入盆，常发生梗阻性难产。可出现病理缩复环，甚至子宫破裂。

（4）全身检查：注意观察产妇的体型、步态，有无脊柱和髋关节畸形。观察有无尖腹及悬垂腹。若产妇身高＜145 cm，应警惕均小骨盆。

（5）产科检查：

①腹部检查：测量子宫底高度、腹围，估计胎儿大小。腹部四步触诊，了解胎先露、胎位及胎先露是否衔接。估计头盆关系：正常情况下，部分初产妇在预产期前 2 周，经产妇于临产后胎头已入盆。若已临产胎头仍未入盆，可行胎头跨耻征检查（表 10-2），估计头盆关系。检查方法：产妇排空膀胱，仰卧，两腿伸直。检查者将一只手放在产妇耻骨联合上方，另一只手将胎头向骨盆腔方向推压（图 10-5）。

表 10-2　胎头跨耻征检查

检查结果	名称	临床意义
胎头低于耻骨联合平面	胎头跨耻征阴性	头盆相称
胎头与耻骨联合在同一平面	胎头跨耻征可疑阳性	可疑头盆不称
胎头高于耻骨联合平面	胎头跨耻征阳性	头盆不称

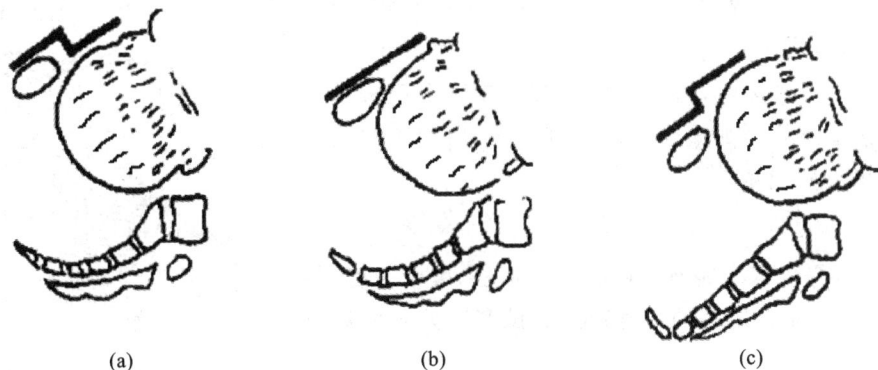

(a)　　　　　　　　(b)　　　　　　　　(c)

图 10-5　胎头跨耻征检查

(a)头盆相称；(b)可疑头盆不称；(c)头盆不称

②骨盆测量：a.骨盆外测量：骶耻外径＜18 cm。b.骨盆内测量：对角径＜11.5 cm，骶岬向前下突出。若骶耻外径≤16 cm，入口前后径≤8 cm，为绝对性狭窄。

2）中骨盆及骨盆出口平面狭窄　骨盆入口平面各径线正常，两侧骨盆壁向内倾斜，呈漏斗状。坐骨棘间径＜10 cm，坐骨结节间径＜8 cm，耻骨弓角度＜90°，坐骨结节间径与出口后矢状径之和＜15 cm，常见于漏斗型骨盆（图 10-6）。

表现为：

（1）胎位异常：中骨盆及骨盆出口平面狭窄，胎头能正常衔接，但胎头下降达中骨盆时，内旋转受阻，常形成持续性枕后位或枕横位。

（2）产程延长：出现继发性宫缩乏力，使活跃期晚期及第二产程延长甚至停滞。

（3）先兆子宫破裂：中骨盆狭窄严重，宫缩较强时，可出现病理缩复环，发生先兆子宫破裂或子宫破裂。

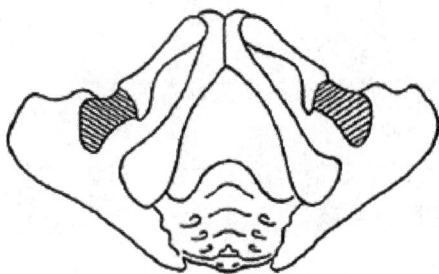

图 10-6　漏斗型骨盆

（4）一般检查：观察孕妇体型、步态，了解胎头是否入盆，检查胎位，观察产程。

（5）腹部检查：胎位异常，如为持续性枕后位或枕横位。

（6）骨盆测量：

①漏斗型骨盆：骨盆入口平面各径线均正常，中骨盆及骨盆出口平面均狭窄，骨盆两侧壁向内倾斜呈漏斗状。骨盆外测量：坐骨结节间径＜8 cm，耻骨弓角度＜90°。骨盆内测量：坐骨棘间径＜10 cm，坐骨切迹宽度＜2 横指，坐骨结节间径（骨盆出口横径）与出口后矢状径之和＜15 cm。常见于男性骨盆。

②横径狭窄骨盆：与类人猿型骨盆类似，特点为骨盆各平面横径均缩短，而前后径稍长。

3）骨盆三个平面均狭窄　骨盆形态正常，各平面径线均比正常值小 2 cm 或更多，称为均小骨盆(图 10-7)。多见于身材矮小、体型匀称的妇女。胎儿过大、有明显头盆不称者，不能经阴道分娩。

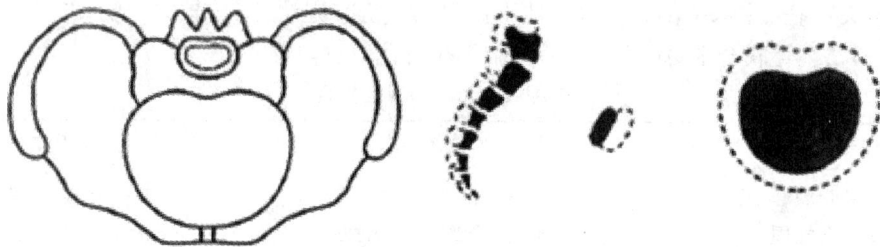

图 10-7　均小骨盆

4）畸形骨盆　骨盆失去正常形态，如骨软化症骨盆和偏斜骨盆(图 10-8)。一般不能经阴道分娩。

(三)心理-社会状况

产道异常致使产程进展缓慢甚至停滞，病人及其家属因不能预知分娩结果而焦虑不安。如被告知需行剖宫产术，病人多表现出对手术的紧张和恐惧。

(四)辅助检查

1. 超声检查　B 超能较准确地测量胎头双顶径、股骨长度，估计胎儿大小，判断胎儿能否顺利通过骨产道。试产产妇可使用电子胎心监护仪。

2. 胎位及产程动态监测　初产妇临产后胎头尚未衔接或呈臀

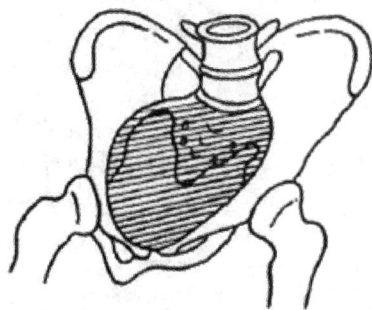

图 10-8　畸形骨盆

先露、肩先露等，或头先露呈不均倾位衔接，或胎头内旋转受阻以及产力、胎位正常而产程进展缓慢时，应及时检查评估，明确狭窄骨盆的诊断。

(五)对母儿影响

1. 对产妇的影响　胎头长时间嵌顿于产道内，压迫软组织引起局部缺血、水肿、坏死，可形成生殖道瘘。胎膜早破及手术助产增加了感染机会。严重的梗阻性难产若不及时处理，可导致先兆子宫破裂甚至子宫破裂，危及产妇生命。

2. 对胎儿、新生儿的影响　头盆不称者易发生胎膜早破、脐带脱垂，导致胎儿窒迫甚至胎死宫内。产程延长，胎头长时间缺血、缺氧，易发生颅内出血。手术助产使新生儿颅内出血、产伤及感染的概率增加。

(六)治疗原则

明确骨盆狭窄类型及程度，了解胎儿大小、胎心、胎位、宫缩及产程进展情况，结合产妇年龄、产次、既往分娩史等进行综合判断，选择合理的分娩方式。

【常见护理诊断/问题】

1.有感染的危险　与胎膜早破、产程延长、手术操作有关。

2.潜在并发症　子宫破裂、胎儿窘迫、新生儿窒息。

【护理目标】

(1)产妇未发生感染或感染被有效控制。

(2)产妇平安分娩,未发生母儿并发症。

【护理措施】

(一)专科护理

1.保持良好产力　保证营养及水分摄入,必要时静脉补液,保证良好产力。临产后嘱产妇卧床休息,少肛查、禁灌肠,避免胎膜破裂。一旦破膜应绝对卧床休息,抬高臀部,防止脐带脱垂。

2.分娩护理

(1)骨盆入口平面狭窄:①明显头盆不称者,做好剖宫产术围术期护理;②轻度头盆不称者,可在严密监护下试产。专人守护,试产时一般不用镇静剂和止痛剂。未破膜者可在宫口扩张≥3 cm时行人工破膜。若破膜后宫缩良好,产程进展顺利,多数可经阴道分娩;若试产2~4h胎头仍未入盆,产程进展缓慢或伴有胎儿窘迫征象,应停止试产,及时行剖宫产术。

(2)中骨盆狭窄:宫口开全,胎头双顶径达坐骨棘水平或更低,可徒手旋转胎头为枕前位,待其自然分娩或行阴道助产;若胎头双顶径未达坐骨棘水平,或出现胎儿窘迫征象,应做好剖宫产术前准备。

(3)骨盆出口平面狭窄:骨盆出口横径与出口后矢状径之和>15 cm时,多数可经阴道分娩;若两者之和≤15 cm,足月胎儿不易通过产道,应选择剖宫产。

(4)骨盆三个平面狭窄:估计胎儿不大,产力、胎位及胎心均正常,头盆相称,可以试产;若胎儿较大,有明显头盆不称,应尽早做好剖宫产术前准备。

3.预防产后出血和感染　按医嘱使用缩宫素和抗生素。

4.产后护理　产后保持外阴清洁,每天擦洗会阴2次,注意观察恶露有无异常。胎先露长时间压迫阴道出现血尿时,应留置导尿管,遵医嘱应用抗生素预防感染。

(二)心理护理

为产妇提供心理支持,增强其自信心。向产妇及其家属讲明产道异常对母儿的影响,消除其思想顾虑。建立医患之间的信任,取得其配合。

(三)健康指导

向产妇进行产褥期健康教育及出院指导,进行母乳喂养知识宣教,告知产后42天复查,指导避孕措施。

二、软产道异常

软产道异常包括外阴异常、阴道异常及子宫颈异常。软产道异常导致难产较少见,易被忽视。

1.外阴异常　①外阴水肿:临产前可局部用50%硫酸镁溶液湿热敷;临产后仍有严重水肿者,可在严格消毒下多点针刺皮肤放液。②会阴坚韧或外阴瘢痕:若胎儿较大,产力过强,估计会阴裂伤不可避免,可协助医生行会阴切开术。

2.阴道异常　①阴道横隔较薄者,应协助医生在直视下将阴道横隔做"X"形切开;将阴道纵隔从中间剪断,待分娩结束后再切除剩余的隔。②阴道囊肿较大,阻碍胎先露部下降时,可行囊肿穿刺抽出其内容物,待产后再进行处理。阴道内肿瘤阻碍胎先露下降而又不能经阴道切除者,应行剖宫产术。

3.子宫颈异常　①轻度的子宫颈粘连可试行粘连分离;严重的子宫颈粘连和瘢痕应行剖宫产术。②子宫颈坚韧或水肿者,可于子宫颈两侧各注入0.5%利多卡因溶液5~10 ml或地西泮10 mg静脉推注。水肿者也可于宫口近开全时,用手上推子宫颈前唇,使其逐渐越过胎头。③较大的子宫颈肌瘤、质硬而脆的子宫颈癌,均可影响产程进展,应行剖宫产术。

4.子宫异常　有子宫畸形或瘢痕子宫的产妇,临产后应严密观察,适当放宽剖宫产指征。

任务三　胎位异常

PPT 10-3

情景导入

　　孕妇,27岁,G_6P_2,妊娠30周,主诉肋下有块状物。腹部检查:子宫呈纵椭圆形,胎先露部较软且不规则,胎心在脐上偏右。

　　任务:1.该孕妇应为哪种胎先露?
　　　　　2.首选的护理措施是什么?

　　分娩时除枕前位外,其余均为异常胎位。胎位异常是造成难产的常见因素之一,包括胎头位置异常、臀先露和肩先露等。以胎头为先露的难产称头位难产,是最常见的胎位异常。

【常见类型及病因】

　　1.持续性枕后位、枕横位　胎头以枕后位或枕横位衔接,在分娩过程中,胎头枕部多能转成枕前位自然分娩。若胎头枕骨持续不能转向前方,甚至分娩后期仍然位于母体骨盆的后方或侧方,使分娩发生困难,称为持续性枕后位或持续性枕横位(图10-9)。常见的原因有:①狭窄骨盆。②胎头俯屈不良。③子宫收缩乏力。④头盆不称。⑤其他:前置胎盘、膀胱充盈、子宫下段或子宫颈肌瘤等。

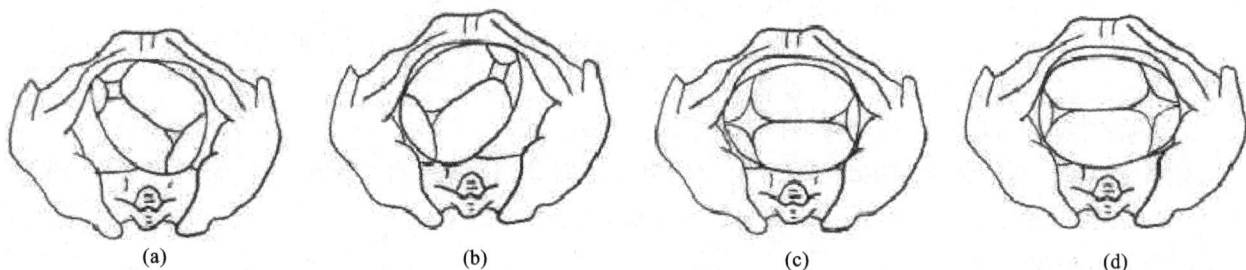

| (a) | (b) | (c) | (d) |

图 10-9　持续性枕后位、枕横位
(a)枕左后位;(b)枕右后位;(c)枕左横位;(d)枕右横位

　　2.臀先露　最常见且最容易诊断的胎先露异常。根据胎儿双下肢的姿势分为三种:单臀先露(腿直臀先露)、完全臀先露(混合臀先露)和不完全臀先露(单足或双足、单膝或双膝先露)。常见的原因有:①胎儿在宫腔内的活动范围过大,如羊水过多、经产妇腹壁松弛、早产儿等;②胎儿在宫腔内活动范围受限,如子宫畸形、胎儿畸形、双胎妊娠、羊水过少等;③胎儿衔接受阻,如前置胎盘、巨大胎儿等。

　　3.肩先露　胎体纵轴与母体纵轴垂直,先露部为胎肩时,称为肩先露,约占分娩总数的0.25%,是对母儿最不利的胎位。常见的原因有:①经产妇腹壁过度松弛;②胎儿未足月,尚未转为头先露;③子宫畸形或肿瘤、骨盆狭窄、前置胎盘等阻碍胎头衔接;④羊水过多。

知识拓展

巨大胎儿的临床预测

　　巨大胎儿的筛查和预估,可以通过临床预测和超声预测进行排除诊断。国内有研究提示,产前对巨大胎儿的临床判断,可综合考虑以下指标:①子宫底高度+腹围≥135 cm;②子宫底高度≥38 cm;③B超显示胎儿双顶径≥9.5 cm;④孕妇身高≥165 cm;⑤妊娠延期≥7天;⑥妊娠期体重增加≥20 kg;⑦妊娠前体重≥68 kg。符合以上3项者可诊断为巨大胎儿,该标准正确诊断率为72.73%,错判率为2.62%。

【护理评估】

(一)健康史

询问病人的年龄、孕产史,评估是否存在引起胎位异常及影响胎头内旋转的因素,如骨盆异常、羊水过多、前置胎盘、子宫畸形等。

(二)身体状况

常见异常胎位的分类及孕妇身体状况,见表 10-3。

表 10-3 常见异常胎位的分类及孕妇身体状况

胎位异常	症状	腹部检查	肛查或阴道检查
持续性枕横位、枕后位	病人自觉肛门坠胀及排便感,宫口未开全即屏气用力	母体腹壁前方触及胎体,胎背偏向母体侧方或后方,胎心音在脐下一侧偏外处听诊最清楚	前囟在骨盆前方,后囟在骨盆后方
臀先露	病人自觉肋下或上腹部有圆而硬的块状物	子宫底处触及圆而硬的胎头,耻骨联合上方为宽而软的胎臀,胎心音在脐左或右上方听诊最清楚	宫口处触及胎臀或胎足
肩先露		子宫呈横椭圆形,子宫底高度低于妊娠周数,胎头位于下腹一侧,子宫底及耻骨联合上方空虚	可在宫口内触到胎儿肩峰、肩胛骨、肋骨与腋窝

(三)心理-社会状况

因产程进展缓慢和体力过度消耗,病人和家属常表现出焦虑、烦躁不安,对胎位异常导致难产不理解,担心能否顺利经阴道分娩和母儿安危,对阴道助产或剖宫产有恐惧心理。

(四)对母儿影响

1.持续性枕后位、枕横位 胎位异常易导致病人子宫颈水肿、继发性子宫收缩乏力和产程延长,可能发生软产道裂伤、产后出血和感染。易发生胎儿窘迫、新生儿窒息,手术助产易造成新生儿产伤。

2.臀先露 胎臀形状不规则,不能紧贴子宫下段和子宫颈内口,易发生子宫收缩乏力和产程延长。胎膜早破可能诱发早产和脐带脱垂。经阴道臀位助产分娩易发生新生儿窒息、产伤或死亡。

3.肩先露 肩先露易导致子宫收缩乏力,使手术产率及出血、感染率增加。胎肩对前羊膜囊压力不均易致胎膜早破伴脐带或上肢脱垂,可导致胎儿窘迫甚至死亡。若形成嵌顿性肩先露,则有可能形成病理缩复环,导致子宫破裂。

(五)辅助检查

B 超检查有助于确定胎位和胎儿大小。电子胎心监护仪可监测子宫收缩和胎心音变化。

(六)治疗原则

1.持续性枕后位、枕横位 无明显头盆不称,估计胎儿不大者可试产。若有明显头盆不称,出现胎儿窘迫,均应行剖宫产术结束分娩。

2.臀先露 妊娠 36 周后予以矫正。分娩期根据产妇年龄、胎产式、骨盆种类、胎儿大小、胎儿是否存活、臀位类型及有无合并症决定分娩方式。

3.肩先露 妊娠 36 周后予以矫正。分娩期应早诊断、早处理,可选择性行剖宫产术。

【常见护理诊断/问题】

1.有新生儿窒息危险 与难产、手术助产有关。

2.恐惧 与担心难产及母儿安危有关。

【护理目标】

(1)新生儿健康。

(2)产妇能正视分娩障碍,接受分娩处理方案,积极与医护人员配合。

【护理措施】

(一)基础护理

1.加强全身支持 补充营养,纠正水、电解质平衡紊乱,鼓励产妇多休息。

2.加强监护,减少母儿受伤危险 ①指导明显头盆不称、胎位异常的孕妇提前住院,做好剖宫产术前准备及护理;②发现胎儿发育异常,及时终止妊娠;③严密观察产程,监测胎心音。

(二)专科护理

1.持续性枕后位、枕横位 骨盆无异常、胎儿不大时,可试产;头盆不称或试产失败则需行剖宫产术。

1)第一产程做好试产的护理

(1)不过早屏气:嘱产妇不要过早屏气用力,防止子宫颈水肿。

(2)促进胎位改变:指导产妇朝胎背对侧侧卧,以利于胎头枕部转向前方。

(3)密切观察产程:密切观察宫缩和胎心,必要时行电子胎心监护。

(4)促进产程进展:宫口开大 3~5 cm、产程进展缓慢者,排除头盆不称后,可行人工破膜;宫缩乏力者,遵医嘱静脉滴注缩宫素。

(5)做好新生儿复苏抢救准备,做好剖宫产术前准备及护理。

2)第二产程做好阴道助产护理 宫口开全,初产妇已近 2 h,经产妇已近 1 h,应行阴道检查。胎头双顶径达坐骨棘平面及以下时,可徒手旋转胎头至枕前位,自然分娩,或行胎头吸引术或产钳术。若胎头双顶径在坐骨棘平面以上,或胎儿窘迫,做好剖宫产术护理。

3)第三产程预防产后出血和感染 胎儿前肩娩出时,遵医嘱给予缩宫素 10 U 肌内注射。产程延长、破膜时间超过 12 h 及行阴道助产者,均应按医嘱使用抗生素。加强新生儿监护,按手术产儿护理,预防颅内出血。

2.臀先露

1)妊娠期 妊娠 36 周后仍为臀先露者,应予以纠正。方法如下所示。

(1)膝胸卧位:让孕妇排空膀胱、松解裤带,取膝胸卧位(图 10-10)。每天 2 次,每次 15 min,1 周后复查。

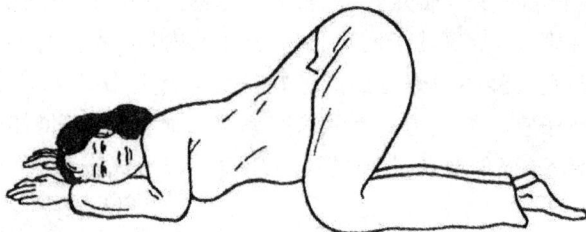

图 10-10 膝胸卧位

(2)激光照射或艾灸至阴穴:用激光照射或艾条灸两侧至阴穴(足小趾外侧,距趾甲角 3.3 mm 处),每天 1~2 次,每次 15~20 min,5 次为 1 个疗程。

(3)外倒转术:上述方法无效者,于妊娠 36 周后行外倒转术。最好在 B 超及电子胎心监护下进行。

2)分娩期

(1)择期剖宫产术前准备:狭窄骨盆、瘢痕子宫、胎儿体重>3500 g、胎儿窘迫、高龄初产妇、有妊娠合并症、有难产史及不完全臀位者,做好择期剖宫产术前准备及护理。

(2)阴道分娩护理:

第一产程:①防止脐带脱垂:嘱产妇侧卧,补足营养水分,少做阴道检查,不灌肠,一旦破膜,立即听胎心,并抬高臀部。②密切观察胎心:若胎心异常,应行阴道检查,了解有无脐带脱垂,若有脐带脱垂,胎心尚好,宫口未开全,立即配合医生行剖宫产术。③密切观察产程进展:宫缩乏力者,遵医嘱静脉滴注缩宫素。④充分扩张软产道:宫口扩张 4~5 cm,见胎足脱出者,应消毒外阴,宫缩时用手掌垫无菌巾堵住阴道口(图 10-11),让胎臀下降,待宫口及阴道充分扩张后再让胎臀娩出。在"堵"的过程中,每隔 10~15 min 听胎心 1 次。宫口开全则不宜再堵,以免引起胎儿窘迫或子宫破裂。⑤做好接产和抢救新生儿窒息的准备。

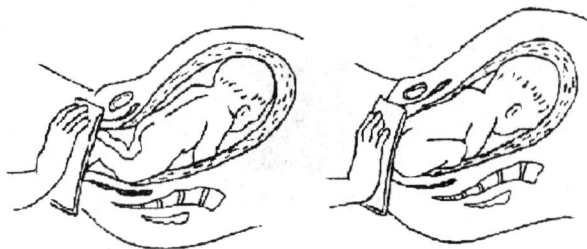

图 10-11 堵住阴道口

第二产程:接产前,导尿排空膀胱。初产妇行会阴侧切术。脐部娩出后,一般应在 2～3 min 内娩出胎头,最长不能超过 8 min。

第三产程:①防止产后出血:遵医嘱使用缩宫素或麦角新碱,检查软产道,有裂伤及时缝合。②预防感染:遵医嘱使用抗生素。

(3)产褥期:产后密切观察产妇的生命体征、阴道出血量、子宫复旧及恶露变化,遵医嘱应用宫缩剂和抗生素。观察新生儿的面色、呼吸、心率和精神状态,遵医嘱给予维生素 K_1 预防颅内出血。

3.肩先露

1)妊娠期 同臀先露。

2)分娩期

(1)剖宫产术护理:初产妇足月活胎或伴有产科指征、出现先兆子宫破裂或子宫破裂征象者,做好剖宫产术护理。

(2)阴道助产护理:经产妇足月活胎,刚破膜,宫口开大 5 cm 以上者,协助医生行内倒转术,待宫口开全后以臀位娩出。

(3)做好抢救新生儿的准备及护理配合。

3)产褥期 预防产后出血及感染。加强手术产新生儿护理。

(三)心理护理

关心安慰孕产妇,提供陪伴分娩,针对孕产妇及其家属的顾虑予以理解并耐心解释,消除他们的紧张和恐惧心理。多给予孕产妇鼓励,以增加其对分娩的信心。对需要阴道助产或剖宫产者,向孕产妇本人及其家属阐明必要性和可靠性,以取得理解和配合。

(四)健康指导

加强妊娠期保健,定期产前检查,发现异常胎位及时矫正并提前住院待产。产后指导产妇及其家属注意观察母儿情况,为产妇提供产褥期保健及新生儿喂养指导。

→ 项目小结

项目		学习要点
项目十 异常分娩产妇 的护理	任务一 产力异常 任务二 产道异常 任务三 胎位异常	重点:异常分娩的护理评估、护理措施,缩宫素的用药护理及人工破膜的护理要点。 难点:异常分娩的治疗要点。 核心要点:①头盆不称或胎位异常是引起继发性宫缩乏力最常见原因。②第二产程延长、急产概念。③人工破膜适应证。④使用缩宫素加强宫缩护理要点。⑤均小骨盆概念。⑥臀先露时,指导孕产妇取膝胸卧位

扫码在线答题

（王璇）

项目十一　分娩期并发症产妇的护理

学习目标

【知识目标】

1. 掌握产后出血、羊水栓塞、子宫破裂病人的护理评估及护理措施。

2. 熟悉产后出血、羊水栓塞、子宫破裂病人的护理诊断/问题。

3. 了解产后出血、羊水栓塞、子宫破裂病人的护理目标及护理评价。

【能力目标】

1. 学会对分娩期并发症产妇进行紧急救护。

2. 能制订对产后出血、羊水栓塞、子宫破裂产妇的护理措施。

3. 具有沉着、冷静、迅速抢救产科急症病人的能力。

【思政目标】

1. 有较强的责任心，善于沟通，耐心细致。

2. 操作中体现人文关怀。

导言

　　分娩过程中，可能会出现一些严重威胁母婴生命的并发症，如产后出血、子宫破裂、羊水栓塞，可不同程度地对母儿造成影响，甚至威胁生命。

思政课堂

　　到二〇三五年，我国将建成教育强国、科技强国、人才强国、文化强国、体育强国、健康中国，国家文化软实力显著增强。

任务一　产后出血

PPT 11-1

情景导入

病人,女,41 岁,G_5P_2,双胎妊娠,妊娠 39 周阴道分娩 2 个活婴。产后间断性阴道出血,胎儿娩出后 2h 出血量达 600 ml。检查子宫底软,按摩子宫后子宫变硬,阴道流血减少,血压 98/65 mmHg,脉搏 110 次/分。诊断为产后出血。

任务:1. 分析该病人产后出血的原因。

　　　2. 描述护士应对该病人采取的主要护理措施。

产后出血是指胎儿娩出后 24 h 内,阴道分娩者失血量≥500 ml,剖宫产者失血量≥1000 ml。文献报道产后出血发生率为 5%～10%,多发生于产后 2 h 内,是导致我国产妇死亡的首要原因。

【病因】

1. 子宫收缩乏力　产后出血最常见原因。常见因素如下。

(1)产科因素:见于产程延长、前置胎盘、胎盘早剥、妊娠期高血压疾病等妊娠并发症。

(2)全身因素:产妇精神紧张、体质虚弱、合并急慢性全身性疾病等。

(3)子宫因素:①子宫肌纤维过度伸展,如双胎妊娠、羊水过多、巨大胎儿;②子宫壁损伤、肌纤维退行性变,如子宫瘢痕、多产、感染、刮宫过度;③子宫病变,如子宫发育不良、畸形或子宫肌瘤。

(4)药物因素:临产后过多使用镇静剂、麻醉剂或宫缩抑制剂。

2. 胎盘因素

(1)胎盘滞留:胎儿娩出后 30 min 胎盘尚未娩出,称为胎盘滞留。常见原因有:①膀胱充盈。②胎盘嵌顿:宫缩剂使用不当或按压子宫颈内口肌纤维出现环形收缩。③胎盘剥离不全:第三产程过早牵拉脐带或按压子宫所致。

(2)胎盘植入:与过度刮宫或手术使子宫内膜损伤或感染有关。根据绒毛侵入深度分为粘连性、植入性及穿透性胎盘植入。根据胎盘植入面积分为完全性和部分性两类,前者出血不多,后者可发生致命的大出血。

(3)胎盘、胎膜残留:影响宫缩而出血。

3. 软产道损伤　由于急产、产力过强、巨大胎儿、手术助产操作不当等引起。

4. 凝血功能障碍　较少见。常见于:①产科并发症,如妊娠期高血压疾病、重度胎盘早剥、羊水栓塞、死胎滞留过久等;②全身出血性疾病,如血小板减少症、白血病、再生障碍性贫血、重症肝炎等。此类原因可引起弥散性血管内凝血(DIC),导致子宫大量出血。

【主要临床表现】

主要临床表现为胎儿娩出后阴道流血,严重者出现失血性休克。

【护理评估】

(一)健康史

询问病人妊娠前有无重症肝炎、出血性疾病、血小板减少症等病史;有无子宫肌壁损伤史,如人工流产术、刮宫术;有无妊娠期合并症;产妇分娩期精神是否过度紧张,是否过多使用镇静剂、麻醉剂;有无急产、软产道损伤、产程过长、产妇衰竭等病史。

(二)身体状况

1. 阴道流血　主要表现为胎儿娩出后阴道流血,严重者出现失血性休克、重度贫血等。不同病因导致的产后出血特点不同(表 11-1)。

表 11-1　产后出血病因与特点

病因	出血特点
子宫收缩乏力	胎盘娩出后间歇性阴道流血,色暗红,有血块;子宫软,轮廓不清;加强宫缩后出血减少
软产道损伤	胎儿娩出后持续性阴道流血,鲜红色,可凝固
胎盘滞留	胎盘剥离延缓,胎盘娩出前阴道出血;或者胎盘胎膜残留继发宫缩乏力出血;有血块,暗红色
凝血功能障碍	持续性阴道流血,血液不凝,伴全身出血倾向

2. 低血压症状　失血量较多者可出现眩晕、打呵欠、口渴、烦躁不安等症状,严重者可出现面色苍白、出冷汗、脉搏细数、血压下降等休克表现。

> **知识拓展**
>
> **评估产后出血量的方法**
>
> (1)称重法:失血量(ml)=[有血敷料重(g)-干敷料重(g)]÷1.05(血液比重,g/ml)。
>
> (2)容积法:用产后接血容器收集血液后,倒入量杯测量失血量。
>
> (3)面积法:按接血纱布血湿面积粗略估计,如血湿纱布长 10 cm、宽 10 cm,折合失血量 10 ml。
>
> (4)休克指数法:休克指数(SI)=脉率÷收缩压(mmHg)。SI 为 0.7~0.9,提示血容量正常;SI=1.0,提示轻度休克;SI 为 1~1.5,提示失血量约为 20%;SI 为 1.5~2.0,提示失血量约为 30%;SI 为 2.0 以上,提示失血量为 50% 以上。

(三)心理-社会状况

病人及其家属因担心产后出血危及病人生命安全而紧张、焦虑甚至恐惧。

(四)对母儿影响

大量失血可导致病人出现失血性休克、死亡、希恩综合征等。

(五)辅助检查

进行血常规、血型及凝血功能等检查。

(六)治疗原则

针对出血原因,迅速止血;补充血容量,纠正失血性休克;预防感染。

【常见护理诊断/问题】

1. 恐惧　与大量失血,担心自身安危有关。

2. 潜在并发症　失血性休克。

3. 有感染的危险　与失血后机体抵抗力降低及手术操作有关。

【护理目标】

(1)病人情绪稳定,积极配合医疗护理。

(2)病人血容量很快得到恢复,血压、脉搏、尿量正常。

(3)病人无感染症状,体温、白细胞计数及中性粒细胞分类正常,恶露、伤口无异常。

【护理措施】

(一)针对原因迅速止血

1. 子宫收缩乏力　加强宫缩是最迅速、有效的止血方法。

(1)按摩子宫:娩出胎盘后,导尿排空膀胱,选用下列方法按摩子宫。①腹壁单手按摩子宫法:加强宫缩最常用的方法。术者一只手置于病人子宫底部,拇指在子宫前壁,其余四指在子宫后壁,均匀有节律地按摩子宫并压迫子宫底,挤出宫腔积血(图 11-1)。②腹壁双手按摩子宫法:术者一只手在病人耻骨联合上缘按压下腹中部,将子宫向上托起,另一只手握住子宫体,使其高出盆腔,在子宫底部有节律地按摩子宫,同时间断用力挤压子宫,排出宫腔积血(图11-2)。③腹部-阴道双手按摩子宫法:术者一只手戴无菌手套握拳置于阴道前穹隆顶压子宫前壁,另一只手在腹部按压子宫后壁,使子宫体前屈,两手相对紧压子宫,均匀有节律地按摩,压迫子宫血窦,刺激宫缩,减少出血(图11-3)。同时配合使用宫缩剂。

(2)应用宫缩剂:①遵医嘱用缩宫素10 U肌内注射或加入0.9%氯化钠注射液500 ml静脉滴注,必要时用缩宫素10 U直接行子宫体注射;24 h缩宫素使用量控制在60 U内。卡贝缩宫素100 μg静脉缓慢注射或肌内注射,2 min起效,半衰期40～50 min。②遵医嘱用麦角新碱0.2～0.4 mg肌内注射(心脏病、高血压者禁用)。③遵医嘱用前列腺素类药物,如卡前列素氨丁三醇、米索前列醇和卡前列甲酯等,首选肌内注射。

(3)宫腔填塞:包括宫腔纱条填塞(图11-4)和宫腔球囊填塞,需排除宫腔妊娠组织残留和子宫破裂。阴道分娩后宜使用宫腔球囊填塞,剖宫产术中可选用宫腔球囊填塞或宫腔纱条填塞。填塞后一般24 h内取出。纱条填塞应自子宫底由内向外填紧,不留空隙,防止隐性出血和感染。取出前先注射缩宫素10 U,并给予抗生素预防感染。

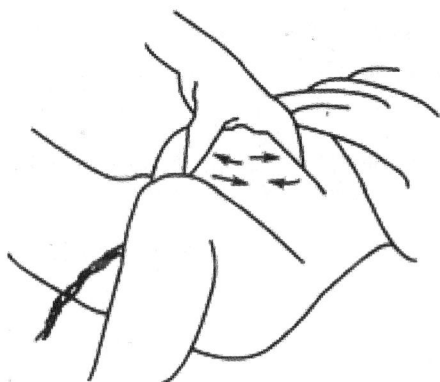

图11-1 腹壁单手按摩子宫法

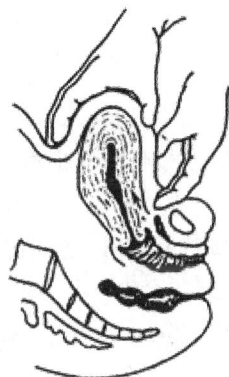

图11-2 腹壁双手按摩子宫法

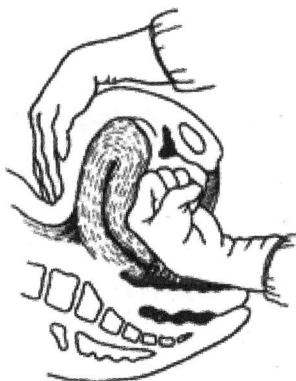

图11-3 腹部-阴道双手按摩子宫法

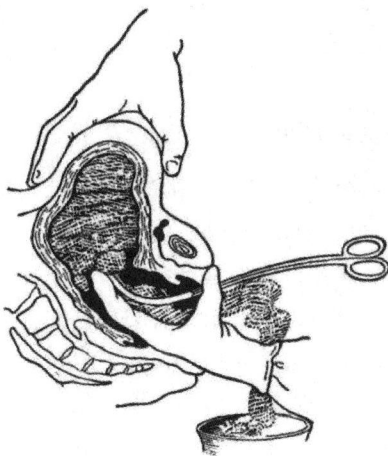

图11-4 宫腔纱条填塞

(4)结扎盆腔血管:上述处理无效者,可配合医生经阴道结扎子宫动脉上行支。仍无效者,经腹结扎子宫动脉或髂内动脉。

(5)髂内动脉或子宫动脉栓塞:可配合医生行股动脉穿刺插管至髂内动脉或子宫动脉,注入吸收性明胶海绵颗粒栓塞动脉。2周后栓塞剂可被吸收。

(6)子宫切除:经抢救无效、危及病人生命时,做好子宫次全切除或子宫全切除手术准备及护理。

知识拓展

产后出血子宫动脉栓塞术

　　产后出血子宫动脉栓塞术适用于保守治疗无效的难治性产后出血且生命体征平稳者。经股动脉穿刺插入导管行双侧髂内动脉造影,明确出血部位后超选择进入双侧子宫动脉,注入明胶海绵颗粒栓塞子宫动脉止血。穿刺部位压迫止血15 min,绷带加压包扎,术后绝对卧床,术侧肢体伸直制动12 h,穿刺部位用沙袋加压6 h,防止出血、血肿及血栓形成,24 h后方可下床活动。栓塞剂可于2周后吸收,血管复通。

　　2. 胎盘因素　①胎盘剥离后滞留:排空膀胱,一只手轻拉脐带,另一只手按压子宫底协助胎盘胎膜娩出。②胎盘粘连或剥离不全:行徒手剥离胎盘术。③胎盘嵌顿:遵医嘱给予肾上腺素1 mg或阿托品0.5 mg皮下注射,待环松解后徒手取出胎盘;若不能松解,可协助医生在全身静脉麻醉下取胎盘。④胎盘胎膜残留:配合医生用大号刮匙刮宫,同时使用缩宫素。⑤胎盘植入:植入面积小、子宫收缩好、出血量少,可协助医生行局部切除或行米非司酮、甲氨蝶呤保守治疗;病情恶化、穿透性胎盘植入或完全性胎盘植入时,做好子宫次全切除术护理。

　　3. 软产道损伤　协助医生按解剖层次缝合修补止血。如为阴道血肿所致,先切开血肿,清除积血,再彻底止血缝合。

　　4. 凝血功能障碍　协助医生针对不同病因进行治疗。遵医嘱尽快输新鲜全血,补充血小板、纤维蛋白原、凝血酶原复合物、凝血因子等。如并发DIC,按DIC处理。

　　(二)失血性休克病人的护理

　　1. 严密观察记录　严密观察病人的意识状态、皮肤颜色、血压、脉搏、呼吸及尿量,发现早期休克。注意宫缩及阴道流血情况。

　　2. 支持照护　去枕平卧、吸氧、保暖。

　　3. 治疗配合　完成血型、血常规、凝血功能检查,备血。迅速建立静脉通道,遵医嘱输液、输血,补充血容量,纠正低血压,使用升压药物及肾上腺皮质激素。改善心肾功能。及时纠正酸中毒。防治肾衰竭,监测尿量。

　　(三)预防产后出血

　　1. 加强妊娠期监护　①加强营养,定期产前检查;②早期发现并治疗并发症及合并症;③对有出血危险的孕妇加强治疗,嘱提前住院。

　　2. 严密观察和正确处理产程

　　(1)第一产程:①注意饮食、休息,防止疲劳导致产程延长;②遵医嘱合理使用宫缩剂和镇静剂。

　　(2)第二产程:①提高接产技术,正确保护会阴;②正确指导产妇屏气,避免胎儿娩出过快;③阴道检查及手术助产动作轻柔、规范,遵守无菌操作原则;④有产后出血可能者,胎儿前肩娩出即肌内注射或静脉注射缩宫素,预防剖宫产产后出血可静脉推注卡贝缩宫素100 μg。

　　(3)第三产程:①胎盘剥离前不过早按摩子宫、强拉脐带;②阴道流血量多时,应查明原因,及时处理;③胎儿娩出30 min胎盘未剥离,应探查宫腔并徒手剥离胎盘;④胎盘娩出后仔细检查胎盘、胎膜,检查软产道,按摩子宫。

　　3. 加强产后观察　产房留观2 h,密切监测:①子宫收缩、子宫底高度;②阴道流血量;③膀胱充盈情况;④会阴及阴道有无血肿;⑤测量血压、脉搏;⑥早吸吮乳头。

　　(四)预防感染

　　保持病室环境清洁,注意通风及消毒;严格无菌操作,保持会阴清洁,每天擦洗会阴2次;观察宫缩情况,恶露的量、颜色、气味;观察会阴伤口情况;遵医嘱给予抗生素防治感染。

(五)心理护理

认真做好产妇及其家属的安慰、解释工作,使其与医护人员主动配合。允许家属陪伴,给予产妇关爱,增加其安全感。

(六)健康指导

(1)做好出院指导,加强营养,纠正贫血,逐步增加活动量,促进产后康复。

(2)观察子宫复旧及恶露的情况,警惕晚期出血和产褥感染的发生;产褥期禁止盆浴及性生活。

(3)指导产后复查,发现异常及时就诊。

任务二　羊水栓塞

PPT 11-2

情景导入

病人,女,23岁,妊娠40周,临产后静脉滴注缩宫素,破膜后1 h,突发寒战、恶心、呕吐和气急等症状,继而出现呛咳、呼吸困难和发绀,进入昏迷状态,随后皮肤出现瘀斑。

任务:1.准确说出病人的身体状况。

2.描述护士应采取的急救护理措施。

羊水栓塞是指在分娩过程中羊水及胎儿异体抗原进入母体血液循环,引起肺动脉高压、低氧血症、循环衰竭、弥散性血管内凝血以及多器官功能衰竭等一系列病理生理变化及临床表现。病死率为 $19\%\sim86\%$,是造成产妇死亡的重要原因之一。

【病因】

宫缩过强、急产、胎膜早破、前置胎盘、子宫破裂、高龄初产、经产妇、子宫颈裂伤、羊水过多、多胎妊娠、剖宫产和刮宫术等可能是羊水栓塞的诱发因素。可能与下列因素有关。

1.羊膜腔内压力过高　临产后,特别是第二产程宫缩时羊膜腔内压力明显超过静脉压,羊水可能被挤入破损的微血管而进入母体血液循环。

2.血窦开放　分娩过程中子宫颈或子宫体损伤、血窦破裂,羊水可通过破损血管或胎盘后血窦进入母体血液循环。

3.胎膜破裂　大部分羊水栓塞发生在胎膜破裂以后,羊水可从子宫蜕膜或子宫颈管破损的小血管进入母体血液循环中。

【病理生理】

羊水成分进入母体血液循环后,引起过敏样反应、肺动脉高压、炎症损伤、弥散性血管内凝血(DIC)等一系列病理生理变化。

【主要临床表现】

主要临床表现为低氧血症、低血压和凝血功能障碍。

【护理评估】

(一)健康史

积极寻找发生羊水栓塞的各种诱因,如急产、胎膜早破、人工破膜、胎盘早剥、前置胎盘、宫缩过强或强直性宫缩、子宫不完全破裂,以及中期引产或钳刮术等手术史。

(二)身体状况

羊水栓塞起病急骤、病情凶险,大多发生在分娩前2 h至产后30 min。极少发生在中期妊娠引产、羊膜腔穿刺术中和外伤时。

1. 典型羊水栓塞 以骤然出现的低氧血症、低血压（血压与失血量不符合）和凝血功能障碍为特征，又称羊水栓塞三联征。

（1）前驱症状：30%～40%的病人出现非特异性的前驱症状，如呼吸急促、胸痛、憋气、寒战、呛咳、心悸、恶心、呕吐、头晕、乏力、麻木、针刺样感觉、焦虑、烦躁和濒死感，胎心减速，胎心基线变异消失等。

（2）呼吸、循环功能衰竭：出现突发的呼吸困难、发绀、抽搐、意识丧失或昏迷；脉搏细数、血压急剧下降、血氧饱和度下降；肺底部湿啰音；心电图可表现为右心负荷增加，病情严重者可出现心室颤动、无脉性室性心动过速及心搏骤停，于数分钟内猝死。

（3）凝血功能障碍：出现以子宫出血为主的全身出血倾向，如切口渗血、全身皮肤黏膜出血、针眼渗血、血尿、消化道大出血等。

（4）多脏器功能损害：全身脏器均可受损，除心肺衰竭及凝血功能障碍外，中枢神经系统和肾脏也常受损。

2. 不典型羊水栓塞 临床症状隐匿、较轻，病情发展缓慢，缺乏急性呼吸、循环功能衰竭等症状。

（三）心理-社会状况

病人及胎儿突然危在旦夕，病人及其家属通常无法接受这样的结果，而表现为恐惧、情绪激动，甚至否认、愤怒。

（四）辅助检查

目前尚无国际统一的羊水栓塞诊断标准和有效的实验室诊断依据，母血中找到胎儿或羊水成分不再作为诊断的必备依据。即使血液或器官组织中找到羊水有形物质，如果临床表现不支持，也不能诊断为羊水栓塞，相反，血液或器官组织中未找到羊水有形物质，但临床表现支持，也应诊断为羊水栓塞。

（五）治疗原则

维持呼吸、循环等生命体征及保护器官功能，并针对性进行生命支持、抗休克、保护器官功能及纠正凝血功能障碍的治疗。

【常见护理诊断/问题】

1. 气体交换受损 与肺血管阻力增加、肺动脉高压、肺水肿有关。

2. 外周组织灌注无效 与 DIC 及失血有关。

3. 潜在并发症 如休克、DIC、急性肾衰竭、胎儿窘迫、新生儿窒息等。

【护理目标】

（1）病人胸闷、呼吸困难症状有所改善。

（2）病人体液维持平衡，维持最基本生理功能。

（3）胎儿及新生儿安全。

【护理措施】

（一）配合医生抢救

1. 呼吸支持 保持呼吸道通畅，遵医嘱采取对症措施和支持治疗，尽快根据病情选择面罩、无创呼吸机、气管插管甚至体外膜肺氧合（ECMO）等方式改善病人氧合情况。

2. 循环支持

（1）维持血流动力学稳定：遵医嘱使用血管活性药物及正性肌力药物进行强心、维持血压治疗，如去甲肾上腺素、多巴酚丁胺、磷酸二酯酶抑制剂等。

（2）解除肺动脉高压：遵医嘱使用特异性舒张肺血管平滑肌的药物。如依前列醇、西地那非、伊洛前列素、曲前列环素或一氧化氮吸入及内皮素受体抑制剂（波生坦）等。其他药物如罂粟碱、阿托品、氨茶碱、酚妥拉明等作用有限。

（3）补充血容量：遵医嘱行液体复苏及成分输血，纠正休克；抢救过程中监测中心静脉压，了解心脏负荷状况以指导治疗。

（4）心搏骤停护理：即刻进行高质量的心肺复苏及高级生命支持，同时保持妊娠子宫左倾，避免下腔静脉受压。心肺复苏成功后注意维持内环境稳定,积极防治感染,加强神经系统保护。

3.抗过敏 遵医嘱使用糖皮质激素。常用药物:氢化可的松 500~1000 mg/d 或甲泼尼龙 80~160 mg/d,静脉滴注;亦可地塞米松 20 mg 静脉注射后,再以 20 mg 静脉滴注。

4.纠正凝血功能障碍 遵医嘱输注红细胞悬液、大量新鲜冰冻血浆、冷沉淀、纤维蛋白原、血小板等。同时进行抗纤溶治疗,不推荐使用肝素。

5.维持内环境稳定、预防肾衰竭 遵医嘱及时行动脉血气分析和电解质测定,并纠正酸中毒和电解质紊乱,同时预防肾衰竭、预防感染。

(二)专科护理

(1)如羊水栓塞发生在胎儿娩出前,配合医生抢救病人的同时行阴道助产或紧急剖宫产终止妊娠。心搏骤停病人应立即行心肺复苏,孕周在 23 周以上者做好紧急剖宫产手术准备及护理。

(2)配合医生积极处理产后出血,加强宫缩,必要时加用手术止血措施。若产后出血难以控制,快速做好切除子宫手术准备及护理。

(三)羊水栓塞的预防

(1)加强产前检查,发现前置胎盘、胎盘早剥等诱发因素及时处理。

(2)严密观察产程进展,严格掌握缩宫素使用指征和方法,防止宫缩过强。

(3)人工破膜宜在宫缩间歇期进行,人工破膜不兼剥膜,以减少子宫颈小血管破损。

(4)剖宫产时刺破羊膜前保护好子宫切口,避免羊水进入切口处的开放血管中。

(5)中期妊娠引产,羊膜穿刺次数不应超过 3 次。

(6)钳刮术时先刺破胎膜,水流出后再钳夹胎块。

(四)心理护理

(1)医护人员应沉着冷静,鼓励、支持病人,使病人有信心,相信病情会得到控制,以配合医疗和护理。

(2)理解和安慰病人家属,缓解他们的恐惧情绪,向家属耐心介绍病情的严重性,以取得配合,在合适的时候允许家属陪伴病人。

(3)病人因病情重,发病急,抢救无效死亡时,可能会引发家属的否认和愤怒的情绪反应,尽量给予耐心解释,使他们理解,并接受现实。

(五)健康指导

做好出院指导,加强营养,消除顾虑,促进早日康复,产后 42 天复查,检查时应做尿常规及凝血功能检查,判断肾功能恢复情况,防止并发症的发生。

任务三 子宫破裂

PPT 11-3

情景导入

病人,女,38 岁,G_5P_1,妊娠 40 周,胎膜破裂 5 h,持续腹痛 1 h。病人 1 年前剖宫产娩出 1 个男婴。检查:神志清楚,表情痛苦,腹部疼痛难忍,烦躁不安,腹部拒按,平脐处见一环形凹陷,子宫轮廓不清,血尿,脉搏 100 次/分,胎心听不清。医生诊断先兆子宫破裂,须立即住院。

任务:1.列出该病人的主要护理诊断/护理问题。

　　　2.描述护士应采取的主要护理措施。

子宫破裂是指子宫体部或子宫下段在妊娠晚期或分娩期发生破裂,是产科严重的并发症之一,威胁母儿生命。

【病因】

1.瘢痕子宫 近年来导致子宫破裂的常见原因。子宫曾有手术史,如剖宫产术、子宫肌瘤剔除术等手术史,术后短时间内再次妊娠,临产后瘢痕部位子宫破裂的危险性增大。

2.梗阻性难产 骨盆狭窄、胎位异常等导致胎先露下降受阻,子宫强烈收缩,使子宫下段过度伸展变薄而导致破裂。

3.宫缩剂使用不当 不正确使用宫缩剂,导致宫缩过强,而发生子宫破裂。

4.手术损伤 多发生于不恰当或粗暴的阴道助产手术。

5.其他 子宫发育不良、子宫畸形、多产或多次刮宫等。

【主要临床表现】

主要临床表现为胎儿窘迫、胎心监护异常、宫缩间歇仍有严重腹痛、阴道异常流血等。

【护理评估】

(一)健康史

注意有无子宫瘢痕、胎先露下降受阻、宫缩剂使用不当或手术损伤等原因或诱因。

(二)身体状况

子宫破裂多发生于分娩期,多可分为先兆子宫破裂和子宫破裂两个阶段。

1.先兆子宫破裂 常发生于产程长、梗阻性难产者,主要表现如下。

(1)下腹剧痛:子宫强直性或痉挛性收缩过强,病人烦躁不安、下腹剧痛拒按、呼吸急促、脉搏加速,自觉胎动频繁。

(2)病理缩复环:因胎先露下降受阻,宫缩过强,子宫体部肌肉缩短变厚,子宫下段肌肉拉长变薄,在两者间形成的环状凹陷。此环逐渐上升达脐部或脐上,子宫下段疼痛明显,子宫呈葫芦形(图11-5)。

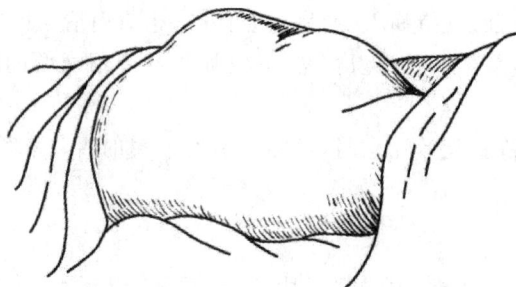

图11-5 先兆子宫破裂时的腹部外观

(3)血尿:膀胱受压充血,肌肉被牵拉,出现排尿困难、血尿。

(4)胎心率改变:子宫强直性收缩,胎心率先快后慢或听不清。

2.子宫破裂

(1)不完全性子宫破裂:子宫肌层部分或全层破裂,但浆膜层完整,宫腔与腹腔不相通,胎儿及附属物仍在宫腔内。

(2)完全性子宫破裂:子宫肌壁全层破裂,宫腔与腹腔相通。表现为:①病人突感下腹撕裂样剧痛,宫缩骤停。②腹痛稍缓解,羊水、血液进入腹腔后,出现全腹持续性疼痛,伴有低血容量性休克征象。③全腹压痛、反跳痛,腹壁下清楚扪及胎体,子宫缩小位于胎儿侧方,胎心、胎动消失。④阴道检查:可见鲜血流出,开大的宫口回缩,胎先露上升。

(三)心理-社会状况

病人因剧烈的腹痛而焦躁不安,担心自身和胎儿的安危,随着休克的发生,病人会有不祥的预感。病人家属也会出现恐慌、悲伤、失望,甚至愤怒的情绪。

(四)辅助检查

1.腹腔穿刺或阴道后穹隆穿刺 可明确腹腔内有无出血,一般仅用于怀疑子宫破裂者。

2.实验室检查 血常规检查可出现血红蛋白值下降,白细胞计数增加;尿常规检查可见红细胞或肉眼血尿。

3.超声检查 可协助确定子宫破裂的部位及胎儿与子宫的关系。

(五)治疗要点

1.先兆子宫破裂 立即抑制宫缩,尽快手术。

2.子宫破裂 在抢救休克同时,无论胎儿是否存活,均应尽快手术治疗。

【常见护理诊断/问题】

1.急性疼痛 与强直性宫缩、病理缩复环或子宫破裂后血液刺激腹膜有关。

2.有心输出量减少危险 与子宫破裂大出血有关。

3.有感染的危险 与多次阴道检查、宫腔内操作、大出血抵抗力下降有关。

【护理目标】

(1)强直性宫缩得到抑制,病人疼痛减轻。

(2)病人低血容量得到纠正和控制,血压、脉搏、尿量保持正常。

(3)病人体温、白细胞计数正常,无感染发生。

【护理措施】

(一)专科护理

1.先兆子宫破裂病人的护理

(1)严密观察宫缩及产程,及时发现难产因素并处理。

(2)一旦发现先兆子宫破裂征象,应立即停用缩宫素、停止产科操作并报告医生。遵医嘱抑制宫缩、给予吸氧、做好剖宫产术前准备,密切监测生命体征。

(3)监测胎心率,预防胎儿窘迫。

2.子宫破裂病人的护理

(1)积极抢救休克:遵医嘱迅速输血、输液、补充血容量。采取保暖措施,给予吸氧,使病人保持头低足高位或中凹位。补充电解质,纠正酸中毒。严密观察并记录生命体征、出入量。

(2)快速做好剖腹探查手术准备工作,安慰病人并护送至手术室。

(3)术中、术后遵医嘱应用抗生素预防感染。

(二)预防子宫破裂

(1)健全三级保健网络体系,宣传孕产妇保健知识,加强产前检查。

(2)有瘢痕子宫、产道异常等高危因素者,应提前住院待产。对有剖宫产史的孕妇,详细了解上次分娩及手术情况。

(3)严密观察产程进展,警惕并尽早发现先兆子宫破裂征象,及时处理。

(4)严格掌握缩宫素、前列腺素等宫缩剂的应用指征及方法,避免滥用。

(5)正确掌握产科手术操作规范,阴道助产术后仔细检查子宫颈、宫腔,发现损伤及时修补。

(三)心理护理

通过谈心和生活上的关怀劝慰病人及其家属,促使他们稳定情绪。对于病人及其家属因子宫切除、胎儿死亡所表现出的怨恨情绪给予同情和理解,耐心倾听他们的感受,提供必要的援助。帮助病人调整情绪,接受现实,恢复身体健康。

(四)健康指导

(1)宣传科学生育规划知识,减少分娩、流产的次数。

(2)对于胎儿死亡的产妇,指导其采用有效的退奶方法。

(3)对于行子宫修补术无子女的产妇,指导其于2年后再孕,产褥期后恢复性生活时可选药物或阴茎套避孕。

项目小结

项目		学习要点
项目十一 分娩期并发症产妇的护理	任务一 产后出血 任务二 子宫破裂 任务三 羊水栓塞	重点:分娩期并发症的护理评估与护理措施。 难点:产后出血和羊水栓塞产妇的紧急救护。 核心要点:①产后出血是孕产妇死亡的首位原因,以产后 2 h 多见,宫缩乏力性出血者子宫软而轮廓不清。②不同病因导致的产后出血特点及护理措施。③羊水栓塞表现为低氧血症、低血压和凝血功能障碍三联征,一旦发现前驱症状,应立即让病人取半卧位,正压给氧,紧急抢救。④先兆子宫破裂征象为下腹剧痛、病理缩复环、血尿及胎心率改变

直通护考

扫码在线答题

(张　欣)

项目十二　产褥期疾病产妇的护理

学习目标

【知识目标】

1. 掌握产褥感染、产褥发热、产后抑郁症的概念,产褥感染的护理评估、护理措施。
2. 熟悉产褥感染病人的治疗要点、预防措施,产后抑郁症的护理要点。
3. 了解产褥感染、产后抑郁症的病因。

【能力目标】

学会对产褥感染病人制订护理计划和实施正确有效的护理措施。

【思政目标】

具有较强的责任心和人文关怀理念,视患如亲。

导　言

产褥期是产妇身体和心理恢复的关键时期。由于个体因素或其他原因而发生产褥期疾病,可严重影响母婴健康。故而护士应该掌握产褥期常见疾病的相关知识,为产褥期妇女提供整体护理,促进产褥期妇女的康复。

我们要坚持教育优先发展、科技自立自强、人才引领驱动,加快建设教育强国、科技强国、人才强国,坚持为党育人、为国育才,全面提高人才自主培养质量,着力造就拔尖创新人才,聚天下英才而用之。

任务一　产褥感染

PPT 12-1

情景导入

初产妇,28 岁,足月妊娠,胎膜早破 12 h 临产,会阴侧切分娩一男婴,产后出血不多,产后第 4 日体温 38.9 ℃,宫底脐下 2 cm,压痛明显,脓血性恶露,量多有臭味。

任务:1.该产妇最可能的临床诊断是什么?

2.请为该病人制订完整的护理计划。

产褥感染是指分娩时或产褥期生殖道受病原体感染而引起的局部或全身的炎症性变化。发病率约 6%,是产妇死亡的原因之一。产褥发热是指分娩 24 h 以后的 10 日内,每日间隔 4 h 测量体温,其中有 2 次达到或超过 38 ℃。产褥发热常由产褥感染引起,还可由泌尿系统感染、上呼吸道感染、乳腺炎、血栓性静脉炎等导致。

【病因】

1.产褥感染诱因

(1)妊娠期、分娩期女性生殖系统自然防御能力降低。

(2)产妇伴有贫血、产程延长、胎膜早破、产道损伤、产后出血、手术助产等。

2.产褥感染病原体种类　产褥感染常为多种病原体混合感染,厌氧菌占优势。

3.感染途径　包括外源性和内源性途径。

知识拓展

产褥感染病原体种类

正常女性阴道内寄生有大量微生物,包括需氧菌、厌氧菌、真菌、衣原体和支原体,可分为致病微生物和非致病微生物。

1. 需氧菌

(1)链球菌:以乙型溶血性链球菌致病性最强,能产生致热外毒素与溶组织酶,使病变迅速扩散而导致严重感染。需氧链球菌可以寄生在阴道中,也可通过医务人员或产妇其他部位感染而进入生殖道。

(2)杆菌:以大肠埃希菌、克雷伯菌属、变形杆菌属多见。这些细菌常寄生于阴道、会阴、尿道口周围,能产生内毒素,是菌血症和感染性休克常见的病原菌。

(3)葡萄球菌:葡萄球菌中的主要致病菌是金黄色葡萄球菌和表皮葡萄球菌。前者多引起外源性感染,容易导致伤口严重感染,因能产生青霉素酶,易对青霉素耐药。

2.厌氧菌

(1)革兰阳性球菌:消化链球菌和消化球菌存在于正常阴道中。当产道受损、胎盘残留时,消化链球菌、消化球菌迅速繁殖,若与大肠埃希菌形成混合感染,会产生异常恶臭。

(2)杆菌属:常见的厌氧性杆菌为脆弱拟杆菌。拟杆菌多与需氧菌和厌氧性球菌混合感染,形成局部脓肿,产生大量脓液,有恶臭。感染还可引起化脓性血栓性静脉炎,形成感染性血栓,感染性血栓脱落后随血液循环到达全身各器官形成脓肿。

(3)芽胞梭菌:主要是产气荚膜梭菌,所产生的外毒素可溶解蛋白质而能产生气体及引起溶血。产气荚膜梭菌感染,轻者引起子宫内膜炎、腹膜炎,重者引起溶血、黄疸、血红蛋白尿、急性肾衰竭、循环衰竭、气性坏疽等,甚至死亡。

3.支原体 解脲支原体及人型支原体均可在女性生殖道内寄生,引起生殖道感染,感染者多无明显症状,临床表现轻微。

此外,沙眼衣原体、淋病奈瑟球菌均可导致产褥感染。

【主要临床表现】

发热、疼痛、恶露异常为产褥感染的三大主要症状。

【护理评估】

(一)健康史

询问生育史、既往史、本次妊娠及分娩经过。了解有无产褥感染诱因,如体质虚弱、营养不良、贫血、慢性疾病、产前出血、胎膜早破、羊膜腔感染、产程延长、软产道损伤及手术助产等。

(二)身体状况

1.急性外阴、阴道、子宫颈炎 多由分娩时会阴部损伤或手术产引起,以葡萄球菌和大肠埃希菌感染为主。①会阴裂伤或切口感染:会阴部疼痛,可有低热;局部伤口红肿、压痛明显,有脓性分泌物流出。②阴道裂伤感染:会阴部疼痛,低热;黏膜充血、水肿,脓性分泌物增多。③子宫颈裂伤感染:感染向深部蔓延,可引起盆腔结缔组织炎。

2.子宫感染 包括急性子宫内膜炎、子宫肌炎。病原体经胎盘剥离面侵入,扩散至子宫蜕膜层,称为子宫内膜炎,侵入子宫肌层称为子宫肌炎,两者常伴发。若为子宫内膜炎,则子宫内膜充血、坏死,表现如下:①产后3~5日发病;②下腹疼痛;③恶露增多,呈脓性,有臭味;④可伴高热、寒战、头痛;⑤子宫压痛明显、复旧不良;⑥白细胞计数明显升高。

3.急性盆腔结缔组织炎、急性输卵管炎 病原体可沿宫旁淋巴系统和血液循环到达宫旁组织,引起急性炎症反应而形成炎性包块,同时波及输卵管,表现如下:①下腹痛伴肛门坠胀感;②寒战、高热、脉速、头痛等全身症状;③下腹部有明显压痛、反跳痛、肌紧张;④宫旁一侧或双侧结缔组织增厚、压痛,可触及炎性包块,严重者形成"冰冻骨盆";⑤白细胞计数持续升高,中性粒细胞明显增多,核左移。

4.急性盆腔腹膜炎及弥漫性腹膜炎 炎症继续发展,扩散到子宫浆膜,形成盆腔腹膜炎。继而发展为弥漫性腹膜炎,表现如下:①全身中毒症状明显,高热、恶心、呕吐、腹胀;②下腹部有明显压痛、反跳痛;③可引起肠粘连,也可在直肠子宫陷凹形成局限性脓肿,若脓肿波及肠管和膀胱,可出现腹泻、里急后重和排尿困难;④若急性期治疗不彻底,可发展为盆腔炎性疾病后遗症,导致不孕。

5.血栓性静脉炎

(1)盆腔血栓性静脉炎:常累及子宫静脉、卵巢静脉、髂内静脉、髂总静脉和阴道静脉,其常见病原体为厌氧菌。病变以单侧居多。①多见于产后1~2周,表现为寒战、高热,症状持续数周或反复发作;②局部检查不易与盆腔结缔组织炎鉴别。

(2)下肢血栓性静脉炎:病变多在股静脉、腘静脉和大隐静脉,多继发于盆腔静脉炎。①表现为弛张热,下肢持续性疼痛;②局部静脉有压痛或触及硬索状物,血液回流受阻,引起下肢水肿,皮肤发白,习称"股白肿";③病变轻时无明显阳性体征,彩色多普勒超声检查可辅助诊断。

6.脓毒血症、败血症 感染性血栓脱落进入血液循环可引起脓毒血症,随后可并发感染性休克和迁徙性脓肿。病原体大量进入血液循环并繁殖可形成败血症,表现为持续高热、寒战、全身明显中毒症状,甚至危及生命。

(三)心理-社会状况

病人常表现为焦虑、紧张、烦躁。严重感染者因不能照顾婴儿,常感到无助。还应评估家属的心理反应和对病人的支持程度。

(四)辅助检查

1.实验室检查 白细胞计数常超过 $20×10^9/L$,中性粒细胞计数明显升高,血清 C-反应蛋白>8 mg/L;红细胞沉降率加快;血液细菌培养可检查出病原体;子宫颈、宫腔分泌物细菌培养有助于诊断子宫内膜炎。

2.影像学检查 利用 B 超、彩色多普勒超声、CT、MRI 成像等检查,可对炎性包块、脓肿做出定位及定性诊断。

(五)治疗要点

原则上给予广谱、足量、有效的抗生素,根据感染的病原体调整治疗方案。对于脓肿形成或宫内残留感染组织者,应积极处理感染灶。

【护理诊断】

1.体温过高 与病原体感染和产后机体抵抗力降低有关。

2.急性疼痛 与炎症刺激有关。

【护理目标】

(1)体温正常,感染得到控制。

(2)疼痛减轻或消失。

【护理措施】

(一)基础护理

(1)保持病室内温湿度适宜、安静、空气清新,注意保暖。保持床单及衣物、用物清洁。适当增加活动。

(2)给予高热量、高蛋白、富含维生素、清淡、易消化的饮食,鼓励病人多饮水,保证足够的液体摄入。少量多餐,以增强机体抵抗力。保持大小便通畅。

(3)严密观察产后生命体征的变化,尤其是体温,每 4 h 测量 1 次。观察是否有发热、寒战、恶心、呕吐、腹胀、腹痛等症状。

(4)注意子宫复旧情况,恶露的量、颜色、气味及持续时间,子宫附件区有无包块及包块大小、性质及会阴伤口愈合情况。

(二)专科护理

(1)遵医嘱应用敏感、足量、高效的抗生素,有效控制感染,必要时短期内加用肾上腺皮质激素。应用宫缩剂促进子宫收缩,防止炎症扩散。必要时给予止痛剂。

(2)遵医嘱应用肝素、尿激酶等,注意监测凝血功能。还可口服双香豆素、阿司匹林等。

(3)盆腔感染者取半卧位或抬高床头,促进恶露引流,防止感染扩散。会阴伤口感染者取健侧卧位。下肢血栓性静脉炎病人,应抬高患肢,局部保暖,湿热敷,以增加血液回流,促进血液循环,减轻肿胀。

(4)配合做好脓肿引流术、清宫术、后穹隆穿刺术、子宫切除术的术前准备及护理。

(5)对高热病人给予物理降温,嘱其暂停哺乳。

(6)每日擦洗外阴 2 次,排便后也需擦洗外阴。会阴水肿者,局部用 50% 硫酸镁溶液湿热敷或进行红外线照射。

(三)心理护理

(1)了解病人和家属的心理状态,鼓励病人说出焦虑的原因及心理感受,给予理解和关心。

(2)加强婴儿护理,提供母婴接触机会,以减轻病人焦虑,增加信心,使其积极配合治疗。

(四)健康指导

(1)加强孕期卫生,临产前2个月避免性生活和盆浴。嘱产妇增强营养,充分休息,适当活动。

(2)会阴部要保持清洁干燥,及时更换会阴垫,清洁会阴的用物要消毒。

(3)教会产妇识别产褥感染复发征象,如恶露异常、发热、腹痛等。如有异常情况及时就诊。

(4)指导母乳喂养方法,指导暂停哺乳的产妇定时吸奶,以维持泌乳,并告知产妇感染控制后可继续哺乳。

任务二　产后抑郁症

PPT 12-2

情景导入

初产妇,34岁,2周前自然分娩一女婴,足月健康。近日,该产妇精神状况欠佳,烦躁易怒,情绪压抑,时常发呆,自我否定,担心孩子健康,有自杀倾向,家属非常担心,前来心理科门诊就诊。

任务:1. 该产妇可诊断为何种疾病?

2. 如何对该产妇进行护理?

产后抑郁症(PPD)是产褥期精神障碍的一种常见类型,主要表现为产褥期持续、严重的情绪低落以及一系列症状,又称产褥期抑郁症。多在产后2周内出现症状。目前国际上比较认可的发病率为10%～15%,国内平均为14.7%。

【病因】

1.产科因素　流产、妊娠并发症、难产、滞产、手术产等,使产后抑郁症发生的风险增加。

2.躯体因素　躯体疾病或残疾。

3.心理因素　有敏感(神经质)、以自我为中心、情绪不稳定、固执、性格内向等个性特点的产妇容易出现产后心理障碍。

4.神经内分泌因素　各种神经递质及神经功能活动异常可能是产后抑郁症的发病原因之一。

5.社会因素　孕期发生不良生活事件,如失业、夫妻分离、亲人病丧、缺少家庭和社会的支持与帮助(特别是丈夫与长辈的支持与帮助)等。

6.遗传因素　有精神病家族史,特别是有产后抑郁症家族史的产妇,发病率较高。

【主要临床表现】

产后抑郁症主要表现为持久的情绪抑郁,对全部或多数活动明显缺乏兴趣等。

【护理评估】

(一)健康史

了解本次妊娠过程及分娩情况。询问产妇有无抑郁症或其他精神病个人史和家族史,有无重大精神创伤史。评估产后母乳喂养和婴儿健康状况等。

(二)身体评估

1.情绪改变　心情压抑、沮丧,情绪淡漠,甚至焦虑、恐惧、易怒,晨重夜轻;有时表现为孤独、不愿见人或伤心、流泪。

2.自我评价降低　自暴自弃、有自罪感,对身边的人充满敌意,与家人关系不协调。

3.创造性思维受损　主动性降低。

4.对生活缺乏信心　觉得生活无意义,出现厌食、睡眠障碍、易疲倦、性欲减退。严重者甚至感到绝望,有自杀或杀婴倾向,有时陷于错乱或昏睡状态。

产后抑郁症诊断标准,目前应用较多的是美国精神医学学会(American Psychiatric Association,APA)在《精神障碍诊断与统计手册》(第五版)(DSM-5)中制定的标准,具体如下。

(1)在2周内每日或几乎每日出现下列5个或5个以上的症状(必须包括①项症状另加②项中的某一症状)。

①情绪抑郁。

②对全部或多数活动明显缺乏兴趣或愉悦感。

③体重显著减轻或增加。

④失眠或睡眠过度。

⑤精神运动性兴奋或阻滞。

⑥疲劳或乏力。

⑦遇事均感毫无意义或有自罪感。

⑧思维能力减退或注意力不集中。

⑨反复出现想死亡的想法。

(2)症状不符合其他精神疾病的标准。

(3)症状妨碍工作、学习及社会活动。

(4)症状不是由物质或一般药物直接引起。

(5)在产后4周内发病。

(三)心理-社会评估

(1)评估产妇有无下列个性特点:以自我为中心、敏感(神经质)、情绪不稳定、好强求全、固执、保守、与人相处不融洽、性格内向等。

(2)评估产妇有无对承担母亲角色不适应、对各种生活难题心理准备不充分,导致情绪抑郁、焦虑的情况。

(3)评估产妇家庭及社会资源的心理支持程度。

(四)治疗要点

主要包括心理治疗和药物治疗。

【护理诊断】

1.个人应对无效 与产后抑郁有关。

2.家庭运作过程失常 与抑郁所致的家庭功能改变有关。

3.有对自己实行暴力的危险 与产后严重的心理障碍有关。

【护理目标】

(1)产妇的生理、心理行为正常。

(2)产妇情绪稳定,能配合护士与家人采取有效应对措施。

(3)产妇能适应角色转换,积极参与婴儿护理。

【护理措施】

(一)基础护理

提供温馨、舒适的环境。保证足够的睡眠。合理安排饮食,保证产妇的营养摄入。鼓励、协助产妇进行母乳喂养,产妇白天可从事短暂多次的轻体力活动。

(二)心理护理

1.提供心理支持 护士应态度温和,鼓励产妇宣泄和抒发自身的感受,耐心倾听产妇诉说感受和困难,做好心理疏通工作。支持、尊重、理解产妇,增强其信心,提高产妇自我控制能力和良好交流能力,激发内在动力去应对自身问题。同时,鼓励和指导家属给予更多的关爱,减少或避免不良的精神刺激和压力。

2.促进角色转换 帮助产妇适应角色转换,实施母婴同室,指导母乳喂养,鼓励产妇与婴儿多交流、多接触,并多参与照顾婴儿,培养产妇的自信心。同时鼓励产妇家属大力提供情感支持、物质支持。

(三)药物治疗护理

遵医嘱首选选择性 5-羟色胺再摄取抑制剂,尽量选用不进入乳汁的抗抑郁药。

1. 选择性 5-羟色胺再摄取抑制剂　如盐酸帕罗西汀、盐酸舍曲林。

2. 三环类抗抑郁药　如阿米替林。

(四)预防

1. 孕期宣教　加强对孕产妇的精神关怀。产前可利用孕妇学校等多种途径宣传、普及有关妊娠、分娩的知识,减轻孕产妇对妊娠、分娩的紧张、恐惧心理,提高孕产妇的自我保健能力。

2. 分娩关爱　在分娩过程中应对产妇多加关心和爱护,进行心理疏导。产后及时向产妇及其家属传授育婴知识,指导产妇进行母乳喂养、护理新生儿,利用心理量表对产妇进行产后抑郁症的早期筛查。鼓励产妇积极参加促进健康的社会活动。

→ **项目小结**

项目		学习要点
项目十二　产褥期疾病产妇的护理	任务一 产褥感染 任务二 产后抑郁症	重点:产褥感染产妇的护理评估及护理措施。 难点:产褥感染与产后抑郁症的护理评估。 核心要点:①产褥感染多为需氧菌和厌氧菌混合感染,乙型溶血性链球菌是最常见的病原体。②急性子宫内膜炎、子宫肌炎为较常见的病理类型。子宫内膜炎多发生在产后 3～5 日,主要表现为发热、下腹疼痛及恶露异常。③产褥感染产妇宜采取半卧位,有利于炎症局限及恶露排出;下肢血栓性静脉炎者,嘱其抬高患肢,绝对卧床休息 2 周

→ **直通护考**

扫码在线答题

（罗　淼）

妇科护理

项目十三　女性生殖系统炎性疾病病人的护理

【知识目标】

1.掌握滴虫阴道炎、外阴阴道假丝酵母菌病、细菌性阴道病、萎缩性阴道炎、子宫颈炎和盆腔炎性疾病病人的护理评估及护理措施。

2.熟悉滴虫阴道炎、外阴阴道假丝酵母菌病、细菌性阴道病、萎缩性阴道炎病人的常见护理诊断/问题及子宫颈炎和盆腔炎性疾病病人的病理。

3.了解外阴炎、前庭大腺炎病人的护理评估及护理措施，了解子宫颈炎和盆腔炎性疾病病人的护理诊断。

【能力目标】

学会对女性生殖系统炎性疾病病人的护理。

【思政目标】

1.有较强的责任心，善于沟通，耐心细致。

2.操作中尊重病人，保护其隐私，体现人文关怀。

导　言

女性生殖系统炎症是指来自外阴、阴道、子宫颈、子宫、输卵管、卵巢、盆腔腹膜和盆腔结缔组织的炎症。炎症可局限于一个部位，或多个部位同时受累。临床表现多样，轻者无症状，重者可发生败血症甚至感染性休克、死亡。女性生殖系统炎症不仅危害病人，还可危害胎儿及新生儿或引起传播。

思政课堂

育人的根本在于立德。应全面贯彻党的教育方针，落实立德树人的根本任务，培养德智体美劳全面发展的社会主义建设者和接班人。

任务一　概述

情景导入

病人,女,30岁,自述性生活后3日感外阴一侧胀痛,近2日疼痛加重,伴行走不便。妇科检查:右侧大阴唇下段皮肤红肿,压痛明显。

任务:1. 该病人最可能的临床诊断是什么?

　　　2. 该病人最突出的护理问题是什么?

　　　3. 此时应给予哪些护理措施?

女性生殖系统因其解剖和生理特点,具有比较完善的自然防御功能。

(1)双侧大、小阴唇自然合拢,遮盖阴道口、尿道口。

(2)阴道前后壁紧贴,可以防止外界的污染。经产妇稍差。

(3)阴道自净作用:雌激素使阴道上皮增生变厚,上皮细胞内糖原含量增加。在阴道乳杆菌作用下,糖原等物质被分解为乳酸,维持阴道正常的酸性环境(pH 3.8~4.4),可抑制部分病原体的繁殖。

(4)子宫颈内口紧闭,子宫颈黏液呈碱性,以及"黏液栓"的堵塞作用,可防止病原体侵入。

(5)子宫内膜周期性剥脱,可及时消除宫腔内感染。

(6)输卵管肌蠕动及黏膜上皮纤毛向宫腔方向摆动,均有利于阻止病原体的侵入和繁殖。

(7)生殖道免疫系统:生殖道黏膜(如子宫颈黏膜、子宫内膜等)分布有淋巴组织和散在淋巴细胞(包括T细胞、B细胞)。同时还有中性粒细胞、巨噬细胞、补体及一些细胞因子,均在局部有重要的免疫功能,发挥抗感染作用。

虽然女性生殖系统具有较强的自然防御功能,但由于阴道口与尿道、肛门毗邻,易受污染,阴道又是性交、分娩及各种宫腔操作的必经之道,容易受到损伤及外界病原体感染,特别是在月经期、妊娠期、分娩期和产褥期,生殖道防御功能受到破坏,机体免疫功能下降,病原体容易侵入并繁殖而引起炎症。

【阴道正常微生物群】

正常阴道内有微生物寄居,形成阴道正常微生物群。包括:①革兰阳性需氧菌和兼性厌氧菌:如乳杆菌、棒状杆菌、非溶血性链球菌、肠球菌及表皮葡萄球菌。②革兰阴性需氧菌和兼性厌氧菌:如加德纳菌、大肠埃希菌及摩根菌。③专性厌氧菌:如消化球菌、消化链球菌、拟杆菌、动弯杆菌、梭杆菌及普雷沃菌。④支原体及假丝酵母菌。

【阴道生态系统及影响阴道生态平衡的因素】

正常阴道内有多种微生物存在,但由于阴道与这些微生物之间形成生态平衡,所以不致病。在维持阴道生态平衡的过程中,乳杆菌、雌激素和阴道pH起重要作用。

正常阴道微生物群中,以产生过氧化氢(H_2O_2)的乳杆菌为优势菌。乳杆菌除维持阴道的酸性环境外,其产生的 H_2O_2、细菌素等抗微生物因子能抑制致病微生物生长,并通过竞争机制阻止致病微生物黏附于阴道上皮细胞,维持阴道生态平衡。阴道生态平衡一旦被打破或有外源性病原体侵入,即可导致炎症发生。体内雌激素水平降低或阴道pH升高,如频繁性交、阴道灌洗、长期使用抗生素等,易诱发萎缩性阴道炎、细菌性阴道病及外阴阴道假丝酵母菌病等。

外阴及阴道炎症是妇科最常见疾病。

【病原体及其致病特点】

盆腔炎性疾病病原体有外源性病原体及内源性病原体两种,通常引起混合感染。

1. 外源性病原体 主要为性传播疾病病原体,如沙眼衣原体、淋病奈瑟球菌。此外还有支原体,如人型支原体、生殖支原体、解脲支原体。

2. 内源性病原体 来自原寄居于阴道内的菌群,包括需氧菌和厌氧菌,以需氧菌和厌氧菌混合感染多见。内源性病原体中常见的需氧菌和兼性厌氧菌有金黄色葡萄球菌、溶血性链球菌、大肠埃希菌,厌氧菌有脆弱拟杆菌、消化球菌、消化链球菌。厌氧菌感染的特点是容易形成盆腔脓肿、感染性血栓性静脉炎,脓液有粪臭并产生气泡。70%～80%的盆腔脓肿病例可培养出厌氧菌。

【感染途径】

1. 沿生殖道黏膜上行蔓延 非妊娠期、非产褥期盆腔炎性疾病的主要感染途径。沙眼衣原体、淋病奈瑟球菌及葡萄球菌,常沿此途径扩散。

2. 经淋巴系统蔓延 产褥感染、流产后感染及放置宫内节育器后感染的主要感染途径。链球菌、大肠埃希菌、厌氧菌多沿此途径蔓延。

3. 经血液循环传播 结核分枝杆菌感染的主要途径。

4. 直接蔓延 如阑尾炎可引起右侧输卵管炎。

任务二 外阴炎症

PPT 13-2

情景导入

病人,女,23岁,因外阴瘙痒、刺痛3日就诊,阴道分泌物检查无异常,平日喜欢穿紧身裤,非经期常使用护垫。

任务:1. 做出正确的护理评估。

2. 描述护士应采取的主要护理措施。

一、非特异性外阴炎

非特异性外阴炎是由物理、化学因素而非病原体所致的外阴皮肤或黏膜的炎症。

【主要临床表现】

非特异性外阴炎主要表现为外阴瘙痒、刺痛、烧灼感。

【护理评估】

(一)健康史

询问病人有无阴道炎、糖尿病、生殖道瘘病史等可能诱因。

(二)身体状况

病人有外阴瘙痒、刺痛、烧灼感,在性生活、行走、排尿时加重。检查可见外阴红肿、糜烂,常有抓痕,严重者常有溃疡形成。长期炎症刺激使局部皮肤粗糙、增厚、皲裂等,甚至发生苔藓样变。

(三)心理-社会状况

病人因外阴不适影响工作、性生活而感到焦虑。有的病人因久治不愈担心被歧视,未婚病人因羞于就医而使炎症加重或转为慢性。

(四)辅助检查

阴道分泌物常规检查,合并糖尿病者查尿糖。

(五)治疗原则

去除病因,保持外阴清洁干燥,以坐浴、涂抹抗生素局部治疗为主。

【常见护理诊断/问题】

1. 组织完整性受损 与炎性分泌物刺激、搔抓或用药不当有关。

2. 焦虑 与疾病影响正常生活或治疗效果不佳有关。

【护理要点】

1. 保持外阴清洁干燥 发作时叮嘱病人不要搔抓,严禁用刺激性药物或肥皂擦洗外阴部。

2. 专科护理 配制 40 ℃的 1∶5000 高锰酸钾溶液或 0.1%聚维酮碘溶液,嘱病人坐浴,每日 1～2 次,每次 15～30 min,坐浴后可涂抹抗生素软膏或紫草油。阴道出血期间、妊娠期女性及分娩后 7 日内禁止坐浴。急性期病人卧床休息,行局部红外线照射治疗。

3. 健康指导 指导病人穿纯棉内裤,每日用温开水清洗外阴部,经期勤换卫生巾,养成良好的卫生习惯。禁食辛辣等刺激性食物,多食新鲜水果蔬菜。进行外阴清洁及疾病预防知识的宣教,尤其是对于糖尿病、尿瘘、粪瘘病人,应加强指导。

二、前庭大腺炎

前庭大腺炎是病原体侵入前庭大腺引起的炎症。前庭大腺位于两侧大阴唇后 1/3 深部,腺管开口于处女膜与小阴唇之间,在性交、分娩等污染外阴部时易发生炎症。多见于育龄妇女,而幼女及绝经后期妇女则较为少见。前庭大腺囊肿是由前庭大腺腺管开口部阻塞,分泌物积聚于腺腔而导致,亦称巴氏腺囊肿。

【主要临床表现】

局部肿胀、疼痛、灼热感。

【护理评估】

(一)健康史

前庭大腺炎的主要病原体为葡萄球菌、大肠埃希菌、链球菌、淋病奈瑟球菌及沙眼衣原体。急性炎症发作时,病原体首先侵犯腺管,导致前庭大腺导管炎,腺管开口往往因肿胀或渗出物凝聚而阻塞,脓液不能外流,积存形成脓肿,称前庭大腺脓肿。

(二)身体状况

1. 症状 多发生于一侧前庭大腺。初起时局部肿胀、疼痛,有灼热感,行走不便。

2. 体征 检查见局部皮肤红肿、发热、压痛明显,患侧前庭大腺开口处可见白色小点。脓肿形成(直径 3～6 cm)后,疼痛加剧,可触及波动感。当脓肿内压力增大时,脓肿可自行破溃而痊愈。若破口小,引流不畅,则炎症持续不消退。

(三)治疗原则

急性前庭大腺炎以抗生素控制为主,脓肿或囊肿形成后可切开引流或行造口术。

【护理要点】

1. 专科护理 ①急性发作时,嘱病人卧床休息,取健侧卧位,保持局部清洁。②选择有效抗生素。也可选用清热、解毒中药,如蒲公英、紫花地丁、金银花、连翘等,煎汤局部熏洗或坐浴。③脓肿形成后,行切开引流或造口术。做好前庭大腺囊肿造口术术前准备及术中护理配合。行囊肿切开术后,需在局部放置引流条引流,引流条需每日更换,并保持外阴清洁。外阴用 1∶5000 氯己定溶液(洗必泰)棉球擦洗,每日 2 次。伤口愈合后,改用 1∶8000 呋喃西林溶液坐浴,每日 2 次。对直径<3 cm 的囊肿,可在门诊采用 CO_2 激光做囊肿造口术。

2. 健康指导 坐浴时注意溶液浓度、温度及坐浴时间。月经期禁止坐浴。治疗期间勿去公共浴池、游泳池,浴盆、浴巾等用具应消毒,禁止性生活。

任务三 阴道炎症

PPT 13-3

情景导入

病人,女,26岁,因外阴瘙痒、灼热、阴道分泌物增多1周就诊。妇科检查:阴道黏膜充血,阴道内有大量黄白色稀薄泡沫状白带,有异味。阴道分泌物检查:阴道毛滴虫(十)。

任务:1.指导病人配合治疗要点。

2.描述护士应采取的主要护理措施。

阴道炎是妇科最常见疾病,各年龄组均可发病。

一、滴虫阴道炎

滴虫阴道炎是由阴道毛滴虫引起的妇科常见的阴道炎。

【传播方式】

1.性交直接传播 主要的传播方式。男性感染滴虫后常无症状,易成为感染源。

2.间接传播 经公共浴池、浴盆、浴巾、游泳池、坐式便器、衣物、污染的器械及敷料等传播。

知识拓展

阴道毛滴虫特性

阴道毛滴虫生存能力较强,适宜在25～40 ℃、pH 5.2～6.6的潮湿环境中生长。滴虫阴道炎常于月经前后发作。阴道毛滴虫能消耗或吞噬阴道上皮细胞内的糖原,阻碍乳酸生成,使阴道pH升高。阴道毛滴虫能消耗氧,使阴道形成厌氧环境,易致厌氧菌繁殖,约60%病人同时合并细菌性阴道病。阴道毛滴虫还能吞噬精子,导致不孕。阴道毛滴虫不仅能寄生于阴道,还常侵入尿道或尿道旁腺,甚至膀胱、肾盂,进而引发多种症状。

【主要临床表现】

主要症状为阴道分泌物增多及外阴瘙痒。

【护理评估】

(一)健康史

询问病人有无不洁性生活史、既往病史及诊疗经过,了解个人卫生习惯及性伴侣健康状况。

(二)身体状况

1.症状 ①主要症状为阴道分泌物增多及外阴瘙痒,间或有灼热、疼痛、性交痛等。②分泌物典型特点:呈稀薄脓性、黄绿色、泡沫状,有臭味。③合并尿道感染症状:尿频、尿痛,有时可见血尿。④阴道毛滴虫能吞噬精子,可致不孕。

2.体征 妇科检查见阴道黏膜充血,严重者有散在出血点,甚至子宫颈有出血斑点,形成"草莓样"子宫颈,后穹隆有大量白带,其性状为灰黄色、黄白色稀薄液体或黄绿色脓性分泌物,常呈泡沫状。带虫者阴道黏膜无异常。

(三)心理-社会状况

病人因病情反复、治疗效果不佳而产生烦躁、焦虑情绪,甚至有无助感,部分病人因害羞而延误治疗。

(四)辅助检查

阴道分泌物中找到阴道毛滴虫即可确诊。

1.0.9%氯化钠溶液湿片法(悬滴法) 最简便,阳性率可达60%～70%。

2.培养法 症状可疑但多次湿片法未见滴虫者,可采用培养法,准确率达98%。

(五)治疗原则

全身用药,主要治疗药物为硝基咪唑类药物。性伴侣需同时治疗。

【常见护理诊断/问题】

1.舒适度减弱 与外阴、阴道瘙痒、疼痛、分泌物增多有关。

2.焦虑 与对疾病的担心和治疗效果不佳有关。

【护理目标】

(1)病人阴道分泌物转为正常,自述瘙痒、疼痛症状消失。

(2)病人焦虑减轻,积极配合治疗护理。

【护理措施】

(一)基础护理

饮食清淡,忌辛辣等刺激性食物。保持外阴清洁干燥,勤换内裤,每日清洗外阴。勿用肥皂等刺激性物品,避免搔抓。

(二)专科护理

1.全身用药 遵医嘱首选治疗方案:甲硝唑0.4 g,每日2次,连服7日。或替硝唑2 g,单次顿服。

2.妊娠合并滴虫阴道炎孕妇护理 遵医嘱给予甲硝唑2 g顿服,或甲硝唑400 mg,每日2次,连服7日。应用甲硝唑时,应取得病人及其家属知情同意。

(三)健康指导

1.指导病人自我护理 为避免重复感染,指导病人把内裤和原用毛巾煮沸5～10 min,以消灭病原体。指导病人注意个人卫生,不与他人共用毛巾、浴盆、内衣等,防止间接传播。月经期暂停坐浴、阴道冲洗及阴道用药。

2.指导病人配合检查 告知病人取分泌物前24～48 h避免性交、阴道灌洗或局部用药。分泌物取出后及时送检并注意保暖,否则阴道毛滴虫活动力减弱,辨认困难。

3.告知用药反应 告知病人服药后偶有胃肠道反应,如食欲减退、恶心、呕吐。偶见头痛、皮疹、白细胞减少等,一旦发现,应停药并报告医生。告知甲硝唑用药期间及停药24 h内、替硝唑用药期间及停药72 h内禁止饮酒。哺乳期用药暂停哺乳,因甲硝唑可从乳汁排泄。

4.性伴侣治疗 指导滴虫阴道炎病人性伴侣同时治疗,治疗期间禁止性生活。

5.强调规范治疗及随访 嘱治疗失败病人按医嘱规范治疗。治疗后检查阴道毛滴虫阴性者,仍应在每次月经结束后复查白带,若经3次检查均阴性,方可称为治愈。

二、外阴阴道假丝酵母菌病

外阴阴道假丝酵母菌病(VVC)是由假丝酵母菌引起的外阴阴道炎,也称外阴阴道念珠菌病、念珠菌性阴道炎。国外资料显示,75%女性一生中至少患过1次外阴阴道假丝酵母菌病,45%女性经历过2次或2次以上发病。

【病因】

80%～90%病例的病原体为白假丝酵母菌,其在阴道pH降低(pH<4.5)时,易生长繁殖。此菌不耐热,加热至60 ℃1 h即死亡,而对干燥、日光、紫外线及化学制剂等的抵抗力较强。白假丝酵母菌为条件致病菌,其引起感染的常见诱因为长期应用广谱抗生素、妊娠、糖尿病、大量应用雌激素进行治疗、大量应用免疫抑制剂,此外,肥胖、穿紧身化纤内裤者也易诱发白假丝酵母菌感染。

【传播方式】

(1)主要感染方式为内源性感染,寄生于阴道、口腔、肠道的假丝酵母菌可相互传播,一旦条件适宜可致病。

(2)少数病人可通过性交直接感染。

(3)极少数病人通过接触而间接感染。

【主要临床表现】

主要表现为外阴阴道瘙痒,阴道分泌物增多,呈豆腐渣样或凝乳状。

【护理评估】

(一)健康史

询问发病与月经周期的关系,有无糖尿病病史,是否在妊娠期,是否使用雌激素及长期应用抗生素。

(二)身体状况

1. 症状　主要表现为外阴阴道瘙痒,阴道分泌物增多,呈豆腐渣样或凝乳状。外阴阴道瘙痒症状明显,严重者坐立不安,夜间更明显。部分病人出现外阴部烧灼痛、性交痛及尿痛。阴道分泌物白色稠厚,呈凝乳状或豆腐渣样。

2. 体征　妇科检查可见外阴红斑、水肿,常伴有抓痕,严重者可见皮肤皲裂、表皮脱落。阴道黏膜红肿,小阴唇内侧及阴道黏膜附有白色膜状物,擦除后露出红肿黏膜面,急性期还可见到糜烂及浅表溃疡。

目前,VVC 可分为单纯性 VVC 和复杂性 VVC(包括重度 VVC 和复发性 VVC)。

(三)心理-社会状况

外阴严重瘙痒不适影响病人工作和生活,病情反复会使病人情绪低落、烦躁、压力大,进而出现焦虑情绪。

(四)辅助检查

阴道分泌物中找到假丝酵母菌的芽生孢子或假菌丝即可确诊。

(1)革兰染色涂片。

(2)湿片法:可用 0.9%氯化钠溶液湿片法或 10%氢氧化钾溶液湿片法检查分泌物中的芽生孢子或假菌丝。

(3)培养法:有症状但多次湿片法检查结果为阴性,或病情顽固的病例,可用培养法确诊。

(五)治疗原则

消除诱因,根据病人情况选择局部或全身抗真菌药物。

【常见护理诊断/问题】

1. 皮肤、黏膜完整性受损　与炎性分泌物刺激引起局部瘙痒和反复搔抓有关。

2. 舒适度减弱　与阴道炎症引起外阴瘙痒、灼痛、阴道分泌物增多有关。

3. 焦虑　与治疗效果不佳有关。

【护理目标】

(1)病人自述瘙痒症状减轻,不搔抓外阴。

(2)病人自述舒适感增加。

(3)病人焦虑减轻,接受医务人员指导,积极配合治疗护理。

【护理措施】

(一)基础护理

饮食清淡,治疗期间忌酒,忌辛辣等刺激性饮食。保持外阴清洁干燥,穿棉质内裤,勤洗、勤换。

(二)专科护理

1. 消除诱因　指导病人积极治疗糖尿病,及时停用广谱抗生素、雌激素、类固醇皮质激素。用开水烫洗内裤、毛巾、盆。

2. 单纯性 VVC 护理

(1)局部用药:遵医嘱选用下列药物置于阴道深部。①咪康唑栓剂:咪康唑 1 粒(1.2 g),单次用药;或每晚 1 粒(0.4 g),连用 3 日;或每晚 1 粒(0.2 g),连用 7 日。②克霉唑栓剂。③制霉菌素栓剂。

(2)全身用药:对不能耐受局部用药者、未婚女性及不愿局部用药者,可遵医嘱选用口服药物。常用药物有氟康唑、伊曲康唑。

3.复杂性VVC护理

(1)重度VVC:在单纯性VVC治疗的基础上延长1倍的治疗时间。

(2)复发性VVC:1年内有症状并经真菌学证实的VVC发作4次或以上,称为复发性VVC。治疗重点在于积极寻找并去除诱因,预防复发。抗真菌治疗方案分为强化治疗方案和巩固治疗方案,根据真菌培养和药敏试验结果选择药物,在强化治疗达到真菌学治愈后,给予巩固治疗半年。

4.妊娠合并VVC病人护理　遵医嘱以局部治疗为主,7日疗法效果佳,禁止口服唑类药物。

5.性伴侣治疗　无须对性伴侣进行常规治疗。约15%男性与女性病人接触后患龟头炎,对有症状男性应进行假丝酵母菌检查及治疗,预防女性重复感染。

6.随访　症状持续存在或诊断后2个月内复发者,需再次就诊。复发性VVC治疗结束后,7~14日、1个月、3个月及6个月各随访1次,3个月及6个月时建议行真菌培养。

(三)心理护理

向病人解释病情,耐心倾听其诉说,鼓励病人积极配合治疗及护理,增强信心。

(四)健康指导

(1)指导消除病因:嘱病人积极治疗糖尿病,正确使用抗生素、雌激素。

(2)做好卫生宣教:指导病人养成良好的卫生习惯,每日洗外阴、换内裤。避免过度清洁外阴或清洁外阴时水温过高。切忌搔抓。

(3)指导增加疗效:嘱局部治疗病人用药前以2%~4%碳酸氢钠溶液冲洗阴道,改变阴道pH。

(4)告知病人取分泌物前24~48 h避免性交、阴道灌洗或局部用药。

三、细菌性阴道病

细菌性阴道病(BV)是阴道内产生H_2O_2的乳杆菌减少或消失,而厌氧菌增多导致的阴道内源性感染。

【病因】

正常阴道内以产生H_2O_2的乳杆菌占优势。细菌性阴道病时,阴道内乳杆菌减少,导致其他细菌大量繁殖,主要有加德纳菌、厌氧菌(如动弯杆菌、普雷沃菌、拟杆菌、消化链球菌等)及人型支原体,其中厌氧菌居多,可增加100~1000倍。

【主要临床表现】

有症状者临床表现为带有鱼腥臭味的稀薄阴道分泌物增多。

【护理评估】

(一)健康史

评估病人有无频繁性交、多个性伴侣,或行阴道灌洗使阴道碱化等细菌性阴道病相关因素。

(二)身体状况

1.症状

(1)10%~40%的病人无临床症状。有症状者临床表现为带有鱼腥臭味的稀薄阴道分泌物增多,可伴有轻度外阴瘙痒或烧灼感,性交后加重。

(2)分泌物特征:分泌物有鱼腥臭味。

2.体征　妇科检查见阴道黏膜无充血,分泌物呈灰白色,均匀一致、稀薄,附于阴道壁,易拭去。

细菌性阴道病可引起子宫内膜炎、盆腔炎等;妊娠期细菌性阴道病可导致绒毛膜羊膜炎、胎膜早破、早产等。

(三)心理-社会状况

病人因分泌物有鱼腥臭味而自卑,因性交后分泌物臭味加重而担心、焦虑。

(四)辅助检查

采用 Amsel 临床诊断标准。下列 4 项中有 3 项阳性即可临床诊断为细菌性阴道病。

(1)妇科检查:可见均质、稀薄、白色阴道分泌物,附于阴道壁。

(2)阴道分泌物 pH>4.5。

(3)线索细胞阳性。

(4)胺试验阳性。

(五)治疗原则

给予全身或局部药物治疗,选用抗厌氧菌药物,主要有甲硝唑、替硝唑、克林霉素。

【常见护理诊断/问题】

1. 舒适度减弱 与阴道分泌物增多有关。

2. 焦虑 与分泌物有鱼腥臭味或治疗效果不佳有关。

【护理目标】

(1)病人阴道分泌物正常,自述症状消失。

(2)病人焦虑解除,积极配合治疗护理。

【护理措施】

(一)专科护理

1. 全身用药 遵医嘱首选治疗方案:甲硝唑 0.4 g 口服,每日 2 次,连用 7 日。替代方案:替硝唑或克林霉素口服。

2. 局部用药 遵医嘱首选治疗方案:0.75%甲硝唑凝胶 5 g,阴道给药,每日 1 次,连用 5 日。或选择甲硝唑阴道泡腾片,阴道给药;或 2%克林霉素软膏阴道涂抹。

3. 妊娠期细菌性阴道病的治疗 用药方案为甲硝唑口服或克林霉素口服。

4. 随访 治疗后无症状者不需常规随访。对于症状持续或重复出现者,告知其复诊治疗,选择与初次治疗不同的抗厌氧菌药物。

(二)健康指导

(1)指导病人保持外阴清洁,但不宜过度阴道灌洗而使阴道碱化。

(2)嘱妊娠期细菌性阴道病病人积极治疗,避免胎膜早破及早产。

(3)告知甲硝唑用药期间及停药 24 h 内、替硝唑用药期间及停药 72 h 内禁止饮酒。

四、萎缩性阴道炎

萎缩性阴道炎(又称老年性阴道炎)为雌激素水平降低、阴道局部抵抗力下降导致,是以需氧菌感染为主的阴道炎。常见于自然绝经或人工绝经后妇女,也可见于产后闭经或接受药物假绝经治疗的妇女。

【病因】

绝经后妇女因卵巢功能衰退,雌激素水平降低,阴道壁萎缩,黏膜变薄,上皮细胞内糖原减少,阴道内 pH 增高(多为 5.0~7.0),嗜酸性乳杆菌不再为优势菌,局部抵抗力降低,其他病原体过度繁殖或入侵而引起炎症。

【主要临床表现】

主要症状为外阴烧灼样不适、瘙痒,可伴有性交痛。

【护理评估】

(一)健康史

了解病人年龄、月经史,是否闭经,闭经时间,有无手术切除卵巢或盆腔治疗史。

(二)身体状况

1. 症状

(1)主要症状为外阴烧灼样不适、瘙痒,可伴有性交痛。

(2)分泌物特征为稀薄、淡黄色,感染严重者有脓血性白带。

2.体征　妇科检查见阴道呈萎缩性改变,皱襞消失,阴道黏膜充血,有散在小出血点或点状出血斑,有时见浅表溃疡。

(三)心理-社会状况

病人因长期外阴瘙痒、灼痛而烦躁。有血性白带者,因担心患有恶性肿瘤而焦虑。

(四)辅助检查

1.阴道分泌物检查　显微镜下见大量基底层细胞及白细胞而无阴道毛滴虫及假丝酵母菌。

2.子宫颈刮片、分段诊刮　以排除子宫恶性肿瘤。

(五)治疗原则

补充雌激素,增强阴道抵抗力;应用抗生素抑制细菌生长。

【常见护理诊断/问题】

1.舒适度减弱　与外阴部瘙痒、疼痛、分泌物增多有关。

2.焦虑　与局部不适、疗效不佳有关。

【护理措施】

(一)专科护理

1.增加阴道抵抗力　补充雌激素是萎缩性阴道炎的主要治疗方法。首选阴道局部应用雌激素制剂,如雌三醇乳膏、结合雌激素乳膏、普罗雌烯乳膏等。需性激素补充治疗者,口服雌激素。乳腺癌或子宫内膜癌病人慎用雌激素制剂。

2.抑制细菌生长　遵医嘱阴道局部应用抗菌药物,如诺氟沙星 100 mg 或甲硝唑 200 mg,放入阴道深部,每日 1 次,7～10 日为 1 个疗程。也可用中药保妇康栓等。

(二)健康指导

(1)遵医嘱规范化治疗,让病人及其家属熟知雌激素治疗的适应证,如有异常阴道出血立即就诊。

(2)注意个人卫生,教会病人及其家属阴道用药方法。

(3)对卵巢切除等人工绝经后年轻妇女,应给予雌激素替代治疗指导。

任务四　子宫颈炎症

PPT 13-4

情景导入

　　病人,女,36 岁,G₃P₂。因同房后阴道出血 2 次,阴道分泌物增多 1 个月余就诊。妇科检查:阴道内有大量黏液脓性白带,子宫颈呈糜烂样改变。子宫颈刮片细胞学检查(一)。阴道分泌物检查:阴道清洁度Ⅲ度。

　　任务:1.对病人做出正确的护理评估。

　　　　　2.描述护士应采取的主要护理措施。

一、急性子宫颈炎

急性子宫颈炎,临床上多为急性子宫颈管黏膜炎,指子宫颈局部充血、水肿,上皮变性、坏死,黏膜、黏膜下组织及腺体周围见大量中性粒细胞浸润,腺腔中可有脓性分泌物。急性子宫颈管黏膜炎以柱状上皮感染为主。

【病因及病原体】

病原体主要包括:①性传播疾病病原体,如淋病奈瑟球菌、沙眼衣原体、生殖支原体,以及单纯疱疹病毒和巨细胞病毒。②内源性病原体,包括需氧菌和厌氧菌。③部分病人可能与阴道微生物群异常有关。淋病奈瑟球菌及沙眼衣原体均可感染子宫颈管柱状上皮,沿黏膜面扩散引起浅层感染。淋病奈瑟球菌及沙眼衣原体还常侵袭尿道变移上皮等,引起泌尿系统症状。

【主要临床表现】

有症状者主要表现为阴道分泌物增多,呈黏液脓性。

【护理评估】

(一)健康史

评估病人有无急性子宫颈炎的病原体感染:①性传播疾病病原体;②内源性病原体。

(二)身体状况

1.症状 ①大部分病人无症状。有症状者主要表现为阴道分泌物增多,可有外阴瘙痒及灼热感。有些出现经间期出血、性交后出血。若合并尿路感染,可出现尿频、尿急、尿痛。②分泌物特征为黏液脓性。

2.体征 妇科检查见子宫颈充血、水肿、黏膜外翻,有黏液脓性分泌物,子宫颈管黏膜质脆,易出血。若为淋病奈瑟球菌感染,可见尿道口、阴道口黏膜充血水肿及大量脓性分泌物。

(三)心理-社会状况

阴道分泌物增多、外阴不适、接触性出血常致病人及其家属紧张焦虑。

(四)辅助检查

1.白细胞检测 显微镜检查显示阴道分泌物白细胞增多,可初步诊断。

2.病原体检测 行衣原体、淋病奈瑟球菌检测。

(五)治疗原则

主要为抗菌药物治疗。

【常见护理诊断/问题】

1.舒适度减弱 与分泌物增多有关。

2.焦虑 与接触性出血、担心癌变有关。

【护理目标】

(1)病人症状减轻,自述舒适感增加。

(2)病人焦虑减轻,积极配合治疗护理。

【护理措施】

(一)专科护理

1.经验性抗菌药物治疗 遵医嘱对有性传播疾病高危因素的病人,在未获得病原体检测结果时即可开始治疗。用药方案:多西环素 0.1 g 口服,每日 2 次,连服 7 日;或阿奇霉素 1 g 单次顿服。检测到病原体者,针对病原体选择抗菌药物。

2.单纯急性淋病奈瑟球菌性子宫颈炎 遵医嘱大剂量、单次给药。常用药物:①头孢菌素类:头孢曲松钠 0.5～1 g,单次肌内注射;或头孢唑肟钠 0.5 g,单次肌内注射;或头孢克肟 0.8 g,单次口服。②头霉素类:头孢西丁钠 2 g,单次肌内注射,加用丙磺舒 1 g 口服。③氨基糖苷类:大观霉素 4 g,单次肌内注射。

3.沙眼衣原体感染致子宫颈炎 遵医嘱使用:四环素类,如多西环素、米诺环素;大环内酯类,如阿奇霉素、克拉霉素、红霉素;喹诺酮类,如氧氟沙星、左氧氟沙星、莫西沙星等。

4.合并细菌性阴道病 遵医嘱同时治疗细菌性阴道病。

5.性伴侣管理 若病原体为沙眼衣原体及淋病奈瑟球菌,应对性伴侣进行相关检查和治疗。

(二)心理护理

鼓励病人积极治疗,按医嘱正确用药,缓解焦虑,同时也应纠正病人的无所谓态度。

二、慢性子宫颈炎

慢性子宫颈炎,习称慢性宫颈炎,指子宫颈间质内有大量淋巴细胞、浆细胞等慢性炎症细胞浸润,可伴有子宫颈腺上皮和间质增生及鳞状上皮化生。可由急性子宫颈炎迁延而来,也可为病原体持续感染所致,病原体与急性子宫颈炎相似。

【病理】

1. 慢性子宫颈管黏膜炎 又称宫颈管炎。由于子宫颈管黏膜皱襞较多,感染后易形成持续性子宫颈管黏膜炎。表现为子宫颈管有黏液或脓性分泌物,反复发作。

2. 子宫颈肥大 慢性炎症长期刺激导致腺体和间质增生。此外,子宫颈深部的腺囊肿均可使子宫颈呈不同程度肥大,硬度增加,但表面光滑。

3. 子宫颈息肉 子宫颈管腺体和间质局限性增生,并向子宫颈外口突出形成息肉。子宫颈息肉通常为单个,也可为多个,红色,质软而脆,呈舌形,蒂宽窄不一,根部可附在子宫颈外口,也可在子宫颈管内。光镜下见息肉表面被覆高柱状上皮,间质水肿、血管丰富以及有慢性炎症细胞浸润。

【主要临床表现】

多无症状,少数病人可有阴道分泌物增多,呈淡黄色或脓性。

【护理评估】

(一)健康史

评估病人有无:①分娩、流产或手术损伤子宫颈;②白带异常增多、分泌物浸泡或雌激素缺乏,局部抗感染能力差。

(二)身体状况

1. 症状 ①少数病人有症状,主要表现为阴道分泌物增多,分泌物呈淡黄色或脓性。②性交后出血,经间期出血,偶有外阴瘙痒或不适。③腰骶部疼痛、下腹坠痛:炎症沿子宫骶韧带向盆腔扩散引起。④不孕:黏稠脓性白带不利于精子穿过。

2. 体征 妇科检查可见子宫颈呈糜烂样改变,或有黄色分泌物覆盖子宫颈口或从子宫颈口流出。有些表现为子宫颈息肉或子宫颈肥大。

(三)心理-社会状况

病人因白带有异味常感自卑;性交出血使病人害怕、拒绝性生活;因担心癌变而恐惧。

(四)辅助检查

1. 子宫颈刮片细胞学检查 以排除早期子宫颈癌。

2. 液基薄层细胞学检查(TCT) 采用 TCT 系统检测子宫颈细胞,并进行 TBS 细胞学分类诊断。TCT 是目前国际上最先进的子宫颈癌细胞学检查技术。

3. 人乳头瘤病毒(HPV)检测 以排除 HPV 感染。

4. 阴道镜及活组织检查 必要时行阴道镜及活组织检查,以排除子宫颈上皮内瘤变或子宫颈癌。

(五)治疗要点

以局部治疗为主,物理治疗是最常用的有效治疗方法。①子宫颈糜烂样改变者,若为无症状的生理性柱状上皮异位,无须处理。②子宫颈糜烂样改变伴分泌物增多、乳头状增生或接触性出血者,给予局部物理治疗,也可给予中药治疗。③治疗前必须经筛查以排除子宫颈上皮内瘤变及子宫颈癌。④子宫颈肥大者一般无须治疗。

【常见护理诊断/问题】

1. 组织完整性受损 与炎性刺激有关。

2. 舒适度减弱 与分泌物增多有关。

3. 焦虑 与接触性出血、担心癌变有关。

【护理目标】

(1)病人组织修复,自述症状减轻。

(2)病人自述舒适感增加。

(3)病人焦虑减轻,积极配合治疗护理。

【护理措施】

(一)专科护理

1.药物治疗病人的护理

(1)局部药物治疗:可给予中药栓剂治疗或作为物理治疗前后的辅助治疗。临床多用保妇康栓,每晚1枚,放入阴道,连续使用7~10日。

(2)慢性子宫颈管黏膜炎:局部用药效果差,需全身治疗。应针对病因进行治疗。

2.物理治疗病人的护理 临床常用激光、冷冻、微波治疗等方法。子宫颈恢复光滑外观需3~4周,病变较深者需6~8周。

物理治疗注意事项:①治疗前应常规行子宫颈癌筛查。②急性生殖器炎症者禁做物理治疗。③治疗时间为月经干净后3~7日。④治疗后阴道分泌物增多,甚至有大量水样排液。术后1~2周脱痂时有少许出血。⑤治疗后保持外阴清洁,每日清洗2次。⑥治疗后4~8周创面未完全愈合时,禁止盆浴、性生活及阴道冲洗。⑦治疗后可能有子宫颈管狭窄、不孕、感染、出血等,出血多者须就诊。⑧定期复查,一般于2次月经干净后3~7日复诊,未痊愈者可选择再次治疗。

3.手术治疗病人的护理 子宫颈息肉病人,可行息肉摘除术,必要时再行激光或微波治疗。摘除的息肉送病理检查。

(二)健康指导

(1)采取有效的避孕措施,减少人工流产对子宫颈的损伤。

(2)积极治疗阴道炎,防止分泌物刺激子宫颈。

(3)彻底治疗急性子宫颈炎,防止其迁延为慢性。

(4)定期妇科检查,以发现子宫颈炎并及早治疗。

任务五　盆腔炎性疾病

PPT 13-5

情景导入

病人,女,32岁,G7P1。自述1年前分娩后第5日出现下腹痛,伴高热,体温39 ℃。于小诊所输液(头孢类药物)治疗3日,体温正常,腹痛减轻。此后经常出现下腹部及腰骶部不适,活动或性交后加剧。妇科检查:子宫大小正常、后位,穹隆触痛明显,左侧宫旁片状增厚。

任务:1.对病人做出正确的护理评估。

2.描述护士应采取的主要护理措施。

盆腔炎性疾病(PID)是指女性上生殖道的一组感染性疾病,主要包括子宫内膜炎、输卵管炎、输卵管卵巢炎、输卵管卵巢脓肿(TOA)、盆腔腹膜炎。以输卵管炎、输卵管卵巢炎较常见。盆腔炎性疾病若未及时、彻底治疗,可导致不孕、输卵管妊娠、慢性盆腔痛,炎症反复发作,称为盆腔炎性疾病后遗症。

【病因】

1.病原体 盆腔炎性疾病病原体有外源性、内源性病原体两种,通常为混合感染。

(1)外源性病原体:主要为性传播疾病病原体,如沙眼衣原体、淋病奈瑟球菌。此外还有支原体,如人型支原体、生殖支原体、解脲支原体。

（2）内源性病原体：来自原寄居于阴道内的菌群，包括需氧菌和厌氧菌，以需氧菌和厌氧菌混合感染多见。

2.高危因素 ①年轻妇女；②性交过频、性生活年龄过早、有多个性伴侣；③下生殖道感染；④宫腔手术操作后感染；⑤经期卫生不良；⑥邻近器官炎症直接蔓延；⑦盆腔炎性疾病再次发作。

【病理】

1.急性子宫内膜炎和子宫肌炎 子宫内膜充血、水肿，有炎性渗出物，严重者内膜坏死、脱落形成溃疡。炎症向深部侵入形成子宫肌炎。

2.急性输卵管炎、输卵管积脓、输卵管卵巢脓肿 病变特点因病原体或感染途径不同而异。

（1）炎症经子宫内膜向上蔓延：首先引起输卵管黏膜炎，输卵管黏膜肿胀，间质水肿、充血，严重者输卵管黏膜粘连，导致输卵管管腔及伞端闭锁，若有脓液积聚则形成输卵管积脓。

（2）病原体通过子宫颈的淋巴系统播散：病原体通过宫旁结缔组织，首先侵犯浆膜层而引起输卵管周围炎，然后累及肌层。病变以输卵管间质炎症为主。

卵巢很少单独发生炎症，常与发炎的输卵管伞端粘连而引起卵巢周围炎，称输卵管卵巢炎，习称附件炎。炎症通过卵巢排卵时形成的破孔侵入卵巢实质而引起卵巢脓肿，脓肿壁与输卵管积脓处粘连并穿通，形成输卵管卵巢脓肿。

3.急性盆腔腹膜炎 盆腔内器官发生严重感染时，感染往往蔓延到盆腔腹膜，盆腔腹膜充血、水肿，形成少量含纤维素渗出液，造成盆腔脏器粘连。当大量脓性渗出液积聚于直肠子宫陷凹时，则形成盆腔脓肿，脓肿可破入腹腔引起弥漫性腹膜炎。

4.急性盆腔结缔组织炎 病原体经淋巴管进入盆腔结缔组织，引起结缔组织充血、水肿、中性粒细胞浸润。以宫旁结缔组织炎最常见。

5.败血症、脓毒血症 当病原体毒性强、数量多、病人抵抗力降低时，常发生败血症。病人发生盆腔炎性疾病后，若身体其他部位出现多处炎症病灶或脓肿，应考虑脓毒血症，但需经血培养证实。

6.肝周围炎 肝包膜炎症而无肝实质损害。淋病奈瑟球菌、衣原体感染均可引起。

【主要临床表现】

严重者常见症状为下腹痛、阴道分泌物增多。

【护理评估】

（一）健康史

详细询问病人有无流产、分娩及宫腔手术史；有无不洁性生活史，有无腹膜炎、阑尾炎或盆腔炎反复发作史等。

（二）身体状况

1.症状 轻者无症状。严重者常见症状为下腹痛、阴道分泌物增多。腹痛呈持续性，活动或性交后加重。病情严重者可有寒战、高热、头痛。月经期发病者有经量增多、经期延长。若合并腹膜炎，可出现消化系统症状。若伴有泌尿系统感染，可出现尿频、尿急、尿痛。若有脓肿形成，可有下腹包块及局部压迫刺激症状，如膀胱刺激症状、直肠刺激症状或右上腹疼痛（肝周围炎）。

2.体征 轻者无异常，妇科检查仅发现子宫颈举痛、子宫体压痛或附件区压痛。严重病例呈急性病容，体温升高、心率快，下腹部有压痛、反跳痛、肌紧张，腹胀，肠鸣音减弱或消失。盆腔检查：阴道见脓性臭味分泌物；子宫颈充血、水肿或见脓性分泌物。后穹隆触痛明显；子宫颈举痛；子宫体稍大，有压痛，活动受限。子宫旁压痛明显，若为单纯性输卵管炎，可触及增粗的输卵管，压痛明显；若为输卵管积脓或输卵管卵巢脓肿，可触及包块，压痛明显，不活动；宫旁结缔组织炎时，可触及宫旁一侧或两侧片状增厚，压痛明显。

（三）心理-社会状况

急性炎症病人因发热、疼痛而烦躁不安，因担心疗效而焦虑。盆腔炎性疾病后遗症因病程长、反复发作或引起不孕，使病人情绪低落，对治疗缺乏信心。

(四)辅助检查

1. 实验室检查 血常规,C-反应蛋白检测,子宫颈或阴道分泌物检查淋病奈瑟球菌或衣原体。

2. B超检查或磁共振成像检查 根据检查结果判断病情。

3. 阴道后穹隆穿刺 抽取液体送病理检查。

4. 腹腔镜检查 直接采取感染部位分泌物做培养及药敏试验。

知识拓展

盆腔炎性疾病诊断标准

标准等级	诊断标准
最低标准	子宫颈举痛或子宫压痛或附件区压痛
附加标准	口腔温度超过38.3 ℃; 子宫颈有异常黏液脓性分泌物或子宫颈脆性增加; 对阴道分泌物采用0.9%氯化钠溶液湿片法镜检,可见大量白细胞; 红细胞沉降率升高; C-反应蛋白升高; 实验室检查证实子宫颈淋病奈瑟球菌或衣原体阳性
特异性标准	子宫内膜活组织检查证实子宫内膜炎; 阴道超声或磁共振成像检查显示输卵管增粗,输卵管积液,伴或不伴盆腔积液、输卵管卵巢包块; 腹腔镜检查发现盆腔炎性疾病征象

(五)治疗原则

以抗菌药物治疗为主,必要时手术治疗。

【常见护理诊断/问题】

1. 疼痛 与炎症刺激有关。

2. 体温过高 与病原体繁殖引起炎症反应有关。

3. 焦虑 与担心预后有关。

【护理目标】

(1)病人自述疼痛减轻或消失。

(2)病人体温正常,无发热。

(3)病人焦虑解除,主动配合治疗护理。

【护理措施】

(一)基础护理

1. 饮食 鼓励病人多饮水,进高蛋白、高热量、富含维生素流食或半流食,以提高机体抵抗力。

2. 休息 重症病人急性期取半卧位休息,避免炎症扩散。

3. 病情监测 定时测体温、脉搏、呼吸、血压,发现感染性休克及时报告医生并协助抢救。密切观察腹痛部位、持续时间及伴随症状,观察阴道分泌物变化,并记录。监测白细胞计数和药敏试验结果,为医生调整治疗方案提供依据。

(二)专科护理

1. 门诊治疗病人护理 门诊治疗适用于一般情况好、症状轻者。遵医嘱口服或肌内注射抗菌药物。首选方案:β-内酰胺类＋甲硝唑＋四环素类。可选方案:喹诺酮类＋甲硝唑;或大环内酯类＋甲硝唑。

2. 住院治疗病人护理 一般情况差、病情严重者,均应住院治疗,遵医嘱行以抗菌药物治疗为主的综合治疗。

(1)支持疗法:卧床休息,取半卧位以利于炎症局限。进高热量、高蛋白、富含维生素流食或半流食,补充液体,纠正电解质紊乱和酸碱失衡。高热者采用物理降温。

(2)抗菌药物治疗:初始给药途径以静脉滴注为主,临床症状改善后继续静脉给药至少24 h,然后转为口服药物治疗,最少14日。首选方案:β-内酰胺类＋四环素类(＋甲硝唑)。可选方案:氨苄西林＋四环素类;或克林霉素＋庆大霉素;或喹诺酮类＋甲硝唑。

3. 中药治疗护理 在抗菌药物治疗基础上,辅以活血化瘀、清热解毒药物,如银翘解毒汤、安宫牛黄丸或紫血丹等。

4. 手术治疗病人的护理 手术治疗多用于抗菌药物控制不满意的输卵管卵巢脓肿或盆腔脓肿病人。可行经腹手术或腹腔镜手术。做好术前准备和术中配合。

(三)健康指导

(1)做好经期、孕期、产褥期卫生宣教,减少病原体感染。

(2)指导性生活卫生,预防性传播疾病。治疗期间避免性生活。

(3)告知盆腔炎性疾病应规范治疗,彻底治愈,防止病程迁延。

(4)对接受抗菌药物治疗的病人,72 h内随访,以确定疗效。

(5)沙眼衣原体和淋病奈瑟球菌感染者,应在治疗后4~6周复查病原体。

(四)心理护理

耐心倾听,详细解答,缓解病人焦虑,增加病人治疗信心。与病人及其家属沟通,共同探讨适合病人个人的治疗方案。鼓励家属关爱、支持病人,减轻病人心理压力。

(五)盆腔炎性疾病后遗症病人的护理

遵医嘱根据不同情况做好综合治疗护理。①慢性盆腔痛:对症处理或给予中药、理疗等综合治疗,治疗前排除子宫内膜异位症。②不孕:病人需采用辅助生殖技术以实现受孕。③盆腔炎性疾病反复发作:在抗菌药物治疗基础上,根据情况选择手术。④输卵管积水:手术治疗。

→ **项目小结**

项目		学习要点
项目十三 女性生殖系统炎性疾病病人的护理	任务一 概述 任务二 外阴炎症 任务三 阴道炎症 任务四 子宫颈炎症 任务五 盆腔炎性疾病	重点:女性生殖系统炎症的护理评估和护理措施。 难点:盆腔炎性疾病的病理类型。 核心要点:①滴虫阴道炎的典型分泌物为稀薄泡沫状白带,悬滴法检查找到阴道毛滴虫即可确诊,首选治疗药物为甲硝唑,性伴侣需同时治疗。②外阴阴道假丝酵母菌病的典型分泌物为白色稠厚凝乳状或豆渣样白带,悬滴法检查找到芽孢子或假菌丝即可确诊,可采用抗真菌药物阴道给药进行治疗。③细菌性阴道病的典型分泌物为灰白色均质伴鱼腥臭味白带,线索细胞阳性和胺试验阳性。④阴道自净作用与雌激素有关,萎缩性阴道炎病人可用雌激素进行治疗。⑤物理治疗是最常用的治疗慢性子宫颈炎的方法,治疗时间选择月经干净后3~7日。⑥盆腔炎性疾病病人取半卧位,有利于炎症局限。⑦学会对女性生殖系统炎症病人进行护理评估、用药指导及健康教育

→ 直通护考

扫码在线答题

（罗益芬）

项目十四　女性生殖内分泌疾病病人的护理

学习目标

【知识目标】

1. 掌握排卵障碍性异常子宫出血、闭经、痛经、多囊卵巢综合征、绝经综合征病人的身体状况评估、处理原则、护理措施。

2. 熟悉排卵障碍性异常子宫出血、痛经、绝经综合征的概念、辅助检查；多囊卵巢综合征的概念、临床表现。

3. 了解排卵障碍性异常子宫出血、痛经、绝经综合征病人的病因、护理诊断。

【能力目标】

1. 能对排卵障碍性异常子宫出血、痛经、绝经综合征病人进行整体护理。

2. 学会对排卵障碍性异常子宫出血、痛经、绝经综合征病人进行健康教育。

【思政目标】

1. 有较强的责任心，善于沟通，耐心细致。

2. 操作中尊重病人，保护隐私，体现人文关怀。

导　言

异常子宫出血（AUB）是指与正常月经的周期频率、规律性、经期长度、经期出血量中的任何一项或几项不同，来源于宫腔的异常出血。AUB 根据病因分为器质性和非器质性两类，九个亚型。排卵障碍性异常子宫出血（AUB-O），属于非器质性 AUB，约占 AUB 病例总数的 50%。AUB-O，曾称"功能失调性子宫出血"（功血），2011 年国际妇产科联盟（FIGO）建议停用此术语。

思政课堂

劝学

［唐］颜真卿

三更灯火五更鸡，正是男儿读书时。

黑发不知勤学早，白首方悔读书迟。

任务一 排卵障碍性异常子宫出血

PPT 14-1

情景导入

病人,女,17岁,因考试紧张,最近3个月月经周期为15～50日,经期3～14日,淋漓出血,不伴腹痛。检查:子宫及输卵管无器质性病变。

任务:1. 该病人可能为何种疾病?

2. 其主要治疗原则是什么?

知识拓展

异常子宫出血病因分类

异常子宫出血(AUB)根据病因分为器质性和非器质性两类,九个亚型。器质性 AUB 包括子宫内膜息肉所致 AUB、子宫腺肌病所致 AUB、子宫平滑肌瘤所致 AUB、子宫内膜恶变和不典型增生所致 AUB,按照英文首字母缩写,合称 PALM。非器质性 AUB 包括全身凝血相关疾病所致 AUB、排卵障碍所致 AUB(即 AUB-O)、子宫内膜局部异常所致 AUB、医源性 AUB、未分类的 AUB,合称 COEIN。

排卵障碍性异常子宫出血(AUB-O)分无排卵性和排卵性两类,前者是无排卵或稀发排卵所致,后者主要是黄体功能异常所致。无排卵性异常子宫出血临床表现为月经周期频率、规律性、经期、经量改变,严重者可有大出血和重度贫血,主要由下丘脑-垂体-卵巢轴功能异常导致,多发于青春期和绝经过渡期,生育期女性也可因应激反应、多囊卵巢综合征(PCOS)、肥胖、高催乳素血症、甲状腺和肾上腺疾病等引起。排卵性异常子宫出血(黄体功能异常)多表现为月经间期出血,尚有临床可辨认的月经周期。

【病因及病理生理】

当机体受到内部和外部各种因素(如精神紧张、营养不良、代谢紊乱、慢性疾病、饮食紊乱、过度运动、酗酒、应用药物等)影响时,可通过中枢神经系统,引起下丘脑-垂体-卵巢轴功能紊乱或靶细胞效应异常而导致月经异常。

(一)无排卵性异常子宫出血

无排卵性异常子宫出血,多发生于青春期和绝经过渡期,也可发生于生育期。在青春期,下丘脑-垂体-卵巢轴的反馈调节功能尚未成熟,大脑中枢对雌激素的反馈作用存在缺陷,卵泡刺激素(FSH)呈持续低水平,无促排卵性黄体生成素(LH)峰形成而不能排卵。在绝经过渡期,卵巢功能不断衰退,剩余卵泡对垂体促性腺激素的反应低下,雌激素分泌量低,以致促性腺激素水平升高,FSH 水平比 LH 水平更高,不形成排卵前的 LH 峰,故不排卵。生育期妇女有时在应激等因素的干扰作用下,也可发生无排卵。由于无排卵,子宫内膜受单一雌激素刺激而无孕酮拮抗,引起雌激素突破性出血或撤退性出血。

子宫内膜病理改变多表现为增殖期子宫内膜或子宫内膜增生(子宫内膜增生不伴不典型增生、子宫内膜不典型增生),少数表现为萎缩型子宫内膜。

(二)排卵性异常子宫出血

排卵性异常子宫出血主要是黄体功能异常所致,多发生于生育期妇女。

1.黄体功能不足 月经周期中有卵泡发育及排卵,但黄体期孕激素分泌不足或排卵后黄体过早衰退,导致子宫内膜分泌反应不良和黄体期缩短。

子宫内膜形态:一般表现为分泌期内膜,腺体分泌不良,间质水肿不明显或腺体与间质发育不同步。子宫内膜活组织检查显示分泌反应落后2日。

2.子宫内膜不规则脱落 下丘脑-垂体-卵巢轴调节功能紊乱,或溶黄体机制失常,引起黄体萎缩不全,子宫内膜持续受孕激素影响,不能如期完整脱落。

子宫内膜形态:月经期第5～6日仍见呈分泌反应的子宫内膜,常表现为混合型子宫内膜,即分泌期内膜与新增生内膜共存。

【主要临床表现】

1.无排卵性异常子宫出血 最常见临床表现为月经紊乱。

2.排卵性异常子宫出血

(1)黄体功能不足:表现为月经周期缩短,月经频发。

(2)子宫内膜不规则脱落:月经周期正常,但经期延长。

【护理评估】

(一)健康史

询问病人年龄、月经史、婚育史、所采用的避孕措施、有无慢性病史等,排除全身性疾病和生殖器官质性病变。了解发病前有无精神创伤、过度劳累、环境改变、服药等诱发因素。了解本次发病及诊疗经过,有无继发感染及贫血征象。

(二)身体状况

1.无排卵性异常子宫出血 ①最常见临床表现为月经紊乱,即失去正常周期和出血自限性,出血间隔时间长短不一,经量不定,有时先有数周或数月的停经,继之出现大量阴道流血,流血时间长,不易自止;也可表现为长时间少量出血,量少,淋漓不尽。②出血期间一般无腹痛或其他不适。③出血时间长或出血量多时可出现贫血甚至休克。

2.排卵性异常子宫出血

(1)黄体功能不足:表现为月经周期缩短,月经频发(月经周期<21日),有时月经周期虽正常,但卵泡期延长,黄体期缩短;病人不易受孕或发生孕早期流产。

(2)子宫内膜不规则脱落:月经周期正常,但经期延长,长达9～10日,出血量可多可少。

(三)心理-社会状况

青春期病人可因害羞不愿就医或者因对疾病的认识不够而忽视治疗,随着病程延长,病情加重,更易产生焦虑和恐慌,影响到日常生活。生育期病人因异常子宫出血所致的不孕或流产而产生心理负担,而精神上的压力往往会使下丘脑-垂体-卵巢轴功能紊乱加重,进而使病情迁延不愈。绝经过渡期病人可因治疗效果不佳或疑有肿瘤而产生焦虑、紧张、恐惧情绪。

(四)辅助检查

1.血常规及凝血功能检查 了解有无贫血、感染及凝血功能障碍。

2.妊娠试验 有性生活史者应行妊娠试验,以排除妊娠及相关疾病。

3.超声检查 行盆腔B超检查,了解子宫有无器质性病变。

4.基础体温测定 无排卵性异常子宫出血者基础体温呈单相型(图14-1)。黄体功能不足者呈双相型,但高温相不超过11日(图14-2)。子宫内膜不规则脱落者基础体温呈双相型,但下降缓慢(图14-3)。

5.生殖内分泌测定 经前测定血孕酮值,若为卵泡期水平,提示无排卵。还可测定卵泡刺激素、黄体生成素、睾酮、催乳素及促甲状腺素水平,排除其他内分泌疾病。

6.诊断性刮宫(简称诊刮) 可明确子宫内膜病理诊断,兼有诊断和止血双重作用。适用于有性生活史、长期不规律子宫出血、药物治疗无效或存在子宫内膜癌高危因素的异常子宫出血病人。

(1)为确定卵巢排卵和黄体功能,于经前期或月经来潮6h内诊刮,子宫内膜呈增生期改变提示无排卵,子宫内膜分泌不良提示黄体功能不足。

(2)为诊断子宫内膜不规则脱落,于月经期第5～6日诊刮,增生期与分泌期内膜共存提示子宫内膜不规则脱落。

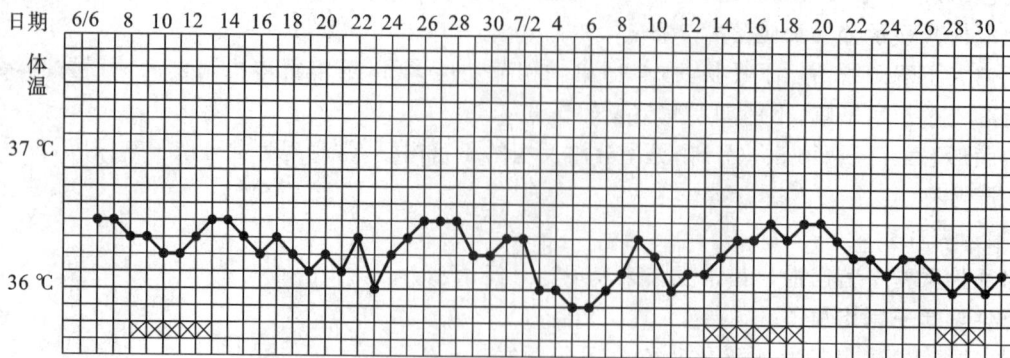

图 14-1　基础体温单相型(无排卵性异常子宫出血)

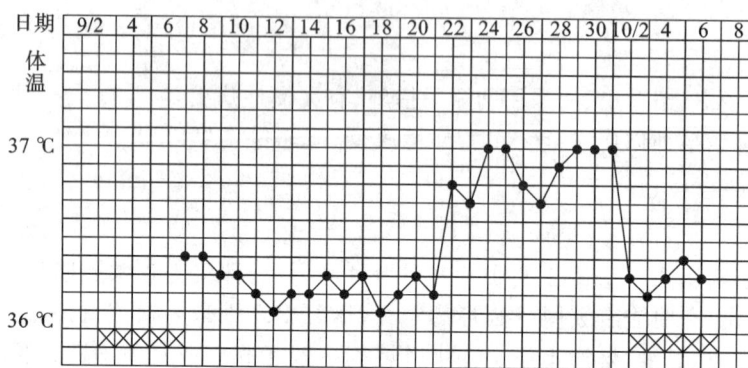

图 14-2　基础体温双相型(黄体功能不足)

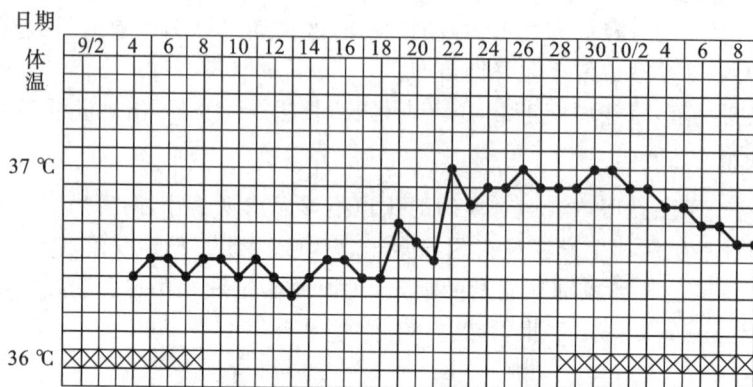

图 14-3　基础体温双相型(子宫内膜不规则脱落)

(3)不规则出血或大量出血者,可随时诊刮,以止血或排除子宫内膜器质性病变。

7. 宫腔镜检查　在宫腔镜直视下选择病变区进行活检,诊断宫腔内病变。

8. 宫颈黏液结晶检查　经前出现羊齿植物叶状结晶提示无排卵。

(五)治疗原则

异常子宫出血的一线治疗是药物治疗。多采用性激素止血和调整月经周期的方法。

1. 无排卵性异常子宫出血　治疗原则是尽快止血、纠正贫血,调整月经周期。青春期以止血、调整周期为主;生育期以止血、调整周期、促排卵为原则;绝经过渡期需排除子宫内膜癌变。

2. 排卵性异常子宫出血

(1)黄体功能不足的治疗原则:促使卵泡发育和排卵,刺激和补充黄体功能。

(2)子宫内膜不规则脱落的治疗原则:调节下丘脑-垂体-卵巢轴的反馈功能,使黄体及时萎缩,子宫内膜按时完整脱落。

【常见护理诊断/问题】

1.疲乏 与子宫异常出血导致的继发性贫血有关。

2.有感染的危险 与子宫不规则出血、出血量多导致机体抵抗力下降有关。

【护理目标】

(1)病人出血得到控制,体力恢复,能够完成日常活动。

(2)病人住院期间无感染发生。

【护理措施】

(一)基础护理

(1)嘱病人注意休息,保证充足的睡眠。加强营养,摄入高蛋白、维生素含量高、铁含量高的食物(如猪肝、蛋黄、红枣、胡萝卜、绿叶蔬菜等)。做好会阴部护理,保持局部清洁。若有感染征象,应及时记录并报告医生协助处理。

(2)观察并记录病人的生命体征,保留会阴垫,以便准确估计出血量。对于出血量较多者,应嘱病人取平卧位,给予吸氧、保暖,迅速建立静脉通道,并遵医嘱采用配血、输血、止血措施,执行治疗方案,维持病人正常血容量。

(二)专科护理

1.无排卵性异常子宫出血

1)止血 遵医嘱根据出血量选择合适的制剂并指导病人使用方法。

(1)性激素:首选止血药物。

雌孕激素联合用药:适用范围广,止血效果优于单一用药。青春期和生育期病人口服避孕药有效。急性异常子宫出血、病情稳定者,可用复方短效口服避孕药。目前常用炔雌醇环丙孕酮片、屈螺酮炔雌醇片、屈螺酮炔雌醇片(Ⅱ)。用法:每次 1 片,急性异常子宫出血者每 8~12 h 1 次,止血后 3 日逐渐减量,每 3 日减 1 片至维持量(每日 1 片),维持至血红蛋白正常,希望月经来潮即停药。

雌激素内膜修复法:大剂量雌激素可促使子宫内膜生长,短期内修复创面而止血,适用于急性大量出血、血红蛋白低于 90 g/L 的青春期异常子宫出血病人。因口服大量雌激素不良反应重,目前临床已少用。

孕激素内膜脱落法:也称"药物刮宫",止血机制是使雌激素作用下持续增生的子宫内膜转化为分泌期,停药后子宫内膜脱落较完全。适用于体内有一定雌激素水平、血红蛋白高于 90 g/L、生命体征稳定者。常用药物:地屈孕酮片 10 mg 口服,每日 2 次,共用药 10 日;微粒化孕酮 200~300 mg,口服,每日 1 次,共用药 10 日;甲羟孕酮,6~10 mg,口服,每日 1 次,共用药 10 日。对于急性异常子宫出血者,肌内注射黄体酮 20~40 mg,每日 1 次,共用药 3~5 日。停药后 3 日左右发生撤退性出血,1 周内止血。

孕激素内膜萎缩法:高效合成孕激素可使内膜萎缩,达到止血目的。可应用炔诺酮,首剂量为 5 mg,每 8 h 1 次,止血后每隔 3 日递减 1/3 量,至维持量 2.5~5 mg/d,持续用药 10~21 日或以上,至贫血纠正、希望月经来潮时停药。停药后 3~7 日发生撤退性出血。也可用甲羟孕酮 10~30 mg/d,止血后同法减量。

(2)刮宫术:可迅速止血,并有诊断价值。适用于大量出血但药物治疗无效需立即止血、需子宫内膜组织学检查或有药物治疗禁忌的病人。绝经过渡期及病程长的生育期病人,首先考虑刮宫术。

(3)辅助治疗:①一般止血药:抗纤溶药物氨甲环酸静脉注射或静脉滴注,每次 0.25~0.5 g,每日 2~3 次;还可用酚磺乙胺、维生素 K 等。②纠正凝血功能:出血严重者可补充凝血因子,如纤维蛋白原、血小板、血浆或新鲜血。③纠正贫血:对于贫血病人,给予铁剂和叶酸。④抗感染:有感染征象者,及时应用抗菌药物。

2)调整月经周期 对于 AUB-O 病人,止血只是第一步,所有病人都需进一步调整周期。

(1)雌孕激素序贯疗法:即人工周期。模拟自然月经周期卵巢的内分泌变化,序贯周期性应用雌、孕激素。适用于青春期及育龄期异常子宫出血、内源性雌激素水平较低者,可诱发卵巢自然排卵。从撤药性出血第 5 日开始,生理上替代全量雌激素,每晚 1 次,连服 21 日,于服雌激素第 11 日起加用孕激素,连用 10 日。停药后 7 日内发生撤药性出血。于出血第 5 日重复用药,连续 3 个周期为 1 个疗程。

(2)雌孕激素联合法:使用复方短效口服避孕药,适用于月经量多、痛经、痤疮、多毛、经前期综合征,尤其是有避孕需求的病人。一般在止血用药撤退性出血后,周期性使用口服避孕药3个周期,病情反复者酌情延至6个周期。生育期、有长期避孕需求、无避孕药禁忌证者可长期应用。

(3)孕激素后半周期疗法:适用于青春期或活组织检查为增生期内膜的异常子宫出血病人。推荐使用对下丘脑-垂体-卵巢轴无抑制或抑制较轻的天然孕激素或地屈孕酮。于撤退性出血第15日起,口服地屈孕酮10~20 mg/d,用药10~14日;或微粒化孕酮200~300 mg/d,用药10~14日。酌情应用3~6个周期。

(4)孕激素宫内释放系统:宫腔内局部释放左炔诺孕酮20 μg/d,既能抑制子宫内膜生长,长期保护子宫内膜,显著减少出血量,又能避孕,全身副作用较小。适用于生育期或围绝经期、无生育需求者或多种药物治疗失败且无生育要求者。

3)促排卵　异常子宫出血病人经上述调整周期性药物治疗几个疗程后,部分病人可恢复自发排卵。适用于生育期异常子宫出血者,尤其是不孕者。常用药物如下。

(1)氯米芬(CC):从月经周期第5日起,每晚服50 mg,连服5日。一般在停药7~9日排卵。若失败,可重复用药,氯米芬剂量逐渐增至100~150 mg/d,一般连用3个周期。

(2)来曲唑(LE):从月经或撤退性出血第2~5日开始,2.5 mg/d,共用药5日;如无排卵则每周期增加2.5 mg,直至5.0~7.5 mg。来曲唑尚无促排卵治疗适应证,使用前应获得病人知情同意。

(3)绒促性素:有类似LH作用而诱发排卵,适用于体内有一定FSH水平、雌激素中等水平者。一般与其他促排卵药联用。超声监测卵泡发育接近成熟时,肌内注射绒促性素5000~10000 U诱发排卵。

(4)尿促性素(hMG):每支含FSH及LH各75 U。月经期第5日起每日肌内注射尿促性素1~2支,直至卵泡成熟,停用尿促性素,加用绒促性素5000~10000 U,肌内注射,提高排卵率,此法称尿促性素-绒促性素促排卵法。警惕并发卵巢过度刺激综合征,仅适用于口服促排卵药效果不佳、要求生育者,尤其是不孕病人,需要有超声监测排卵的条件。

4)手术治疗　药物治疗效果不佳或不宜用药、无生育要求的病人,尤其是不易随访的年龄较大病人,可考虑手术治疗。护士需配合医生行子宫内膜切除术或子宫切除术。

2.排卵性异常子宫出血

1)黄体功能不足

(1)黄体功能刺激疗法:于基础体温上升后开始,隔日肌内注射绒促性素1000~2000 U,共5次。

(2)黄体功能补充疗法:自排卵后开始口服地屈孕酮10~20 mg/d,或微粒化孕酮200~300 mg/d,或肌内注射黄体酮10 mg/d,共10~14日。

(3)促进卵泡发育:有生育要求者给予促排卵治疗,改善卵泡发育情况和黄体功能。采用氯米芬、来曲唑、尿促性素等。

(4)促进月经中期LH峰形成:在卵泡成熟后,给予绒促性素5000~10000 U肌内注射。

(5)口服避孕药:尤其适用于有避孕需求的病人。周期性使用口服避孕药3个周期,病情反复者酌情延至6个周期。

2)子宫内膜不规则脱落

(1)孕激素:于排卵后1~2日或下次月经前10~14日开始,每日口服地屈孕酮,连服10~14日;或肌内注射黄体酮,孕激素撤退会导致子宫内膜集中剥脱出血,缩短经期。

(2)绒促性素:用法同黄体功能不足。

(3)口服避孕药:抑制排卵,控制周期,使用3~6个周期。

(三)心理护理

主动、热情与病人沟通、交谈,鼓励其说出内心的感受,向病人解释病情及提供相关信息,帮助病人澄清问题,解除思想负担,摆脱焦虑,树立信心。

(四)性激素治疗用药指导

(1)严格遵医嘱正确使用性激素,不得随意停服和漏服,以免因性激素使用不当而引起子宫出血。

(2)性激素减量必须在血止后开始,每3日减量1次,每次减量不超过原剂量的1/3,直至维持量用至血止后21日停药。

(3)如有不规则阴道流血,及时就诊。

(4)大剂量雌激素口服可引起恶心、呕吐等胃肠道反应,指导病人饭后或睡前服用,反应重者遵医嘱服用甲氧氯普胺及维生素 B_6。

(5)有血栓性疾病史或血液高凝倾向者禁忌使用雌激素。

(6)雄激素用量过大可能出现男性化等不良反应,注意观察有无声调改变、喉结增大等。

(五)健康指导

(1)保持心情舒畅,提倡规律生活,注意休息,加强营养,尤其在经期避免应激因素,如紧张、恐惧、环境温度骤变等。

(2)经期尤其是经量较多时应避免剧烈运动,保持会阴部清洁以防感染。

(3)服用促排卵药者,需坚持测量基础体温,以便监测排卵情况。

任务二 闭经

PPT 14-2

闭经指无月经或月经停止6个月。病理性闭经根据既往有无月经来潮,分为原发性闭经和继发性闭经两类。原发性闭经指年龄超过13岁,第二性征未发育;或年龄超过15岁,第二性征已发育,月经未来潮。继发性闭经指正常月经建立后月经停止,包括原来月经频率正常者停经3个月或原来月经稀发者停经6个月。青春期前、妊娠期、哺乳期和绝经后月经不来潮属生理现象,本任务不讨论。

【病因】

正常月经的建立和维持,有赖于下丘脑-垂体-卵巢轴的神经内分泌调节、靶器官子宫内膜对性激素的周期性反应和下生殖道的通畅,其中任何一个环节发生障碍均可导致闭经。

1.原发性闭经 较少见,多为遗传原因或先天性发育缺陷引起,约30%的病人伴有生殖道异常。根据第二性征的发育情况,原发性闭经分为第二性征存在和第二性征缺乏两类。

2.继发性闭经 发病率明显高于原发性闭经。病因复杂,以下丘脑性闭经最常见。常见闭经原因见表14-1。

表 14-1　继发性闭经的病因

类型	常见病因
下丘脑性闭经(最常见,以功能性原因为主)	①精神应激:突然或长期精神压抑、紧张、焦虑,环境改变、过度劳累、情感变化、寒冷等,均可引起神经内分泌调节功能障碍而发生闭经。②体重下降和神经性厌食:剧烈运动、强迫节食、极度消瘦,均可诱发闭经,严重者危及生命。③过度运动:长期剧烈运动或跳舞,使体内脂肪含量下降(因初潮发生和月经维持有赖于一定比例(17%~20%)的机体脂肪),可诱发闭经。④药物:长期应用甾体类避孕药、吩噻嗪衍生物(奋乃静、氯丙嗪)、利血平等,可引起闭经和乳汁分泌,一般在停药后3~6个月月经自然恢复。⑤颅咽管瘤:压迫下丘脑和垂体柄引起闭经。
垂体性闭经	腺垂体器质性病变或功能失调,均可影响促性腺激素分泌,继而影响卵巢功能引起闭经。①垂体梗死:希恩综合征。②垂体肿瘤:闭经溢乳综合征。③空蝶鞍综合征:先天性发育不全、手术或放疗使垂体组织受到破坏等。
卵巢性闭经	因性激素水平低下,子宫内膜不发生周期性变化而导致闭经。如卵巢功能早衰致40岁前绝经、卵巢功能性肿瘤、卵巢切除或组织破坏、多囊卵巢综合征等。
子宫性闭经	子宫内膜受到破坏或对卵巢激素不能产生正常反应而引起闭经。如先天性子宫发育不良或子宫切除后、Asherman综合征、子宫颈粘连、放疗破坏子宫内膜等。
其他	甲状腺功能减退或亢进、肾上腺皮质功能亢进、肾上腺皮质肿瘤等,可引起闭经

【主要临床表现】

无月经或月经停止 6 个月。

【护理评估】

(一)健康史

原发性闭经常由遗传因素或先天性发育缺陷所致,评估时应注意生殖器和第二性征发育情况及家族史。继发性闭经的病因复杂,评估时应详细询问月经史及发病经过,包括发病前有无诱因(如精神应激、环境改变、体重增减、剧烈运动及用药等),已婚者注意有无产后出血、不孕及流产史。

(二)身体评估

无月经或月经停止 6 个月是病人的主要症状。了解病人的闭经时间、类型及伴随症状。检查全身发育状况及第二性征发育情况;行妇科检查,以了解生殖器官有无发育异常和肿瘤等。

(三)心理-社会评估

病人担心闭经对自己的健康、生育能力有影响,病程过长及反复治疗效果不明显会加重病人及其家属的心理压力,致情绪低落、焦虑,而情绪低落、焦虑反过来又加重闭经。

(四)辅助检查

可选择以下辅助检查。生育期妇女闭经首先需排除妊娠。

1.激素测定 闭经病人最重要的检查,对激素水平的解读需结合病情和其他检查结果。服用相关激素类药物的病人,建议停药至少 2 周再行激素测定。

(1)性激素测定:测定雌二醇、孕酮、睾酮水平。血孕酮水平升高,提示排卵;雌激素水平低,提示卵巢功能不正常或衰竭;睾酮水平高,提示可能为多囊卵巢综合征或卵巢支持-间质细胞瘤等。

(2)垂体分泌激素测定:血清催乳素(PRL)升高,提示垂体瘤可能。PRL、促甲状腺激素(TSH)同时升高,提示甲状腺功能减退引起的闭经。FSH 和 LH 水平低下,尤其是 LH<5 U/L 提示下丘脑-垂体功能障碍,FSH 水平升高提示高促性腺激素性性腺功能减退,注意排除排卵期生理性 FSH 峰情况;若 FSH 水平在正常范围内,需结合其他检测结果综合判断。

(3)其他激素:肥胖、多毛、痤疮者,还需测定胰岛素、雄激素水平,以确定是否存在胰岛素对抗、高雄激素血症等。

2.功能试验

1)药物撤退试验 用于评估体内雌激素水平,以确定闭经程度。

(1)孕激素试验:黄体酮 20 mg 肌内注射,每日 1 次,连用 3 日;或甲羟孕酮 10 mg 口服,每日 1 次,连服 7~10 日;或地屈孕酮 20 mg 口服,每日 1 次,连服 7~10 日。停药后出现撤退性出血为阳性,提示子宫内膜已受一定水平雌激素影响,且流出道通畅,为Ⅰ度闭经。停药后 2 周内无撤退性出血为阴性反应,需行雌孕激素序贯试验。

(2)雌孕激素序贯试验:适用于孕激素试验阴性的闭经病人。用法同人工周期疗法,停药后发生撤退性出血为阳性,提示子宫内膜功能正常,可排除子宫性闭经,引起闭经的原因是病人体内雌激素水平低落,为Ⅱ度闭经,病变部位多在卵巢以上,应进一步寻找原因。无撤退性出血者为阴性,应重复进行雌孕激素序贯试验 1 次,若仍无撤退性出血,可诊断为子宫性或下生殖道性闭经。

2)垂体兴奋试验 又称 GnRH 刺激试验,用于了解垂体对 GnRH 的反应性。注射 GnRH 后 LH 水平升高,说明垂体功能正常,病变在下丘脑;经重复试验,LH 水平无升高或升高不显著,说明垂体功能减退,如希恩综合征。

3.影像学检查

(1)盆腔超声检查:可观察子宫形态、大小及内膜厚度,卵巢大小、形态、卵泡数目等。

(2)子宫输卵管造影:了解有无宫腔病变及宫腔粘连。

(3)CT、MRI:了解盆腔肿块和中枢神经系统病变性质,诊断卵巢肿瘤、下丘脑病变、空蝶鞍综合征等。

4.宫腔镜检查 可确诊宫腔粘连。

5. 腹腔镜检查 可直视下观察卵巢形态、子宫大小,对诊断多囊卵巢综合征(PCOS)等有价值。

6. 染色体及其他检查 用于鉴别性腺发育不全病因等。

(五)治疗原则

首选病因治疗,以性激素治疗为主,促进第二性征发育,恢复月经,帮助生育,维持女性生殖健康及全身健康。

【护理诊断】

1. 焦虑 与担心闭经会影响生育及健康有关。

2. 功能障碍性悲哀 与长期闭经及治疗效果不明显,担心丧失女性形象有关。

【护理目标】

(1)病人能主动诉说与病情有关的担心,焦虑缓解,积极配合治疗。

(2)病人能接受闭经的事实,客观评价自己。

【护理措施】

(一)基础护理

(1)合理饮食,保持标准体重,适当锻炼,增强体质。

(2)合理安排工作和生活,注意劳逸结合,避免过度疲劳及精神应激。

(二)病情监测

(1)观察病人情绪变化,有无引起闭经的精神因素;注意病人体重增加或减少的数据和时间、与闭经的关系。

(2)对使用激素治疗的病人,指导其用药,注意观察药物的不良反应。

(3)长期管理:针对疾病诊断、长期影响和治疗选择等方面给予病人充分的解答,接受激素治疗者需要长期管理,包括原有异常指标的复查,新发情况的处置,治疗方案的调整以及生育问题的讨论等。

(三)专科护理

1. 全身治疗护理 占重要地位,指导病人积极治疗急、慢性全身疾病,增强体质,加强营养,保持标准体重。运动性闭经者应适当减少运动量。对精神应激等因素导致闭经者,给予心理治疗。

2. 内分泌治疗护理 明确病变部位及病因后,配合医生进行内分泌治疗。

1)性激素补充

(1)补充雌激素:口服戊酸雌二醇 1 mg/d,微粒化 17 β-雌二醇 1~2 mg/d;或皮肤涂抹雌二醇凝胶 1.25~2.5 g/d。青春期性幼稚病人,从小剂量雌激素开始,逐渐增加雌激素剂量直至成人量以促进第二性征进一步发育;待子宫发育后,采用雌孕激素序贯疗法。成人低雌激素血症闭经者采用雌孕激素序贯疗法。

(2)人工周期疗法:适用于有子宫者。上述雌激素连服 21 日,最后 10 日同时给予地屈孕酮 10~20 mg/d,或微粒化黄体酮 200~300 mg/d,或醋酸甲羟孕酮 6~10 mg/d。

(3)孕激素疗法:适用于体内有一定内源性雌激素水平的闭经病人,于月经周期后半期(或撤退性出血第 14~20 日)应用孕激素,口服,每周期用药 10~14 日,预防子宫内膜增生或病变。

(4)口服避孕药:既可避孕又可治疗无排卵性闭经,可供有避孕需求女性选择。有明显高雄激素血症或体征的 PCOS 病人,也可采用。

2)促排卵 适用于有生育要求的病人。低促性腺激素性闭经病人,在应用雌激素治疗促进生殖器发育后,可采用尿促性素(hMG)联合绒促性素促进卵泡发育及诱发排卵;FSH 和 PRL 水平正常的闭经病人,首选氯米芬促排卵;FSH 水平升高的卵巢功能衰竭闭经病人,不建议采用促排卵药进行治疗。

3)其他药物治疗

(1)溴隐亭:多巴胺受体激动剂。通过与垂体多巴胺受体结合,直接抑制垂体 PRL 分泌,恢复排卵;溴隐亭还可直接抑制分泌 PRL 的垂体肿瘤细胞生长。

(2)肾上腺皮质激素:适用于先天性肾上腺皮质增生所致的闭经,一般用泼尼松或地塞米松。

(3)甲状腺素:甲状腺片,适用于甲状腺功能减退引起的闭经。

其他内分泌腺体有病理改变的病人,应在内分泌科医生指导下采用药物对症治疗。

3. 辅助生殖技术　有生育要求,诱发排卵后未成功妊娠、合并输卵管问题,或男方因素致不孕者可采用辅助生殖技术进行治疗。

(三)手术病人护理

针对各种器质性病因,采用相应的手术治疗。

(1)生殖器畸形:做好术前准备、术中配合及术后护理。

(2)Asherman 综合征:协助医生宫腔镜直视下分离粘连,随后放置宫腔内支架并加用较大剂量雌激素,嘱病人口服戊酸雌二醇 2~4 mg/d,连服 21 日,后 10 日加服孕激素,根据撤药出血量,重复用药 3~6 个月。子宫颈狭窄和粘连者可行子宫颈扩张术。

(3)肿瘤:卵巢肿瘤一经确诊,应做好手术准备及护理。

(四)心理护理

建立良好的医患关系,鼓励病人表达自己的情绪,向病人提供诊疗信息,说明闭经的原因并强调闭经与精神因素密切相关,给予心理疏导,减轻病人心理压力,使之积极配合检查和治疗。对原发性闭经,特别是生殖器官畸形者进行心理疏导,使之正确对待疾病,提高对自我形象的认识。

(五)健康指导

加强月经生理知识教育,告知精神紧张、过度劳累、体重下降等均可使内分泌调节功能紊乱而诱发闭经。嘱病人注意营养,调节饮食,保持正常体重,避免过于肥胖或消瘦,避免精神刺激,稳定情绪,保持心情舒畅。

任务三　痛经

PPT 14-3

情景导入

病人,女,15 岁,经期腹痛半年。病人 13 岁初潮,近半年来每次经期小腹疼痛,疼痛呈持续性,时重时轻,月经持续 5 日左右,月经干净后,疼痛消失,伴小腹发凉,用热水袋捂小腹后疼痛减轻,痛甚时脸色泛青色,恶心,吃止痛剂后缓解。

任务:1. 病人最可能的诊断是什么?

　　　2. 护士应采取哪些护理措施?

痛经是妇科常见的症状之一,是指行经前后或月经期出现下腹疼痛、坠胀,伴腰酸或合并头痛、乏力、头晕、恶心等其他不适,症状严重影响生活质量。痛经分为原发性和继发性两类。原发性痛经是指生殖器官无器质性病变的痛经,占痛经病例总数 90% 以上,常见于青春期女性,多在初潮后 1~2 年发病。继发性痛经是指因盆腔器质性病变,如子宫内膜异位症、盆腔炎性疾病或子宫颈狭窄等而引起的痛经,常见于生育期妇女。本任务仅叙述原发性痛经的有关问题。

【病因】

前列腺素含量增高是造成原发性痛经的主要原因。研究表明,痛经病人子宫内膜和月经血中前列腺素含量较正常妇女明显升高。排卵后孕酮能促进子宫内膜合成前列腺素,前列腺素刺激子宫肌层痉挛性收缩,子宫张力升高、子宫肌壁缺血而产生剧烈疼痛。过多的前列腺素进入血液循环可引起恶心、呕吐、腹泻、晕厥等症状。原发性痛经还受精神神经因素、遗传因素、免疫因素等影响,疼痛的主观感受也与个体痛阈有关。

【主要临床表现】

主要症状为下腹部疼痛。

【护理评估】

(一)健康史

询问病人的年龄、月经史、婚孕史及既往史,疼痛的诱因,疼痛的发生时间、性质、部位及程度,缓解的时间、伴随症状及用药情况等,评估病人有效缓解疼痛的方法。

(二)身体状况

原发性痛经在青春期多见,常在初潮后1～2年发病,疼痛多自月经来潮后开始。主要症状是下腹部疼痛,最早出现在经前12 h,月经第1日疼痛最剧烈,持续2～3日缓解。疼痛部位在下腹中线耻骨上,疼痛可放射至外阴、肛门、腰骶部甚至大腿内侧,为胀坠痛或痉挛性疼痛,严重时可伴有恶心、呕吐、腹泻、头晕、乏力、四肢厥冷、出冷汗等。妇科检查无异常发现。

(三)心理-社会状况

病人缺乏痛经的相关知识,担心痛经可能影响健康及婚后的生育能力,表现为情绪低落、焦虑;而反复发生的痛经常常使病人惧怕每一次的月经来潮,甚至会导致烦躁、易怒、忧郁、情绪不稳定等神经质性格。

(四)辅助检查

可做超声检查、腹腔镜检查、子宫输卵管造影检查、宫腔镜检查等。

(五)治疗原则

以对症治疗为主,可使用镇痛药、解痉药、镇静剂。口服避孕药有治疗痛经的作用。还可配合中医中药治疗,重视精神心理治疗。

【常见护理诊断/问题】

1.疼痛 与月经期子宫痉挛性收缩、子宫肌组织缺血缺氧,刺激疼痛神经元有关。

2.焦虑 与长期痛经造成的精神紧张有关。

【护理目标】

(1)病人自述疼痛症状缓解。

(2)病人焦虑减轻,配合治疗护理。

【护理措施】

(一)基础护理

注意合理休息和充足睡眠,加强营养和锻炼,增强体质,注意经期卫生,热敷下腹部及喝热饮(如热茶、热汤等)都有助于缓解疼痛。

(二)专科护理

1.提供精神心理支持 应重视对原发性痛经病人的心理治疗,告知月经期轻度不适是生理反应。原发性痛经属于功能性痛经,无器质性病变,不影响生育。应消除病人的紧张和顾虑,避免精神刺激或过度疲劳。

2.指导使用药物治疗

(1)前列腺素合成酶抑制剂:应用前列腺素合成酶抑制剂,避免子宫痉挛性收缩,从而减轻或消除痛经。常用药物有布洛芬、酮洛芬、甲氯芬那酸、双氯芬酸、萘普生等,如布洛芬200～400 mg,每日3～4次。月经来潮前2～3日开始服药服至月经来潮后1～2日。

(2)口服避孕药:对同时有避孕要求的痛经妇女,遵医嘱给予口服避孕药。口服避孕药可通过抑制排卵,使黄体生成发生障碍,内源性孕酮无法产生,进而减少前列腺素生成,起到避孕及治疗痛经的双重效果。对未婚少女可用雌孕激素序贯疗法,还可配合中医中药治疗。

(三)健康指导

向病人宣教女性月经期生理卫生常识,包括正常月经来潮时有轻微不适,要注意调整心理和情绪,保持精神愉快。指导病人月经期应避免吃生冷及辛辣等刺激性食物,注意经期卫生和保暖。经期禁止性生活,合理休息,加强营养和体育锻炼,均衡饮食。

任务四　多囊卵巢综合征

PPT 14-4

多囊卵巢综合征(PCOS)是常见的妇科内分泌疾病之一。临床或生化表现为稀发排卵或无排卵、雄激素水平过高、卵巢多囊样改变,常伴有胰岛素抵抗和肥胖。病因至今尚未阐明。

【内分泌特征】

①雄激素过多;②雌酮(E_1)过多;③黄体生成素/卵泡刺激素(LH/FSH)值增大;④胰岛素过多。

【病理】

1.卵巢变化　大体检查见双侧卵巢均匀增大,为正常卵巢的2~5倍,呈灰白色,包膜增厚、坚硬。切面见卵巢白膜均匀性增厚,较正常卵巢厚2~4倍。白膜下可见大小不等、直径2~9 mm的卵泡(≥12枚)。镜下见白膜增厚、硬化,皮质表层纤维化,细胞少。白膜下见多个不成熟卵泡,无成熟卵泡及排卵迹象。

2.子宫内膜变化　因无排卵,病人子宫内膜长期受雌激素刺激,呈现不同程度的增殖性改变,甚至呈不典型增生。

【主要临床表现】

主要表现为月经失调、雄激素过多、不孕和肥胖。

【护理评估】

(一)健康史

详细了解病人月经史及近1年内有无月经稀发或闭经现象,生育期妇女有无不孕病史。评估有无雄激素过多病史。

(二)身体评估

多起病于青春期,主要临床表现包括月经失调、雄激素过多、不孕和肥胖。

1.月经失调　最主要症状,多表现为月经稀发或继发性闭经。

2.不孕　生育期妇女因排卵障碍而出现不孕。

3.多毛、痤疮　高雄激素血症最常见表现。病人可出现不同程度多毛,以性毛为主,阴毛浓密且呈男性化倾向,延及肛门、腹股沟或腹中线,也有上唇细须或乳晕周围长毛出现。油脂性皮肤及痤疮常见。

4.肥胖　50%以上的病人肥胖(体重指数≥25 kg/m²),且常呈腹部肥胖型。

5.黑棘皮症　阴唇、颈背部、腋下、乳房下和腹股沟等处皮肤皱褶部位出现灰褐色色素沉着,呈对称性,皮肤增厚,质地柔软。

(三)心理-社会评估

病人因多毛、痤疮及肥胖而存在自我形象紊乱问题,会产生自卑心理,缺乏自信心,不愿参加社会活动;也会因闭经、月经紊乱或长期不孕而感到悲哀、绝望,甚至对治疗丧失信心。

(四)辅助检查

1.基础体温测定　表现为单相型。

2.超声检查　可见卵巢增大,包膜回声增强,轮廓较光滑,间质回声增强;一侧或双侧卵巢各有12个以上直径为2~9 mm的无回声区,围绕卵巢边缘,呈车轮状排列,称"项链征"。连续监测未见主导卵泡发育或排卵迹象。

3.诊断性刮宫　月经前数日或月经来潮6 h内进行,刮出的子宫内膜呈不同程度增殖性改变,无分泌期变化。

4.腹腔镜检查　可见卵巢增大,包膜增厚,表面光滑,呈灰白色,有新生血管。包膜下显露多个卵泡,无排卵征象,无排卵孔、无血体、无黄体。镜下取卵巢活组织检查可确诊。

5.内分泌测定

(1)血清雄激素:睾酮水平通常不超过正常范围上限2倍,雄烯二酮水平升高,脱氢表雄酮、硫酸脱氢表雄酮水平正常或轻度升高。

(2)血清 FSH、LH 测定:血清 FSH 水平偏低,LH 水平升高,但无排卵前 LH 峰出现。LH/FSH 值≥2。

(3)抗米勒管激素(AMH):血清 AMH 水平多为同龄女性 2～4 倍。

(4)尿 17-酮类固醇:正常或轻度升高。正常时提示雄激素来源于卵巢,升高时提示肾上腺功能亢进。

(5)血清催乳素(PRL):部分轻度升高。

(6)代谢评估:检测空腹血糖及进行口服葡萄糖耐量试验(OGTT)。

(五)治疗原则

生活方式调整是 PCOS 病人的一线治疗手段,同时调节月经,促排卵,进行慢性病管理。

【护理诊断】

1. 长期自尊低下 与雄激素过多引起的多毛、痤疮及肥胖有关。

2. 功能障碍性悲哀 与月经紊乱、闭经及长期不孕有关。

【护理目标】

(1)病人接受事实,客观评价自己。

(2)病人症状缓解,悲哀减轻。

【护理措施】

(一)基础护理

1. 饮食 合理饮食,多吃蔬菜、水果,少食肥甘厚味,不宜多饮,且勿过饱。肥胖病人,应控制饮食、服用降代谢的减肥药等,以减轻体重。

2. 活动 嘱病人增加运动量,坚持长期锻炼,活动量逐渐增加。

(二)专科护理

1. 调整生活方式 对于肥胖型 PCOS 病人,鼓励其科学饮食和合理运动,以减轻体重和改善中心性肥胖,增加胰岛素敏感性,降低胰岛素、睾酮水平,从而恢复排卵及生育功能。

2. 配合药物治疗

1)调节月经周期

(1)复方短效口服避孕药:减少雄激素产生,调节月经周期;降低游离睾酮水平,同时能有效控制多毛和治疗痤疮,适用于暂无生育需求且合并高雄激素临床表现的生育期 PCOS 病人。

(2)孕激素后半周期疗法:可调节月经,进而恢复排卵。可作为青春期、围绝经期 PCOS 病人的首选,亦可用于有妊娠计划的 PCOS 病人。

(3)雌孕激素序贯疗法:适用于少数由于内源性雌激素不足致子宫内膜薄的 PCOS 病人,亦适用于PCOS 合并围绝经期症状的病人。

2)降低血雄激素水平

(1)复方短效口服避孕药:合并多毛、痤疮等高雄激素临床表现或高雄激素血症的 PCOS 病人的首选治疗药物。临床上多使用含环丙孕酮或屈螺酮的复方短效口服避孕药。

(2)螺内酯:可在复方短效口服避孕药疗效欠佳或有使用禁忌、不耐受等情况下服用。剂量为 40～100 mg/d,见效需至少 6 个月。使用期间应监测血钾水平。

(3)糖皮质激素类药物:适用于肾上腺来源或肾上腺和卵巢混合来源的雄激素过多病人。常用泼尼松或地塞米松,但长期使用可对多器官系统造成不良反应。

3)改善胰岛素抵抗 肥胖或有胰岛素抵抗病人常应用胰岛素增敏剂,如二甲双胍。

4)诱导排卵 有生育要求的病人在生活方式调整、抗雄激素和改善胰岛素抵抗等基础治疗后,可进行促排卵治疗。

(1)氯米芬(CC):传统一线促排卵药。从自然月经或撤退性出血第 2～5 日开始用药,50 mg/d,共用药5 日;若无排卵,则每周期增加 50 mg/d,直至 150 mg/d。

(2)来曲唑(LE):可作为 PCOS 诱导排卵的一线用药,且可用于 CC 抵抗或治疗失败者。从自然月经或撤退性出血第 2～5 日开始用药,2.5 mg/d,共用药 5 日;若无排卵,则每周期增加 2.5 mg/d,直至 5.0～

7.5 mg/d。

(3)促性腺激素:可作为诱导排卵的二线用药,亦可与CC或来曲唑配合使用。

(三)手术治疗病人护理

对手术病人做好相应手术治疗的术前准备、术中配合及术后护理和监测。

1.腹腔镜下卵巢打孔术　对LH和游离睾酮水平升高者效果较好。在腹腔镜下对多囊卵巢应用电针或激光打孔。

2.辅助生殖技术　经各种治疗未能妊娠,或合并输卵管梗阻、男方严重少弱精子症者,可选择辅助生殖技术。

(四)心理护理

多与病人沟通,对病人提出的有关疾病的相关问题及时给予解答,要让病人知道高雄激素及不排卵症状是可以通过治疗而消除的,鼓励病人树立战胜疾病的信心。

(五)健康指导

(1)介绍疾病的相关知识,增强病人治疗疾病的信心。

(2)指导病人合理安排工作和生活,注意劳逸结合,避免过度疲劳及精神应激。

(3)对于肥胖病人,告知其应控制饮食和增强运动,以降低体重和减小腰围,增强胰岛素的敏感性,降低胰岛素、睾酮水平,从而恢复排卵及生育功能。

任务五　绝经综合征

PPT 14-5

情景导入

病人,女,47岁,自述阵发性潮热、多汗、心慌半年,时有眩晕,每次持续5 min左右自行缓解。近2年来月经周期不规则,经量多少不定,月经周期20～44日,经期2～9日。妇科检查:子宫稍小,双附件无明显异常。血常规各项指标均正常。B超检查无异常发现,心血管系统检查无异常。

任务:1.该病人可能是什么疾病?

2.应向该病人宣教哪些知识?

绝经综合征(MPS)是指部分妇女绝经前后出现性激素波动或减少所致的以自主神经系统功能紊乱为主,伴有神经心理症状的一组症候群,多发生于45～55岁妇女。绝经分为自然绝经和人工绝经,自然绝经指卵泡生理性耗竭所致的月经永久停止;人工绝经指双侧卵巢经手术切除或受放射线损坏导致的绝经,更易引发绝经综合征。

知识拓展

绝经与围绝经期

绝经指月经永久性停止,属回顾性临床诊断;40岁以上的女性停经12个月及以上,排除妊娠及其他可能导致闭经的疾病,即可临床诊断为绝经。

围绝经期是女性自生育期过渡到绝经的一段时期,为从卵巢功能开始衰退至末次月经后1年。

中国女性开始进入围绝经期的平均年龄为46岁,绝经年龄多在48～52岁,中位绝经年龄为49岁,约90%的女性在45～55岁绝经。40～45岁绝经称为早绝经。绝经年龄受多种因素影响,与遗传、医源性因素、社会环境与生活习惯等有关。

【病理生理变化】

1. 雌激素 卵巢功能衰退的最早征象是卵泡对 FSH 敏感性降低,FSH 水平升高。绝经过渡期早期雌激素水平波动很大,由于 FSH 水平升高,对卵泡产生过度刺激,雌二醇(E_2)分泌过多,甚至高于正常卵泡期水平,在卵泡完全停止生长发育后,雌激素水平才迅速下降。绝经后卵巢极少分泌雌激素,循环中低水平雌激素主要为来自肾上腺皮质和卵巢的雄烯二酮经周围组织中芳香化酶转化的雌酮(E_1)。绝经后妇女血液循环中 E_1 水平高于 E_2 水平。

2. 孕激素 绝经过渡期卵巢尚有排卵功能,仍有孕酮分泌。但因卵泡发育质量下降,黄体功能不良,孕激素分泌减少。绝经后无孕酮分泌。

3. 雄激素 绝经后雄激素来源于卵巢间质细胞及肾上腺,总体水平下降。其中雄烯二酮主要来源于肾上腺,量约为绝经前的一半。卵巢产生的雄激素主要为睾酮,由于升高的 LH 对卵巢间质细胞的刺激增加,使睾酮水平较绝经前增高。

4. 促性腺激素 绝经过渡期 FSH 水平升高,呈波动型,LH 仍在正常范围。绝经后 FSH/LH 值<1。

5. 抗米勒管激素(AMH) 在绝经过渡期早期 AMH 水平明显下降,绝经过渡期晚期下降至低于检测下限。

6. 抑制素 B 变化趋势与 AMH 一致。可能为反映卵巢功能衰退更敏感的指标。

【主要临床表现】

主要表现为月经紊乱、潮热出汗。

【护理评估】

(一)健康史

了解病人年龄、职业、性格特征、月经史及生育史。询问月经周期、经量有无改变,有无卵巢切除或盆腔肿瘤放疗史,有无心血管疾病及其他内分泌疾病病史。

(二)身体状况

常见症状为月经紊乱、潮热出汗等。症状具有阶段性特征。血管舒缩症状常见于绝经过渡期晚期和绝经后期早期。绝经生殖泌尿综合征在绝经后期发生率高。

1. 月经紊乱 绝经过渡期的常见症状,由于稀发排卵或无排卵,病人表现为月经周期不规则、经期持续时间长及经量增多或减少。

2. 血管舒缩症状 主要表现为潮热多汗,为血管舒缩功能不稳定所致,是雌激素水平降低的特征性症状。潮热起自前胸,涌向头颈部,再波及全身。潮红区域有灼热、皮肤发红,持续数秒至数分钟不等,发作频率为每日数次至数十次。夜间或应激状态易发作。该症状可持续 1~2 年,有时长达 5 年或更长时间。

3. 心血管症状和代谢异常 动脉硬化、冠心病的发病风险较绝经前明显增加,可能与雌激素水平低下有关。基础代谢率下降,身体脂肪重新分布、向腹部内脏积聚,可出现体重增加,糖脂代谢异常。

4. 精神心理症状 表现为注意力不集中,情绪波动大,如激动易怒、焦虑不安、抑郁、不能自我控制情绪等症状。记忆力减退、入睡困难、易醒、多梦等睡眠障碍也是常见表现。

5. 骨质疏松 绝经早期骨量快速丢失和骨关节退行性变可导致腰背、四肢、关节等周身骨骼疼痛。绝经后骨质疏松症发生风险明显增加,最常见于椎体部位。可出现椎体压缩性骨折、身高缩短和驼背等脊柱畸形。轻微外力作用就可能引起桡骨远端、股骨颈等骨质疏松性骨折。

6. 绝经生殖泌尿综合征 绝经过渡期及绝经后期女性因性激素水平降低引起的生殖道、泌尿道萎缩以及性功能障碍等症状和体征的集合。主要表现为泌尿生殖道萎缩症状,如外阴或阴道萎缩、干涩、烧灼、刺激、瘙痒、分泌物异常,可有性欲减低、性交痛、性交困难等,以及尿频、尿急、排尿困难、反复下尿路感染等泌尿道症状,可合并尿失禁。

(三)心理-社会状况

妇女在进入围绝经期以后,由于家庭和社会环境的变化,可出现失落、忧虑、多疑、孤独等情绪改变。

(四)辅助检查

1.妇科检查 可见阴道壁黏膜充血、萎缩,分泌物减少;子宫颈、子宫及卵巢萎缩。

2.实验室检查 可行性激素、心电图、心脏超声、骨密度、血生化检查。

(五)治疗要点

缓解绝经相关症状,有效预防、早期发现并积极处理骨质疏松症、动脉硬化等疾病。

【常见护理诊断/问题】

1.焦虑 与绝经过渡期内分泌改变或个性特点、精神因素有关。

2.知识缺乏 缺乏绝经期生理心理变化的相关知识及应对技巧。

【护理目标】

(1)病人能描述自己的焦虑心态及应对方法。

(2)病人能正确描述绝经期生理心理变化及保健知识。

【护理措施】

(一)基础护理

1.健康生活方式 嘱病人合理饮食、坚持适度锻炼与户外活动、保持正常体重,提倡增加社交和脑力活动,避免不良习惯,戒烟限酒,帮助女性平稳度过围绝经期。

2.合理摄入营养 绝经女性钙需要量为 1500 mg/d,日常摄入不足者可适量服用钙剂。维生素 D 适用于围绝经期缺少户外活动者,口服 400～500 U/d,与钙剂合用有利于钙的完全吸收。

(二)专科护理

1.绝经激素治疗(MHT) 对绝经相关症状最有效的治疗方法。启动 MHT 应在适应证明确且无禁忌证,本人存在主观意愿时尽早开始;年龄小于 60 岁或绝经 10 年以内无禁忌证女性,受益风险比最高。

1)适应证 ①有绝经相关症状,如血管舒缩症状、精神神经症状等;②有泌尿生殖道相关症状;③低骨量、骨质疏松症及有骨折风险;④过早处于低雌激素状态等。

2)禁忌证 ①已知或可疑妊娠;②原因不明的阴道流血;③已知或可疑乳腺癌、与性激素相关的其他恶性肿瘤等;④最近 6 个月内患有活动性静脉或动脉血栓栓塞性疾病;⑤严重肝肾功能不全。

3)慎用情况 有子宫肌瘤、子宫内膜异位症及子宫腺肌病、子宫内膜增生病史,有血栓形成倾向、胆石症、免疫系统疾病、乳腺良性疾病及乳腺癌家族史者,患有癫痫、偏头痛、哮喘、卟啉病、耳硬化症和脑膜瘤者。

4)常用药物

(1)口服雌激素:①天然雌激素,如 17β-雌二醇、戊酸雌二醇、结合雌激素;②合成雌激素,如尼尔雌醇。

(2)口服孕激素:①天然孕激素,如微粒化孕酮;②合成孕激素,如地屈孕酮;17α-羟孕酮衍生物,如醋酸甲羟孕酮;19-去甲睾酮衍生物,如炔诺酮;17α-螺内酯衍生物,如屈螺酮。

(3)口服雌孕激素序贯制剂:①17β-雌二醇片/17β-雌二醇地屈孕酮片;②戊酸雌二醇片/戊酸雌二醇醋酸环丙孕酮片。

(4)口服雌孕激素连续联合制剂:雌二醇屈螺酮片。

(5)口服组织选择性雌激素活性调节剂:如替勃龙,应用过程中无须添加孕激素。

(6)经皮雌激素:雌二醇凝胶、半水合雌二醇贴片、苯甲酸雌二醇乳膏。雌激素经皮给药可减少对肝脏合成蛋白质及凝血因子的影响。静脉血栓形成、心血管事件、胆囊疾病的发生风险显著降低。

(7)经阴道激素:如普罗雌烯阴道胶丸、普罗雌烯乳膏、氯喹那多-普罗雌烯阴道片、雌三醇乳膏、结合雌激素乳膏、普拉睾酮阴道栓。

(8)注射用雌激素:苯甲酸雌二醇注射液。

(9)左炔诺孕酮宫内释放系统(LNG-IUS):维持 5～7 年。

5)方案

(1)单孕激素方案:适用于绝经过渡期早期尚未出现低雌激素症状,调整月经周期者。①后半周期孕激素治疗;②长周期或连续孕激素治疗,适合有子宫内膜增生病史或月经量多者,可优先选用 LNG-IUS。

(2)单雌激素方案:适用于已切除子宫的女性,常连续用药。可口服用药,也可经皮给药。

(3)雌孕激素序贯方案:适用于有完整子宫、处于围绝经期或绝经后仍希望有月经样出血者。①连续序贯方案,每周期28日。②周期序贯方案,每周期有3~7日停药。

(4)雌孕激素连续联合方案:可避免周期性出血,适用于绝经1年以上,有子宫但不愿有月经样出血的绝经后期女性。

(5)替勃龙方案:非预期出血较少,适用于绝经1年以上,不愿有月经样出血的绝经后期女性。1.25~2.5 mg/d,口服。

(6)阴道局部雌激素方案:有绝经生殖泌尿综合征(GSM)者首选方案,主要用于治疗下泌尿生殖道局部低雌激素症状。单独使用或配合口服/经皮 MHT 使用。短期局部应用无须添加孕激素,长期应用(半年以上)者应监测子宫内膜变化。

6)不良反应及风险 ①子宫出血;②性激素副作用;③肿瘤;④血栓性疾病。

7)个体化原则 应根据病人年龄、子宫及卵巢功能情况、绝经相关症状及是否有其他危险因素等,制订个体化激素治疗方案,随着绝经时限延长,合理调整剂量及给药途径,应用最低有效剂量,达到最大获益和最小风险。

8)随访 MHT 的使用年限尚无限制,应用过程中应规范随访,初始治疗的第1个月、第3个月、第6个月、第12个月进行复诊评估,以后每年至少接受1次全面评估,确定是否继续行 MHT 或调整方案。

2.非激素类药物 主要用于有 MHT 禁忌证、暂不适合或不接受 MHT 者。①5-羟色胺再摄取抑制剂:盐酸帕罗西汀20 mg,每日1次,早晨口服,可改善血管舒缩症状及精神神经症状。②中药或植物药:口服黑升麻提取物、中药及谷维素等,对缓解血管舒缩症状及其他绝经相关症状有一定疗效。③适量镇静剂:如艾司唑仑。

(三)心理护理

向病人及其家属介绍绝经期是必经的生理过程,而大多数人在绝经期出现症状是能安全度过的,从而减轻病人因绝经期变化所产生的焦虑情绪。向病人及其家属解释病情,提供相关信息,争取病人家属的理解配合,护患共同努力,缓解病人症状。

(四)健康指导

1.设立"妇女绝经期门诊" 介绍减轻症状及预防绝经综合征的方法,对绝经期妇女进行饮食和运动指导。嘱病人适当摄取钙质和维生素 D,减少因雌激素水平降低而导致的骨质疏松。合理安排每天的生活和工作,积极参加社区公益娱乐活动和体育锻炼,正确对待性生活。

2.重视绝经期妇女的预防保健工作 提高绝经期妇女的自我保健意识,积极防治绝经期妇女常见病及多发病,如糖尿病、高血压、冠心病、骨质疏松症、阴道炎症、肿瘤、子宫脱垂、尿失禁等。

▶ 项目小结

项目		学习要点
项目十四 女性生殖内分泌疾病病人的护理	任务一 排卵障碍性异常子宫出血 任务二 闭经 任务三 痛经 任务四 多囊卵巢综合征 任务五 绝经综合征	重点:异常子宫出血、闭经、痛经、绝经综合征的护理评估和护理措施。 难点:异常子宫出血、闭经、痛经、绝经综合征的病因病理以及多囊卵巢综合征。 核心要点:①无排卵性异常子宫出血表现为月经紊乱,失去正常周期和出血自限性;黄体功能不足表现为月经周期缩短,月经频发;子宫内膜不规则脱落表现为月经周期正常,但经期延长。②原发性痛经者生殖器官无器质性病变,主要表现为痉挛性下腹疼痛,主要护理诊断为急性疼痛。③绝经综合征主要表现为月经紊乱、潮热出汗。潮热是雌激素水平降低的特征性症状。④结合所学知识,学会通过观察基础体温曲线,判断异常子宫出血的类型;能协助进行异常子宫出血诊断性刮宫术及结果判断;能对性激素替代治疗进行用药指导

→ 直通护考

扫码在线答题

（王傲芳　黄振华）

项目十五　女性生殖系统肿瘤病人的护理

学习目标

【知识目标】

1.掌握子宫颈癌、子宫肌瘤、子宫内膜癌、卵巢肿瘤病人的护理评估及护理措施。

2.熟悉子宫颈癌、卵巢肿瘤病人的病因病理及护理诊断，熟悉子宫肌瘤分类、子宫内膜癌病人的护理诊断。

3.了解子宫颈癌、子宫肌瘤病人的护理目标，了解子宫肌瘤、子宫内膜癌的病因病理。

【能力目标】

1.掌握对女性生殖系统肿瘤病人的评估方法。

2.能为女性生殖系统肿瘤病人实施正确的护理措施。

【思政目标】

具有良好的职业素养及沟通能力。能对肿瘤病人给予人文关怀。

导言

女性生殖系统肿瘤子宫颈癌、子宫肌瘤、子宫内膜癌、卵巢肿瘤均为妇科常见疾病，手术是治疗这些疾病的重要手段，同时也具有创伤性。为保证手术治疗的安全性，护士需要认真为受术者做好术前准备，并为其提供专业的术后护理。

思政课堂

不忘历史才能开辟未来，善于继承才能善于创新。优秀传统文化是一个国家、一个民族传承和发展的根本，如果丢弃，相当于割断了精神命脉。我们要把弘扬优秀传统文化和发展现实文化有机统一起来，紧密结合起来，在继承中发展，在发展中继承。

任务一　子宫颈肿瘤

PPT 15-1

情景导入

病人,女,51岁,因性生活后分泌物带血4个月就诊。发病以来精神、食欲、睡眠尚可,无腹痛、腹胀等不适,大小便正常。平素月经规则,月经周期28～30日,经期3～5日,经量中等,无痛经史。生育史:1-1-5-1。既往有反复尖锐湿疣病史。妇科检查:子宫颈见直径3 cm的菜花状赘生物,质脆,触之易出血,子宫正常大小,双附件(一)。

任务:1. 为明确诊断应进行哪些辅助检查?
2. 描述护士应采取哪些护理措施。

一、子宫颈上皮内病变

子宫颈上皮内病变,是子宫颈癌的前驱病变,是与子宫颈浸润癌密切相关的一组子宫颈病变,包括经组织学确认的子宫颈鳞状上皮内病变和腺上皮内病变。

【发病相关因素】

高危型人乳头瘤病毒(HPV)持续感染是子宫颈癌和癌前病变的最重要致病因素。HPV16型致癌性最强,约70%的子宫颈癌病例与HPV16型和HPV18型持续感染相关。发病相关的危险因素包括多个性伴侣、过早(<16岁)开始性生活、多产、患性传播疾病、免疫功能低下或抑制、吸烟、口服避孕药和营养不良。

【子宫颈组织学特点】

子宫颈上皮由子宫颈阴道部鳞状上皮和子宫颈管柱状上皮组成。

1. 子宫颈阴道部鳞状上皮　由深至浅分为4层:基底层、副基底层、中间层及表层。基底细胞起干细胞作用,常无明显细胞增殖表现,在某些因素刺激下可以增生成不典型鳞状细胞或分化为成熟鳞状细胞。副基底细胞为增生活跃的细胞,常见核分裂象。中间层与表层为无复制功能的分化细胞,细胞渐趋死亡、脱落。

2. 子宫颈管柱状上皮　子宫颈管上皮内存在储备细胞,位于柱状上皮之下,具有分化或增殖能力。

3. 子宫颈转化区　又称子宫颈移行带。子宫颈鳞状上皮与柱状上皮交界的部位称鳞-柱交接部(SCJ)。鳞-柱交接部随着女性的生理年龄来回变化,是一个不稳定部位,分为原始鳞-柱交接部和生理鳞-柱交接部。原始鳞-柱交接部和生理鳞-柱交接部之间的区域,称为转化区。

转化区成熟的化生鳞状上皮对致癌物的刺激相对不敏感,但未成熟的化生鳞状上皮却代谢活跃,在HPV等的作用下,上皮细胞异常增生、分化不良、排列紊乱、细胞核异常、有丝分裂增加,最后形成子宫颈鳞状上皮内病变。因此,转化区是子宫颈癌的好发部位。

【病理学诊断和分级】

子宫颈上皮内病变在组织学上分为鳞状上皮内病变和腺上皮内病变。

子宫颈鳞状上皮内病变(SIL)曾称子宫颈上皮内瘤变(CIN),分为3级。现采用与细胞学分类相同的二级分类法,低级别鳞状上皮内病变(LSIL)相当于CIN1,高级别鳞状上皮内病变(HSIL)包括CIN2和CIN3。

LSIL:鳞状上皮基底细胞和副基底细胞增生,细胞核极性轻度紊乱,有轻度异型性,核分裂象少,局限于上皮下1/3层。上皮的上2/3层为分化成熟的上皮成分,其间常见异型挖空细胞(图15-1)。

HSIL:鳞状上皮全层核异型,出现核深染,染色质增粗,核膜不规则,核质比例增加,核分裂象增多。CIN2和CIN3中非典型核分裂均可遍布于上皮全层,包括表层(图15-2)。

子宫颈腺上皮内病变曾称腺上皮内瘤变,后更名为原位腺癌(AIS),又称高级别腺上皮内瘤变,是子宫颈腺上皮的高级别病变,也是子宫颈腺癌的癌前病变。

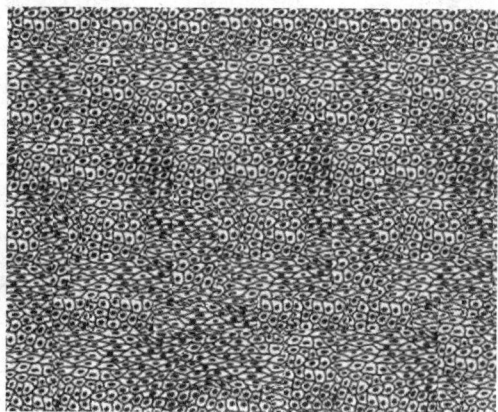

图 15-1　低级别鳞状上皮内病变(LSIL)示意图

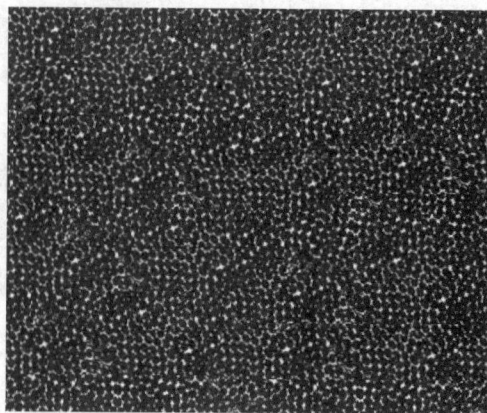

图 15-2　高级别鳞状上皮内病变(HSIL)示意图

【主要临床表现】

无特殊症状。

【护理评估】

(一)健康史

评估病人有无 HPV 感染、多个性伴侣、吸烟、性生活过早(<16 岁)、性传播疾病、经济状况低下和免疫抑制等 SIL 相关因素。

(二)身体状况

一般无明显的症状及体征,偶有阴道分泌物增多,伴或不伴臭味,也可发生接触性出血。检查可见子宫颈光滑,或仅有局部红斑、白色上皮,或子宫颈糜烂样表现,无明显病灶。

(三)心理-社会评估

评估病人有无心情沮丧、焦虑恐惧,是否害怕将要面临的检查和治疗,是否担心影响生育,是否担心病情进展为恶性。

(四)辅助检查

遵循"三阶梯式"诊断流程,即子宫颈癌筛查、筛查异常转诊阴道镜检查和组织病理学检查。

1.筛查　对有性生活史的适龄女性开展子宫颈癌筛查是发现子宫颈上皮内病变和早期子宫颈浸润癌的有效手段。

1)筛查方法

(1)HPV 核酸检测:该检测为年龄≥25 岁健康女性首选的子宫颈癌初筛方法。

(2)子宫颈细胞学检查:最早用于子宫颈癌筛查的方法,根据制片技术分为巴氏涂片细胞学检查法和液基细胞学检查法。子宫颈细胞学检查报告的主要形式之一为贝赛斯达系统(TBS)分类体系。

(3)联合筛查:HPV 核酸检测联合细胞学检查。

(4)肉眼筛查:醋酸试验和复方碘溶液的目视检查,用于医疗资源匮乏地区。

2.阴道镜检查　子宫颈上皮内病变及早期子宫颈癌诊断的重要步骤,可明确病变部位并指导活组织检查和治疗。若筛查发现异常,如高危型 HPV 阳性且细胞学为无明确意义的非典型鳞状细胞,或细胞学检查结果≥LSIL,或 HPV16 型或 HPV18 型阳性者,需转诊行阴道镜检查。

3.组织病理学检查

(1)子宫颈活组织检查:确诊子宫颈上皮内病变的可靠方法。肉眼见可疑病灶,或阴道镜诊断为高级别病变者均应行单点或多点活组织检查。若要了解子宫颈管的病变情况,可行子宫颈管搔刮术。

(2)诊断性子宫颈锥切术:细胞学检查多次诊断为 HSIL 但阴道镜下无异常发现或阴道镜检查不充分或活组织检查病理结果阴性;细胞学检查为非典型腺细胞倾向瘤变或 AIS,但阴道镜下活组织检查病理结果≤LSIL,或者子宫颈活组织检查不足以确定是否有浸润癌,建议进行诊断性子宫颈锥切术。

(五)治疗要点

LSIL 原则上无须治疗,应进行临床观察,并根据细胞学检查结果分层管理。HSIL 病人需根据病理分级和个人意愿及就诊医院的条件选择治疗方式。对活组织检查确诊的 AIS 病人进行诊断性子宫颈锥切术排除浸润性腺癌后,首选治疗为全子宫切除术。

【护理诊断】

1.出血 与术后出血有关。

2.子宫颈狭窄 与子宫颈粘连有关。

3.焦虑、恐惧 害怕进一步检查治疗时的痛苦,担心发展为恶性肿瘤。

【护理目标】

(1)术后无异常出血及子宫颈狭窄。

(2)病人情绪稳定,能主动配合检查和治疗。

【护理措施】

(一)基础护理

1.饮食 嘱病人加强营养,促进伤口愈合,多进高蛋白、维生素含量高、易消化、无刺激饮食,避免大便干结增加腹压而引起创面出血。

2.休息和卫生 术后下腹有轻微疼痛,应指导病人注意卧床休息。术后 1 个月禁止骑跨颠簸,不要剧烈运动和过度劳累,以免发生大量出血。勤换内裤和护垫,保持会阴清洁干燥。

3.病情监测 监测生命体征,观察阴道分泌物,观察术后阴道出血情况,若出血量多于月经量,应及时通知医生。

(二)专科护理

1.LSIL 原则上无须治疗,进行临床观察,并根据细胞学检查结果进行分层管理。

2.HSIL 根据病理分级和个人意愿及就诊医院的条件选择治疗方式。推荐行子宫颈锥切术,包括子宫颈环形电切术(LEEP)和冷刀锥切术(CKC)。阴道镜检查充分且无子宫颈管病变的 CIN2 病人也可采用消融治疗,需谨慎选择。CIN2 病人若有生育需求,可进行间隔 6 个月的随访观察,如果随访期间诊断 CIN3 或 CIN2 持续 2 年,需行子宫颈切除手术。经子宫颈锥切术确诊、年龄较大、无生育要求、合并其他妇科良性疾病手术指征的 HSIL 病人也可行全子宫切除术。

3.AIS 对活组织检查确诊的 AIS 病人行诊断性子宫颈锥切术排除浸润性腺癌后,首选治疗为全子宫切除术,若有生育需求,手术切缘阴性的病人可随访观察。

(三)手术(LEEP)病人护理

1.术前准备 ①术前查血常规、凝血功能及心电图,如有急性子宫颈炎及阴道炎应先治疗。②手术应选择在月经干净后 3~7 日进行,术前用 1:10 碘伏消毒阴道 3 日。③术前排空膀胱。

2.术中护理配合 ①密切观察血压、心率、呼吸的变化,发现异常及时报告医生。②根据病变部位性质和范围准备不同型号、形状的电极并调到合适功率,确保妇科器械及敷料完好。③及时清除烟雾,以免影响手术视野而损坏周围组织。④收集标本送病理检查,贴好标签,勿混淆。

3.术后注意事项 ①告知创面需要 2 个月的时间愈合。②观察阴道流液情况,告知术后 3 日有排液现象属正常,术后 7~14 日为脱痂出血期,如仅有少量出血不必处理,术后 4~6 日可自行消失,如出血量多,应配合医生处理。③术后遵医嘱给予抗生素 1 周预防感染。④嘱病人术后 6 周内禁止性生活及盆浴,治疗后 1~2 个月复查。

(四)心理护理

通过交流了解病人心理状况加以疏导。讲解子宫颈上皮内病变有关知识及治疗方法。

(五)健康指导

(1)接种 HPV 疫苗,是防控 HPV 感染相关疾病有效、安全的一级预防措施,9~26 岁人群接种 HPV 疫苗获益最大。接种 HPV 疫苗后仍需进行子宫颈癌筛查。

（2）积极开展子宫颈癌的筛查工作，做好防癌宣教，做到子宫颈上皮内病变早期诊断、早期治疗。

（3）保持良好的生活方式、健康性行为。

（4）保持乐观心态，积极配合治疗。遵医嘱按时复查。

二、子宫颈癌

子宫颈癌是我国最常见的妇科恶性肿瘤。高发年龄为 50～55 岁。我国每年新增子宫颈癌病例达 15 万，约占全球发病总数的 1/5。子宫颈癌是一种可以预防、筛查、早诊早治，甚至可以消除的恶性肿瘤。

【发病相关因素】

高危型 HPV 持续感染是子宫颈癌主要病因，其他高危因素包括多个性伴侣、免疫功能低下、吸烟、口服避孕药和营养不良等。

【病理】

子宫颈癌好发部位为子宫颈转化区。目前认为子宫颈癌的发生、发展是由子宫颈上皮细胞异型性量变到质变的肿瘤化转变过程。子宫颈上皮内病变继续发展，突破上皮下基底膜，浸润间质，形成子宫颈浸润癌。

1.大体观 极早期子宫颈浸润癌肉眼观无明显异常。随病变发展，可形成以下 4 种类型(图 15-3)。

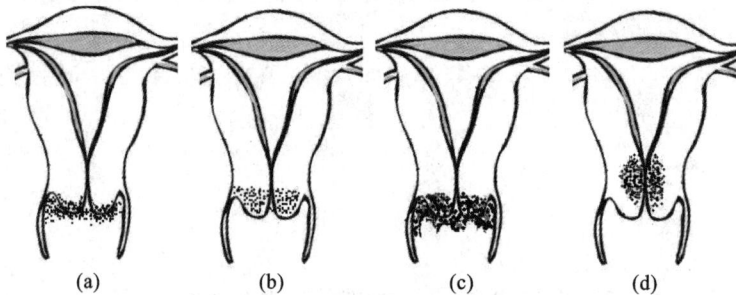

图 15-3 子宫颈癌类型(大体观)

(a)外生型；(b)内生型；(c)溃疡型；(d)颈管型

（1）外生型：最常见，癌灶向外生长，外观呈乳头状或菜花样，组织脆，易出血。

（2）内生型：癌灶向子宫颈深部组织浸润，子宫颈表面光滑或仅有轻度柱状上皮异位，子宫颈肥大变硬，呈桶状。

（3）溃疡型：癌组织继续发展合并感染坏死，脱落后形成溃疡或空洞，呈火山口状。

（4）颈管型：癌灶发生于子宫颈管内，外观变化不明显。

2.组织学

（1）子宫颈鳞状细胞癌（SCC）：占子宫颈癌的 75%～85%。有微小浸润癌和浸润癌。

（2）子宫颈腺癌：占子宫颈癌的 15%～20%，近年来发病率有上升趋势。

（3）子宫颈腺鳞癌：较少见，占子宫颈癌的 3%～5%。

（4）其他类型：如神经内分泌癌、癌肉瘤等，预后极差。

【转移途径】

主要为直接蔓延和淋巴转移，极少数晚期可经血行转移。

【临床分期】

采用国际妇产科联盟(FIGO,2018 年)的临床分期标准(表 15-1、图 15-4)。

表 15-1 子宫颈癌的临床分期(FIGO,2018 年)

分期	描述
Ⅰ期	癌灶局限在子宫颈(包括累及子宫体)
Ⅰ A 期	镜下浸润癌，最大间质浸润深度≤5 mm[a]
Ⅰ A1 期	间质浸润深度≤3 mm
Ⅰ A2 期	间质浸润深度＞3 mm，但≤5 mm

分期	描述
ⅠB 期	癌灶局限于子宫颈,间质浸润深度>5mm(超过ⅠA期)[b]
ⅠB1 期	癌灶间质浸润深度>5 mm,但最大径线≤2 cm
ⅠB2 期	癌灶最大径线>2 cm,但≤4 cm
ⅠB3 期	癌灶最大径线>4 cm
Ⅱ期	癌灶已超出子宫,但未达阴道下 1/3 或骨盆壁
ⅡA 期	癌灶累及阴道上 2/3,无子宫旁受累
ⅡA1 期	癌灶最大径线≤4 cm
ⅡA2 期	癌灶最大径线>4 cm
ⅡB 期	有子宫旁受累,但未达骨盆壁
Ⅲ期	癌灶累及阴道下 1/3 和(或)扩散到骨盆壁和(或)导致肾盂积水或无功能肾和(或)累及盆腔和(或)主动脉旁淋巴结
ⅢA 期	癌灶累及阴道下 1/3,但未达骨盆壁
ⅢB 期	癌灶已达骨盆壁和(或)导致肾盂积水或无功能肾(除外已知其他原因)
ⅢC 期	不论肿瘤大小和扩散范围,癌灶累及盆腔和(或)主动脉旁淋巴结(标注 r 和 p)[c]
ⅢC1 期	仅盆腔淋巴结转移
ⅢC2 期	腹主动脉旁淋巴结转移
Ⅳ期	癌灶浸润膀胱黏膜或直肠黏膜(活检证实)和(或)超出真骨盆(泡状水肿不属于Ⅳ期)
ⅣA 期	癌灶侵袭邻近盆腔器官
ⅣB 期	癌灶扩散至远处器官

注:[a] 所有分期均可用影像学和病理学资料来补充临床发现,评估肿瘤大小和扩散程度,形成最终分期。

[b] 淋巴脉管间隙浸润不改变分期,浸润宽度不再作为分期标准。

[c] 对用于诊断ⅢC期的证据,需注明所采用的方法是 r(影像学)还是 p(病理学)。例如,若影像学显示盆腔淋巴结转移,分期为ⅢC1r;若经病理证实,分期则为ⅢC1p。所采用的影像学类型或病理技术需要注明。

【主要临床表现】

主要症状为接触性出血。

【护理评估】

(一)健康史

评估病人有无人乳头瘤病毒(HPV)感染、多个性伴侣、吸烟、性生活过早(<16 岁)、性传播疾病和免疫抑制等子宫颈癌相关因素。

(二)身体状况

1. 症状

(1)阴道流血:早期子宫颈癌病人常无明显症状。主要症状为接触性出血(即性生活或妇科检查后出血)或月经不规则,或绝经后出现不规则阴道流血。若侵蚀大血管,可引起大出血。

(2)阴道分泌物增多:早期病人有白色或血性稀薄阴道分泌物,如水样,有腥臭味。晚期病人因癌组织坏死伴感染,有大量脓性或米泔样恶臭白带。

(3)晚期症状:癌灶累及盆腔结缔组织、骨盆壁,压迫输尿管或直肠、坐骨神经时,病人常诉尿频尿急、肛门坠胀、大便秘结、里急后重、下肢肿痛等,严重时导致输尿管梗阻、肾盂积水及尿毒症,疾病末期,病人出现贫血、恶病质等全身衰竭症状。

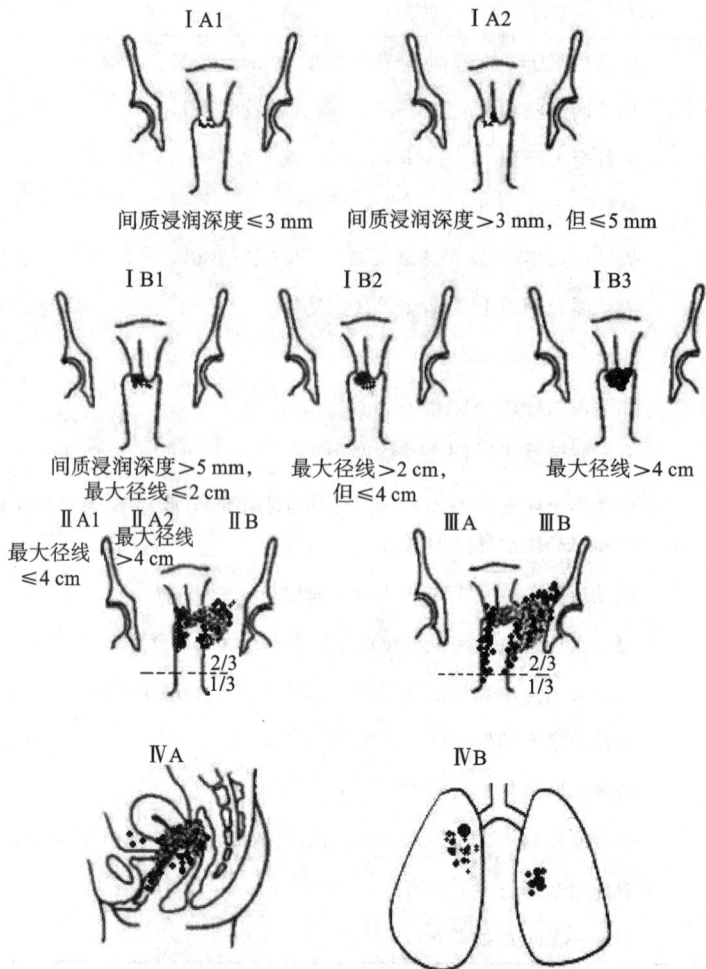

ⅠA1　　　　　　　　ⅠA2

间质浸润深度≤3 mm　　间质浸润深度>3 mm，但≤5 mm

ⅠB1　　　　　ⅠB2　　　　　ⅠB3

间质浸润深度>5 mm，　最大径线>2 cm，　　最大径线>4 cm
最大径线≤2 cm　　　但≤4 cm

ⅡA1　ⅡA2　ⅡB　　　　ⅢA　ⅢB
最大径线
≤4 cm　最大径线
>4 cm　　　　　　2/3　　　　　　2/3
　　　　　　　　　1/3　　　　　　1/3

ⅣA　　　　　　　ⅣB

图 15-4　子宫颈癌临床分期示意图

2.体征　妇科检查早期无明显病灶，子宫颈光滑或呈糜烂样改变。随病情发展可呈现不同体征，如外生菜花状赘生物、内生浸润型子宫颈膨大、晚期溃疡或空洞、质脆、易出血等。晚期病灶侵犯到子宫旁时，可扪及子宫旁组织增厚、呈结节状，质硬，或形成"冰冻骨盆"。

(三)心理-社会状况

子宫颈癌因早期无症状或症状轻微，常在妇科普查中发现，所以病人常表现为疑诊，四处求医。应评估病人是否感到恐惧，害怕痛苦、被遗弃和死亡等。确诊后，评估病人是否存在否认、愤怒、妥协、忧郁和接受等心理反应阶段。

(四)辅助检查

可疑子宫颈病变应遵循"三阶梯式"诊断程序进行检查：包括 HPV 检测(初筛首选)和子宫颈脱落细胞学检查，提示异常则推荐行阴道镜检查，若病变外观有明显赘生物或破溃，直接进行活组织检查以明确诊断。

1.阴道镜检查　同"子宫颈上皮内病变"。

2.子宫颈和子宫颈管活组织检查　子宫颈上皮内病变和子宫颈癌确诊的依据。

3.子宫颈锥切术　具有诊断和治疗双重功能。锥切标本子宫颈组织应做连续病理切片检查。

4.影像学检查　病理检查确诊后根据病人具体情况选择胸部 X 线检查、超声检查、CT、磁共振成像、PET/CT、静脉肾盂造影、膀胱镜、直肠镜等评估病情。

知识拓展

子宫颈和子宫颈管活组织检查

子宫颈和子宫颈管活组织检查是子宫颈上皮内病变和子宫颈癌确诊的依据。当子宫颈病变明显时,可直接在病变区取材;若子宫颈外观病变不明显,可依次行醋酸试验和碘试验。醋酸试验:用3%～5%的醋酸溶液涂染子宫颈表面,异常上皮细胞尤其是上皮内病变细胞发生更多凝固变化,显现出不透明发白现象,称为醋酸白现象。碘试验:用碘溶液涂染子宫颈表面,正常子宫颈阴道部鳞状上皮含丰富糖原,涂染后呈棕色或深褐色,未着色区说明该处上皮缺乏糖原,可为炎性或其他病变区。在醋酸发白区或碘未着色区取材行活组织检查,可提高诊断率。所取组织应包括一定间质及邻近正常组织。若怀疑子宫颈管内病变,应加行子宫颈管搔刮术,刮出组织送病理检查。

(五)治疗要点

根据临床分期、年龄、生育要求、全身情况、医技水平及设备条件,综合制订治疗方案。治疗方法包括手术治疗、放射治疗(简称放疗)、化学药物治疗(简称化疗)、靶向治疗和免疫治疗等,其中早期子宫颈癌以手术治疗为主,晚期子宫颈癌以放疗、化疗为主。根据病人具体情况进行个体化治疗。

【常见护理诊断/问题】

1. 恐惧 与担心子宫颈癌危及生命有关。

2. 排尿障碍 与子宫颈癌根治术后影响膀胱正常张力有关。

【护理目标】

(1)病人情绪稳定,积极配合检查和治疗。

(2)病人排尿功能恢复正常,适应术后生活方式。

【护理措施】

(一)基础护理

1. 照护支持 鼓励病人进食高热量、富含维生素及富含微量元素锌和硒的食品,提高机体免疫力。保证充足睡眠,指导卧床病人进行床上肢体活动,协助翻身,以防长期卧床而发生并发症。

2. 术前观察 观察病人体温变化、阴道流血及阴道排液情况、下腹部及腰骶部疼痛程度,有无感染征象,有无尿潴留及血尿,发现异常及时报告医生并协助处理。

3. 术后观察 密切观察病人生命体征、尿量、手术伤口及阴道流血情况,检查镇痛泵、输液管和各种留置管是否通畅,详细记录观察情况,发现异常及时报告医生并配合处理。

4. 化疗后观察 密切观察放疗、化疗后的疗效及不良反应,按医嘱给予对症处理。

(二)专科护理

1. 手术病人的护理

(1)协助医生手术治疗:主要用于ⅠA～ⅡA1期的早期病人,其优点是年轻病人可保留卵巢及阴道功能。①ⅠA1期:无淋巴脉管间隙浸润、无生育要求者可选用筋膜外全子宫切除术;要求保留生育功能者可行子宫颈锥切术;有淋巴脉管间隙浸润者按ⅠA2期处理。②ⅠA2期:无生育要求者行改良广泛性子宫切除术及盆腔淋巴结评估。③ⅠB1、ⅠB2和ⅡA1期:行广泛性子宫切除术及盆腔淋巴结切除术和选择性腹主动脉旁淋巴结切除术。

(2)术前护理:手术前3日选用消毒液消毒子宫颈及阴道,手术前晚清洁灌肠,其余准备同一般腹部手术。

(3)术后护理:除按腹部手术病人的护理常规观察并记录外,特别注意保持导尿管、腹腔引流管通畅,认真观察并记录引流液的性状及量。腹部引流管通常按医嘱于术后48～72 h拆除。术后7～14日拔除导尿管,拔除导尿管前3日开始夹管,每2～4 h开放1次,定时间断放尿,促进病人恢复排尿功能。督促病人拔管后1～2 h排尿1次,如不能自行排尿应及时处理。

2. 放疗病人的护理 协助医生做好:①根治性放疗,适用于部分ⅠB3、ⅡA2及ⅡA2期以上病人,或不适宜手术的病人,包括近距离放疗及体外照射。近距离放疗采用后装治疗,放射源为铯-137、铱-192等;体外照射多用直线加速器、钴-60等。②辅助性放疗,适用于术后有中、高危因素的病人,放疗是必要的辅助治疗措施。③姑息性放疗,晚期复发/转移病人可选择放疗局部减瘤。按相应护理措施执行。

3. 化疗病人的护理 协助医生做好:①同步放化疗,以铂类药物为基础的同步放化疗较单纯放疗用于子宫颈癌初始治疗可明显降低晚期病人复发死亡风险。②新辅助化疗,用于子宫颈癌灶直径≥4 cm的局部晚期病人。③晚期转移/复发子宫颈癌化疗,化疗既可作为晚期转移/复发子宫颈癌病人的一线治疗,也可用于后线治疗或姑息性治疗。子宫颈癌常用化疗药物有顺铂、卡铂、紫杉醇、托泊替康、伊立替康、吉西他滨等,铂类药物首选顺铂,不能耐受顺铂者可以选用卡铂。常用化疗方案有顺铂(放疗增敏)、顺铂/卡铂＋紫杉醇,顺铂＋托泊替康和顺铂＋吉西他滨等。

4. 靶向治疗和免疫治疗病人的护理 晚期转移/复发子宫颈癌病人在应用铂类药物化疗的基础上加用贝伐珠单抗,可以显著延长生存时间。按相应护理措施执行。

5. 子宫颈癌并发大出血病人的护理 提前备齐急救药品等物品;及时报告医生,配合抢救;以明胶海绵及纱条填塞阴道,压迫止血。

(三)心理护理

关心、陪伴病人,鼓励其宣泄内心感受,用合适的方式与病人沟通,缓解其心理压力,减轻恐惧。向病人及其家属介绍有关子宫颈癌的各种治疗方法、可能出现的不适和有效的应对措施,解除病人疑虑,使其增强信心,积极配合治疗。

(四)健康指导

1. 预防 加强公众卫生宣教,普及子宫颈癌预防知识;推广HPV疫苗接种(一级预防),通过阻断HPV感染预防子宫颈癌的发生,特别是在青少年女性群体中;规范子宫颈癌筛查,做到早期发现、早期诊断(二级预防);实施子宫颈癌规范治疗,提高病人生存率和生活质量(三级预防)。

2. 定期妇科普查 婚后或有性生活史妇女,均应常规接受子宫颈刮片细胞学检查,一般要求妇女每1~2年普查1次,高危人群每半年接受1次妇科检查,有条件者可行高危型HPV检测。有接触性出血或绝经前后有月经异常者,及时就诊,警惕子宫颈癌的发生。

3. 随访 嘱子宫颈癌病人完成治疗后2年内每3~6个月复查1次;第3~5年每6~12个月复查1次;第6年开始每年复查1次。对于高风险子宫颈癌病人,推荐其在完成治疗后2年内每3个月复查1次;第3~5年每6个月复查1次。随访内容可包括妇科检查、高危型HPV检测、阴道脱落细胞学检查(保留子宫颈者行子宫颈脱落细胞学检查)、血清肿瘤标志物检测和影像学检查。

4. 生活指导 帮助病人进行自我调整,重新评价自我能力。性生活的恢复依据术后复查结果而定。

任务二　子宫肌瘤

PPT 15-2

情景导入

病人,女,41岁,自述月经量增多,经期延长1年。此次经期持续10日,月经量多,感头晕、乏力、气短。生育史:1-0-3-1。体格检查:面色苍白,血压正常。妇科检查:子宫平位,如孕3个月大小,质硬,表面可触及数个结节状突起,无压痛,双附件未触及异常。血红蛋白82 g/L。

任务:1.该病人可能患何种疾病?

2.请为该病人制订护理计划。

子宫肌瘤是女性生殖器最常见的良性肿瘤,由平滑肌和结缔组织组成。常见于30～50岁妇女,20岁以下者少见。据研究,60％～80％女性有子宫肌瘤。因子宫肌瘤多无症状或很少有症状,临床报告发病率远低于子宫肌瘤真实发病率。

【病因病理】

(一)发病相关因素

病因尚不明确。子宫肌瘤组织局部对雌激素的高敏感性是其发生的重要机制之一。此外,孕激素有促进子宫肌瘤细胞有丝分裂、刺激子宫肌瘤生长的作用。有研究证实子宫肌瘤的形成可能与细胞染色体异常和基因突变有关。

(二)病理

1.大体观 肌瘤为实质性球形包块,表面光滑,质硬,压迫周围肌壁纤维形成假包膜。肌瘤与假包膜间有一层疏松网状间隙,易剥出。切面灰白色,可见旋涡状或编织状结构。

2.镜检 主要由梭形平滑肌细胞和不等量纤维结缔组织构成。肌细胞大小均匀,排列成旋涡状或栅状,核为杆状。

3.子宫肌瘤变性

(1)玻璃样变性:又称透明变性,最为常见。子宫肌瘤剖面旋涡状结构消失,由均匀透明样物质取代。

(2)囊性变:子宫肌瘤玻璃样变性继续发展,可因梗死或显著水肿而发生囊性变。

(3)红色变性:多见于妊娠期或产褥期,为子宫肌瘤的一种特殊类型坏死。病人可有剧烈腹痛伴恶心、呕吐、发热。

(4)钙化:较少见,多见于蒂部细小、血供不足的浆膜下肌瘤及绝经后女性肌瘤。

(5)肉瘤变:少见,发生率仅为0.4％～0.8％。提示可能由肌瘤恶变所致。

【分类】

按肌瘤的生长部位,子宫肌瘤可分为子宫体肌瘤(90％)和子宫颈肌瘤(10％)。按肌瘤与子宫肌壁的关系分为以下3类(图15-5)。

1.肌壁间肌瘤 最常见,占60％～70％,肌瘤位于子宫肌壁内,周围均被肌层包围。

2.浆膜下肌瘤 约占20％,肌瘤向子宫浆膜面生长,突出于子宫表面。若瘤体继续向浆膜面生长,仅有一蒂与子宫相连,称为带蒂浆膜下肌瘤。

3.黏膜下肌瘤 占10％～15％,肌瘤向宫腔方向生长、突出,表面仅有黏膜层覆盖。

各种类型的肌瘤可发生于同一子宫,称多发性子宫肌瘤。

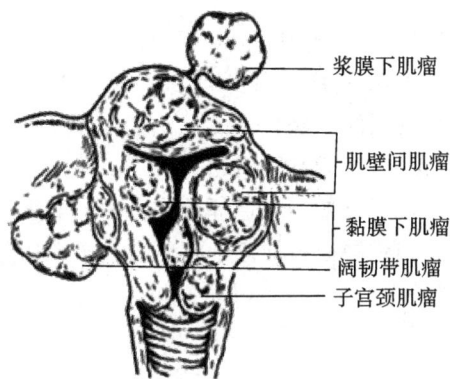

图15-5 子宫肌瘤分类示意图

【主要临床表现】

最常见症状为经量增多、经期延长。

【护理评估】

(一)健康史

询问病人月经史及婚育史,有无不孕或自然流产史,了解有无长期使用雌激素病史。同时询问月经变化情况及伴随症状,治疗经过。

(二)身体状况

多无明显症状,常于妇科检查或B超检查时偶尔发现。症状与肌瘤生长部位关系密切,与有无变性相关,而与肌瘤的大小和数目关系不大。

1. 症状

(1)经量增多、经期延长：最常见症状。多见于大的肌壁间肌瘤和黏膜下肌瘤。因肌瘤使宫腔增大、子宫内膜面积增加并影响子宫收缩而导致；此外肌瘤可能使附近静脉受挤压，子宫内膜静脉丛充血、扩张，也可引起经期延长、经量增多。黏膜下肌瘤伴有坏死、感染时，可有不规则阴道流血或血样脓性排液。

(2)下腹包块：肌瘤增大使子宫超过3个月妊娠大时，可经腹部触及。

(3)阴道分泌物增多：肌壁间肌瘤使宫腔面积增大，内膜腺体分泌增多，伴盆腔充血致白带增多；黏膜下肌瘤表面一旦发生感染，病人可有大量脓样白带，若坏死、出血，可有血性或脓血性、恶臭阴道溢液。

(4)不孕：肌瘤使宫腔变形或压迫输卵管，影响精子运行和受精卵着床，导致不孕或流产。黏膜下肌瘤最常见。

(5)压迫症状：子宫前壁肌瘤和子宫颈肌瘤可压迫膀胱引起尿频、排尿障碍、尿潴留等；后壁肌瘤可压迫直肠，引起下腹坠胀不适、便秘等。

(6)其他症状：长期月经过多者可继发贫血；肌瘤红色变性或肌瘤蒂扭转时，病人可出现急性腹痛。

2. 体征 肌瘤较大的病人，可在下腹部扪及实质性不规则肿块。妇科检查可扪及子宫不规则或均匀增大，表面有结节状突起，质硬、无压痛。浆膜下肌瘤病人，可扪及单个实质性球状肿块，与子宫有蒂相连。有时黏膜下肌瘤可脱出于子宫颈口或阴道内，窥器检查可看到子宫颈口有肿物。

(三)心理-社会状况

病人首先会因患有恶性肿瘤而感到害怕，随之会为如何选择治疗方案而显得无助，或因需接受手术治疗而恐惧不安。因害怕手术影响身体健康和夫妻感情，迫切需要咨询指导。

(四)辅助检查

超声检查最常用，能区分子宫肌瘤与其他盆腔肿块。MRI可准确判断肌瘤大小、数目及部位。必要时选择子宫输卵管造影、宫腔镜、腹腔镜等检查。

(五)治疗原则

根据病人年龄、症状，肌瘤大小、数目、生长部位及病人对生育的要求综合考虑。手术治疗是子宫肌瘤最有效的治疗方法。

【常见护理诊断/问题】

1. 应对无效 与选择治疗方案时的无助感有关。

2. 知识缺乏 缺乏子宫肌瘤及子宫切除术后保健知识。

【护理目标】

(1)病人能确认可利用的资源及支持系统。

(2)病人能陈述子宫肌瘤治疗后及子宫切除术后的保健知识。

【护理措施】

(一)基础护理

1. 饮食 加强营养，给予高热量、高蛋白、富含维生素、富含铁的饮食，补充铁剂，必要时输血。

2. 活动及卫生 鼓励病人早期下床活动，术后2日在床边活动，术后3日下床活动。注意保持外阴清洁干燥，用0.1%苯扎溴铵液擦洗外阴，每日2次。

3. 病情监测

(1)出血多需住院治疗病人：①严密观察生命体征并记录，协助医生完成血常规、凝血功能、血型、交叉配血等检查，及时收集检查结果，报告医生。②观察病人阴道流血的时间、量、颜色和性状并记录，了解病人有无头晕、乏力、体温升高等征象，有异常及时协助医生处理。③告知病人定期行妇科检查及B超检查，监测肿瘤的生长情况，根据情况调整治疗方案。

(2)手术后病人：密切观察病人体温、腹痛情况、手术伤口及血常规变化，发现感染征象及时报告医生，并遵医嘱使用抗生素及其他药物。

(二)专科护理

1. 随访观察指导 肌瘤较小、无症状,处于围绝经期的病人,不需要治疗,但应每3~6个月随访1次。

2. 药物治疗护理 适用于症状轻、处于围绝经期或全身情况不宜手术者。

(1)促性腺激素释放激素激动剂(GnRH-a):如亮丙瑞林、戈舍瑞林等。

(2)选择性孕激素受体调节剂:如米非司酮(口服),可作为术前用药或提前绝经时使用。告知病人该类药不宜长期使用。

(3)性激素类药物:如复方口服避孕药、左炔诺孕酮宫内释放系统(LNG-IUS)等。

(4)其他药物:①止血药:如氨甲环酸,适用于肌瘤合并月经过多者。②非甾体抗炎药:如布洛芬、对乙酰氨基酚等,可缓解痛经并减少出血量。③活血化瘀类中药制剂有一定疗效。

3. 手术治疗护理 按腹部或阴道手术进行手术护理。

(1)适应证:①月经过多致继发贫血,药物治疗无效。②严重腹痛、性交痛或慢性疼痛、有蒂肌瘤扭转引起急性腹痛。③体积大,有膀胱、直肠压迫症状。④确定不孕或反复流产由肌瘤引起。⑤肌瘤生长较快,怀疑恶变。

(2)术式:①子宫肌瘤切除术:适用于希望保留生育功能者。②子宫切除术:用于肌瘤大、症状重、不需保留生育功能或疑有恶变者。③近年临床开展的子宫动脉栓塞术、宫腔镜子宫内膜切除术、子宫肌瘤射频消融术、冷冻疗法等,有保留子宫、恢复快等优点。

(三)心理护理

通过连续性护理活动与病人建立良好的医患关系,向病人及其家属讲解疾病有关知识,纠正错误认识。让病人确信子宫肌瘤是良性肿瘤,手术治疗不切除卵巢,不会影响生活质量及性功能,消除病人顾虑,增强病人信心,使病人配合治疗。

(四)健康指导

(1)宣传月经的有关知识,指导病人正确使用雌激素,增强保健意识。

(2)定期行妇科检查,做到以预防为主,有病早治。

(3)嘱保守治疗者每3~6个月随访1次,若肌瘤继续增大或出现症状应手术治疗。

(4)告知全子宫切除的病人,术后可有少量暗红色阴道流血,且流血量逐渐减少。若术后7~8日出现阴道流血,多为阴道残端肠线吸收所致,出血量不多者暂观察,出血量多者及时就诊。

(5)行手术治疗者术后注意休息,1个月后复诊。术后3个月内禁止性生活和重体力劳动。子宫肌瘤切除术后病人,术后应避孕2年以上才能考虑妊娠。

任务三 子宫内膜癌

PPT 15-3

情景导入

病人,女,59岁。绝经9年,阴道有浆液血性分泌物伴臭味2个月。病人自发病来食欲、睡眠尚可,大小便正常,无腹痛、腹胀等不适。全身检查未见异常。妇科检查:子宫颈光滑,见少量浆液性血液自宫内流出,子宫体稍大,质软,双附件未触及异常。子宫分段诊断性刮宫报告:子宫内膜样腺癌。

任务:1.请说出该病例的临床特点。

2.请为该病人实施整体护理。

子宫内膜癌是发生于子宫内膜的一组上皮性恶性肿瘤,以来源于子宫内膜腺体的腺癌最常见。子宫内膜癌为女性生殖道三大恶性肿瘤之一,占女性生殖器恶性肿瘤的 20%～30%,平均发病年龄为 60 岁,其中 75%发生于 50 岁以上妇女。近年发病率有上升趋势。

【发病相关因素】

确切病因不明。

1.性激素因素 在缺乏孕激素拮抗的雌激素长期作用下,子宫内膜发生异常增生,继而癌变。内源性和外源性雌激素,如功能性卵巢肿瘤、无孕激素拮抗的雌激素暴露以及他莫昔芬的使用,与子宫内膜癌的发生有明确关系。

2.代谢因素 肥胖、糖尿病、高血压,统称为子宫内膜癌"三联征"。

3.遗传因素 约占 5%,其中与子宫内膜癌关系最密切的是林奇综合征。

4.其他因素 如不孕、月经初潮早、绝经晚等。

【病理】

子宫内膜癌存在两种病理学类型:Ⅰ型,与雌激素和代谢异常有关,以子宫内膜样癌为主;Ⅱ型,与雌激素无关,以浆液性癌为主,恶性度较高。

1.大体观 大体可分为局灶型和弥漫型。①弥漫型:表现为子宫内膜弥漫性增厚,表面粗糙不平并突向宫腔,常伴出血、坏死。癌灶也可浸润深肌层或子宫颈。②局灶型:多见于宫腔底部或子宫角部,癌灶小,呈息肉样或菜花状。

2.病理类型 子宫内膜癌组织学类型主要为子宫内膜样癌,其他为特殊组织学类型,侵袭性强,包括浆液性癌、透明细胞癌、未分化癌、混合性癌、癌肉瘤、中肾腺癌、中肾样腺癌、鳞状细胞癌和胃肠型黏液性癌等。子宫内膜样癌是最常见类型,占 80%～90%。

【转移途径】

转移途径有直接蔓延、淋巴转移(主要转移途径),晚期可有血行转移。

【临床分期】

临床采用国际妇产科联盟(FIGO)2009 年修订的手术-病理分期(表 15-2)。

表 15-2 子宫内膜癌手术-病理分期(FIGO,2009 年)

期别		肿瘤范围
Ⅰ期		肿瘤局限于子宫体
	ⅠA	肿瘤浸润深度<1/2 肌层
	ⅠB	肿瘤浸润深度≥1/2 肌层
Ⅱ期		肿瘤侵犯子宫颈间质,但无子宫体外蔓延
Ⅲ期		肿瘤局部和(或)区域扩散
	ⅢA	肿瘤累及浆膜层和(或)附件
	ⅢB	阴道和(或)子宫旁受累
	ⅢC	盆腔淋巴结和(或)主动脉旁淋巴结转移
	ⅢC1	盆腔淋巴结转移
	ⅢC2	腹主动脉旁淋巴结转移伴(或不伴)盆腔淋巴结转移
Ⅳ期		肿瘤累及膀胱和(或)直肠黏膜;和(或)远处转移
	ⅣA	肿瘤累及膀胱和(或)直肠黏膜
	ⅣB	远处转移,包括腹腔内转移和(或)腹股沟淋巴结转移

【主要临床表现】

主要症状为绝经后阴道流血。

【护理评估】

（一）健康史

收集病史,高度重视病人的高危因素,高度警惕育龄妇女曾用激素治疗效果不佳的月经失调史。

（二）身体状况

1.症状 约 90%病人出现阴道流血或阴道分泌物增多症状。

(1)阴道流血:主要症状,多表现为绝经后阴道流血,量一般不多。尚未绝经者可表现为月经增多、经期延长或月经紊乱。

(2)阴道分泌物增多:多为血性液体或浆液性分泌物,合并感染则有脓血性排液、恶臭。因阴道排液异常就诊者约占 25%。

(3)下腹疼痛及其他:若宫腔积脓,可出现下腹胀痛及痉挛样疼痛。晚期肿瘤浸润周围组织,可引起下腹及腰骶部疼痛。继之可出现恶病质、全身衰竭等症状。

2.体征 妇科检查早期无明显异常。晚期子宫明显增大,质地变软,绝经后子宫不萎缩。有时可见癌灶脱出子宫颈口,质脆,触之易出血。合并子宫颈积脓时子宫明显增大、有压痛。

（三）心理-社会状况

病人经历否认、震惊、焦虑、妥协、忧郁、接受的心理过程。可能会因需接受手术治疗和化疗,又不知疗效而感到焦虑,因担心生命安全而产生无助感。

（四）辅助检查

1.活组织检查 子宫内膜癌的确诊依据。①诊断性刮宫(简称诊刮):最常用的诊断方法。分段诊刮可同时获得宫腔内膜组织和子宫颈组织进行病理诊断。②宫腔镜检查:可直接观察宫腔及子宫颈管内有无癌灶、癌灶大小及部位,直视下取材行活组织检查可减少漏诊,但不必常规行宫腔镜检查。

2.影像学检查 ①B超检查:阴道B超可用于鉴别诊断。绝经后子宫内膜厚度超过 5 mm者应引起重视。②磁共振成像和CT 检查。③PET/CT 检查。

3.其他检查 ①子宫内膜细胞学或微量组织学检查。②肿瘤标志物检测。③有条件者,建议行基因检测和分子分型。

（五）治疗要点

根据病人年龄、全身情况、分期及组织学类型、分化程度、生育要求、分子分型等,综合制订治疗方案。治疗原则:手术治疗为首选治疗模式。有复发危险因素者术后行辅助治疗;晚期转移/复发病人行综合治疗;早期低危年轻病人可采用保留生育功能的药物治疗。

【常见护理诊断/问题】

1.恐惧 与担心患癌瘤会影响生命安全及需要接受的诊治手段有关。

2.知识缺乏 缺乏子宫内膜癌治疗及术后活动的相关知识。

【护理目标】

(1)病人情绪稳定,能接受各种检查和治疗方案。

(2)病人术前能复述子宫内膜癌术后呼吸控制、锻炼等活动技巧。

【护理措施】

（一）基础护理

1.照护支持 鼓励病人摄入高蛋白、高热量、富含维生素、富含矿物质、易消化的饮食。提供安静、舒适睡眠环境,教会病人应用放松等技巧促进睡眠,必要时遵医嘱使用镇静剂。阴道排液多时取半卧位,病人感觉疼痛时协助其选择自感舒适的体位。保持会阴部清洁,用消毒液冲洗外阴,每日 1~2 次。

2.病情监测

(1)观察病人体温、腹痛、手术伤口、血常规的变化,发现异常及时报告医生,遵医嘱使用抗生素及其他药物。

(2)手术后 7~8 日,阴道残端缝线吸收,若感染可致残端出血,需严密观察并记录,此期应减少活动。

(二)专科护理

1.手术治疗护理 首选治疗方法。早期病人实施全面分期手术,晚期病人行肿瘤细胞减灭术。手术可经腹或腹腔镜进行,首选腹腔镜手术。做好经腹或腹腔镜手术病人的手术准备及护理。

2.放疗护理 放疗是治疗子宫内膜癌有效方法,包括近距离照射及体外照射两种。具体可分为根治性放疗、新辅助放疗、术后辅助放疗。护士应遵循放疗规范做好护理。

3.保留生育功能治疗护理 严格掌握适应证:①年龄 45 岁以下,有强烈生育愿望;②病理组织类型为子宫内膜样癌,低级别(G1);③影像学检查证实肿瘤局限在子宫内膜;④无孕激素治疗禁忌证;⑤治疗前经遗传学和生殖医学专家评估,无其他生育障碍因素;⑥签署知情同意书,并有较好的随访条件。

首选药物为高效孕激素,药物治疗后 3～6 个月行活组织检查评估疗效,若治疗 6 个月后无反应或进展,则终止药物治疗,行手术治疗。

4.内分泌治疗护理 主要适用于低级别、孕激素受体(PR)表达阳性、病灶较小、生长速度慢的复发病人。内分泌治疗除用于保留生育功能外,内分泌药物主要用于晚期复发子宫内膜癌的综合治疗。多选择长期应用高效、大剂量孕激素,常用药物为醋酸甲羟孕酮 250～500 mg/d,醋酸甲地孕酮 160～320 mg/d,抗雌激素制剂他莫昔芬(TAM)20～40 mg/d;芳香化酶抑制剂来曲唑 25 mg/d;宫腔内使用左炔诺孕酮宫内释放系统(LNG-IUS)。

5.化疗护理 高危病人术后或晚期转移/复发子宫内膜癌常需化疗。常用化疗药物有卡铂、顺铂、紫杉醇、多柔比星等,多需联合应用。以铂类药物联合紫杉醇为首选化疗方案。按相应护理措施执行。

6.靶向治疗和免疫治疗护理 贝伐珠单抗与化疗联合用于复发性子宫内膜癌可提高疗效。按相应护理措施执行。

(三)心理护理

关心病人,详细了解病人的疑虑和需求,耐心讲解有关子宫内膜癌的诊疗方法、可能出现的不适及应对措施,使病人相信肿瘤生长缓慢,预后较好,能积极配合治疗。鼓励病人家属关心体贴病人,协助病人选择舒适体位,缓解疼痛。

(四)健康指导

1.普及防癌知识 ①正确掌握雌激素应用指征及方法。②高危人群(如肥胖者、不孕者、绝经延迟者、长期应用雌激素和他莫昔芬者等),应密切随访或监测。③重视绝经后女性阴道流血和围绝经期女性月经紊乱的诊治。④加强对林奇综合征女性的监测,建议从 30～35 岁开始,每年进行妇科检查、经阴道超声检查,必要时行子宫内膜活组织检查。

2.随访指导 治疗后定期随访,术后 2～3 年每 3～6 个月随访 1 次,3 年后每 6～12 个月随访 1 次,5 年后每年随访 1 次。随访内容包括采集详细病史,行妇科检查、腹部及盆腔超声检查、血清 CA125 检测等,必要时做 CT、磁共振成像及 PET/CT 检查。

任务四　卵巢肿瘤

PPT 15-4

情景导入

病人,女,47 岁,右下腹突发剧烈疼痛 1 h,急诊入院。病人 1 h 前因搬重物,突然发生右下腹剧烈疼痛,伴包块。腹部检查:腹肌紧张,下腹压痛、反跳痛,右侧更甚。触及右下腹包块,大小约 10 cm×8 cm×7 cm。盆腔检查:子宫右侧可扪及一包块,压痛明显。B 超检查:子宫大小正常,右侧有一形态不规则低回声区,大小为 10 cm×8 cm×7 cm,边界清楚。左侧附件正常。

任务:1.该病人发生了什么情况?

2.请为该病人实施整体护理。

卵巢肿瘤是妇科常见肿瘤,可发生于任何年龄。卵巢肿瘤可有不同的性质和形态:单一型或混合型,一侧性或双侧性,囊性或实质性,良性、交界性及恶性。卵巢恶性肿瘤是女性生殖器官三大恶性肿瘤之一。由于缺乏有效的早期诊断手段,卵巢恶性肿瘤致死率居妇科恶性肿瘤首位。卵巢上皮性肿瘤为最常见的卵巢肿瘤。

【发病相关因素】

病因不明确,可能与遗传、排卵因素及子宫内膜异位症密切相关。

【病理】

卵巢组织成分复杂,卵巢肿瘤组织学类型居全身各器官之首。

(一)卵巢上皮性肿瘤

最常见,占原发性卵巢肿瘤的50％～70％,占卵巢恶性肿瘤的85％～90％。

1.浆液性肿瘤

(1)浆液性囊腺瘤:常见于30～40岁病人,多为单侧,瘤体表面光滑,囊内充满淡黄色清亮液体。

(2)浆液性交界性肿瘤:约1/3为双侧,多为囊性,直径常在5 cm以上,肿瘤可在囊壁内呈乳头状生长,也可表现为卵巢表面乳头。

(3)浆液性癌:最常见的卵巢恶性肿瘤,占卵巢上皮性肿瘤的75％,多为双侧。呈囊实性或实性,结节状或有乳头状增生,切面为多房,腔内充满乳头,质脆,易出血、坏死。镜下可见多种生长方式,常见砂粒体。

2.黏液性肿瘤

(1)黏液性囊腺瘤:占卵巢良性肿瘤的20％。多发生于生育期妇女,少见于儿童,多为单侧,呈圆形或卵圆形,体积大,表面光滑。切面常为多房,囊腔内充满胶冻样黏液。

(2)黏液性交界性肿瘤:几乎均为单侧,瘤体较大,直径通常在10 cm以上,表面光滑,切面常多房,囊壁增厚,有细小、质软乳头形成。

(3)黏液性癌:绝大多数为转移性癌。瘤体较大,单侧,呈实性或囊实性,表面光滑,内含黏液,可有出血、坏死。镜下常见良性、交界性和恶性3种成分出现于同一肿瘤中,呈现组织结构和细胞形态的连续性。肿瘤具有2种不同的浸润模式:膨胀性浸润和毁损性浸润。

3.子宫内膜样肿瘤 良性、交界性肿瘤少见。子宫内膜样肿瘤约占卵巢癌的10％,主要起源于子宫内膜异位症。肿瘤多为单侧,较大,切面呈实性或囊实性,有乳头生长,囊腔内多为血性液体。镜下特点与子宫内膜癌极相似。

4.透明细胞肿瘤 良性罕见,透明细胞交界性肿瘤常与透明细胞癌合并存在。透明细胞癌占卵巢癌的10％～12％。50％～74％的透明细胞癌起源于子宫内膜异位症。肿瘤多为单侧,较大,切面可呈实性、囊实性或囊性。镜下见管状囊性、乳头状和实性结构。特征性的靴钉样细胞常衬覆于囊腔或管状结构。透明细胞癌对化疗不敏感。

5.布伦纳瘤 多为良性,单侧多见,体积小,表面光滑,实性,质硬,切面呈灰白色旋涡状或编织状。

(二)卵巢生殖细胞肿瘤

卵巢生殖细胞肿瘤为一组来源于原始生殖细胞的肿瘤,占卵巢肿瘤的20％～40％。好发于年轻女性。卵巢生殖细胞肿瘤中仅成熟畸胎瘤为良性,其他类型均属恶性。

1.畸胎瘤 最常见的生殖细胞肿瘤,多由2～3个胚层的组织构成,偶见仅含1个胚层成分的畸胎瘤。

(1)成熟畸胎瘤:又称皮样囊肿,为良性肿瘤,占卵巢肿瘤的10％～20％。20岁以下占60％。多为单侧、单房,中等大小,壁光滑、质韧,腔内充满油脂和毛发,有时可见牙齿或骨质。成熟畸胎瘤任一胚层成分都可能恶变,恶变率为2％～4％。

(2)未成熟畸胎瘤:恶性肿瘤,占畸胎瘤的1％～3％。多发生于10～19岁。肿瘤多为实性,鱼肉样,可有囊性区域,含2～3个胚层的组织,由分化程度不同的未成熟胚胎组织构成,主要为原始神经组织。该肿瘤复发及转移率高,但有的病人复发后再次行手术时可见未成熟肿瘤组织向成熟转化现象,即出现恶性程度逆转。

2. 无性细胞瘤 一种原始生殖细胞肿瘤,多发生于儿童和年轻女性,单侧居多。肿瘤为圆形或椭圆形,直径通常在 10 cm 以上,触之如橡皮,表面光滑或呈分叶状,切面实性,淡棕色。对化疗、放疗敏感,预后好。

3. 内胚窦瘤 又名卵黄囊瘤,来源于胚外结构卵黄囊,占卵巢恶性肿瘤的 1%,常见于儿童及年轻女性。多为单侧,切面常见出血坏死区,质脆,易破裂。镜下,可见多种结构并存,疏松网状结构最常见。瘤细胞可分泌甲胎蛋白(AFP),病人血清 AFP 水平升高,可作为诊断及疗效监测的重要标志物。肿瘤恶性程度高,生长迅速,易早期转移,对化疗敏感。

4. 胚胎性癌 一种未分化并具有多种分化潜能的恶性生殖细胞肿瘤,极少见。肿瘤具有局部侵袭性强、播散广泛及早期转移的特性,预后差,但对化疗敏感。

5. 绒毛膜癌 简称绒癌。原发性卵巢绒癌又称卵巢非妊娠性绒癌,是由卵巢生殖细胞中的多潜能细胞向胚外结构分化而形成的一种恶性程度极高的肿瘤。原发性卵巢绒癌易早期发生血行转移,预后较妊娠性绒癌差。

(三)卵巢性索间质肿瘤

卵巢性索间质肿瘤来源于原始性腺的性索及间叶组织,占卵巢肿瘤的 5%～8%。此类肿瘤常有内分泌功能,故又称功能性卵巢肿瘤。

1. 颗粒细胞-间质细胞瘤 由性索的颗粒细胞和间质的衍生成分(如成纤维细胞及卵泡膜细胞)组成。

(1)颗粒细胞瘤:最常见的功能性肿瘤,属低度恶性肿瘤。高发年龄段为 45～55 岁。肿瘤能分泌雌激素。镜下见颗粒细胞环绕成小囊腔呈菊花样排列、腔隙内含有嗜酸性物质及核碎片,称为 Call-Exner 小体,是其特征性结构。

(2)卵泡膜细胞瘤:属良性肿瘤,多为单侧,分泌雌激素,常与颗粒细胞瘤合并存在。

(3)纤维瘤:多见于中年妇女,占卵巢肿瘤的 2%～5%。单侧居多,表面光滑或呈结节状,切面灰白色、实性、坚硬。纤维瘤伴有腹腔积液或胸腔积液,称为梅格斯综合征,手术切除肿瘤后,胸腔积液、腹腔积液可自行消失。

2. 支持细胞-间质细胞瘤 也称睾丸母细胞瘤,罕见,多为良性,单侧,40%～60%病人出现男性化表现。

(四)卵巢转移性肿瘤

由其他器官或组织恶性肿瘤转移至卵巢形成的肿瘤称为卵巢转移性肿瘤或卵巢继发性肿瘤,占卵巢肿瘤的 5%～10%。其原发部位常为胃肠道、乳腺及生殖道、泌尿道等,最常见的原发部位是胃肠道。卵巢克鲁肯贝格瘤,又称卵巢印戒细胞癌、卵巢库肯勃瘤,是一种特殊的来源于胃肠道的转移性腺癌。镜下见典型的印戒细胞。

【恶性肿瘤转移途径】

卵巢恶性肿瘤的转移途径主要是直接蔓延及腹腔种植,其次是淋巴转移,血行转移较少见。

【主要临床表现】

常在妇科检查中偶然发现。

【护理评估】

(一)健康史

评估有无卵巢肿瘤的危险因素,如遗传、高胆固醇饮食及内分泌因素。注意有无卵巢肿瘤的危险因素,如未产、不孕、初潮早、绝经迟等。

(二)身体状况

1. 症状及体征

(1)卵巢良性肿瘤:肿瘤小,多无症状,常在妇科检查中偶然发现。肿瘤增大,可扪及包块或出现下腹不适,甚至压迫症状,如尿频、便秘、气急、心悸等,较少影响月经。当出现并发症时,将伴随相应的症状和体征。双合诊或三合诊可在宫旁触及肿块。

(2)卵巢恶性肿瘤:早期常无症状,晚期出现腹胀、腹腔积液、发热及消瘦等恶病质表现。三合诊可在直肠子宫陷凹处触及质硬结节或肿块。

2.卵巢良、恶性肿瘤的鉴别　见表 15-3。

表 15-3　卵巢良性肿瘤和恶性肿瘤的鉴别

鉴别内容	良性肿瘤	恶性肿瘤
病史	病程长,逐渐增大	病程短,迅速增大
一般情况	良好	恶病质
体征	多为单侧、囊性、活动,表面光滑,常无腹腔积液	多为双侧、实性或囊实性、固定,表面不平,常有血性腹腔积液,可查到癌细胞
超声检查	液性暗区,可有间隔光带,边缘清晰	液性暗区内有杂乱光团、光点,肿块边界不清

3.卵巢肿瘤并发症

(1)蒂扭转:最常见,是妇科常见急腹症。①多见于瘤蒂长、活动度好、中等大小、重心偏移的肿瘤,畸胎瘤最易发生(图 15-6)。②常发生于体位突然改变或妊娠、产褥期子宫位置改变时。③扭转的蒂由骨盆漏斗韧带、卵巢固有韧带和输卵管组成。④典型症状为体位改变后突然发生一侧下腹剧痛,伴恶心、呕吐甚至休克。⑤双合诊检查宫旁扪及肿块,张力较高,压痛以蒂扭转部最明显并伴有肌紧张。

(2)破裂:有自发性和外伤性两种。外伤性破裂可由挤压、性交、穿刺、盆腔检查等引起。自发性破裂常因肿瘤发生恶变,快速、浸润性生长穿破囊壁所致。病人可出现不同程度的腹痛及腹膜刺激征。

(3)感染:较少见,多继发于卵巢肿瘤蒂扭转或破裂后,或由邻近器官感染蔓延导致。主要表现为发热、腹痛、腹部压痛、反跳痛、腹肌紧张、白细胞计数升高等。

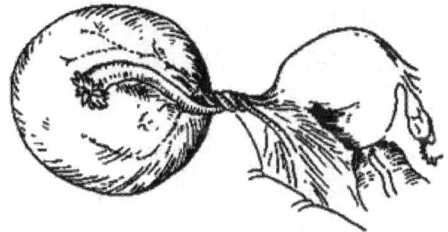

图 15-6　卵巢肿瘤蒂扭转

(4)恶变:若肿瘤短时间内迅速增大,尤其是双侧性增大者,应疑恶变。

(三)心理-社会评估

卵巢肿瘤的性质未确定前,病人及其家属多表现为恐惧、担忧,渴望尽早知道确切的诊断。如为恶性,病人往往表现为害怕、悲观、绝望,担心治疗会改变其生育状态、生活方式以及自我形象受到破坏,甚至可能死亡。病人心理压力极大。

(四)辅助检查

1.影像学检查　①超声检查:诊断符合率约 90%。彩色多普勒超声检查可测定肿块血流变化,有助于诊断。②胸部、腹部 X 线片:对胸腔积液、肺转移和肠梗阻有诊断意义。对于卵巢畸胎瘤,腹部 X 线片可显示牙齿、骨质及钙化囊壁。③计算机体层成像(CT)检查:可清晰显示肿块形态、转移情况。④磁共振成像(MRI)检查:具有较高的软组织分辨度。⑤正电子发射体层成像(PET)检查:多用于复发性卵巢癌的定性和定位诊断。

2.肿瘤标志物　①血清 CA125:80% 的卵巢癌病人血清 CA125 水平升高。②血清人附睾蛋白 4(HE4):常与 CA125 联合应用。③血清 CA199 和 CEA:在卵巢癌中也可升高,尤其对卵巢黏液性癌的诊断价值较高。④血清 AFP:对卵巢卵黄囊瘤有特异性诊断价值。⑤血清 hCG:对非妊娠性绒癌有特异性诊断价值。⑥性激素:卵巢颗粒细胞瘤、卵泡膜细胞瘤可分泌雌激素,支持细胞-间质细胞瘤可分泌雄激素,浆液性、黏液性囊腺瘤或布伦纳瘤有时也可分泌少量雌激素。

3.腹腔镜检查　可直接观察肿块外观和盆腔、腹腔及横膈等部位,在可疑部位进行多点活组织检查,抽取腹腔积液行细胞学检查,还可对手术的可行性进行评估。

4.细胞学检查　抽取腹腔积液或腹腔冲洗液和胸腔积液,行细胞学检查,对明确病变性质、判断分期、选择治疗方案具有重要意义。

(五)治疗要点

卵巢良性肿瘤一经确诊,应手术治疗。交界性肿瘤应将肿瘤完整切除,一般需行附件切除术。卵巢恶性肿瘤(卵巢癌)的治疗原则是以手术和化疗为主(两者同等重要),辅以抗血管生成药物、多腺苷二磷酸核糖聚合酶(PARP)抑制剂等靶向治疗。

知识拓展

卵巢肿瘤手术目的

卵巢肿瘤的手术目的如下:①明确诊断;②切除肿瘤;③对恶性肿瘤进行手术病理分期;④解除并发症。术中应剖检肿瘤,行快速冷冻病理检查以明确诊断。手术可通过腹腔镜或开腹进行,良性肿瘤多行腹腔镜手术,而恶性肿瘤一般行开腹手术,部分经选择的早期病人可行腹腔镜全面分期手术。恶性肿瘤病人术后应根据其组织学类型、组织学分级、手术病理分期和残余病灶大小等决定是否进行辅助治疗,化疗是最主要的辅助治疗,与手术治疗同等重要。

【常见护理诊断/问题】

1.焦虑 与担心恶性卵巢肿瘤有关。

2.体像紊乱 与切除子宫、卵巢有关。

3.营养失调:低于机体需要量 与恶性肿瘤病人实施化疗及全身衰竭有关。

【护理目标】

(1)病人能描述自己的焦虑,并列举缓解焦虑的方法。

(2)病人能表达对丧失子宫及附件的看法,并积极接受治疗。

(3)病人能说出影响营养摄取的因素,并列举应对措施。

【护理措施】

(一)基础护理

(1)照护支持:鼓励病人多摄入高蛋白、富含维生素的饮食,避免高胆固醇饮食。避免各种不良刺激。对长期卧床病人做好生活护理,勤翻身,防止出现压疮。

(2)密切观察病人的面色、饮食、精神状态等,监测体温、白细胞计数,观察有无感染病灶。

(3)观察病人有无腹痛、腹胀等表现,评估腹痛的程度、性质、部位、有无诱因及伴随症状。

(二)专科护理

1.手术治疗病人的护理 手术治疗是卵巢癌的主要治疗手段。根据术中探查情况及快速冷冻病理检查结果确定手术范围。初次手术是否彻底切除肿瘤与预后密切相关。配合医生做好手术准备及护理。

早期(FIGO Ⅰ期)病人行全面分期手术。年轻、希望保留生育功能的早期低危病人,在全面分期手术基础上保留子宫,仅行患侧附件切除术(ⅠA 期)或双侧附件切除术(ⅠB 期)。

晚期(FIGO Ⅱ~Ⅳ期)病人应行肿瘤细胞减灭术(又称减瘤术)。

复发性卵巢癌病人,具有适应证者可考虑再次施行肿瘤细胞减灭术。

2.化疗病人的护理 化疗包括术后辅助性化疗(一线化疗)、术前新辅助化疗、复发后挽救化疗(二线/后线化疗)等。除经过全面分期手术的早期低危病人(ⅠA、ⅠB期黏液性癌、低级别浆液性癌和低级别子宫内膜样癌等病人)不需化疗外,其他病人均需化疗。

常用化疗药物有顺铂、卡铂、紫杉醇、多西他赛、多柔比星脂质体、吉西他滨等。

对于需做腹腔穿刺或腹腔化疗者,应做好穿刺准备及配合,一次放腹腔积液 3000 ml 左右,放液速度宜缓慢,术后用腹带包扎腹部。

3.靶向治疗病人的护理 抗血管生成药物、PARP 抑制剂等已成为临床实用的新型抗肿瘤药物。

抗血管生成药物通过抑制新生血管生成抑制肿瘤生长,如贝伐珠单抗。PARP 抑制剂如奥拉帕利、尼拉帕利、氟唑帕利、帕米帕利等在我国已获批临床应用。

4. 内分泌治疗病人的护理 内分泌治疗主要用于低级别浆液性癌和低级别子宫内膜样癌病人。常用药物包括芳香化酶抑制剂（如阿那曲唑、来曲唑），GnRH-a（如醋酸亮丙瑞林），以及醋酸甲地孕酮、他莫昔芬、氟维司群等。

5. 放疗病人的护理 放疗价值有限，可选择性用于孤立的耐药性复发性卵巢癌的后线治疗。治疗期间做好相关护理，向病人说明治疗中可能出现的不良反应，注意皮肤的护理，防止发生压疮。

（三）心理护理

关心体贴病人，与病人多交谈，建立良好的医患关系。及时与病人家属取得联系，争取家庭及社会支持，激发病人对生活的信心。鼓励病人树立战胜疾病的信心，以积极的心态接受各种诊疗。

（四）健康指导

1. 保健指导 ①指导病人认识卵巢癌的高危因素，提倡高蛋白、富含维生素的饮食，减少胆固醇摄入。②高危妇女口服避孕药，以预防卵巢癌发生。③乳腺癌、胃肠癌等病人，术后应严格随访，防止卵巢转移。

2. 定期普查 30 岁以上妇女应每年行妇科检查 1 次，高危人群每半年检查 1 次，必要时行 B 超检查及血清 CA125 等肿瘤标志物检测。

3. 基因检测、遗传咨询 对高风险人群进行基因检测和遗传咨询。

4. 正确处理附件肿块 ①卵巢非赘生性肿瘤直径＜5 cm 者，应定期（3～6 个月）复查，详细记录。②卵巢实性肿瘤或囊性肿瘤直径＞5 cm 者，应及时手术切除。盆腔肿块诊断不清或治疗无效者，宜及早行腹腔镜检或剖腹探查。

5. 术后随访 如经手术病理证实为恶性肿瘤者，术后应长期随访和监测。随访时间：治疗后 2 年内，每3 个月 1 次；第 3～5 年每 4～6 个月 1 次；5 年后每年 1 次。随访内容包括临床症状、体征、全身及盆腔检查、B 超、CT、MRI 检查，肿瘤标志物测定等。

→ 项目小结

项目		学习要点
项目十五 女性生殖系统肿瘤病人的护理	任务一 子宫颈肿瘤 任务二 子宫肌瘤 任务三 子宫内膜癌 任务四 卵巢肿瘤	重点：女性生殖系统肿瘤病人的护理评估和护理措施。 难点：病因病理。 核心要点：①子宫颈癌好发部位是子宫颈鳞状上皮与柱状上皮交界处；早期症状是接触性出血；普查方法为子宫颈细胞学检查；确诊方法为子宫颈活组织检查；术后保留导尿管 7～14 日。②子宫肌瘤的主要症状是经量增多、经期延长，B 超检查可确诊，行肌瘤切除术者应避孕 2 年以上才能考虑妊娠。③子宫内膜癌的主要症状为阴道流血，绝经后多见；分段诊断性刮宫可确诊。④卵巢肿瘤种类最多，恶性肿瘤不易早期发现，死亡率高，并发症以蒂扭转最常见。⑤结合所学知识，能对女性生殖系统肿瘤病人进行护理评估，对手术和化疗病人能正确实施护理措施

→ 直通护考

扫码在线答题

（郭苑莉）

项目十六　妊娠滋养细胞疾病病人的护理

【知识目标】

1. 掌握葡萄胎及妊娠滋养细胞肿瘤病人的护理评估和护理措施。

2. 熟悉葡萄胎和妊娠滋养细胞肿瘤病理及常见护理诊断/问题。

3. 了解葡萄胎和妊娠滋养细胞肿瘤的病因。

【能力目标】

学会妊娠滋养细胞疾病病人的护理。

【思政目标】

1. 具有较强的责任心,工作认真负责、耐心细致。

2. 具有关爱、尊重病人,与病人和家属进行良好沟通的能力。

导　言

　　妊娠滋养细胞疾病(GTD)是一组来源于胎盘绒毛滋养细胞的增生性疾病。根据组织学特征可分为葡萄胎、侵蚀性葡萄胎、绒毛膜癌(简称绒癌)及胎盘部位滋养细胞肿瘤。其中侵蚀性葡萄胎、绒毛膜癌及胎盘部位滋养细胞肿瘤统称为妊娠滋养细胞肿瘤。

思政课堂

竹石

[清]郑燮

咬定青山不放松,立根原在破岩中。

千磨万击还坚劲,任尔东西南北风。

任务一　葡萄胎

PPT 16-1

情景导入

　　病人,女,19岁,停经12周,早孕反应重,恶心、呕吐,昨晚出现无痛性少量阴道流血,今晨又有见红,伴有水泡样物排出,担心胎儿安危故来就诊。检查:腹软,未触及胎体,子宫低高度近平脐。须立即住院。

　　任务:1.协助医生做好确诊检查及治疗。

　　　　　2.描述护士对病人进行治疗后随访指导的内容。

　　妊娠后胎盘绒毛滋养细胞增生、间质水肿,形成大小不一的水泡状物,水泡状物间借细蒂相连成串,形如葡萄,称葡萄胎,也称水泡状胎块(HM)。葡萄胎是一种良性滋养细胞疾病,可分为完全性葡萄胎和部分性葡萄胎两类,多数为前者。

【病因病理】

(一)相关因素

葡萄胎的发病原因尚不清楚。目前认为完全性葡萄胎发生的相关因素如下:①年龄:>40岁或<20岁。②营养缺乏:缺乏维生素A及其前体胡萝卜素和动物脂肪。③既往有葡萄胎病史。④社会经济条件较差。⑤遗传、流产、不孕史等。与部分性葡萄胎可能相关的因素为口服避孕药和月经不规则等。

分子遗传学研究显示葡萄胎与染色体核型异常相关。

完全性葡萄胎的染色体核型为二倍体,均来自父系,但其线粒体DNA仍为母系来源。

部分性葡萄胎的染色体核型90%以上为三倍体,合并存在的胎儿也为三倍体。多余的父源基因物质是部分性葡萄胎滋养细胞增生的主要原因。极少数部分性葡萄胎的核型为四倍体。

(二)病理

1.完全性葡萄胎 大体观:水泡状物形如葡萄,直径为数毫米至数厘米不等,由纤细的纤维组织相连,常混有血块、蜕膜碎片。水泡状物占满整个宫腔,无胎儿及附属物痕迹。镜下观:弥漫性滋养细胞增生,绒毛间质水肿,间质内胎源性血管消失。

2.部分性葡萄胎 大体观:仅部分绒毛呈水泡状,常合并胚胎或胎儿,但胚胎或胎儿多已死亡。镜下观:部分绒毛水肿,绒毛大小及水肿程度明显不一,绒毛有显著的扇贝样轮廓,局限性滋养细胞增生,间质内可见胎源性血管。

【主要临床表现】

最常见症状为停经后阴道流血。

【护理评估】

(一)健康史

了解病人的月经史、生育史,有无滋养细胞疾病病史及家族史;询问本次早孕反应出现的时间及程度,有无阴道流血及水泡状物排出等。

(二)身体状况

1.完全性葡萄胎

(1)停经后阴道流血:最常见症状,多在停经8~12周开始出现,常反复发生,流血量多少不定,有时可在流出的血液或血块中发现水泡样物。反复出血者可能继发贫血和感染。

(2)子宫异常增大、变软:半数以上病人子宫大于停经月份,质地极软,为葡萄胎迅速增长及宫腔积血所致。约1/3葡萄胎病人子宫小于停经月份,可能与水泡退行性变、停止发展有关。

(3)妊娠呕吐严重:见于hCG水平异常升高者,出现时间较正常妊娠早,症状严重,持续时间长。

(4)子痫前期征象:见于子宫异常增大、hCG水平异常升高者,妊娠早期出现高血压、蛋白尿、水肿,症状严重。

(5)卵巢黄素化囊肿:大量hCG刺激卵巢,卵泡内膜细胞发生黄素化而形成囊肿。常为双侧性,囊肿大小不等,最大者直径达20 cm以上。卵巢黄素化囊肿常在葡萄胎清除后2~4个月自行消退。

(6)腹痛:葡萄胎增长迅速造成子宫过度快速扩张所致,为阵发性下腹痛,不剧烈,常发生于阴道流血前。若卵巢黄素化囊肿扭转或破裂,可发生急性腹痛。

(7)甲状腺功能亢进征象:约7%病人出现轻度甲状腺功能亢进表现。

2.部分性葡萄胎 大多没有完全性葡萄胎的典型症状,程度较轻。

(三)心理-社会状况

病人家属担心病人安全,清宫术是否有危险,是否需要进一步治疗,对以后妊娠是否有影响等。

(四)辅助检查

1.超声检查 B超检查是诊断葡萄胎的可靠且敏感的辅助检查方法,通常采用经阴道彩色多普勒超声检查。完全性葡萄胎的典型超声图像为子宫明显大于孕周,无妊娠囊或胎心搏动,宫腔内充满不均质密集或短条状回声,呈"落雪状",水泡状物较大时则呈"蜂窝状"。常可检测到双侧或一侧卵巢囊肿。

2.人绒毛膜促性腺激素(hCG)测定 葡萄胎时,血清 hCG 滴度常明显高于正常孕周相应值,而且在停经 8～10 周以后持续上升。45%葡萄胎病人血清 hCG 滴度多在 10 万 IU/L 以上,最高可达 240 万 IU/L。血清 hCG 滴度在 8 万 IU/L 以上支持诊断。

3.其他检查 如 DNA 倍体分析、印记基因检测、分子基因分析、胸部 X 线检查等。

(五)治疗原则

1.清宫术 葡萄胎一经确诊,应及时行清宫术。

2.预防性化疗 不作为常规推荐。适用于有高危因素的葡萄胎病人。

3.子宫切除术 适用于年龄较大、无生育要求的病人,不作为常规推荐。

4.卵巢黄素化囊肿处理 一般不需处理。若发生急性扭转,可在 B 超检查或腹腔镜下穿刺吸液。若扭转时间长,发生坏死,需做患侧附件切除术。

【常见护理诊断/问题】

1.焦虑 与担心清宫术及预后有关。

2.自我认同紊乱 与分娩的期望不能实现及担心以后妊娠有关。

3.有感染的危险 与长期阴道流血、贫血造成免疫力下降有关。

【护理目标】

(1)病人能使用减轻焦虑的技能,积极配合清宫手术。

(2)病人能接受葡萄胎及流产的结局。

(3)病人无感染发生。

【护理措施】

(一)病情监测

1.严密观察阴道流血 嘱病人保留会阴垫,准确评估出血量,观察排出物有无水泡样组织。

2.监测生命体征 对于阴道大量出血或清宫术中大出血的病人,应立即报告医生,并严密观察病人面色、血压、脉搏、呼吸等征象。

(二)专科护理

1.清宫术病人的护理

(1)术前准备:①告知病人清宫术的目的和注意事项,争取病人配合。②做好输血、输液准备,遵医嘱建立静脉通道。③备好清宫器械(如大号吸管)、抢救药品等。

(2)术中配合:①严格无菌操作,指导病人配合手术。②充分扩张子宫颈后,用大号吸管吸宫。③开始清宫后,遵医嘱用缩宫素静脉滴注,以减少出血和避免子宫穿孔。开始清宫后应用缩宫素可避免滋养细胞压入子宫壁血窦而导致肺栓塞和转移。④葡萄胎组织大部分吸出、子宫明显缩小后,改用刮匙轻柔刮宫。⑤术中密切监测病人生命体征,防止休克发生。严密观察病人有无肺栓塞,若出现急性呼吸窘迫、急性右心衰竭等,及时配合医生给予心血管功能和呼吸功能支持治疗。

(3)术后护理:①子宫大于妊娠 12 周或清宫一次刮净有困难者,可于 1 周后行第二次刮宫。②每次的刮出物均要送组织病理学检查,应选择近宫壁种植部位新鲜无坏死的组织送检。③术后观察病人体温、腹痛、阴道出血等情况。④保持外阴清洁,遵医嘱用抗生素。

2.预防性化疗病人护理 指导有恶变高危因素病人进行预防性化疗:①年龄>40 岁者。②清宫前 hCG 水平异常升高或清宫后 hCG 水平下降缓慢或始终处于高值者。③伴有咯血者。④无条件随访者。⑤预防性化疗在葡萄胎排空前或排空时实施,选用单一药物,一般采用多疗程化疗至 hCG 呈阴性。部分性葡萄胎不做预防性化疗。

3.随访指导 葡萄胎病人清宫后,必须定期随访,以早期发现妊娠滋养细胞肿瘤并及时处理。

(1)随访时间:葡萄胎清宫后每周检测 hCG 1 次,直至连续 3 次检测呈阴性;之后每个月检测 1 次,共检测 6 个月；再以后每 2 个月检测 1 次，共检测 6 个月，自第 1 次 hCG 检测呈阴性后须随访 1 年。

(2)随访内容：①定期检测 hCG：最重要项目。②询问健康史如月经状况，有无异常阴道流血。③有无咳嗽、咯血及其他转移灶症状。④妇科检查。⑤必要时做 B 超、胸部 X 线检查或 CT 检查。⑥指导严格避孕，避孕方法最好选择阴茎套或口服避孕药。不选用宫内节育器，以免穿孔或混淆子宫出血原因。

(三)心理护理

详细评估病人的心理承受能力，介绍葡萄胎的性质、治疗、预后等相关知识，解除病人顾虑和恐惧心理，增强病人战胜疾病的信心，使病人坦然接受疾病治疗和随访。

(四)健康指导

(1)告知病人进高蛋白、富含维生素、易消化饮食，适当活动，保持充足睡眠。

(2)清宫术后禁止盆浴和性生活 1 个月，保持外阴清洁，以防感染。

任务二　妊娠滋养细胞肿瘤

PPT 16-2

情景导入

病人，女，41 岁，葡萄胎清宫术后 5 个月，不规则阴道流血 7 日，咳嗽、咯血 3 日。查血 hCG 明显升高，影像学检查提示双肺片状阴影。

任务：1. 病人最可能的诊断是什么？

2. 应采取哪些护理措施？

妊娠滋养细胞肿瘤中 50% 继发于葡萄胎，其余则继发于流产、足月妊娠或异位妊娠。侵蚀性葡萄胎全部继发于葡萄胎，而绒癌可继发于葡萄胎、流产、足月妊娠、异位妊娠。

在葡萄胎排空后半年内发生的妊娠滋养细胞肿瘤组织学诊断多为侵蚀性葡萄胎，1 年以上多为绒癌，半年至 1 年者二者均有。

侵蚀性葡萄胎指葡萄胎组织侵入子宫肌层或转移至子宫以外。侵蚀性葡萄胎恶性程度一般不高，多数只造成局部侵犯，仅 4% 并发远处转移，预后较好。绒癌是一种高度恶性的滋养细胞肿瘤，转移发生早而广泛。在化疗药物问世前，绒癌死亡率达 90% 以上，随着诊断技术的提高和化疗的发展，绒癌病人的预后已得到极大改善。

> **知识拓展**
>
> ### 侵蚀性葡萄胎与妊娠滋养细胞肿瘤
>
> 虽然侵蚀性葡萄胎在组织学分类中属于交界性或不确定行为肿瘤，但其临床表现、诊断及处理原则与绒癌有相似性，临床上仍将其与绒癌合称为妊娠滋养细胞肿瘤，病变局限于子宫者称为无转移性滋养细胞肿瘤，病变出现在子宫以外部位者称为转移性滋养细胞肿瘤。胎盘部位滋养细胞肿瘤和上皮样滋养细胞肿瘤与临床上所称的妊娠滋养细胞肿瘤在临床表现、发病过程及处理上存在明显不同，故均应单列。
>
> 绝大多数滋养细胞肿瘤源于妊娠，称为妊娠滋养细胞肿瘤。少数源于卵巢或睾丸的生殖细胞，极少数为体细胞肿瘤向绒癌方向分化而成，这些称为非妊娠滋养细胞肿瘤。

【病理】

1. 侵蚀性葡萄胎　大体观：水泡状组织侵入子宫肌层。当侵蚀灶接近子宫浆膜层时，子宫表面可见紫蓝色结节。侵蚀较深时可穿透子宫浆膜层或侵入阔韧带内。镜下观：子宫肌层或脉管内可见水肿绒毛，伴有滋养细胞增生和异型性改变。绒毛结构也可退化，仅见绒毛阴影。

2.绒癌 大体观：肿瘤常侵入子宫肌层内，可突向宫腔或穿破浆膜，单个或多个，无固定形态，与周围组织分界清，质地软而脆，暗红色，伴出血坏死。镜下观：肿瘤细胞由细胞滋养细胞、合体滋养细胞及中间型滋养细胞组成，呈片状生长，细胞存在显著异型性，可见大量核分裂象，缺乏绒毛结构，肿瘤缺乏固有间质和血管，广泛侵入肌层血管造成显著出血坏死。

【主要临床表现】

无转移性滋养细胞肿瘤主要表现为阴道流血；转移性滋养细胞肿瘤的特征性表现为局部出血。

【临床分期】

采用国际妇产科联盟（FIGO）妇科肿瘤委员会制定的临床分期，该分期包含了解剖学分期和预后评分系统两个部分（表 16-1、表 16-2），预后评分≤6 分者为低危，≥7 分者为高危，其中预后评分≥13 分及对一线联合化疗药物反应差的肝、脑或广泛转移者为极高危。

表 16-1　滋养细胞肿瘤解剖学分期（FIGO，2000 年）

分期	描述
Ⅰ期	病变局限于子宫
Ⅱ期	病变扩散，但仍局限于生殖器官（附件、阴道、子宫阔韧带）
Ⅲ期	病变转移至肺，有或无生殖系统病变
Ⅳ期	所有其他转移

表 16-2　滋养细胞肿瘤 FIGO/WHO 预后评分系统（2000 年）

评分	0 分	1 分	2 分	4 分
年龄/岁	<40	≥40	—	—
前次妊娠	葡萄胎	流产	足月产	—
距前次妊娠时间/月	<4	4～6	7～12	>12
治疗前血 hCG/(IU/L)	≤10^3	>10^3～10^4	>10^4～10^5	>10^5
最大肿瘤大小（包括子宫）/cm	<3	3～<5	≥5	—
转移部位	肺	脾、肾	胃肠道	肝、脑
转移灶数目/个	—	1～4	5～8	>8
先前失败化疗	—	—	单药	2 种或 2 种以上药物

【护理评估】

（一）健康史

询问病人有无葡萄胎病史，葡萄胎清宫时间、次数及清宫后阴道流血情况；了解病人是否进行过预防性化疗及化疗记录；收集葡萄胎随访资料和记录。

（二）身体状况

1.无转移性滋养细胞肿瘤

（1）不规则阴道流血：葡萄胎排空、流产或足月产后，病人有不规则阴道流血，量多少不定。时间长者可继发贫血。

（2）子宫复旧不全或不均匀增大：多表现为葡萄胎排空后 4～6 周子宫未恢复正常大小，质地软。也可因病灶影响，表现为子宫不均匀增大。

（3）卵巢黄素化囊肿：hCG 持续刺激，在葡萄胎排空、流产或足月产后，卵巢黄素化囊肿持续存在。

（4）腹痛：一般无腹痛。若子宫病灶穿破浆膜层，可引起急性腹痛及腹腔内出血症状。若子宫病灶坏死继发感染,可引起腹痛及脓性白带。卵巢黄素化囊肿扭转或破裂者,可出现急性腹痛。

(5)假孕症状:因肿瘤分泌 hCG 和雌、孕激素,病人表现为乳房增大、色素沉着等假孕症状。

2. 转移性滋养细胞肿瘤 大多为绒癌,尤其是继发于非葡萄胎后绒癌。肿瘤主要经血行播散,转移发生早而广泛。最常见转移部位是肺(80%),其次为阴道(30%)、盆腔(20%)、肝(10%)和脑(10%)。各转移部位症状的共同特点是局部出血。

(1)肺转移:典型表现为胸痛、咳嗽、咯血、呼吸困难。少数出现肺动脉高压和急性肺功能衰竭和右心衰竭。有的无症状,仅通过胸部 X 线检查或 CT 诊断。

(2)阴道转移:转移灶常位于阴道前壁及穹隆,呈紫蓝色结节,破溃可引起不规则阴道流血,甚至大出血。

(3)肝转移:预后不良,表现为右上腹或肝区疼痛、黄疸等,病灶穿破肝包膜可致腹腔内出血,导致死亡。

(4)脑转移:为主要致死原因,预后凶险。一般同时伴有肺转移或阴道转移。脑转移分 3 期。①瘤栓期:表现为一过性脑缺血症状,如猝然跌倒、暂时性失语或失明。②脑瘤期:瘤组织增生侵入脑组织形成脑瘤,出现头痛、喷射状呕吐、偏瘫、抽搐、昏迷。③脑疝期:脑瘤增大,周围组织出血、水肿,使颅内压升高,形成脑疝,压迫生命中枢,病人最终死亡。

(5)其他转移:其他转移部位包括肾、膀胱、消化道、脾、骨髓等。

(三)心理-社会状况

病人家属担心病人安全,出现转移灶症状是否会危及生命,如何进一步治疗,对以后妊娠是否有影响等。

(四)辅助检查

1. 血清 hCG 测定 hCG 水平异常是妊娠滋养细胞肿瘤的主要诊断依据。

(1)葡萄胎后滋养细胞肿瘤:凡符合下列标准中任何一项,且排除妊娠或妊娠物残留,即可诊断为妊娠滋养细胞肿瘤。①血 hCG 测定 4 次呈高水平平台状态(±10%),并持续 3 周或更长时间。②血 hCG 测定 3 次均升高(>10%),并至少持续 2 周或更长时间。

(2)非葡萄胎后滋养细胞肿瘤诊断标准:流产、足月产、异位妊娠后,出现异常阴道流血,或腹腔、肺、脑等脏器出血,或肺部症状、神经系统症状等,应考虑滋养细胞肿瘤可能,及时行血 hCG 检测。对于 hCG 异常者,结合临床表现并排除再次妊娠或妊娠物残留,可诊断妊娠滋养细胞肿瘤。

2. 超声检查 诊断子宫原发病灶的最常用方法。声像图上,子宫大小正常或不同程度增大,肌层内见高回声团块,边界清楚,无包膜;或肌层内有回声不均匀区域,边界不清,无包膜;也可表现为整个子宫呈弥漫性增高回声,内部伴不规则低回声或无回声。

3. 胸部 X 线检查 常规检查。肺转移的最初 X 线征象为肺纹理增粗,以后典型表现为棉球状或团块状阴影。转移灶多见于右侧肺及中下部。

4. CT、MRI 胸部 CT 可发现肺部较小病灶,是诊断肺转移的依据。MRI 主要用于脑、腹腔和盆腔转移灶的诊断。胸部 X 线检查阴性者,一般应进行胸部 CT 检查。胸部 X 线检查或胸部 CT 阴性者,应常规检查脑、肝 CT 或 MRI。

5. 组织学检查 在子宫肌层内或子宫外转移灶中,见到绒毛结构或退化的绒毛阴影,诊断为侵蚀性葡萄胎;仅见成片滋养细胞浸润及坏死出血,未见绒毛结构,诊断为绒癌。若原发灶和转移灶诊断不一致,只要在任一组织切片中见到绒毛结构,均诊断为侵蚀性葡萄胎。

(五)治疗原则

妊娠滋养细胞肿瘤的治疗原则:以化疗为主,手术和放疗为辅的综合治疗。

【常见护理诊断/问题】

1. 自我认同紊乱 与长时间住院及接受化疗有关。

2. 潜在并发症 肺转移、阴道转移、脑转移。

【护理目标】

(1)病人适应角色改变,能主动参与治疗护理活动。

(2)住院期间病人未发生并发症。

【护理措施】

(一)病情监测

1.观察转移灶症状 认真观察病人有无咳嗽、咯血或阴道紫蓝色结节等,发现转移灶症状,及时通知医生并配合处理。

2.严密观察阴道流血 嘱病人保留会阴垫,观察并记录阴道出血量,发现大出血立即报告医生并配合处理。

3.观察腹痛 病人出现剧烈腹痛并伴有腹腔内出血征象,提示肿瘤穿破子宫,应立即报告医生并做好手术各项准备。

4.监测生命体征 严密观察病人面色、血压、脉搏、呼吸等征象。

(二)专科护理

1.化疗病人的护理 常用的一线化疗药物有甲氨蝶呤(MTX)、氟尿嘧啶(5-FU)/氟尿苷(FUDR)、放线菌素-D(Act-D)、环磷酰胺(CTX)、长春新碱(VCR)、依托泊苷(VP16)等。低危病人遵医嘱选择单一药物化疗;预后评分为5~6分或病理诊断为绒癌的低危病人,可参照预后评分高危病人的方案选择联合化疗。高危病人选择联合化疗。做好化疗护理。

2.手术病人的护理 配血备用,建立静脉通道并备好缩宫素、抢救药品等,以防大出血造成的休克。做好围术期护理。

3.放疗病人护理 放疗应用较少,主要用于肝、脑转移和肺部耐药病灶的治疗。某些脑转移病人,采用立体定向脑放疗±鞘内注射MTX。

4.预防感染 病人阴道出血期间,保持局部清洁干燥,每日冲洗会阴1次,监测体温,及时发现感染征兆。

5.转移灶护理

(1)肺转移病人护理:①嘱病人卧床休息,呼吸困难者吸氧、取半卧位。②遵医嘱给予镇静剂和化疗药物。③对咯血病人,应立即报告医生,严密观察病人有无窒息及休克,给予头低侧卧位,轻拍背部,排出积血,保持呼吸道通畅,协助医生进一步处理。

(2)阴道转移病人护理:①嘱病人卧床休息,注意观察病人有无阴道转移结节破溃出血。②禁做不必要的阴道检查或冲洗,禁止性生活。③做好输血输液准备。④发现转移结节破溃大出血,立即报告医生并配合抢救,配合医生用长纱条填塞阴道压迫止血,同时遵医嘱输液输血,纱条于24~48 h取出。⑤严密观察生命体征。⑥保持外阴清洁,遵医嘱应用抗生素。

(3)脑转移病人护理:①密切观察脑转移前驱症状,如头痛、呕吐、视力障碍、神志不清等。②嘱病人尽量卧床休息,起床时应有人陪伴,防止一过性脑缺血突然跌倒。③抽搐及昏迷病人:应专人护理,预防病人发生坠地摔伤、口舌咬伤、吸入性肺炎及压疮等。④预防颅内压增高,记录24 h出入液量,严格控制补液总量和速度。⑤遵医嘱给予止血剂、脱水剂等。⑥配合检查:留血、尿标本测hCG,配合医生做CT、MRI、腰穿及脑脊液hCG测定等检查。

(三)心理护理

详细评估病人的心理承受能力,介绍侵蚀性葡萄胎的性质、治疗、预后等相关知识,增强病人战胜疾病的信心,介绍化疗方案及化疗药物相关知识,以解除病人顾虑和恐惧心理,使其配合治疗。

(四)健康指导

(1)指导病人加强休息,进高蛋白、富含维生素、易消化饮食,少量多餐,增强机体免疫力。

(2)尽量避免去公共场所,必要时戴口罩,保持外阴清洁,以防感染。

(3)严密随访,每月监测hCG,持续1年;第2~3年,每3个月监测1次;第4~5年,每年监测1次。随访内容同葡萄胎。

(4)做好避孕宣教,随访期间严格避孕至少1年,一般化疗停止12个月及以上方可妊娠。

任务三　妇产科化疗病人的护理

PPT 16-3

化学药物治疗(简称化疗)是采用化疗药物在分子水平上纠正和阻断各种致癌因素所致的细胞异常增殖、杀死肿瘤细胞、抑制肿瘤细胞生长繁殖和促进肿瘤细胞分化的一种治疗方法。化疗药物治疗恶性肿瘤已取得肯定效果,目前化疗已成为恶性肿瘤的主要治疗方法之一。滋养细胞肿瘤是所有肿瘤中对化疗最为敏感的一种,随着化疗的方法学和药物学的快速进展,绒癌病人的死亡率已大幅度下降。

1.化疗药物的种类　临床目前使用的化疗药物有 5 类:烷化剂、抗代谢药物、抗肿瘤抗生素、抗肿瘤植物药、铂类化合物。目前国内常用的一线化疗药物有甲氨蝶呤(MTX)、氟尿嘧啶(5-FU)、放线菌素-D(Act-D)或国产更生霉素(KSM)、环磷酰胺(CTX)、长春新碱(VCR)、依托泊苷(VP16)等。

2.用药方法　有单一用药和联合用药两类。低危病人首选单一药物化疗,高危病人首选联合化疗。

3.给药途径

(1)全身用药:①静脉滴注:最常用的给药途径。有些药物必须静脉滴注,如氟尿嘧啶静脉滴注比静脉推注毒性低。②静脉注射:较常用,需稀释后立即推入,如速效药物。为防止药物漏出血管而引起组织坏死或疼痛,应先用生理盐水或 5% 葡萄糖溶液试推,证实针头确在血管内再注入药物。③肌内注射:因多数化疗药物有局部刺激作用,仅少数化疗药物(如甲氨蝶呤等)可肌内注射。④口服:反应重,应用少。

(2)局部用药:可提高化疗药物在局部组织的浓度,减轻毒性反应。①瘤体注射:用于瘤体表浅又不易切除者,如恶性滋养细胞肿瘤阴道转移结节。②鞘内注射:适用于脑、脊髓转移。③腔内注射:适用于胸、腹腔内的癌灶。④区域性动脉注入:可提高疗效,减少全身毒性反应。

4.化疗药物常见毒副作用

(1)骨髓抑制:主要表现为外周血白细胞计数和血小板计数减少,骨髓抑制最强时间为化疗后 7~14 日。停药后 14 日多可自行恢复。

(2)消化道损害:最常见表现为恶心、呕吐,多在用药后 2~3 日开始出现,用药后 5~6 日达高峰,停药后逐步好转。消化道溃疡以口腔溃疡明显,多在用药后 7~8 日出现,停药后自行消失。

(3)脱发、皮疹:脱发最常见于更生霉素应用者,更生霉素应用 1 个疗程病人头发即可全脱,停药后可生长。皮疹最常见于甲氨蝶呤应用者,严重时可引起剥脱性皮炎。

(4)药物中毒性肝炎:主要表现为用药后血转氨酶水平升高,偶见黄疸。停药后一定时期恢复,未恢复时不能继续化疗。

(5)神经系统损害:长春新碱对神经系统有毒副作用,表现为指、趾端麻木,复视等。大量应用氟尿嘧啶可引起小脑共济失调。

(6)肾功能损害:某些药物对肾脏有一定毒性,肾功能正常者才能应用。

【护理评估】

(一)健康史

询问病人肿瘤病史,如发病时间、治疗经过、疗效、目前身体状况。了解病人既往用药史,尤其是化疗药物使用史,如化疗用药经过、过敏反应、药物毒副作用、应对情况等。了解病人造血系统、肾脏、消化系统等病史和治疗情况。

(二)身体评估

(1)观察病人一般情况,如意识、发育、营养、面容、表情;测量生命体征;检查皮肤黏膜、淋巴结状况;检查心、肺、肝、脾状况;了解原发肿瘤症状、体征,有无转移征象。

(2)了解病人日常生活情况,如饮食、睡眠、大小便情况及自理程度。准确测量体重并记录。

(3)重点评估病人本次化疗可能出现的毒副作用及临床表现,为护理活动提供依据。

(三)心理-社会评估

了解病人及其家属对化疗的认知情况、接受程度,有无恐惧、焦虑等情绪反应。了解病人家庭经济状况、家庭成员对病人的支持程度。

(四)辅助检查

收集并记录血常规、尿常规、肝肾功能、血小板计数等检查结果。

【护理诊断】

1.营养失调:低于机体需要量 与化疗引起消化道反应有关。

2.体液不足 与化疗所致恶心、呕吐、腹泻有关。

3.有感染危险 与化疗引起白细胞减少有关。

【护理目标】

(1)病人营养需要得到满足,体重无明显下降。

(2)病人化疗期间未出现严重水、电解质紊乱。

(3)病人住院期间体温正常,未发生感染。

【护理措施】

(一)基础护理

1.饮食 制订化疗病人营养食谱,指导病人合理进食。

2.休息 提供清洁、安静的环境,定期消毒,保证病人充足睡眠。

3.预防感染

(1)保持环境和床单位清洁,定期消毒。

(2)保持皮肤和外阴清洁,勤洗澡、更衣,用温开水擦洗外阴,每日1~2次,使用消毒会阴垫。

(3)加强营养,提高机体抵抗力。

(4)限制探陪人员,嘱病人不去公共场所,以防感染。

(5)监测生命体征、白细胞计数,对全血细胞减少或白细胞减少病人,遵医嘱少量多次输新鲜血或成分血,并进行保护性隔离。

(6)遵医嘱应用抗生素。

(二)病情监测

(1)监测病人生命体征、白细胞计数及分类,及早发现感染征象。

(2)观察病人有无牙龈出血、鼻出血、皮下淤血或阴道出血等,每日或隔日查血小板计数,及早发现出血倾向。

(3)注意病人有无恶心、呕吐、上腹疼痛、黄疸、尿频、尿急、血尿等,及早发现肝肾功能损害征象。

(4)监测病人有无肢体麻木、肌力减弱等神经系统副作用。

(5)注意病人有无消化道黏膜损害或脱发等现象。

(三)用药护理

(1)精确计量、准确输入:①准确测量体重,在每一疗程用药前及半疗程时各测体重1次,以便计算和调整药量。方法:清晨空腹、排空大小便后测体重,再减去衣服重量。②遵医嘱准确输入所需剂量,在配药、输液、拔针过程中,防止药液浪费,保证疗效。

(2)三查七对、正确用药:①认真执行"三查七对"制度,特别要注意核对化疗方案和用药顺序。②药物现配现用,一般配制后常温下放置不超过1 h。③注意药物半衰期,严格按医嘱控制输液速度。④对于避光药物(如更生霉素、顺铂等),应用避光输液管及避光套。

(3)保护静脉、处理药液外渗:①注意保护静脉血管,从远端开始,有计划穿刺,并尽可能减少穿刺次数。②用药前先注入少量生理盐水,确认针头在静脉中再注入化疗药物。发现化疗药物外渗立即停止滴入,局部冷敷并用生理盐水或1%普鲁卡因溶液局部封闭,以减轻疼痛,防止局部坏死。化疗结束前用生理盐水冲管。

(4)行动脉灌注化疗的病人应绝对卧床,拔管后用沙袋压迫包扎24~48 h,并注意避免穿刺部位出血及感染。

(5)腹腔化疗的病人应经常变换体位以保证疗效。

(四)出现药物毒副作用病人护理

(1)造血功能抑制:①遵医嘱定期测定白细胞计数,对于白细胞计数低于 $3.0 \times 10^9/L$ 者,应报告医生,遵医嘱停药并给予升白细胞药物。②如白细胞计数小于 $1.0 \times 10^9/L$,应采取保护性隔离措施,减少探视,净化空气,遵医嘱使用抗生素,输新鲜血或白细胞浓缩液。③如血小板减少到 $50 \times 10^9/L$ 时,应立即停药。

(2)消化道反应:①合理安排用药时间,创造良好的进餐环境。②提供清淡、易消化、可口的饮食,少量多餐,遵医嘱给予镇静、止吐剂。③对于呕吐严重不能进食者,遵医嘱静脉补充营养和液体。

(3)口腔护理:①嘱病人保持良好口腔卫生,饭后、睡前、晨起清洁口腔。每次进餐前后用生理盐水漱口,进食后刷牙。②指导病人使用软毛牙刷,防止牙龈及口腔黏膜损伤。③忌食辛辣、过冷、过热、过硬或粗糙食物,防止损伤口腔黏膜。④若发现口腔黏膜充血疼痛,可局部喷射西瓜霜等粉剂。⑤口腔疼痛影响进食者,可在饭前 15 min 给予 $1\% \sim 2\%$ 丁卡因溶液局部涂敷或 0.5% 普鲁卡因溶液局部喷洒,以减轻疼痛。⑥口腔黏膜破溃感染者,遵医嘱应用漱口液或局部及全身用药。可选用抗生素和维生素 B_{12} 混合涂于溃疡面促进愈合。

(4)脱发:①解释脱发原因,说明停药后头发能自然再生。②指导病人不要用力梳理头发。③为病人提供卫生帽或假发。

(5)内脏损伤:①遵医嘱定期检查肝、肾功能等。②严密监护内脏功能受损的症状、体征,发现异常及时报告医生并配合处理。

(6)动脉灌注化疗并发症护理:①行动脉灌注化疗时,病人可因穿刺损伤或病人凝血机制异常而出现穿刺部位血肿或大出血,应用沙袋压迫穿刺部位。②穿刺肢体制动 8 h,卧床休息 24 h。③若有渗血应及时更换敷料,出现血肿或大血肿应立即报告医生并配合处理。

(五)心理护理

主动与病人沟通,鼓励病人说出担心和焦虑。耐心解答病人的疑问,讲解化疗相关知识,如所用药物、可能出现的毒副作用、可采取的应对措施。解决病人生活所遇困难,帮助病人树立战胜疾病的信心。鼓励病人家属陪伴、关心、爱护病人,提供心理支持。

项目小结

项目		学习要点
项目十六 妊娠滋养细胞疾病病人的护理	任务一 葡萄胎 任务二 妊娠滋养细胞肿瘤 任务三 妇产科化疗病人的护理	重点:葡萄胎、侵蚀性葡萄胎与绒毛膜癌的护理评估和护理措施。 难点:葡萄胎、侵蚀性葡萄胎与绒毛膜癌的病理。 核心要点:①葡萄胎最常见症状为停经 8~12 周开始出现不规则阴道流血;B超检查宫腔内呈"落雪状"或"蜂窝状"有助于确诊;清宫术是主要的治疗方法;恶变率为 $10\% \sim 25\%$;hCG 测定为随访最重要项目,随访期间可靠避孕 1 年,首选避孕套,不宜选用宫内节育器。②妊娠滋养细胞肿瘤的主要症状为葡萄胎排空后或流产、足月产后不规则阴道流血;易早期血行转移,肺转移最常见;病理检查有绒毛结构为侵蚀性葡萄胎,无绒毛结构为绒癌;对化疗敏感。③通过学习,掌握对葡萄胎病人的随访指导及化疗病人的护理

直通护考

扫码在线答题

(谭 庆)

项目十七　妇科其他疾病病人的护理

学习目标

【知识目标】

1. 掌握不孕症、子宫内膜异位症、子宫腺肌病、子宫脱垂和尿瘘的定义。

2. 熟悉不孕症、子宫内膜异位症、子宫腺肌病、子宫脱垂和尿瘘的主要病因、病理、护理评估及常见护理诊断/问题。

3. 了解不孕症、子宫内膜异位症、子宫腺肌病、子宫脱垂和尿瘘的护理目标及护理评价。了解实施辅助生殖技术病人的护理。

【能力目标】

1. 运用护理程序为不孕症、子宫内膜异位症、子宫腺肌病、子宫脱垂和尿瘘的病人进行护理评估，提出常见护理诊断/问题，制订护理计划。

2. 运用所学知识对不孕症、子宫内膜异位症、子宫腺肌病、子宫脱垂和尿瘘的病人提供健康指导。

3. 具有良好的人际沟通能力，较强的责任心，能将掌握的专业技术转化为从事临床护理、社区护理的职业本领。

【思政目标】

1. 培养学生全面的综合素质、爱岗敬业、奉献精神、劳动精神、工匠精神及创新思维。

2. 重视护理伦理，自觉尊重护理对象的人格，保护护理对象的隐私，尤其是不孕症病人的隐私。

3. 具有从事护理工作的健康体质、健全人格、良好的心理素质、社会适应能力和职业生涯发展能力。

导　言

育龄夫妇每个月经周期的妊娠率约为 25%，85%～90% 的夫妇能够在 1 年内妊娠。不孕症具有时间性，由多种病因导致，诊断流程繁多，需要夫妇双方明确病因，通过纠正盆腔因素、诱导排卵或利用辅助生殖技术帮助受孕获得后代。辅助生殖技术正迅猛发展，同时也带来了一些伦理和法律问题，需要严格监督管理。

思政课堂

要锚定 2035 年建成文化强国的战略目标，坚持马克思主义这一根本指导思想，植根博大精深的中华文明，顺应信息技术发展潮流，不断发展具有强大思想引领力、精神凝聚力、价值感召力、国际影响力的新时代中国特色社会主义文化，不断增强人民精神力量，筑牢强国建设、民族复兴的文化根基。

任务一 不孕症

PPT 17-1

夫妻二人,男方43岁,女方37岁,结婚4年,未采取任何避孕措施未孕,遂到我院生殖科就诊,经门诊实验室检查,结果显示男方少精症、弱精症及精子指数不全;女方身高165 cm,体重110 kg,患多囊卵巢综合征。夫妻二人很焦虑。

任务:1.该夫妇不孕的原因有哪些?

2.护士应为病人提供哪些整体护理措施?

女性未避孕,正常性生活至少12个月未受孕称为不孕症,男性则称为不育症。不孕症分为原发性和继发性两类,既往从未妊娠者为原发性不孕,既往有过妊娠而后发生的不孕称继发性不孕。与不可逆的不生育不同,不孕不育症是一个具有时间性的相对概念,是一组由多种病因导致的生育障碍状态。我国不孕症发病率为7%～10%。

【病因分类】

(一)女方因素

1.盆腔因素 导致继发性不孕的最主要原因,约占女性不孕因素的35%。

(1)输卵管病变:盆腔粘连、盆腔炎症及其后遗症,包括盆腔炎症(如沙眼衣原体、淋病奈瑟球菌、结核分枝杆菌等引起的感染,阑尾炎或产后、术后继发的感染)、盆腔手术后粘连导致的输卵管梗阻、周围粘连、积水和功能受损等。

(2)子宫体病变:主要包括子宫黏膜下肌瘤、肌壁间肌瘤、子宫腺肌病、宫腔粘连及子宫内膜息肉等。

(3)子宫颈因素:子宫颈管先天性异常、闭锁或狭窄,子宫颈黏液异常等。

(4)子宫内膜异位症:典型症状为痛经、小腹疼痛等,也可导致不孕。

(5)先天生殖系统发育畸形:包括纵隔子宫、双角子宫、双子宫、先天性输卵管发育畸形、先天性子宫颈发育异常等。

2.排卵障碍 占女性不孕因素的25%～35%。常见原因如下。

(1)下丘脑病变:下丘脑-垂体-卵巢轴功能紊乱导致无排卵。

(2)卵巢病变:如卵巢早衰、卵巢发育不良、多囊卵巢综合征、卵巢肿瘤等。

(3)其他内分泌性疾病:如甲状腺功能异常、肾上腺功能异常等。

3.免疫功能异常 可导致不孕。

(二)男方因素

占30%～40%。

1.精液异常 无精、弱精、少精、精子畸形以及单纯性精浆异常等。

2.性功能障碍 外生殖器发育不良、勃起障碍、早泄、不射精或逆行射精等。

3.免疫因素 目前临床无明确诊断标准。

(三)不明原因性不孕症

夫妇双方经不孕常规检查,均未发现异常,为不明原因性不孕症。不明原因性不孕症是一种生育力低下的状态,男、女双方因素均不能排除,占不孕症人群的10%～20%。可能病因包括免疫、隐性输卵管、潜在的卵母细胞异常、受精障碍、胚胎发育阻滞、胚胎着床失败和遗传缺陷等。

【护理评估】

（一）健康史

1.女方 询问年龄、职业、个人生活习惯,仔细询问不孕相关病史。

2.男方 询问不育年限、性生活史、性交频率和时间,有无勃起和（或）射精障碍,近期不育相关检查和治疗经过。

3.男、女双方 询问结婚年龄、是否两地分居、性生活情况、烟酒嗜好等。询问家族中有无出生缺陷史。

（二）检查程序

符合不孕（育）症的夫妇,建议双方同时就诊,主要根据病史、排卵功能、输卵管通畅性和男方精液等检查明确病因。

1.男方检查

（1）体格检查:包括全身检查和生殖系统检查。

（2）精液分析:不孕（育）症夫妇首选的检查项目。需行2～3次精液检查,以明确精液质量。

（3）其他辅助检查:包括激素检测、生殖系统超声检查和遗传筛查等。

2.女方检查

1）体格检查 全身检查需评估体格发育及营养状况,妇科检查依次检查外阴发育、阴毛分布、阴蒂大小、阴道和子宫颈,注意有无异常排液和分泌物,子宫位置、大小、质地和活动度,附件有无增厚、包块和压痛,直肠子宫陷凹有无触痛结节,下腹有无压痛、反跳痛和异常包块。

2）不孕相关辅助检查

（1）超声检查:①妇科超声检查,明确子宫和卵巢大小、位置、形态,有无异常结节或囊、实性包块回声。②排卵监测,计数直径为2～9 mm的窦状卵泡数,评估卵巢储备功能;监测优势卵泡发育情况及同期子宫内膜厚度和形态。

（2）激素测定:抗米勒管激素（AMH）是反映卵巢储备功能的有效指标。排卵障碍和年龄≥35岁女性均应于月经周期第2～4日测定FSH、LH、雌激素（E）、雄激素（T）、PRL和孕激素（P）的基础水平。

（3）输卵管通畅检查:子宫输卵管X线造影是评价输卵管通畅度的首选方法。应在月经干净后3～7日无禁忌证时进行。

（4）其他检查:①基础体温测定;②宫腔镜、腹腔镜检查;③染色体核型分析。

（三）治疗要点

充分考虑病人卵巢生理年龄,选择合理、安全、高效的个体化方案。病因明确者可针对病因选择相应治疗方案。

【常见护理诊断/问题】

1.知识缺乏 缺乏生殖健康相关知识,缺乏助孕技巧。

2.有长期低自尊的危险 与不孕症诊治过程中繁杂的检查、无效的治疗有关。

【护理目标】

（1）病人了解生殖健康相关知识,掌握助孕技巧。

（2）病人能够寻找自我控制的方法,能正确评价自我。

【护理措施】

（一）基础护理

1.饮食 指导夫妇双方加强营养,合理膳食,戒烟酒。

2.作息 嘱生活规律,适当运动,保证充足睡眠,避免熬夜。

3.日常监测 女性监测基础体温、排卵情况等。

（二）专科护理

1. 盆腔器质性病变病人护理

（1）输卵管病变：①协助医生做好期待疗法护理。②对行输卵管成形术者，做好术前准备及护理配合。③为病人做好辅助生殖技术助孕护理。

（2）子宫病变：配合医生进行药物或手术治疗以及辅助生殖技术助孕护理。

（3）卵巢肿瘤：做好手术准备及护理配合，术后病人可酌情自然试孕或利用辅助生殖技术助孕。

（4）子宫内膜异位症：协助医生进行腹腔镜手术及药物治疗配合，必要时进行辅助生殖技术助孕。

（5）生殖器结核：遵医嘱于结核活动期先行规范的抗结核治疗，药物作用期及药物敏感期需避孕。因盆腔结核导致有子宫和输卵管后遗症者，可在评估子宫内膜情况后决定是否行体外受精-胚胎移植（IVF-ET）助孕。

2. 诱导排卵病人护理 遵医嘱正确应用氯米芬（CC）、来曲唑（LE）、尿促性素（hMG）、绒促性素及溴隐亭诱导排卵。

3. 不明原因性不孕病人的护理 年龄＜35岁且不孕年限＜2年的女性，先进行期待治疗6～12个月，仍未孕者应进行积极治疗。年龄＜35岁，行期待治疗后仍未孕的女性考虑诱发排卵联合宫腔内夫精人工授精，3～6个周期治疗仍未孕者可考虑进行体外受精-胚胎移植助孕。年龄＞35岁且不孕年限较长（＞3年）的女性，可以考虑诱发排卵联合宫腔内夫精人工授精或直接行体外受精-胚胎移植助孕。

4. 采用辅助生殖技术助孕的病人护理 协助医生开展人工授精、体外受精-胚胎移植及其衍生技术等助孕，严格执行辅助生殖技术相关法律法规及护理操作规程。

（三）心理护理

（1）指导不孕（育）症夫妇调节情绪，加强锻炼，避免精神高度紧张。

（2）指导不孕（育）症夫妇与家人沟通并相互交流，缓解焦虑和自卑。

（3）为不孕（育）症夫妇提供不孕（育）症的相关信息，指导其按程序检查、规范治疗。

（四）健康指导

（1）宣传性生活基本知识。

（2）指导不孕（育）症夫妇保持健康状态，及时治疗影响妊娠的疾病。

（3）提示不孕症治疗结局：①治疗成功，发生妊娠。②治疗失败，妊娠丧失。③治疗失败，停止治疗。

任务二　辅助生殖技术及护理

PPT 17-2

情景导入

病人，女，39岁，初婚13年，生育史：0-0-7-0，夫妻未采取任何避孕措施，自然流产4次，人工流产2次，输卵管妊娠破裂1次，现无子女，到生殖科就诊。门诊实验室检查：男方少精、弱精、精子指数不全。女方全身检查无异常，妇科检查：宫腔通畅，双侧输卵管切除。夫妻来院拟采取医学助孕。

任务：1. 该病人还需做哪些检查？

2. 护士应为病人提供哪些护理措施？

辅助生殖技术（ART）也称医学助孕，指在体外对配子和胚胎采用显微操作等技术，帮助不孕不育夫妇受孕的一组方法，包括人工授精、体外受精-胚胎移植及其衍生技术等。

【常用辅助生殖技术】

(一)人工授精

人工授精(AI)是将精子通过非性交方式注入女性生殖道内使其受孕的一种技术。包括夫精人工授精(AIH)和供精人工授精(AID)。

1.适应证 具备正常发育的卵泡、正常范围的活动精子数目、健全的女性生殖道结构、至少1条通畅的输卵管的不孕(育)症夫妇,可以实施人工授精治疗。临床以宫腔内人工授精(IUI)最为常用。

2.IUI常规流程 将精液洗涤处理后,去除精浆,取0.3～0.5 ml精子悬浮液,在女方排卵期间,通过导管经子宫颈注入宫腔内。

(二)体外受精-胚胎移植

体外受精-胚胎移植(IVF-ET)指从卵巢内取出卵子,在体外与精子受精并培养3～5日,再将发育到卵裂球期或囊胚期的胚胎移植到宫腔内的过程,俗称"试管婴儿"。1978年世界第一例"试管婴儿"诞生。1988年,中国大陆第一例"试管婴儿"诞生。

1.适应证 输卵管性不孕症、子宫内膜异位症、排卵障碍、男性因素不育症、不明原因不孕症及子宫颈因素致不孕症等。

2.主要步骤 ①药物刺激卵巢、监测卵泡至发育成熟。②经阴道超声引导下取卵。③将卵母细胞和精子在模拟输卵管环境的培养液中受精,受精卵在体外培养3～5日。④形成卵裂球期或囊胚期胚胎,再移植入宫腔内。⑤同时进行黄体支持。⑥剩余胚胎冷冻保存,亦可酌情全胚冷冻,在以后的月经周期中解冻胚胎移植。胚胎移植2周后测血或尿hCG水平确定妊娠,移植4周后行超声检查,以确定是否为子宫内临床妊娠。

3.控制性超促排卵(COH) 用药物在可控制范围内诱发多个卵泡同时发育和成熟,以获得更多高质量卵子,从而获得更多可供移植胚胎,提高妊娠率。

(三)卵胞质内单精子注射

卵胞质内单精子注射是在显微操作下将精子直接注射到卵细胞胞质内,卵子可正常受精并发生卵裂,诞生婴儿。

1.适应证 严重少精子症、弱精子症、畸形精子症,不可逆的梗阻性无精子症,体外受精失败,精子顶体异常,以及需行植入前遗传学检测(PGT)的夫妇。

2.主要步骤 药物刺激排卵和卵泡监测同体外受精过程,后行经阴道超声引导下穿刺取卵,去除卵丘颗粒细胞,在高倍倒置显微镜下行卵母细胞质内单精子显微注射授精,胚胎体外培养、胚胎移植及黄体支持同体外受精(图17-1)。

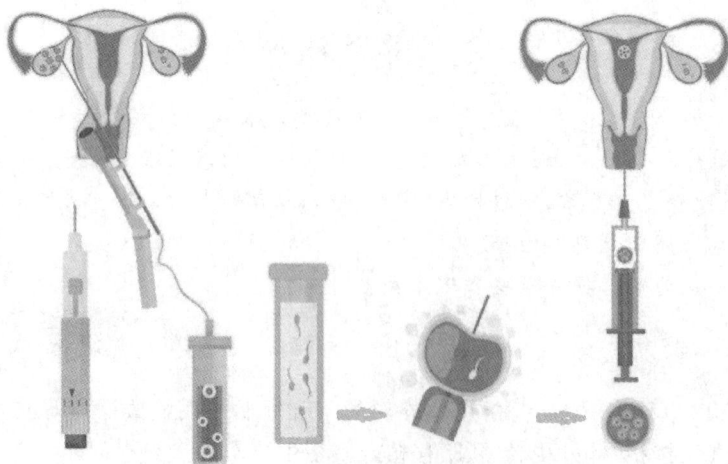

扫码看彩图

图17-1 卵胞质内单精子注射示意图

（四）胚胎植入前遗传学检测（PGT）

1. 适应证 该技术目前在临床上主要用于单基因相关遗传病、染色体病、性连锁遗传病及可能生育异常患儿的高风险人群等。

2. 技术步骤 ①从体外受精第 3 日的胚胎或第 5 日的囊胚取 1～2 个卵裂球或部分滋养层细胞，进行细胞和（或）分子遗传学检测。②筛选出核型异常和（或）携带致病基因突变的胚胎。③移植正常核型和（或）基因型的胚胎，得到健康后代。

3. 禁忌证 ①目前基因诊断不明或基因定位不明的遗传病。②性别、外貌、身高、肤色等非疾病性状的选择。③违反法律或传统道德的情况。

（五）配子移植术

配子移植术是将男、女生殖细胞取出，经适当的体外处理后移植入女性体内的一类助孕技术。

目前应用较多的是经阴道行宫腔内配子移植术（GIUT），其特点是操作简便，主要适用于双侧输卵管梗阻、缺失或功能丧失者。随着体外培养技术的日臻成熟，配子移植术的临床使用逐渐减少。对于经济比较困难或者反复施行体外受精-胚胎移植失败的病人，GIUT 可作为备选方案之一。

知识拓展

辅助生殖技术在女性生育力保存中的应用

化疗、放疗及生殖器官手术等均会导致肿瘤病人的生育能力损伤，甚至完全丧失，因此，年轻肿瘤病人的生育力保存需求日益凸显。在肿瘤治疗前，可借助辅助生殖技术（如胚胎冷冻、卵子冷冻、卵巢组织冷冻等技术）保存女性肿瘤病人的生育力。

【常见并发症及护理】

（一）卵巢过度刺激综合征（OHSS）

1. 概述 卵巢过度刺激综合征是指诱导排卵药物刺激卵巢后，多个卵泡发育、雌激素水平过高，引起全身血管通透性增加、血液中水分进入体腔和血液成分浓缩等血流动力学病理改变，hCG 水平升高会加重病理进程。

2. 护理要点 ①预防：查阅实施辅助生殖技术（ART）的不孕（育）症夫妇的基本资料，采取个体化促排卵、全胚冷冻等策略，预防 OHSS 发生。指导病人避免剧烈运动、体位突变等，降低附件扭转的发生风险。②早期护理：详细评估，早期发现，OHSS 症状发生后，及时配合治疗，做好相关护理。明确治疗原则以增加胶体渗透压扩容为主，防止血栓形成等严重并发症，辅以改善症状和支持治疗。

（二）多胎妊娠

1. 概述 多个胚胎移植会导致多胎妊娠发生率增加。多胎妊娠可增加母儿并发症，如流产、早产、低体重儿、妊娠期高血压、产后出血等。我国在 2003 年首次颁布《人类辅助生殖技术规范》时，将移植胚胎数目限制在 3 枚以内。

2. 护理要点 严格遵循我国《人类辅助生殖技术规范》，每周期移植胚胎的总数不超过 3 个，其中 35 岁以下第一次助孕周期不得超过 2 个。对于 3 胎及以上妊娠者，可在孕早期或孕中期实施选择性胚胎减灭术。

（三）器官损伤

1. 常见类型 邻近盆腔器官损伤包括膀胱损伤、输尿管损伤、输尿管阴道瘘、肠管损伤、子宫损伤等，以膀胱损伤最常见。

2. 护理要点 首先要预防损伤，熟悉解剖结构，嘱病人于取卵前排空膀胱，术中选择合理取卵径线，加强责任心。一旦出现损伤，嘱其增加饮水量。必要时留置导尿管及行膀胱冲洗。持续出血者需急诊行膀胱镜下止血。

（四）其他并发症

1. 早期并发症 与辅助生殖技术相关的并发症常见的还有取卵后出血、感染、异位妊娠与多部位妊娠等。取卵后出血以阴道出血最常见，感染可表现为盆腔脓肿或脓毒血症，异位妊娠以输卵管妊娠最常见，多部位妊娠以复合妊娠（宫内合并宫外妊娠）最常见。

护理要点：辅助生殖技术中要特别注意观察是否发生异位妊娠、多部位妊娠，行超声检查时不仅要关注宫内情况，也要关注宫旁及附件区情况，做到早发现、早诊断、早治疗和早护理。

2. 远期并发症 辅助生殖技术是否会增加不孕症妇女远期恶性肿瘤（如卵巢癌、子宫内膜癌、乳腺癌、甲状腺癌等）发生风险，近年来逐渐成为生殖医学关注的热点。

因此，为不孕（育）症夫妇提供个体化的护理非常必要。辅助生殖技术日趋成熟，但其并发症不仅会影响妊娠结局，还会影响生活质量甚至生命健康，同时因涉及伦理、法规和法律问题，护士应严格遵循护理管理准则和规范。

（五）心理护理

关注辅助生殖技术对不孕症妇女造成的情感和精神压力，理解不孕及其治疗对不孕（育）症夫妇的共同影响和对不孕症妇女的心理影响，耐心讲解每一种辅助生殖技术的适应证、禁忌证、常见并发症及危害，与不孕（育）症夫妇进行良好沟通。同时，了解不孕症妇女常用的心理应对方式，帮助不孕症妇女寻找更加适宜的应对方式，以应对不同辅助生殖技术不同周期的心理应激，提高生活质量和婚姻质量。

任务三　子宫内膜异位性疾病

PPT 17-3

情景导入

病人，女，32岁，已婚未育，病人因"痛经，月经周期不规律，不孕一年余"入院。病人于一年前出现痛经，并伴有经期延长，不孕，后来痛经逐渐加重，不能忍受，口服止痛剂不能缓解，严重影响日常生活和工作，遂入院治疗。

任务：1. 评估病人痛经的主要原因。

　　　2. 入院后该病人首要护理任务是什么？

　　　3. 病人最佳治疗方案是什么？如何进行健康指导？

一、子宫内膜异位症

子宫内膜异位性疾病包括子宫内膜异位症和子宫腺肌病，两者均由具有生长功能的子宫内膜异位所致，常可并存。子宫内膜腺体和间质出现在子宫体以外的部位时，称为子宫内膜异位症（EMT），简称内异症。异位内膜可侵袭全身任何部位，以卵巢、子宫骶韧带较常见，绝大多数位于盆腔脏器和壁腹膜，故有盆腔子宫内膜异位症之称。

【发病相关因素】

子宫内膜异位症病因尚未阐明，目前主要的学说如下。①子宫内膜异位种植学说：该学说认为子宫内膜可通过经血逆流、医源性种植、经淋巴及静脉向远处播散等异位种植。②体腔上皮化生学说。③诱导学说。④遗传学说。⑤免疫及炎症学说等。

【病理】

1. 巨检 卵巢最易被异位内膜侵犯。卵巢异位病灶分微小病灶型和典型病灶型。微小病灶型属早期，位于卵巢浅表皮层，呈红色、紫蓝色、褐色斑点或数毫米大的小囊。病变发展，异位内膜侵犯卵巢皮质并在其内生长、反复发生周期性出血，形成单个或多个囊肿型典型病灶，称卵巢子宫内膜异位囊肿，囊肿大小不一,囊肿内含暗褐色巧克力样糊状陈旧血性液体,又称卵巢巧克力囊肿。

2. 镜检 典型的异位内膜组织在镜下可见子宫内膜上皮、腺体、内膜间质、纤维素及出血等成分。

【主要临床表现】

典型症状为继发性痛经、进行性加重。

【护理评估】

(一)健康史

询问病人年龄、月经史、生育史,了解有无人工流产、剖宫产和输卵管通液手术史。

(二)身体状况

1. 症状

(1)下腹痛和痛经:疼痛是子宫内膜异位症的主要症状,典型症状为继发性痛经、进行性加重。疼痛多位于下腹、腰骶及盆腔中部,有时放射至会阴部、肛门及大腿,月经来潮时出现,持续至整个经期。少数病人可表现为持续性下腹痛,经期加剧。

(2)不孕:子宫内膜异位症病人不孕率达40%。

(3)月经异常:15%～30%病人有经量增多、经期延长或月经淋漓不尽。

(4)性交痛:多见于直肠子宫陷凹有异位病灶或局部粘连使子宫后倾固定者。一般表现为深部性交痛。

(5)慢性盆腔痛:少数病人表现为慢性盆腔痛,经期加重。

(6)其他特殊症状:①手术瘢痕异位症病人,在剖宫产或会阴切开术后数月至数年,出现周期性瘢痕处疼痛,在瘢痕深部扪及剧痛包块。②卵巢子宫内膜异位囊肿破裂者,囊内容物流入盆腹腔引起突发性剧烈腹痛,伴恶心、呕吐及肛门坠胀。

2. 体征 ①妇科检查,较大的卵巢子宫内膜异位囊肿可扪及与子宫粘连的肿块。②囊肿破裂时,腹膜刺激征阳性。③典型的盆腔子宫内膜异位症,双合诊检查时子宫后倾固定;子宫一侧或两侧可触及与子宫相连的囊性包块,活动度差,有轻压痛;直肠子宫陷凹或子宫骶韧带等部位可扪及触痛性结节。④阴道窥器检查可发现局部隆起的结节或紫蓝色斑点。

(三)心理-社会状况

疼痛影响生活、工作,药物疗程长、不良反应大,均给病人造成很大的精神压力。加之不孕或担心手术影响生理功能,会使病人焦虑、情绪低落。

(四)辅助检查

1. 腹腔镜检查 目前国际公认的子宫内膜异位症诊断的最佳方法。腹腔镜检查是确诊盆腔子宫内膜异位症的标准方法。在腹腔镜下见到典型病灶或对可疑病变进行活组织检查即可确诊。

2. 影像学检查 阴道或腹部B超检查,是鉴别卵巢子宫内膜异位囊肿和阴道直肠隔子宫内膜异位症的重要方法,可确定异位囊肿位置、大小和形状。盆腔CT和MRI对盆腔子宫内膜异位症有诊断价值。

3. 生物标志物检查 子宫内膜异位症病人可有血清糖类抗原125(CA125)水平升高,重症病人更明显。

(五)治疗原则

根据病人年龄、症状、病变部位和范围以及对生育的要求等选择个体化治疗。

【常见护理诊断/问题】

1. 慢性疼痛 与异位内膜出血刺激有关。

2. 焦虑 与不孕、病程长及药物不良反应有关。

【护理目标】

(1)病人自述疼痛减轻或消失。

(2)病人焦虑减轻,积极配合医疗护理。

【护理措施】

(一)病情监测

监测疼痛及月经情况。观察药物疗效及不良反应。观察手术病人伤口愈合情况。

(二)专科护理

1. 期待治疗病人护理 ①嘱定期随访。②对痛经病人,遵医嘱给予前列腺素合成酶抑制剂(吲哚美辛、萘普生、布洛芬等)。③对希望生育者,配合医生行不孕各项检查,手术处理病灶,促使其尽早受孕。

2. 药物治疗病人护理 包括抑制疼痛的对症治疗、抑制雌激素合成使异位内膜萎缩、以阻断下丘脑-垂体-卵巢轴的刺激和出血周期为目的的性激素治疗。采用假孕或假绝经性激素疗法为临床治疗子宫内膜异位症常用方法。常用药物有孕激素,如地诺孕素、甲羟孕酮、地屈孕酮等;口服避孕药或米非司酮;促性腺激素释放激素激动剂(GnRH-a),如亮丙瑞林、戈舍瑞林;雄激素衍生物,如孕三烯酮、达那唑等。应向病人讲解药物相关知识,使其了解药物的治疗作用,明确使用剂量、服用时间、不良反应及注意事项。

3. 手术治疗病人护理 适用于药物治疗后症状不缓解或加剧,或生育功能未恢复者。腹腔镜手术是本病首选手术方法,目前认为以腹腔镜确诊、手术+药物为子宫内膜异位症的金标准。手术方式有保留生育功能手术、保留卵巢功能手术和根治性手术。做好手术准备及护理。

(三)心理护理

(1)鼓励病人树立战胜疾病的信心,缓解焦虑、恐惧,保持愉悦心情。

(2)为病人提供子宫内膜异位症的相关知识,强调坚持规范治疗的重要性,保证治疗效果。

(3)除根治性手术外,其他手术复发率高。在治疗和随访过程中需观察病人的心理反应和应激状况。

(四)健康指导

1. 防止经血逆流 ①告知先天性生殖道畸形(如无孔处女膜、阴道横隔、子宫颈闭锁等)病人及早住院手术治疗,以免经血逆流入腹腔。②月经期禁止性生活。③经期一般不做阴道检查,如若需要,避免重力挤压子宫。

2. 指导妊娠和避孕 对于有痛经症状的生育期女性,指导其适龄结婚或口服避孕药避孕,减少子宫内膜异位症发生风险。

3. 防止医源性异位内膜种植 ①告知病人尽量避免多次宫腔手术操作。行人工流产负压吸引术时,医护人员应避免宫腔负压过高,以免突然拔出吸管而使血液和子宫内膜碎片被吸入腹腔。②月经期前禁做子宫颈及阴道手术,如激光、微波、冷冻治疗等,防止经血中子宫内膜碎片种植于手术创面。③经前期和月经期禁止做输卵管通畅试验,以免子宫内膜碎片被推入腹腔。④行剖宫产术或剖宫取胎术时,医护人员应用纱布垫保护好子宫切口周围术野,以防宫腔内容物溢入腹腔或腹壁切口;缝合子宫壁时避免缝线穿过子宫内膜层;关腹后冲洗腹壁切口,防止子宫内膜碎片种植于腹腔或腹壁。

二、子宫腺肌病

子宫内膜腺体和间质侵入子宫肌层生长,称为子宫腺肌病。多见于 30～50 岁经产妇,约半数合并子宫肌瘤,15% 同时合并子宫内膜异位症。

【病理】

异位子宫内膜在子宫肌层的生长方式有弥漫性和局限性两种。

1. 弥漫型 多见。累及后壁者居多,子宫呈均匀性增大,前后径增大明显,呈球形,一般不超过 12 周妊娠子宫大小。剖面见子宫肌壁显著增厚且硬,无旋涡状结构,肌壁中见粗厚肌纤维带和微囊腔,腔内偶有陈旧血液。

2. 局限型 少数腺肌病病灶呈局限性生长,形成结节或团块,似肌壁间肌瘤,称为子宫腺肌瘤。子宫腺肌瘤与周围肌层无明显界限,手术时难以剥出。

镜检特征为肌层内有呈岛状分布的异位内膜腺体和间质。对孕激素无反应或不敏感。

【护理评估】

(一)健康史

询问病人年龄、生育史。评估病人有无与子宫腺肌病密切相关因素:①多次妊娠和分娩。②人工流产。③慢性子宫内膜炎。

(二)身体状况

1.症状 主要症状为经量过多、经期延长和逐渐加重的进行性痛经,疼痛位于下腹正中,常于经前1周开始出现,至月经结束终止。

2.体征 妇科检查可见子宫均匀增大或有局限性结节隆起,质硬、有压痛,经期压痛更甚。

(三)心理-社会状况

病人常有恐惧、焦虑和担忧。

(四)辅助检查

影像学检查有一定帮助,可酌情选择。确诊依赖于病理检查。

(五)治疗要点

治疗视症状、年龄和生育要求而定。

(1)症状轻、有生育要求或近绝经期者,可试用达那唑、孕三烯酮或 GnRH-a 治疗,以缓解症状,但效果欠佳。

(2)年轻或希望生育的子宫腺肌病病人,可试行病灶挖除术。

(3)症状严重、无生育要求或药物治疗无效者,可行全子宫切除术。

(4)经腹腔镜骶前或骶骨神经切除术亦可治疗痛经。

【护理要点】

1.遵医嘱用药,配合治疗 对服用达那唑、孕三烯酮或应用 GnRH-a 的病人,严格遵医嘱用药,向病人说明用药目的、方法,观察药物疗效和不良反应。应用 GnRH-a 治疗的病人,注意骨丢失风险,遵医嘱给予反向添加治疗和补充钙剂。发现异常及时报告医生处理。

2.手术病人护理 做好术前准备、术中配合及术后护理。

任务四 女性盆底功能障碍性疾病及生殖器官损伤疾病

PPT 17-4

情景导入

病人,女,64岁,绝经15年,绝经后无异常阴道出血。5年前于劳累、久坐、久蹲、大笑、打喷嚏后自觉外阴脱出一肿物,约核桃大小,休息后可自行回纳,未治疗。1年来外阴肿物逐渐增大,增大约拳头大小,不能回纳,伴尿频、尿急、腰酸等症状,遂入我院治疗。

提问:1.根据临床表现评估该病人患有何种疾病。

2.入院后该病人的首要护理任务是什么?

3.病人最佳治疗方案是什么?如何进行健康指导?

女性盆底功能障碍性疾病又称盆底缺陷或盆底支持组织松弛,是各种病因导致的盆底支持结构缺陷或退化、损伤及功能障碍造成的疾病,包括盆腔器官脱垂(如子宫脱垂、阴道穹隆脱垂等)、尿瘘、粪瘘、生殖道损伤等。本任务主要阐述子宫脱垂及尿瘘。

一、子宫脱垂

子宫从正常位置沿阴道下降,子宫颈外口达坐骨棘水平以下,甚至子宫全部脱出于阴道口外,称子宫脱垂。子宫脱垂常伴有阴道前壁和后壁膨出。

【病因】

1.分娩损伤 子宫脱垂最主要的原因。在分娩过程中,特别是阴道助产或第二产程延长者,盆底肌、筋膜以及子宫韧带均过度延伸而其支撑力量削弱。若产后过早参加重体力劳动,将影响盆底组织张力的恢复,导致子宫脱垂。

2.长期腹压增加 长期慢性咳嗽,便秘,经常举重物以及盆腹腔的巨大肿瘤、腹腔积液、腹型肥胖等,均可使腹压增加,导致子宫脱垂。

3.盆底组织发育不良或退行性变 先天性盆底组织发育不良或营养不良、绝经后出现盆底支持结构萎缩退化也可导致子宫脱垂。

【主要临床表现】

腰骶部酸痛或下坠感。

【护理评估】

(一)健康史

询问病人生育史、分娩经过,了解有无引起子宫脱垂的病因。

(二)身体评估

1.症状

(1)腰骶部酸痛或下坠感:轻者多无自觉症状。重者因下垂子宫对子宫韧带的牵拉及盆腔充血,病人不同程度的腰骶部酸痛或下坠感,劳累或站立过久时症状明显,卧床休息后症状减轻。

(2)压迫症状:重度病人常伴有排尿、排便困难。部分病人出现尿潴留或压力性尿失禁,随膨出加重,病人可出现排尿困难、尿路感染。

(3)肿物自阴道脱出:在腹压增加时有肿物自阴道口脱出,有的能自行回纳,有的经手不能回纳。长期摩擦可引起子宫颈溃疡,甚至出血、感染。

2.体征 不能回纳的子宫脱垂病人常伴有阴道前后壁膨出、阴道黏膜增厚角化、子宫颈肥大并延长。临床检查以病人平卧用力向下屏气时子宫下降的程度,将子宫脱垂分为三度(图17-2)。

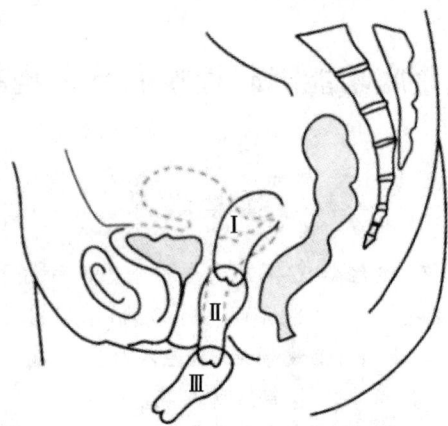

扫码看彩图

图 17-2 子宫脱垂分度

(1)Ⅰ度:①轻型:子宫颈外口距处女膜缘<4 cm,未达处女膜缘。②重型:子宫颈已达处女膜缘,阴道口可见子宫颈。

(2)Ⅱ度:①轻型:子宫颈脱出阴道口,子宫体仍在阴道内。②重型:子宫颈和部分子宫体脱出阴道口。

(3)Ⅲ度:子宫颈和子宫体全部脱出阴道口外。

(三)心理-社会状况

由于长期的盆腔器官脱出,病人行动不便、不能从事体力劳动、大小便异常、性生活受到影响,病人常有情绪低落、焦虑、烦躁,甚至悲观失望。评估病人的感受及社会家庭对诊疗的支持程度。

(四)治疗原则

有症状者采用保守治疗或手术治疗。治疗以安全、简单和有效为原则。

【护理诊断】

1.焦虑 与子宫脱垂影响正常生活及担心手术效果有关。

2.慢性疼痛 与子宫脱垂牵拉韧带、子宫颈和阴道溃疡有关。

【护理目标】

(1)病人能表达焦虑的原因,并能积极应对,使焦虑减轻,情绪稳定,积极配合治疗。

(2)病人能应用减轻疼痛的方法,出院后疼痛减轻或消失。

【护理措施】

(一)基础护理

嘱病人加强营养,合理安排休息和工作,避免重体力劳动。积极治疗便秘、慢性咳嗽及腹腔巨大肿瘤等增加腹压的疾病。教会病人盆底肌肉锻炼方法。盆底肌肉(肛提肌)锻炼也称为 Kegel 运动,指导病人行收缩肛门运动,用力使盆底肌肉收缩 3 s 以上后放松,每次 10～15 min,每日 2～3 次。

(二)病情监测

观察子宫脱垂程度,注意阴道分泌物的颜色、性状、气味,以及是否有非月经的血性分泌物等。

(三)专科护理

应用子宫托治疗的病人,应选择大小适宜的子宫托,在使用子宫托前进行试戴。

1.放置子宫托 放置前嘱病人排尽大小便,洗净双手,取半卧位或蹲位,分开两腿。一手持托柄,使托盘呈倾斜位进入阴道,向阴道顶端旋转推进,直至托盘达子宫颈,然后屏气使子宫下降,同时手向上推托柄,使托盘牢牢地吸附在子宫颈上,再转动托柄使其弯度朝前正对耻骨弓即可。

2.取出子宫托 取托姿势同放托。洗净双手,手指捏住子宫托柄,上下左右轻轻摇动,等负压消失后向后外牵拉,即可使子宫托滑出阴道。温水洗净、擦干后,放进消毒杯内备用。

3.注意事项 ①放置前阴道应有一定水平的雌激素作用。绝经后妇女可选用阴道雌激素霜剂,一般在用子宫托前 4～6 周开始应用,并在放托的过程中长期使用。②子宫托应每日早上放入阴道,睡前取出消毒后备用,避免放置过久压迫生殖道而致糜烂、溃疡,甚至坏死造成生殖道瘘。③保持阴道清洁,月经期和妊娠期停止使用。④上托以后,分别于第 1 个月、第 3 个月、第 6 个月时到医院检查 1 次,以后每 3～6 个月到医院检查 1 次。

(四)手术病人护理

术后病人应卧床休息 7～70 日;留置导尿管 10～14 日;避免做增加腹压动作。可应用缓泻剂预防便秘。每日行外阴擦洗。注意观察阴道分泌物的特点。适当应用抗生素预防感染。其他护理同一般会阴部手术的病人。

(五)心理护理

关心病人,理解病人的痛苦,耐心进行心理疏导。讲解子宫脱垂相关知识,解答病人问题,鼓励病人积极治疗。与家属沟通,争取家属最大支持。

(六)健康指导

1.预防指导 指导产妇积极进行产后锻炼,避免重体力劳动。积极治疗慢性咳嗽、便秘等疾病。提倡晚婚晚育,防止生育过多、过密。

2.出院指导 术后病人休息 3 个月,禁止性生活及盆浴。半年内避免重体力劳动。术后 2 个月复查伤口愈合情况。3 个月后再复查,医生确认治愈后方可恢复性生活,注意避孕。

二、尿瘘

由各种原因导致生殖器官与其毗邻器官之间形成异常通道,称为生殖道瘘。临床上以尿瘘(又称尿生殖瘘)最常见。

尿瘘是指生殖道和泌尿道之间形成异常通道,尿液自阴道排出,不能控制。根据尿瘘发生的部位分为膀胱阴道瘘、膀胱子宫颈瘘、尿道阴道瘘、膀胱尿道阴道瘘、膀胱子宫颈阴道瘘、输尿管阴道瘘及膀胱子宫瘘等。

【病因】

1.产伤 多因难产处理不当导致。有坏死型和创伤型两类。坏死型尿瘘是由于骨盆狭窄或头盆不称，产程过长，产道软组织受压过久，局部组织缺血坏死脱落而形成。创伤型尿瘘是由产科助产手术操作不当直接损伤导致。创伤型尿瘘远多于坏死型尿瘘。

2.妇科手术创伤 多因手术时组织粘连或操作不细致而误伤膀胱、尿道或输尿管，造成尿瘘。

3.其他 晚期生殖系统或膀胱癌肿、膀胱结核、膀胱结石、生殖器官肿瘤放疗、长期放置子宫托等也可导致尿瘘。

【主要临床表现】

最常见、最典型的临床症状为阴道无痛性持续流液。

【护理评估】

(一)健康史

详细询问病人，了解其有无肿瘤、结核病、接受放疗等病史。了解病人有无难产及盆腔手术史，找出病人发生生殖道瘘的原因。

(二)身体评估

1.漏尿 产后或盆腔手术后出现阴道无痛性持续性流液是最常见、最典型的临床症状。根据瘘孔的位置，可表现为持续性漏尿、体位性漏尿、压力性尿失禁或膀胱充盈性漏尿等。漏尿发生时间因病因不同而异，坏死型尿瘘多在产后及术后3～7日开始漏尿；手术直接损伤者术后即开始漏尿；使用能量器械所致者常在术后1～2周发生漏尿；广泛性子宫切除的病人常在术后10～21日发生漏尿，多为输尿管阴道瘘；放射性损伤所致漏尿发生时间晚且常合并粪瘘。

2.外阴瘙痒和疼痛 感染和尿液刺激、浸渍，可引起外阴部瘙痒和烧灼痛，外阴呈皮炎改变。若一侧输尿管下段断裂导致阴道漏尿，由于尿液刺激阴道一侧顶端，周围组织增生，妇科检查可触及局部增厚。

3.尿路感染 合并尿路感染者有尿频、尿急、尿痛及下腹部不适等症状。

(三)心理-社会评估

病人由于漏尿影响正常生活，表现为不愿意出门、与他人接触减少，常伴有无助感、自卑感。家属和其他周围人群的不理解加重了病人的自卑、失望等。了解病人及其家属的感受，有助于缓解护理对象的负性情绪。

(四)辅助检查

1.亚甲蓝试验 将3个棉球逐一放在阴道顶端、中1/3处和远端。用稀释的亚甲蓝溶液300 ml充盈膀胱，然后逐一取出棉球，估计瘘孔的位置。

2.靛胭脂试验 静脉注射靛胭脂5 ml，5～10 min见蓝色液体自阴道顶端流出者为输尿管阴道瘘。

3.膀胱镜、输尿管镜检查 了解膀胱容积、黏膜情况。

4.影像学检查 如静脉肾盂造影、泌尿系统X线检查、CT、尿路造影。

5.肾图 可用于了解肾功能和输尿管功能情况。

(五)治疗原则

手术修补为主要治疗方法。

【护理诊断】

1.皮肤完整性受损 与尿液刺激所致非特异性外阴炎有关。

2.社交孤独 与长期漏尿，不愿与人交往有关。

3.自我形象紊乱 与长期漏尿引起的精神压力有关。

【护理目标】

(1)住院期间，病人外阴炎症得到有效控制。

(2)病人逐渐恢复正常生活和工作。

(3)病人理解尿瘘引起的身体变化,增强治愈的信心。

【护理要点】

(一)手术病人护理

1.术前准备 除按一般会阴部手术进行准备外,尿瘘病人应积极控制外阴炎症,为手术创造条件。

2.术后护理 术后保持会阴部清洁,积极预防咳嗽、便秘,并尽量避免下蹲等增加腹压的动作。

3.鼓励病人多饮水 应向病人解释限制饮水的危害,并指出多饮水可以达到稀释尿液、冲洗膀胱的目的,从而减少酸性尿液对皮肤和黏膜的刺激,缓解和预防外阴炎症。建议每日饮水不少于3000 ml。

4.指导病人选择手术治疗时间 手术损伤所致生殖道瘘应立即修补;其他原因所致的生殖道瘘修补失败后应等待3~6个月,待组织水肿消退、局部血液供应恢复正常再进行手术;放疗所致生殖道瘘应于12个月后再修补。先天性生殖道瘘病人应在15岁左右月经来潮后再行手术,过早手术易造成阴道狭窄。

(二)心理护理

充分理解病人的心理感受,做到耐心解释和用心安慰,指导病人家属关心、理解病人,告诉病人及其家属通过手术能治愈该病,让病人及其家属对治疗充满信心。

(三)出院指导

按医嘱应用抗生素或雌激素药物;禁止性生活3个月及重体力劳动;若手术失败,应教会病人保持外阴部清洁的方法,尽量避免对外阴部皮肤的刺激,告知病人下次手术的时间,让病人有信心再次手术。

→ **项目小结**

项目			学习要点
项目十七 妇科其他疾病病人的护理	任务一 不孕症 任务二 辅助生殖技术及护理	概念	女性未避孕,正常性生活至少12个月未受孕称为不孕症,男性则称为不育症。不孕症分为原发性和继发性两类,既往从未妊娠者称为原发性不孕,有过妊娠而后不孕者称为继发性不孕。
		主要原因及护理措施	①女性不孕最常见的原因是输卵管因素。②不孕病人夫妻双方均应检查。护士应针对病因为病人做好手术护理、诱导排卵的护理及辅助生殖技术助孕的护理。
	任务三 子宫内膜异位性疾病	概念	子宫内膜腺体和间质出现在子宫体以外的部位时,称为子宫内膜异位症(EMT),简称内异症。子宫内膜腺体和间质侵入子宫肌层生长,称为子宫腺肌病。
		主要症状及护理措施	①子宫内膜异位症的常见发生部位是卵巢和子宫骶韧带,主要症状是继发性、进行性加重的痛经,腹腔镜检查是目前诊断子宫内膜异位症的最佳方法。②结合本项目内容,学会经阴道手术病人的护理。
	任务四 女性盆底功能障碍性疾病及生殖器官损伤疾病	概念	子宫从正常位置沿阴道下降,子宫颈外口达坐骨棘水平以下,甚至子宫全部脱出于阴道口外,称子宫脱垂。 尿瘘是指生殖道和泌尿道之间形成异常通道,尿液自阴道排出,不能控制。
		主要原因及护理措施	①子宫脱垂的主要原因是分娩损伤,以病人平卧用力向下屏气时子宫下降的最低点为标准,将子宫脱垂分为三度,诱因包括产后过早体力劳动、蹲位、慢性咳嗽、便秘等。②结合本项目内容,学会经阴道手术病人的护理

→ 直通护考

扫码在线答题

(康迎春)

项目十八　妇产科手术病人的护理

学习目标

【知识目标】

1.掌握妇产科腹部、阴部手术病人的术前准备,术后安置体位和留置管的护理。

2.熟悉妇产科腹部、阴部手术病人的术前指导、术后病情监测和术后常见症状护理。

【能力目标】

学会妇产科手术病人的围术期护理。

【思政目标】

具有良好的职业素养和沟通能力,同情病人痛苦,保护病人隐私。

导　言

　　妇产科手术根据急缓程度,分为择期手术、限期手术、急诊手术。按手术途径分为腹部手术和外阴、阴道手术。腹部手术有剖宫产术、剖腹探查术、附件切除术、全/次全子宫切除术、广泛性全子宫切除术、盆腔淋巴结清扫术、肿瘤减灭术、腹腔镜手术、宫腔镜手术等。会阴部手术包括外阴癌根治术、处女膜切开术、前庭大腺脓肿切开引流术、外阴切除术、子宫颈手术、阴道成形术、会阴裂伤修补术、尿瘘修补术、子宫黏膜下肌瘤摘除术、阴式子宫切除术等。

　　手术既是治疗过程也是产生创伤的过程,存在风险。护士有责任做好护理工作,降低手术并发症发生风险,促进病人术后快速康复。

思政课堂

　　中国发展进入新的机遇和风险挑战并存、不确定难预料因素增多的时期。这就更加要求广大青年勇担时代重任,准备接受风高浪急甚至惊涛骇浪的重大考验,努力做到信念坚定、对党忠诚,勇于担当、善于作为,勤学苦练、增强本领,在激扬青春、奉献社会、开拓人生中焕发出青春的绚丽光彩。

任务一　腹部手术病人的护理

PPT 18-1

情景导入

病人,女,49岁,因性生活后分泌物带血6个月就诊。妇科检查:子宫颈见直径3 cm的菜花状赘生物,质脆,触之易出血。临床诊断:子宫颈癌ⅡA1期。医生拟行经腹广泛性子宫切除术及盆腔淋巴结切除术。

任务:请为该病人拟定护理措施。

一、腹部手术病人的术前护理

(一)照护支持

1. 饮食　指导病人进高热量、高蛋白、富含维生素饮食。贫血或营养不良者遵医嘱静脉补充营养或输新鲜血。

2. 休息　为病人提供安静、舒适的休养环境,保证充足睡眠。

(二)术前指导

1. 提供相关知识和信息　①向病人介绍病情及相关知识,让病人了解手术的必要性、重要性和术前准备的目的。②解释术前准备的内容及各项准备工作所需要的时间、必要的检查程序等,包括将如何接受检查、可能出现的不适感觉及应对措施等。

2. 指导适应性功能锻炼　①训练和教会病人胸式呼吸和有效咳嗽、咳痰的方法。②指导病人在他人协助下床上翻身、肢体运动及上下床的方法。③教会病人在床上使用便器。④要求病人在指导、练习后独立重复完成,直至确定病人完全掌握为止。⑤同时对病人家属进行预防术后并发症的宣教指导。

(三)术前准备

1. 监测生命体征　①术前3日,每8 h测量体温、脉搏、呼吸1次,每日测血压1次,如有异常应及时查明原因并报告医生,处理后再行手术。②若病人感冒、发热、月经来潮,应及时报告医生,以便推迟手术时间。

2. 纠正术前合并症　积极治疗和纠正相关内科合并症,如贫血、营养不良、糖尿病、高血压等,争取将病人身心状态调整至最佳。

3. 完善术前检查　确认术前检查项目的完整性,如血、尿、粪常规,心电图,肝肾功能,凝血时间,以及交叉配血试验报告和结果,确认无手术禁忌证。

4. 签署手术同意书　告知病人及其家属手术名称、范围及术中、术后可能发生的问题。让病人及其家属签署手术同意书并妥善保管。

5. 术前3日准备　涉及肠道的手术,如卵巢癌病人所做的肿瘤减灭术等,应于术前3日做肠道准备。①饮食:嘱病人进无渣半流质饮食2日,流质饮食1日。②抑制肠道内细菌生长:遵医嘱给予肠道抗生素,口服庆大霉素8万U,每日4次;甲硝唑0.4 g,每日3次。

6. 术前1日准备

(1)饮食:晚餐进流质饮食,午夜后禁食。

(2)皮试:了解病人有无药物过敏史,做青霉素、普鲁卡因皮试。

(3)输血准备:医生完整、准确填写用血预约申请单,护士采集病人血样,核准信息后装入专用备血试管,贴上与用血预约申请单联号一致的标签,由专人将标本、用血预约申请单、手术预约通知单一并送血库,并保证术中血源供应。

(4)阴道准备:适合有性生活、行经腹全子宫切除术的病人。阴道清洁:用肥皂液清洁阴道、子宫颈、穹隆部。阴道消毒:术前用 0.05% 聚维酮碘溶液或 1:1000 苯扎溴铵溶液冲洗阴道,擦干后用无痛碘原液(聚维酮碘消毒液)消毒子宫颈和穹隆部。手术日晨再次行阴道消毒。无性生活史的女性和拟行附件手术的病人,无须做阴道准备。

(5)肠道准备:目的是使肠道空虚,暴露术野、减少或防止术后肠胀气;防止手术时麻醉药使肛门括约肌松弛而致大便污染。一般术前 1 日用肥皂水或甘油灌肠剂灌肠 1~2 次,也可口服导泻剂,如复方聚乙二醇电解质散、番泻叶、50% 硫酸镁、20% 甘露醇溶液。禁食禁饮主要是为了防止麻醉插管引起逆流窒息(手术中牵拉内脏容易引起恶心、呕吐),同时还能促使术后肠道功能恢复。术前最短禁食时间为术前 2 h 开始禁清淡流质饮食,术前 6 h 开始禁清淡饮食,术前 8 h 开始禁油炸和高脂饮食。

(6)皮肤准备:①清洁:淋浴、更衣、剪指甲、去除化妆品。②手术区域备皮:以顺毛、短刮方式剃毛。备皮范围:上至剑突,两侧至腋中线,下达阴阜和大腿上 1/3 处,包括外阴部皮肤及脐部。备皮完毕用温水洗净、拭干,以消毒治疗巾包裹术野。

(7)促进睡眠:遵医嘱于手术前日晚给予镇静剂,保证病人充分休息。

7.手术日准备

(1)检查生命体征。

(2)取下活动义齿、发卡,首饰等贵重物品交给病人家属保管。

(3)留置导尿管:术前 30 min 留置导尿管并用无菌纱布包扎紧,术中持续开放。

(4)基础麻醉:术前 30 min 给予基础麻醉药,常用苯巴比妥和阿托品,缓解病人的紧张情绪并减少腺体分泌(剖宫产术除外)。

(5)与手术室护士交接病人:核对病人姓名、年龄、床号、住院号、疾病诊断、手术名称;核对病人腕带信息。将病人的病历、携带的术中用药随同病人送至手术室,病房护士直接向手术室巡回护士介绍病人,当面点交,核对无误后签字。

8.急诊手术准备 妇产科常见急诊手术有异位妊娠破裂、卵巢囊肿蒂扭转或破裂、急诊剖宫产术等。①配合医生在最短的时间内完成术前准备,同时提供解释、安慰,让病人及其家属获得心理安全感。②对于休克病人,在纠正休克的同时,尽快做好术前准备。

(四)心理护理

1.缓解焦虑 耐心解答病人的担忧和疑问,为其提供相关的信息、资料;介绍手术成功的病例,使病人相信在医院现有条件下,自己能得到最好的治疗和照顾,顺利度过手术全过程。

2.心理支持 对精神紧张的病人给予安慰和鼓励。安排病人所期盼的人前来探望、陪护。部分受术者会因为丧失生育功能产生失落感,护士应协助病人度过哀伤过程。

二、腹部手术病人的术后护理

(一)照护支持

1.环境和物品准备 为术后病人提供安静、舒适、空气新鲜的休养环境,备好麻醉床及抢救物品,如氧气等,备好术后用物,如心电监护设备、输液架、各种引流装置等。

2.交接病人 病房责任护士向手术室护士和麻醉师询问手术过程、麻醉及用药情况。及时测生命体征,检查输液管、伤口、引流、阴道流血等情况,详细记录,做好床边交接班。

3.安置体位

(1)搬移:①病人手术完毕送回病房,将病人平稳搬移至病床上。②固定引流管、输液管,避免牵拉脱落。③检查静脉通路及引流管是否通畅,评估皮肤颜色、温度、完整度,手术切口处皮肤情况。

(2)卧位:①全身麻醉(全麻)病人清醒前,应专人守护,去枕平卧,头偏向一侧,保持呼吸道通畅,防止呕吐物、分泌物呛入气管而引起吸入性肺炎或窒息,麻醉清醒后可取头低半卧位,头颈部垫枕并抬高头部 15°~30°。②硬膜外麻醉病人,术后可软枕平卧 4~6 h,生命体征平稳后可取半卧位。③蛛网膜下腔麻醉(腰麻)病人,去枕平卧 4~6 h。腰麻病人术后宜多垫枕平卧一段时间。病情稳定,术后第 2 日改为半卧位或斜坡卧位。

4. 活动与休息 ①术后保证病人良好休息和充足睡眠,保暖,限制陪伴。②病人卧床时,每 2 h 协助翻身 1 次,注意下肢的活动。③生命体征平稳后,鼓励病人早日下床活动,防止下肢静脉血栓形成。④注意老年人可因体位变化引起血压不稳定,防止起床或站立时跌倒。

5. 饮食管理 ①腹部手术当日禁食,术后 1～2 日进流质饮食,避免进牛奶、豆浆、糖等产气食物,以免肠胀气。②观察病人排气情况。③行涉及肠道手术的病人,肛门排气后进流质饮食,逐步过渡到半流质和普通饮食。④肠道功能恢复后,进高蛋白、富含维生素饮食。必要时静脉补液。

6. 局部卫生 保持会阴部清洁,每日擦洗会阴 2 次,用消毒会阴垫。

(二)病情监测

1. 观察生命体征 ①术后每 15～30 min 监测 1 次血压、脉搏、呼吸,直至平稳后,改为每 4 h 1 次;24 h 后每日监测 4 次,直至正常后 3 日。②术后 1～2 日体温可略升高,但一般不超过 38 ℃。有异常及时报告医生。

2. 麻醉恢复护理 ①麻醉病人苏醒后,出现意识模糊、躁动,遵医嘱给予对症治疗及氧气吸入。②对于腰麻和硬膜外麻醉病人,应观察下肢感觉的恢复情况。③对于全麻病人,观察意识恢复情况。一般停药 6 h 后麻醉作用消失。

3. 切口护理 ①术后 24 h 内观察切口有无渗血、渗液或敷料脱落,及时更换敷料。②用腹带包扎腹部,必要时用 1～2 kg 沙袋压迫腹部伤口 6～8 h。③协助医生无菌换药,预防切口感染,遵医嘱应用抗生素。④对于子宫全切术后病人,观察阴道出血及分泌物的量、颜色、性质,判断阴道残端伤口愈合情况。⑤若阴道出血量多,遵医嘱给予宫缩剂。

(三)缓解疼痛

(1)为病人提供安静、舒适的休息环境,减少外界不良刺激,促进睡眠。

(2)协助病人取舒适卧位,减轻切口疼痛和不适。

(3)评估病人切口疼痛的性质及程度,给予相应的处理,遵医嘱术后 24 h 内应用哌替啶等止痛剂或镇痛泵,观察病人疼痛缓解情况,及时给予帮助和指导,减轻不适。

(4)剖宫产产妇在腹部系腹带减轻切口张力,缓解疼痛。

(四)留置管的护理

1. 留置导尿管的护理 ①一般术后 24～48 h 拔除导尿管。②行广泛性子宫切除术＋盆腔淋巴结清扫术后,留置导尿管 10～14 日。③留置导尿管期间保持导尿管通畅,注意观察尿液的量、性质、颜色,以判断有无输尿管及膀胱损伤。④置管期间每日用碘伏溶液擦洗外阴 2 次,鼓励病人多饮水,预防泌尿系统感染。⑤集尿袋及接管每周更换 2 次,保持引流通畅。⑥拔除导尿管前 3 日开始夹闭导尿管,每 3～4 h 开放 1 次,促进排尿功能恢复。⑦拔导尿管后多饮水,督促病人 1～2 h 排尿 1 次,必要时再次留置导尿管,定时开放。

2. 腹腔引流管护理 ①一般留置 2～3 日。②保持引流管固定、引流通畅,引流管周围皮肤清洁干燥,观察引流物的量、颜色、性质,并记录。③一般 24 h 负压引流液不超过 200 ml,若量多,应了解是否术中有腹腔内用药;若量多且颜色鲜红,应警惕腹腔内出血的可能。

(五)术后常见症状护理

1. 尿潴留 ①诱导排尿:鼓励病人定期坐位排尿,通过听流水声,冲洗外阴,下腹部热敷、按摩等诱导排尿。②导尿:以上措施无效时,予以导尿,导尿 1 次不要超过 1000 ml。③训练膀胱功能:拔除导尿管前夹管并定时开放。

2. 腹胀 一般术后 48 h 胃肠蠕动功能开始恢复,术后 48 h 排气,标志肠蠕动恢复。术后 48 h 未排气,观察有无腹胀,查找原因并处理。排除肠梗阻后,可采用生理盐水低位灌肠、"1、2、3"灌肠、热敷腹部、肛管排气、针灸,以及遵医嘱皮下注射新斯的明等措施刺激肠蠕动。鼓励病人尽早下床活动,预防或减轻腹胀。

3. 便秘 鼓励病人尽早下床活动,多饮水,多吃蔬菜、水果,促进肠蠕动,必要时酌情遵医嘱给予液体石蜡、番泻叶等缓泻剂或开塞露。

4. 下肢深静脉血栓形成 妇产科术后较为常见的严重并发症之一。静脉血流缓慢、血液呈高凝状态、血管内膜损伤是下肢深静脉血栓形成的三大重要因素。责任护士应评估、筛查出高危病人,做好术前宣教和预防。术后注意保暖,腹带使用时松紧应适宜。嘱病人尽早活动双下肢,并鼓励其早期下床活动。高危病人卧床期间可穿压力梯度弹力袜或使用充气压力泵。观察双下肢肤色、有无水肿,检查腓肠肌有无压痛。遵医嘱使用抗凝药物,如低分子肝素。

(六)心理护理

(1)关心体贴病人,给病人以心理安慰和支持。

(2)耐心向病人解释疼痛的原因,持续时间和缓解方法。

(3)指导病人运用有节律地深呼吸、放松、听音乐、与人交谈等方法分散注意力,降低机体对疼痛的感受性。

(4)对子宫切除的病人表示理解与同情,耐心疏导。

(七)出院指导

(1)出院前提供详尽的出院计划,出院时提供详细的出院指导。

(2)出院指导具体内容包括出院后的休息、活动、用药、饮食、性生活、门诊复查时间,可能出现的异常症状及应对等。

(3)嘱病人术后加强营养,注意卫生和休息,适当活动,进行腹部肌肉增强运动;术后2个月内避免提举重物,防止正在愈合的腹部肌肉用力;术后禁止阴道冲洗和性生活6周,6周后到医院复查。

(4)需再生育者,术后至少避孕2年。

任务二 阴部手术病人的护理

PPT 18-2

情景导入

病人,女,48岁,月经量增多,经期延长6个月。此次月经期持续12日,量多,感头晕、乏力、气短。体格检查:面色苍白,血压正常。妇科检查:子宫平位,如孕3个月大小,质硬,表面可触及数个结节状突起,无压痛,双附件未触及异常。血红蛋白60 g/L。临床诊断为子宫肌瘤。医生拟行阴式全子宫切除术。

任务:请为该病人拟定护理措施。

一、阴部手术病人的术前护理

与腹部手术病人术前护理基本相同,需加强以下几个方面护理。

1.皮肤准备 ①尿瘘、粪瘘及Ⅲ度子宫脱垂等病人,术前3～5日用1∶5000高锰酸钾溶液坐浴。②有外阴湿疹者,在坐浴后局部涂擦氧化锌油膏,痊愈后再手术。③术前1日行皮肤准备,备皮范围:上至耻骨联合上10 cm,下至外阴部、肛门周围、臀部及大腿内上1/3。剃去阴毛及汗毛,用肥皂水及清水清洗、擦干。

2.肠道准备 ①行会阴Ⅲ度裂伤修补术、直肠阴道瘘修补术等病人,手术前3日进少渣半流质饮食2日,流质饮食1日。②遵医嘱给予肠道抗生素,如庆大霉素、甲硝唑。③手术前1日晚上或手术当日晨清洁灌肠。

3.阴道准备 术前3日开始行阴道准备,每日用1∶5000高锰酸钾溶液或0.2%碘伏溶液冲洗阴道,每日2次。手术日晨行子宫颈阴道消毒。

4.膀胱准备 送病人去手术室前排空膀胱,带导尿包于手术室备用,根据手术需要,术中、术后留置导尿管。

5.特殊用物准备 根据不同的手术做好各种用物准备,包括消毒的棉垫、支托、阴道模型、丁字带、绷带等。

6.心理护理 ①关心、体贴病人,最大限度保护病人隐私。②进行各项术前检查、操作时用屏风遮挡,尽量减少暴露。③与病人及其家属共同探讨疾病治疗的相关问题,做好家属特别是丈夫的工作,让其理解、配合治疗及护理。

二、阴部手术病人的术后护理

1. 安置体位 根据手术方式选择体位:①膀胱阴道瘘病人术后取健侧卧位,减少尿液对修补瘘口处的浸泡,以利于伤口愈合。②子宫脱垂阴式子宫切除术后早期避免半卧位,以免引起阴道和会阴水肿。③处女膜闭锁及先天性无阴道病人,术后取半卧位。④外阴癌及外阴根治术后病人取平卧双腿外展屈膝位,膝下垫软垫,以减少腹股沟及外阴部张力,利于伤口愈合。⑤阴道前后壁修补或盆底修补术后病人取平卧位,禁止半卧位,以免引起阴道和会阴水肿。

2. 减轻疼痛 保证病人安静休息,更换体位时减轻伤口张力。遵医嘱给予止痛剂或自控镇痛泵,同时观察止痛效果。

3. 切口护理 ①密切观察切口有无红、肿、热、痛,有无出血、渗液等感染征象,观察局部皮肤颜色、温度,有无皮肤或皮下组织坏死等。②外阴加压包扎或阴道内留置纱条,一般在术后 12～24 h 取出,取出时注意核对纱条数目,观察阴道分泌物的量、颜色、性质、有无异味。③术后 3 日外阴局部理疗,促进血液循环,以利于伤口愈合。

4. 会阴护理 保持外阴清洁干燥,勤换会阴垫、内裤及床垫,每日擦洗外阴 2 次。排便后清洁外阴。

5. 留置导尿管的护理 ①根据手术范围和病情留置导尿管 2～14 日,一般留置 5～7 日。②生殖器官瘘手术后保留导尿管 7～14 日。③保持导尿管通畅。④及时倒尿,更换尿袋。

6. 肠道护理 ①会阴Ⅲ度裂伤修补术后病人,术后 3 日进无渣流质或半流质饮食,如牛奶、鸡蛋、面汤等,术后 5 日进少渣饮食,如混沌、挂面等。②术后遵医嘱给予抗生素。③为防止排便对切口的牵拉,一般从术后第 3 日开始口服缓泻剂,常用液体石蜡 30 ml,每晚 1 次,以软化大便,避免排便困难。

7. 避免增加腹压的动作 如用力大便、下蹲等。

8. 出院指导 告知术后 3 个月内避免重体力劳动,避免增加腹压的动作。定期随访,检查确定伤口完全愈合后方可恢复性生活。

> **项目小结**

项目		学习要点
项目十八 妇产科手术病人的护理	任务一 腹部手术病人的护理 任务二 阴部手术病人的护理	重点:妇科手术病人的护理评估及护理措施。 难点:护理措施。 核心要点:①腹部手术需做好术前阴道、肠道准备。手术当日放置导尿管。全麻病人清醒前去枕平卧,头偏向一侧;硬膜外麻醉病人术后软枕平卧 4～6 h。一般术后留置导尿管 24～48 h,广泛性子宫切除术＋盆腔淋巴结清扫术后留置 10～14 日;腹腔引流管一般留置 2～3 日,24 h 引流液一般不超过 200 ml。腹部手术备皮范围:上至剑突,两侧至腋中线,下达阴阜和大腿上 1/3 处。②外阴阴道手术备皮范围:上至耻骨联合上 10 cm,下至外阴部、肛门周围、臀部及大腿内上 1/3。术后一般留置导尿管 5～7 日;阴道内留置纱条一般于术后 12～24 h 取出

> **直通护考**

扫码在线答题

（袁　照）

项目十九 妇产科常用护理技术

学习目标

【知识目标】

1.掌握会阴擦洗/冲洗、会阴湿热敷、阴道冲洗/擦洗、阴道上药、子宫颈上药和坐浴的操作目的和适应证。

2.熟练掌握会阴擦洗/冲洗、会阴湿热敷、阴道冲洗/擦洗的术前准备和操作技术。

【能力目标】

学会阴道、子宫颈上药和坐浴的术前准备和护理技术。

【思政目标】

1.关爱病人,具有团队协作的能力。

2.尊重病人,自觉保护病人隐私。

导 言

本项目主要介绍妇产科常用护理技术的目的、适应证、物品准备、操作方法及护理要点。在临床实际工作中,护士应根据情况进行正确的护理操作,以达到预防感染、控制和治疗炎症、促进伤口愈合的目的。

思政课堂

培养造就大批德才兼备的高素质人才,是国家和民族长远发展大计。功以才成,业由才广。统筹职业教育、高等教育、继续教育协同创新,推进职普融通、产教融合、科教融汇,优化职业教育类型定位。

任务一 会阴擦洗/冲洗

PPT 19-1

情景导入

初产妇,29岁,足月妊娠正常分娩后2日,产程顺利,婴儿健康,体重3500 g。会阴Ⅱ度裂伤,行皮内缝合术。检查:子宫底高度为脐下1指,恶露红色,量少,无异味。会阴缝合处轻微红肿。

任务:1.评估会阴伤口。

2.为产妇进行会阴擦洗。

【目的】

(1)擦净阴道分泌物,保持会阴部及肛门清洁。

(2)促进会阴伤口愈合。

（3）预防泌尿系统、生殖系统逆行感染。

【适应证】

外阴及阴道手术病人、分娩后产妇、急性外阴炎病人、妇产科手术后留置导尿管者、陈旧性会阴裂伤修补术后病人、长期卧床生活不能自理的病人。

【用物准备】

1.设备、物品 妇科操作模型、治疗车、便盆、持物筒（内有持物钳）、冲洗壶1个、消毒液（0.05％碘伏溶液或0.1％苯扎溴铵溶液500 ml）、温度计1个（冲洗水温40 ℃）、橡胶单1块、消毒治疗巾1块、消毒棉球若干、无菌纱布2块、无菌手套、消毒会阴垫、污物桶等。

2.器械 会阴擦洗/冲洗盘1个（内有消毒弯盘2个、长镊子1把、卵圆钳3把）。

【操作步骤】

1.核对、评估、解释 核对病人床号、姓名，评估病人会阴情况。向病人解释操作目的及过程。

2.环境准备 关门窗，请室内其他人暂时回避，必要时用屏风遮挡。

3.准备用物 准备用物，推车送至病人床边。

4.体位 嘱病人排空膀胱，脱去一侧裤腿，注意保暖，取膀胱截石位。臀下垫橡胶单、消毒治疗巾。

5.戴无菌手套 将会阴擦洗/冲洗盘放在床边，洗手，戴无菌手套。

6.会阴擦洗/冲洗

（1）会阴擦洗：一手用无菌镊子取浸泡消毒液的棉球，另一手用卵圆钳从下方接取棉球，将多余的药液挤进弯盘内，另一弯盘放在臀下接取用过的棉球。用卵圆钳夹取棉球擦洗，擦洗顺序：第1遍先擦净一侧再对侧，后用另一棉球自阴阜向下擦净中间，初步擦净会阴部分泌物及血迹。第2遍更换卵圆钳，先以伤口为中心，由内向外，擦洗尿道口及阴道口、大小阴唇、阴阜、大腿内上1/3、会阴、肛周、肛门，每擦洗一个部位更换一个棉球。第3遍顺序同第2遍。必要时可重复擦洗。擦洗完毕，用无菌纱布擦干，撤去弯盘、橡胶单和消毒治疗巾。

（2）会阴冲洗：将便盆放在橡胶单上，一起置于病人臀下。嘱病人取膀胱截石位。先用无菌镊子夹取无菌棉球堵塞阴道口。一手持冲洗壶，另一手用卵圆钳夹取消毒棉球，双手配合冲洗。冲洗顺序：先中间，后两边，再中间。冲洗完毕，取出阴道口棉球，用纱布擦干，撤去便盆和橡胶单。

7.穿衣 为病人换上消毒会阴垫，协助病人穿好裤子，取舒适体位。

8.整理床单位 整理床单位，清理用物。脱手套，洗手。

【护理要点】

（1）擦洗/冲洗动作轻柔，顺序正确。

（2）擦洗时，注意观察会阴部及会阴伤口愈合情况，周围组织有无红肿、分泌物。发现异常，及时记录并报告医生。

（3）注意无菌操作，防止感染。

（4）对留置导尿管的病人，注意导尿管是否通畅，避免导尿管脱落或打结。

（5）冲洗溶液温度适宜，冬天注意保暖。

任务二 会阴湿热敷

PPT 19-2

情景导入

初产妇，23岁，妊娠41周分娩，会阴侧切术后1日，自述会阴伤口肿胀、疼痛。检查：子宫底高度为脐下1指，恶露红色，量少，无异味。会阴切口缝合处红肿，轻压痛。

任务：1.评估会阴伤口。

2.为产妇进行会阴湿热敷。

【目的】

(1)改善局部血液循环,促进组织生长和修复。

(2)消炎、止痛,促进局部伤口愈合。

【适应证】

会阴部水肿病人、血肿吸收期病人、会阴伤口硬结及外阴感染的早期病人。

【用物准备】

1.设备、物品 妇科操作模型、治疗车、持物筒(内有持物钳);橡胶单1块、消毒治疗巾1块、棉垫1块、医用凡士林适量、煮沸的50%硫酸镁溶液或95%乙醇溶液、热水袋、电热宝、红外线灯等;无菌棉球若干、无菌纱布数块、无菌手套、消毒会阴垫1块等。

2.器械 会阴擦洗盘1个(内有消毒弯盘2个、长镊子2把、卵圆钳2把)。

【操作步骤】

1.核对、评估、解释 核对病人床号、姓名,评估病人会阴情况。向病人解释操作目的及过程。

2.环境准备 关门窗,请室内其他人暂时回避,必要时用屏风遮挡。

3.准备用物 准备用物,推车送至病人床边。

4.体位 嘱病人排空膀胱,脱去一侧裤腿,取膀胱截石位。臀下垫橡胶单、消毒治疗巾。

5.戴无菌手套 将会阴擦洗盘放在床边,洗手,戴无菌手套。

6.行会阴擦洗 一手用无菌镊子取浸泡消毒液的棉球,另一手用卵圆钳从下方接取棉球,将多余的药液挤进弯盘内,另一弯盘放在臀下接取用过的棉球。用卵圆钳夹取棉球擦洗,清洁局部伤口。

7.热敷 先在热敷部位用棉签涂一薄层医用凡士林,盖上无菌纱布,再轻轻敷上浸有50%硫酸镁溶液的热湿纱布,外面盖上棉垫保温。热敷纱布每3~5 min更换1次。也可用热水袋或电热宝放在棉垫外或用红外线灯照射,延长更换敷料时间。每次热敷时间为15~30 min。

8.穿衣 热敷完毕,移去热敷纱布,观察热敷部位,用无菌纱布擦净皮肤上的凡士林,为病人换上消毒会阴垫。协助病人穿好裤子,取舒适体位。

9.整理床单位 清理用物,整理床单位。脱手套,洗手。

【护理要点】

(1)会阴湿热敷应在会阴擦洗、清洁伤口后进行。

(2)湿热敷的温度一般为41~48 ℃,每次湿热敷时间为15~30 min。

(3)湿热敷的面积应为病损范围的2倍左右。

(4)定期检查热源袋是否完好,防止烫伤。

(5)热敷过程中,护士随时评价热敷效果,同时为病人提供生活护理。

任务三　阴道冲洗/擦洗

PPT 19-3

情景导入

病人,女,35岁,已婚,因阴道分泌物增多、外阴瘙痒3日来院就诊。经检查,诊断为滴虫阴道炎,拟用1%乳酸溶液行阴道冲洗。

任务:1.评估外阴、会阴情况。

2.为病人进行阴道冲洗。

【目的】

(1)阴道冲洗/擦洗具有收敛、热疗和消炎作用。

(2)促进阴道血液循环,缓解局部充血,有利于炎症消退。

(3)减少阴道分泌物,清洁阴道。

(4)阴道手术前常规阴道准备,预防感染。

【适应证和禁忌证】

适应证:慢性子宫颈炎、阴道炎局部治疗;经腹全子宫切除术或阴道手术前常规阴道准备;腔内放疗后常规清洁冲洗等。

禁忌证:月经期、妊娠期、产褥期、阴道出血、人工流产后子宫口未闭合、子宫颈癌病人伴活动性大出血者。

【用物准备】

1.设备、物品 妇科治疗床(带便盆)、妇科操作模型、治疗车、持物筒(内有持物钳)、输液架、污物桶;橡胶单1块,消毒治疗巾1块,一次性塑料布1块,冲洗液(如1:5000高锰酸钾溶液、0.05%碘伏溶液、1%乳酸溶液、0.5%醋酸溶液、2%~4%碳酸氢钠溶液等);无菌手套、无菌干棉球、纱布若干、消毒会阴垫1块等。

2.器械 阴道冲洗盘(内有消毒冲洗筒1个,130 cm长橡胶管1根、带调节阀的冲洗头1个、阴道窥器1个、长镊子1把、卵圆钳3把)。

【操作步骤】

1.核对、评估、解释 核对病人床号、姓名,评估病人身体状况。向病人解释操作目的及过程。引导病人到治疗室。

2.环境、用物准备 关门窗,将治疗室温度调至26~28 ℃。准备用物。

3.体位 治疗床上铺橡胶单、消毒治疗巾、一次性塑料布,放好便盆。嘱病人排空膀胱,协助病人上治疗床,脱去一侧裤腿,取膀胱截石位。

4.挂冲洗筒 打开阴道冲洗盘,备好冲洗液,测试溶液温度为41~43 ℃。取出冲洗筒,倒入备好的冲洗液500~1000 ml,将冲洗筒挂在高于床面60~70 cm的输液架上,排空筒内空气。

5.阴道冲洗 洗手,戴无菌手套,用阴道窥器暴露子宫颈。左手固定阴道窥器,右手持冲洗头,打开冲洗开关,先冲洗外阴。再冲洗子宫颈、阴道穹隆及阴道壁,边冲洗边转动阴道窥器,确保阴道侧壁均冲洗干净,然后将阴道窥器下压,让阴道内残留液体流出。当冲洗液约剩100 ml时,关闭冲洗开关,取出冲洗头和阴道窥器,用剩下的药液再次冲洗外阴部。

6.擦干 冲毕,扶病人坐起,使阴道内残留液体完全流出。用干纱布擦干外阴。撤去便盆、一次性塑料布。

7.阴道擦洗 左手固定阴道窥器,右手取卵圆钳夹取含有消毒液的棉球,擦洗子宫颈、阴道穹隆、阴道壁,边擦洗边转动阴道窥器,确保阴道壁各侧面均被擦到。丢弃棉球及第1把卵圆钳。取第2把卵圆钳夹取无菌干纱布,擦干子宫颈、阴道穹隆及阴道壁,丢弃第2把卵圆钳。取第3把卵圆钳夹取含有消毒液的棉球,消毒子宫颈、阴道穹隆。

8.穿衣、回病房 协助病人穿裤子,送回病房。整理用物,洗手。

【护理要点】

(1)冲洗液温度以41~43 ℃为宜。

(2)冲洗筒高度距床面不应超过70 cm,避免压力过大而导致液体进入宫腔或冲洗液与局部作用时间不足。

(3)操作时动作轻柔,防止损伤阴道壁及子宫颈组织。

(4)冲洗头插入不宜过深,冲洗的弯头应向上,避免刺激阴道后穹隆或损伤局部组织。

(5)产后10日或妇产科手术2周后的病人,若阴道分泌物有臭味、阴道伤口愈合不良,可行低位冲洗,冲洗筒与床面距离不超过30 cm,以免污物进入宫腔或损伤阴道伤口。

任务四　阴道和子宫颈上药

【目的】

治疗各种阴道炎、子宫颈炎或手术后阴道残端炎症。也可教会病人在家自行完成阴道、子宫颈上药操作。

【适应证和禁忌证】

适应证:各种阴道炎、慢性子宫颈炎、手术后阴道残端炎症。

禁忌证:月经期、阴道出血。

【用物准备】

1.设备、物品　妇科治疗床(带便盆)、妇科操作模型、治疗车、持物筒(内有持物钳)、橡胶单1块、一次性塑料布1块;长棉签、消毒棉球、带线大棉球、无菌手套、无菌纱布等。

2.治疗用药物　①阴道后穹隆塞药:甲硝唑、制霉菌素等片剂、丸剂、栓剂等。②局部非腐蚀性药物:大蒜液、新霉素、氯霉素等。③腐蚀性药物:20%~50%硝酸银溶液、20%或100%铬酸溶液等。④子宫颈棉球上药:止血药、消炎止血粉、抗生素等。⑤喷雾器上药:土霉素、磺胺嘧啶、呋喃西林、己烯雌酚等。

3. 器械　治疗盘(内有消毒阴道窥器1个、弯盘1个、长镊子1把、卵圆钳1把、喷撒器1个)。

【操作步骤】

1.核对、评估、解释　核对病人床号、姓名,评估病人身体状况。向病人解释操作目的及过程。引导病人到治疗室。

2.环境、用物准备　关门窗,将治疗室温度调至26~28 ℃。准备用物。

3.体位　治疗床上铺橡胶单、一次性塑料布。嘱病人排空膀胱,协助病人上治疗床,脱去一侧裤腿,取膀胱截石位。

4.阴道擦洗　洗手,戴手套,用阴道窥器暴露子宫颈。先行阴道擦洗,再用长镊子夹取消毒干棉球擦干子宫颈、阴道穹隆部及阴道壁黏液或炎性分泌物。

5.上药　根据病情需要,采用不同药物剂型和方法上药。

(1)纳入法:适合于片剂、丸剂、栓剂或胶囊。常用于阴道炎、慢性子宫颈炎等病人的治疗。用长镊子将片剂、栓剂或胶囊直接放入阴道后穹隆。也可指导病人自行放置,睡前洗净双手或戴无菌手套,用一手示指将片剂沿阴道后壁推进,至阴道后穹隆处。每晚1次,7~10次为1个疗程。

(2)子宫颈棉球上药:适用于急性或亚急性子宫颈炎伴有出血者,常用药物有消炎止血粉、抗生素等。用卵圆钳夹持带尾线的蘸药棉球塞至子宫颈出血面,按压片刻,取出阴道窥器,再取出卵圆钳,棉球留在子宫颈处,线尾露于阴道外,并用胶布将尾线固定于阴阜上方,嘱病人12~24 h后自行牵引线尾将棉球取出。

(3)喷撒法:适合于粉末状药物。常用于治疗阴道炎。用喷撒器将药粉喷撒在子宫颈部。

(4)涂擦法:适合于液体或软膏状药物。常用于治疗子宫颈炎、阴道炎。用长棉签蘸取药液,均匀涂在子宫颈或阴道病变部位。

6.取器、穿衣　取出阴道窥器,帮病人穿好裤子。整理用物,脱手套,洗手。

【护理要点】

(1)月经期或子宫出血者不宜行阴道和子宫颈上药。

(2)用药期间禁止性生活。

(3)应用非腐蚀性药物时,应转动阴道窥器,使药物均匀涂擦到阴道壁。

(4)应用腐蚀性药物时,应保护好阴道壁及正常组织,上药前用纱布或干棉球垫于阴道后壁及阴道后穹隆。药液涂擦完毕用干棉球吸干药物,并立即取出所垫纱布及棉球。

（5）阴道栓剂最好于晚上或休息时上药,以免脱出。

（6）未婚女性上药不能用阴道窥器。可将药粉、药膏用长棉签涂抹,棉签上的棉花应捻紧,涂药时顺同一方向转动,以免棉花脱入阴道。药片可用手指推入阴道。

任务五 坐浴

PPT 19-5

【目的】

1. 治疗作用 根据水温不同,坐浴可分为以下几种:①热浴:水温 39～41 ℃,适用于渗出性病变和急性炎性浸润(如外阴炎、尿道炎、子宫脱垂等)病人,先熏后浴,持续 20 min。②温浴:水温 35～37 ℃,适用于盆腔炎性疾病后遗症病人,以及外阴、阴道手术的术前准备。③冷浴:水温 14～15 ℃,能刺激肌肉、神经,使之张力增加,改善局部血液循环。适用于膀胱阴道松弛、功能性闭经等病人,一般坐浴 2～5 min。

2. 清洁作用 外阴、阴道手术,以及经阴道子宫切除术前进行坐浴,以达局部清洁目的。

【适应证和禁忌证】

适应证:外阴炎、尿道炎、子宫脱垂等,盆腔炎性疾病后遗症,外阴及阴道手术的术前准备,会阴伤口愈合不良。

禁忌证:月经期、阴道出血、妊娠期、产褥期子宫颈内口未闭者。

【用物准备】

1. 设备、物品 妇科操作模型、治疗车、坐浴盆 1 个、30 cm 高坐浴架 1 个、消毒小毛巾 1 个、温开水、无菌纱布等。

2. 坐浴液 ①滴虫阴道炎:常用 0.5％醋酸溶液、1％乳酸溶液或 1∶5000 高锰酸钾溶液。②外阴阴道假丝酵母菌病:常用 2％～4％碳酸氢钠溶液。③萎缩性阴道炎:多用 0.5％～1％乳酸溶液。④外阴炎、非特异性阴道炎、外阴阴道手术术前准备:常用 0.05％碘伏溶液、1∶5000 高锰酸钾溶液、1∶1000 苯扎溴铵溶液等。

【操作步骤】

（1）核对、评估、解释:核对病人床号、姓名,评估病人会阴情况。向病人解释坐浴目的、方法,以便病人学会自我护理。

（2）环境准备:关门窗,请室内其他人暂时回避,必要时用屏风遮挡。

（3）准备用物:准备用物,推车送至病人床边。洗手。

（4）配制浴液:根据病人病情需要,在坐浴盆内按比例配制好浴液 2000 ml。将坐浴盆置于坐浴架上。

（5）坐浴:嘱病人排空膀胱后,将臀部和外阴部浸泡于溶液中,热浴、温浴一般持续 20 min,冷浴一般持续 2～5 min 即可。

（6）擦干、穿衣:坐浴结束后,用无菌小毛巾擦干外阴部,协助病人穿好裤子。

（7）消毒浴盆、整理用物,洗手。

【护理要点】

（1）坐浴前排空膀胱,并将外阴及肛周擦洗干净。

（2）浴液水温至适宜温度,不宜过高,以免烫伤。

（3）注意调节室温和保暖,以免病人受凉。

（4）坐浴时需将病人臀部及全部外阴浸入浴液中。

（5）指导病人应严格按比例配制坐浴溶液,以免因浓度过高烧伤皮肤黏膜或浓度过低影响治疗效果。

→ **项目小结**

项目		学习要点
项目十九 妇产科常用护理技术	任务一 会阴擦洗/冲洗 任务二 会阴湿热敷 任务三 阴道冲洗/擦洗 任务四 阴道和子宫颈上药 任务五 坐浴	会阴擦洗/冲洗、会阴湿热敷、阴道冲洗/擦洗、阴道上药、子宫颈上药和坐浴的操作目的和适应证。 会阴擦洗/冲洗、会阴湿热敷、阴道冲洗/擦洗的术前准备和操作技术

→ **直通护考**

扫码在线答题

(杨 焱)

妇女保健

项目二十　妇女保健

导　言

　　妇女保健学是一门综合性交叉性学科,其以妇女为对象,运用现代医学和社会科学的基本理论、基本技能和基本方法,研究妇女全生命周期的身体健康、心理行为及生理发育特征的变化及规律,分析影响因素,并制订有效的保健措施。

思政课堂

　　职业教育不是"终结教育",也不是"低层次教育",而是特色鲜明的一种教育类型,接受职业教育的学生,既可以升学,也可以就业,还可以先就业再升学,应最大限度拓宽学生多样化、多途径成长成才的通道。

任务一　妇女保健工作意义与组织机构

PPT 20-1

一、妇女保健工作的意义和目的

1.妇女保健工作的意义　妇女保健以维护和促进妇女健康为宗旨,遵循"以保健为中心、以保障生殖健康为目的,保健与临床相结合,面向群体、面向基层和预防为主"的工作方针,以群体为服务对象,保障妇女健康,提高人口素质,是国富民强的基础工程。

2.妇女保健工作的目的　妇女保健工作的目的,在于通过积极的预防、普查、监护和保健措施,做好妇女各期保健,降低患病率,消灭和控制遗传病的发生,控制性传播疾病的传播,降低孕产妇和围生儿死亡率,促进妇女平等享有全方位全生命周期健康服务,保障妇女身心健康水平持续提升,延长人均健康预期寿命。

二、妇女保健工作的组织机构

1.行政机构

(1)国家卫生健康委员会设置妇幼健康司(简称妇幼司),负责拟订妇幼卫生健康政策、标准和规范。妇幼健康司下设综合处、妇女卫生处、儿童卫生处、出生缺陷防治处等。

(2)省(直辖市、自治区)卫生健康委员会下设妇幼健康处(简称妇幼处)。

(3)市(地)级卫生健康委员会内设妇幼健康科或预防保健科。

(4)县(区)级卫生健康局主要设妇幼健康科或预防保健科负责妇幼健康服务工作。

2.专业机构 妇幼健康服务专业机构包括各级妇幼保健机构,各级妇产科医院,儿童医院(妇女儿童医院),综合医院的妇产科、儿科、新生儿科、生殖科、预防保健科,中医医疗机构中的妇产科、儿科。

各级妇幼健康服务机构情况如下:①国家级,目前由中国疾病预防控制中心妇幼保健中心负责管理;②省(直辖市、自治区)妇女健康服务机构由省(直辖市、自治区)妇幼保健院、妇女儿童医院及高等院校妇幼卫生系、附属医院妇产科等组成;③市(地)级设立市(地)级妇幼保健院;④县(区)级设立县(区)级妇幼保健院(所)。

各级妇幼健康服务专业机构受同级卫生健康行政部门领导,受上一级妇幼保健机构的业务指导。

任务二　妇女保健工作任务

PPT 20-2

情景导入

小甘,女,21岁,未婚,现计划半年内结婚,来门诊妇产科咨询。平素月经规律,末次月经2025年5月9日,行经如常。目的:了解婚前健康检查和保健知识。

任务:你作为门诊接诊护士,该如何为小陈提供帮助?怎样配合医生对小陈进行婚前保健指导?

妇女保健工作任务包括女性一生各期保健,妇女常见病和恶性肿瘤的普查普治,生育规划技术指导,妇女劳动保护,女性心理保健,社区妇女保健,健康教育与健康促进等。

一、妇女各期保健

1.儿童期保健 具体内容包括围生期保健、新生儿疾病和遗传代谢病筛查、儿童营养和生长发育、儿童疾病预防和治疗、儿童心理和行为发育、环境与儿童健康、儿童早期发育和育儿学等。女性儿童生殖器官幼稚,抵抗力弱,外生殖器常直接暴露在外部环境中,易受感染和损伤,异物可进入阴道。5~6岁的儿童已产生明显性别意识,需要让儿童认识两性生理差别,树立自我保护意识,避免性侵犯。当今儿童营养过度、肥胖、性早熟等问题也较为多见,同时仍有部分地区存在营养不足引起的贫血、佝偻病等,应注意合理营养、控制体重,适时进行代谢与内分泌治疗。女童生殖器官畸形和肿瘤也应予以重视。卫生指导、营养指导、健康教育和健康促进是儿童期保健的主要内容,通过有效保健以保障儿童正常生长发育。

2.青春期保健 青春期保健应重视健康与行为方面的问题,以加强一级预防为重点。具体内容包括自我保健、营养指导、体育锻炼、健康教育、预防接种(WHO建议将9~14岁未发生性行为的女性作为HPV疫苗首要接种对象)、性知识教育。二级预防指通过学校保健等定期进行体格检查,及早筛查出健康和行为问题,包括妇科常见病的筛查和防治。三级预防包括对青春期女性疾病的治疗与康复。

3.生育期保健 主要是维护生殖功能正常,以加强一级预防为重点:普及孕产期保健和生育规划技术指导。二级预防:妇女在生育期因孕育或节育导致的各种疾病,能被早发现、早防治。三级预防:提高对高危孕产妇的处理水平,降低孕产妇和围生儿死亡率。我国孕前保健的措施有结婚前和受孕前两个时间窗。

婚前保健

　　婚前保健是为即将结婚的男女双方在结婚登记前所提供的保健服务,包括婚前医学检查、婚前卫生指导和婚前卫生咨询。婚前医学检查是通过医学检查手段发现影响结婚和生育的疾病,给予及时治疗,并提出有利于健康和出生子代素质的医学意见。婚前卫生指导是指导即将结婚的男女掌握性保健、生育保健和新婚避孕知识,为个人达到生殖健康目的奠定良好基础。婚前卫生咨询是通过咨询帮助即将结婚的男女改变不利于健康的行为,对促进健康、保障健康生育起到积极保护作用。"不宜结婚"对象是指双方为直系血亲或三代以内旁系血亲;"不宜生育"对象为严重遗传病病人;"暂缓结婚"对象包括处于精神病发病期、指定传染病在传染期、重要脏器疾病伴功能不全、生殖器官发育障碍或畸形者等。应为受检对象提供耐心、细致的咨询服务,减少遗传病患儿出生,为优生优育打下良好基础。

　　4. 围生期保健　围绕一次妊娠,从妊娠前、妊娠期、分娩期、产褥期、哺乳期为孕产妇和胎儿、新生儿提供的一系列保健措施。

　　1)妊娠前保健　选择最佳受孕时机,减少危险因素和高危妊娠。

　　(1)检查与监测:建议在受孕前3～6个月进行妊娠前健康检查,仔细评估既往慢性病病史、家族史和遗传病病史,积极治疗对妊娠有影响的疾病,如心脏病、病毒性肝炎等。

　　(2)制订妊娠计划:选择最佳生育年龄,选择适宜时间受孕,告知两次妊娠间隔时间最好在2～5年。

　　(3)建立健康的生活方式:培养良好的饮食习惯;注意运动与休息;节制性生活;戒烟酒;避免接触有毒物质和放射线;远离宠物。

　　(4)调整避孕方法:停用口服避孕药,取出宫内节育器,改用避孕套避孕。停药半年后再受孕。

　　(5)妊娠前3个月补充叶酸或含叶酸的多种维生素,以降低胎儿神经管畸形等风险。

　　(6)做好心理调适:保持乐观情绪。

　　2)妊娠早期保健　注意防病、防流产、防致畸。

　　(1)检查与监测:及早确诊妊娠,排除异位妊娠,检查是否为多胎妊娠。

　　(2)预防流产宣教:①营养指导:合理调整饮食,摄入足够营养,补充维生素和微量元素。②运动、休息指导:适当运动;保证充足睡眠;不外出旅行。③卫生指导:注意清洁;护理乳房;避免感染。④心理调适:树立自信,保持情绪稳定。

　　(3)预防出生缺陷:避免病毒感染;避免接触药物、放射线、微波、电脑辐射、噪声、烟酒等;避免接触宠物。

　　(4)进行高危妊娠初筛:了解有无不良孕产史,家族成员有无遗传病病史;了解有无慢性高血压、糖尿病、心脏病、甲状腺功能异常、系统性红斑狼疮等慢性病病史,不宜继续妊娠者应告知并及时终止妊娠;继续高危妊娠者,应严密观察,严格执行转诊制度。

　　(5)出生缺陷的妊娠早期筛查:在妊娠11～13^{+6}周进行妊娠早期唐氏综合征血清学筛查和胎儿严重畸形的妊娠早期筛查。无创产前筛查(NIPT)在妊娠12～22周进行。

　　3)妊娠中期保健　定期产前检查。

　　(1)出生缺陷筛查:通过妊娠中期唐氏综合征血清学筛查、无创产前筛查(NIPT)、胎儿结构异常的超声筛查等筛查出生缺陷。

　　(2)妊娠并发症的筛查:妊娠期糖尿病、前置胎盘等妊娠常见并发症均可以在此阶段进行筛查。

　　(3)加强营养,补充铁、钙等矿物质;改变生活习惯,监测胎动、宫缩。

　　(4)进行胎儿生长监测和评估,早期发现胎儿生长受限。

　　(5)进行孕产妇心理评估,指导其做好母亲的角色定位,早期发现孕产妇抑郁症,并及时处理。

　　(6)指导胎教:指导孕妇于妊娠4个月开始胎教,如音乐、语言、抚摸、信息胎教等。

　　4)妊娠晚期保健　①加强宣教:应加强妊娠晚期营养及生活方式、孕妇自我监护、分娩及产褥期相关知识、母乳喂养、新生儿筛查及预防接种等宣教。②定期行产前检查:监测胎儿生长发育的各项指标,防治妊娠并发症,及早发现并及时纠正胎儿宫内缺氧,做好分娩前的心理准备,选择合适的分娩方式。③乳房准备:指导孕妇做好乳房准备,提供母乳喂养等方面的知识,有利于产后哺乳。

5)分娩期保健 提倡住院分娩,高危孕妇提前入院。我国国家卫生健康委员会对分娩期保健提出"五防、一加强"。具体内容如下:①防出血:及时纠正宫缩乏力,及时娩出胎盘,注意产后 2 h 出血量。②防感染:严格执行无菌操作规程,院外未消毒分娩者应用破伤风类毒素注射预防新生儿破伤风,预防产妇产褥感染。③防滞产:密切观察宫缩情况,注意产道情况、胎儿大小、产妇精神状态,定时了解子宫颈扩张和胎先露下降情况。④防产伤:尽量减少不必要干预和不恰当操作,忌粗暴操作,提高接产质量。⑤防窒息:及时处理胎儿窘迫,做好抢救新生儿准备。⑥一加强:加强产时监护和产程处理。

6)产褥期保健 产褥期保健均在初级保健单位进行,产后访视时间为产后 1 周内、产后 14 日、产后 28 日。此期保健重点包括:①指导产妇认识正常生殖器官恢复的变化过程。②指导产妇注意外阴清洁卫生、乳头乳房清洁、饮食营养、睡眠,预防产后尿潴留。③夏季室内应注意通风,避免中暑。④预防产后出血、产褥热、乳腺炎等并发症。⑤加强新生儿护理,指导哺乳及育儿知识。⑥指导产妇在床上做产褥期保健体操。⑦产褥期禁止性生活。指导产后采取避孕措施和常规进行产后检查。

7)哺乳期保健 哺乳期是指产后产妇用母乳喂养婴儿的时期,建议坚持母乳喂养到婴幼儿 2 岁或 2 岁以上。哺乳期保健的中心任务是保护母婴健康,降低婴幼儿死亡率,保护、促进和支持母乳喂养。我国目前三级医疗保健网络体系较健全,将出院的产妇转给社区妇幼保健组织,对母婴进行家庭访视。许多药物能通过乳汁进入婴儿体内,哺乳产妇用药需慎重。哺乳期推荐采用工具避孕。

5.围绝经期保健 围绝经期保健内容如下:①合理安排生活:重视蛋白质、维生素及微量元素摄入,保持心情愉快,注意锻炼身体,增加社交和脑力活动。②保持外阴清洁:预防生殖器官感染和月经失调,重视绝经后阴道流血。③加强盆底组织支持力:加强肛提肌锻炼,常做缩肛动作,防止子宫脱垂和压力性尿失禁。④定期进行体格检查:防止妇科肿瘤。⑤在医生指导下,采用激素替代治疗、补钙:预防绝经综合征、骨质疏松、心血管疾病。⑥避孕:坚持到月经停止后 12 个月。

6.老年期保健 国际老年学和老年医学学会规定 65 岁以上为老年期。应定期进行体格检查,加强身体锻炼,合理应用激素类药物。在进行老年常见病防治的同时,以促进身心健康为目标,培养良好的心态,建立健康的生活方式,提高自我保健能力。

二、定期进行妇女常见病和恶性肿瘤的普查普治

建立健全妇女疾病及防癌保健网,定期开展妇女常见疾病及恶性肿瘤的普查普治工作。普查内容包括妇科检查、阴道分泌物检查、子宫颈细胞学检查和(或)HPV 检测、超声检查,筛查妇科恶性肿瘤和乳腺癌。倡导接种 HPV 疫苗,预防子宫颈癌。若普查发现异常,应进一步检查确诊,以做到早发现、早诊断、早治疗,降低发病率,提高治愈率。

三、做好生育规划技术指导

开展生育规划技术咨询、指导,普及节育科学知识,以妇女为中心,指导育龄夫妇选择安全有效的节育方法,避免非意愿妊娠,降低人工流产率和中期妊娠引产率,预防性传播疾病。提高节育手术质量,减少和防止手术并发症的发生,确保受术者安全、健康。

四、做好妇女劳动保护

采用法律手段,贯彻预防为主的方针,确保女性在劳动工作中的安全与健康。目前我国已建立较为完善的妇女劳动保护和保健的法律。有关规定如下。

1.妊娠期 妇女妊娠后在劳动时间进行产前检查,可按劳动工时计算;妊娠满 7 个月后不得安排夜班劳动;不得在女职工妊娠期、分娩期、哺乳期降低其基本工资或解除劳动合同;对有 2 次以上自然流产史、现无子女的女职工,应暂时调离有可能导致流产的工作岗位。

2.围生期 女职工产假为 98 日。其中产前可休息 15 日,难产者增加产假 15 日。生育多胞胎的,每多生育 1 个婴儿,增加产假 15 日。女职工妊娠未满 4 个月流产者,享受 15 日产假;妊娠 4 个月及以上流产者,

享受 42 日产假。截至 2024 年,全国多数省份已通过修订计生条例或出台新规延长产假。

3. 哺乳期 时间为 1 年,不得安排夜班及加班。用人单位应在每日劳动时间内为哺乳期女职工安排每个婴儿 1 h 哺乳时间。

五、女性心理保健

健康的心理对妇女的身心健康有不可忽视的作用,尤其对女性度过一生中几个特殊时期更重要。

1. 月经期心理卫生 月经期女性,特别是青春期女性出现困惑、焦虑、烦躁时,需对其进行适当性教育,指导其劳逸结合,放松身心,避免情绪障碍而导致月经紊乱。

2. 妊娠期和分娩期心理卫生 孕妇心理状态分为 3 个时期:较难耐受期、适应期和过度负荷期。孕妇最常见的心理问题是焦虑或抑郁状态。这时的心理卫生保健重点是让孕妇充分休息,给予心理咨询和心理疏导。分娩期产妇常见的心理问题是不适应心理、焦虑紧张心理、恐惧心理、依赖心理。分娩过程中,医护人员应耐心安慰产妇,提倡开展家庭式产室,有丈夫和其他家属陪伴,可消除产妇的焦虑和恐惧。

3. 产褥期心理卫生 产褥期产妇常见的心理问题是焦虑和产后抑郁症。产妇在产后 2 周内特别敏感,情绪不稳定,具有易受暗示和依赖性强等特点。产褥期心理保健要依赖家属和社区妇幼保健人员及时了解产妇的心理需要和心理问题,鼓励产妇进行母乳喂养和产后锻炼,并给予心理疏导。

4. 辅助生殖技术相关的心理卫生 人工授精可解决男性不育问题,若使用供体的精子,使用前需经夫妇双方同意,签署知情同意书。孩子出生后,应保护妇女和孩子的利益,不得歧视。体外受精可解决妇女输卵管堵塞引起的不孕问题,应密切关注此类妇女的身心健康。

5. 围绝经期和老年期心理卫生 围绝经期和老年期妇女的心理问题主要是抑郁、焦虑和情绪不稳定、身心疲劳、孤独、个性行为改变。这些问题可逐渐消失,必要时加强心理咨询、健康教育和激素替代治疗,鼓励围绝经期和老年期妇女从事力所能及的工作,增加社会文体活动。

6. 与妇科手术有关的心理问题

(1)行子宫、卵巢切除手术者的心理问题:病人可表现为情绪低落、苦闷、抑郁。应重视术前心理咨询,向病人说明手术的必要性和方法,告知术后不会影响夫妻性生活,也不会改变女性形象,可定期补充适当性激素。另外,还应做好病人丈夫和其他家属的工作,多方减轻病人思想压力和精神负担。

(2)行输卵管绝育术者的心理问题:少数病人出现恐惧、疼痛。术前应仔细检查受术者有无神经衰弱、癔症等心理疾病,告知手术原理,缓解病人不良心理反应。

任务三　孕前咨询妇女的护理

PPT 20-3

情景导入

小张,女,26 岁,结婚 1 年,准备要一个宝宝,和丈夫一起来门诊妇产科咨询。平素月经规律,末次月经 2025 年 6 月 15 日,行经如常。婚后一直用女用短效口服避孕药避孕。目的:①选择一个合适的受孕时间;②了解受孕前的注意事项;③了解优生优育相关知识。

任务:1. 你作为门诊接诊护士,该如何为小张提供帮助?

2. 怎样配合医生对小张进行孕前指导及护理?

【护理评估】

(一)健康史

1. 一般项目 年龄,职业,有无接触有害、有毒或放射性物质,营养,睡眠及大小便情况等。

2. 月经史和孕产史 询问初潮年龄,了解月经周期、末次月经日期。了解以往妊娠、分娩、产后情况,有无流产、难产史及难产原因,胎儿出生情况,有无产后出血。采用何种避孕措施及效果。凡有反复自然流产、死胎、死产及新生儿死亡者,应转到高危门诊进一步诊治。

3.既往史和手术史 了解有无高血压、心脏病、糖尿病、血液病、肝肾疾病、结核病病史及做过何种手术。

4.家族史 询问家族中有无妊娠合并症、双胎妊娠及遗传病。

5.配偶情况 着重询问健康状况及有无遗传病等。

(二)身体评估

1.全身检查 观察发育、营养及精神状态;测量身高、体重、体温、脉搏、呼吸和血压;检查头、颈,乳房发育、乳头有无凹陷,心、肺、脊柱和四肢。

2.腹部检查 视诊腹部有无隆起,腹壁有无瘢痕、妊娠纹;扪诊腹壁厚度,肝、脾、肾有无增大及压痛,腹部有无压痛、反跳痛和肌紧张,有无包块。

3.盆腔检查 ①外阴部检查:观察外阴发育、有无异常,查看尿道口有无赘生物。②阴道窥器检查:观察阴道及子宫颈有无异常。③双合诊:检查阴道、子宫颈、宫体、输卵管、卵巢、宫旁组织及盆腔内壁有无异常。

(三)心理-社会评估

观察护理对象的仪表、言行、举止、情绪,评估其精神心理状态,是否对母亲角色做好充分的心理准备。评估丈夫是否对父亲角色做好心理准备,同时评估家庭经济状况及社会支持程度。

(四)辅助检查

1.0.9%氯化钠湿片法 阴道分泌物异常者,应采用0.9%氯化钠湿片法进行检查,检查有无阴道毛滴虫、假丝酵母菌及线索细胞等。必要时取分泌物或组织检查淋病奈瑟球菌、梅毒螺旋体等。

2.子宫颈黏液检查 动态检查子宫颈黏液,了解卵巢功能。

3.B超检查 检查子宫大小、形状及附件情况;监测卵泡发育。

4.基础体温测定 根据基础体温的变化了解有无排卵、排卵日期和黄体功能。一般需要连续测量3个月经周期以上。

5.其他辅助检查 必要时进行心电图、肝肾功能等检查。

【护理诊断】

1.焦虑 对妊娠有一定顾虑,与缺乏妊娠经验有关。

2.知识缺乏 缺乏优生优育知识。

【护理目标】

(1)准孕妇情绪稳定,对妊娠、分娩充满自信。

(2)准孕妇获得优生优育知识,选择最佳受孕期。

【护理措施】

为准孕妇制订一份备孕计划。

(一)基础护理

1.制订妊娠计划 选择最佳生育年龄,女性25~30周岁,男性25~35周岁。选择最佳受孕季节,一般为7、8、9月份。

2.孕前1年养成良好生活习惯 制订一套锻炼身体的计划,劳逸结合,为受孕准备良好的体质;夫妇双方均要戒掉烟、酒、咖啡等刺激性饮食;避免接触有毒物质和放射线;远离宠物。

3.备孕期营养 多吃新鲜蔬菜、水果,增加维生素、钙、微量元素的摄入,为受孕做好营养储备。孕前3个月补充叶酸,预防神经管畸形儿的发生。

(二)备孕期监护

1.孕前至少3个月到医院做体格检查 包括全身体格检查、血压测量、妇科检查、心电图、超声检查、血常规、尿常规、肝肾功能检查等,必要时进行特殊病原体的检测,如弓形虫、风疹病毒、单纯疱疹病毒、巨细胞病毒检测,以及HIV检测。发现内科疾病、妇科疾病,尤其是性传播疾病,应及时治疗。

2. 孕前至少 3 个月自我监测排卵 测量基础体温、观察子宫颈黏液,根据基础体温变化和子宫颈黏液情况更好地掌握自己的生理周期。必要时到医院做 B 超检查监测排卵。

(三)备孕健康护理

1. 孕前 1 年注射乙型肝炎疫苗 孕前 1 年完成乙型肝炎疫苗注射,以保证妊娠时体内乙型肝炎疫苗所含病毒完全消失,并产生抗体。孕前 1 年注射,也是为了防止有些人在注射完 3 针后不能产生抗体或抗体数量少,需要进行加强注射。

2. 孕前 8 个月注射风疹疫苗 孕早期感染风疹病毒,可致胎儿畸形。风疹疫苗应在孕前至少 3 个月注射,并在 2 个月后确认体内是否产生抗体,以保证妊娠时体内风疹疫苗所含病毒完全消失,不会对胎儿造成影响。

3. 孕前 6 个月停服有致畸作用的药物 一些药物含有致畸成分,应在孕前停服,使身体有充足的时间代谢完这些有害物质。

4. 孕前 6 个月看牙 牙病不仅影响母体健康,还会影响胎儿,故孕前必须治愈牙病。孕期如果患有牙疾,无论是在治疗手段还是用药方面,都会对胎儿造成影响,严重的还会导致胎儿发育畸形,甚至流产或早产。

5. 孕前 1 个月放松心情 尽量不再出差、加班或熬夜,调节饮食和营养平衡。

(四)心理护理

给准孕妇及其家属解释受孕过程及孕期保健知识,以减轻准孕妇因缺乏妊娠知识而导致的焦虑。

(五)健康指导

指导孕前 6 个月停用短效口服避孕药,改用阴茎套避孕。

→ **项目小结**

项目		学习要点
项目二十 妇女保健	任务一 妇女保健工作意义 与组织机构 任务二 妇女保健工作任务 任务三 孕前咨询妇女的 护理	重点:妇女各期保健。 难点:妇女保健工作的方法。 核心要点:①青春期保健的三级预防,以一级预防为重点。②35 岁以上妇女每 1~2 年普查 1 次妇科常见病或肿瘤,倡导接种 HPV 疫苗。③分娩期保健做到"五防、一加强",即防出血、防感染、防滞产、防产伤、防窒息,加强产时监护和产程处理。④围绝经期妇女若月经紊乱或停经超过半年,应取出宫内节育器,同时指导避孕至月经停止 1 年以后。⑤选择最佳生育年龄(女性 25~30 周岁,男性 25~35 周岁)

→ **直通护考**

扫码在线答题

(马丽英)

生育规划

项目二十一　生育规划妇女的护理

视频：人工流产

学习目标

【知识目标】

1. 掌握宫内节育器的避孕原理、种类、禁忌证、放置术与取出术的注意事项；节育措施选择指导。

2. 熟悉激素避孕的护理评估和护理措施；药物流产的用法及注意事项；手术流产的适应证、禁忌证、并发症及护理要点。

3. 了解其他避孕方法及输卵管绝育术。

【能力目标】

1. 学会节育手术护理配合技能。

2. 能运用所学知识对实施节育措施的妇女进行护理及健康教育。

【思政目标】

1. 具有与生育规划对象沟通并提供优质生育规划服务的能力。

2. 尊重护理对象，提供人文关怀，保护妇女隐私。

导　言

《中国妇女发展纲要（2021—2030年）》提出，提倡科学备孕和适龄怀孕，保持适宜生育间隔。应全面普及生殖健康和优生优育知识，促进健康孕育，减少非意愿妊娠。生育规划是女性生殖健康的重要内容，指为保障社会、家庭和夫妻权益，育龄夫妻有计划地在适当年龄生育合理数量的子女，并养育健康的下一代，以增进家庭幸福，促进人口、经济、社会、资源、环境协调发展和可持续发展。做好避孕方法的知情选择是生育规划的重要内容。本项目主要介绍常用的女性避孕方法和避孕失败的补救措施。

思政课堂

长歌行

［汉］乐府

青青园中葵，朝露待日晞。

阳春布德泽，万物生光辉。

常恐秋节至，焜黄华叶衰。

百川东到海，何时复西归？

少壮不努力，老大徒伤悲。

任务一 避孕妇女的护理

PPT 21-1

情景导入

女士,28岁,第1胎自然分娩后3个月,母乳喂养婴儿,月经尚未复潮,计划2年后生育第2胎。为避免此期间意外受孕,特来生育规划门诊咨询避孕方面的问题。

任务:1.介绍避孕原理、不良反应及相关并发症,并指导如何应对。

2.提供正确的个体化健康指导。

避孕是采用科学方法或利用生殖自然规律,使妇女永久或暂时不受孕。女性避孕方法有宫内节育器避孕、激素避孕、屏障避孕及输卵管绝育术等。主要通过控制生殖过程中3个关键环节实现避孕:①抑制卵子产生;②阻止精子与卵子结合;③使子宫环境不利于精子获能、生存,或不适宜受精卵着床发育。

一、宫内节育器避孕

宫内节育器(IUD)是一种安全、有效、简便、经济、可逆的避孕方法,是我国育龄妇女的主要避孕措施。使用期限一般为5~10年。

1.作用机制 宫内节育器避孕作用机制如下:①干扰着床。②对精子和胚胎产生毒性作用。③左炔诺孕酮宫内释放系统(LNG-IUS)的避孕机制主要是孕激素的局部作用。

2.IUD种类 国内外已有数十种不同种类的宫内节育器(图21-1),大致可分为以下两类。

(1)惰性IUD:第一代IUD,由金属、硅胶制成,因带器妊娠率和脱落率高,已停用。

(2)活性IUD:第二代IUD,其内含活性物质如铜离子、激素、药物(吲哚美辛、抗纤溶药)及磁性物质等,既可提高避孕效果,又可减少不良反应。常见的活性IUD如下:①含铜活性IUD:在宫腔内持续释放具有生物活性、有较强抗生育能力的铜离子(Cu^{2+})IUD,其中部分同时含药物

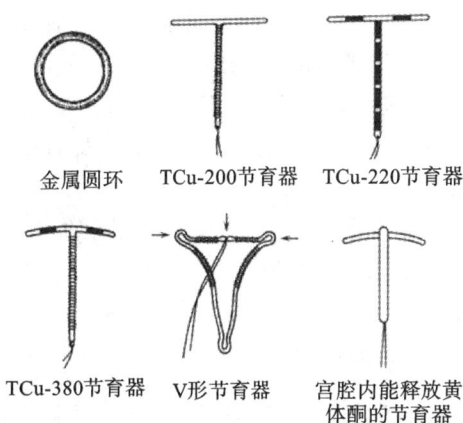

金属圆环　　TCu-200节育器　　TCu-220节育器

TCu-380节育器　　V形节育器　　宫腔内能释放黄体酮的节育器

图21-1 常用的宫内节育器

吲哚美辛,能够减少T形宫内节育器(TUD)引起的月经过多及痛经。临床副作用主要表现为月经模式改变(经量多、经期延长、不规则出血)。常见含铜节育器包括含铜T形IUD、含铜V形IUD、宫铜IUD、含铜无支架IUD等。②含药TUD:目前临床应用最广泛的是含孕激素的IUD——LNG-IUS。主要副作用为月经变化,表现为点滴出血,经量减少甚至闭经。

【护理评估】

(一)健康史

了解受术者的月经史、生育史及既往健康状况,取器者的IUD类型、放置时间及取器原因,了解术前3日有无性生活史。

(二)身体状况

通过全身体格检查及妇科检查,评估妇女放置或取出宫内节育器的适应证和禁忌证,确定放置或取出时间。

1. IUD 放置术

(1)适应证:凡育龄妇女要求放置 IUD 而无禁忌证者。

(2)禁忌证:①妊娠或可疑妊娠。②生殖道急性炎症。③生殖器肿瘤。④生殖器畸形。⑤子宫脱垂。⑥子宫腔深度<5.5 cm 或>9.0 cm(除外足月分娩后、大月份引产后或放置含铜活性无支架 IUD)。⑦严重全身性疾病。⑧近 3 个月内有月经紊乱、不规则阴道流血。⑨有铜过敏史(不宜选含铜活性 TUD)。⑩人工流产出血多,怀疑有妊娠组织物残留或感染。

(3)IUD 放置时间:①含铜活性 IUD 在月经干净后 3~7 日放置。②LNG-IUS 在月经开始的 7 日内放置。③产后(包括剖宫产后)立即放置。④产后 42 日恶露已净,子宫恢复正常。⑤哺乳期放置前先排除早孕。⑥妊娠在 10 周以下的负压吸宫术后可立即放置。⑦自然流产及药物流产者于转经后放置。⑧性交后 5 日内作为紧急避孕方法放置。

2. IUD 取出术

(1)适应证:①计划再生育或已无性生活不需要避孕。②放置期限已满需更换。③绝经过渡期停经 1 年内。④拟改用其他避孕措施或绝育。⑤有并发症或副作用,经治疗无效。⑥带器妊娠。

(2)IUD 取出时间:①月经干净后 3~7 日。②带器妊娠行人工流产同时取出节育器。③带器异位妊娠可在术前、术中或术后取出 IUD。④子宫不规则出血,随时取 IUD,并行诊刮送病理检查。

(三)心理-社会状况

因害怕疼痛,担心手术影响健康、性生活及再生育而表现出紧张、焦虑。

(四)辅助检查

利用 B 超或 X 线检查确定 IUD 位置及类型;必要时选择心电图、肝肾功能检查等。

【常见护理诊断/问题】

1. 知识缺乏 缺乏 IUD 放置禁忌证、取出适应证与不良反应等相关知识。

2. 潜在并发症 子宫穿孔、感染及 IUD 异位。

【护理目标】

(1)受术者了解 IUD 放置与取出的相关知识,积极配合手术。

(2)受术者无并发症发生。

【护理措施】

(一)心理护理

做好耐心细致的解释工作,鼓励受术者表达内心感受,告知术中仅出现腰酸及轻微腹痛,消除其顾虑,鼓励其积极配合手术。

(二)专科护理

1. 术前准备

(1)用物准备:①手术用物:放环包、无影灯、消毒手套、消毒棉签、棉球、消毒液等。②节育器:检查消毒节育器包装有无破损。③手术床、污物桶等。

(2)受术者准备:①核对受术者姓名、手术名称,测量体温。②督促受术者术前排尿。

2. 术中护理

1)IUD 放置术

(1)消毒外阴:嘱受术者排尿,取膀胱截石位,用 0.5% 聚维酮碘溶液消毒外阴。

(2)打开放环包:检查器械包的消毒有效期,铺开,取消毒棉球(2.5% 碘酊和 75% 乙醇棉球)放于弯盘或药杯内。

(3)铺巾、检查:洗手、穿无菌衣、戴消毒手套,铺无菌巾于外阴部。常规双合诊检查,了解子宫大小、位置、形态及附件情况。排列器械。

(4)暴露子宫颈:用阴道窥器暴露子宫颈,消毒子宫颈、子宫颈管、阴道穹隆部。

(5)探测宫腔:用子宫颈钳夹持子宫颈前唇,用子宫探针顺子宫方向探测宫腔深度。

(6)选择节育器:根据探测的宫腔深度,选择合适的节育器。

(7)放置节育器:用放置器将节育器推送入宫腔,上缘抵达子宫底部。撤出放置器。带尾丝 IUD 在离子宫颈外口 2 cm 处剪断尾丝。观察无出血,可取出子宫颈钳和阴道窥器。

(8)术中观察:术中重视受术者主诉,观察受术者有无急性腹痛,发现异常,及时报告医生并配合处理。

2)IUD 取出术　术前行 B 超或 X 线检查,确定节育器类型及在宫腔的位置。

(1)～(4):同 IUD 放置术。

(5)有尾丝者,用血管钳夹住尾丝轻轻牵引取出。无尾丝者,需用取环钩或取环钳将 IUD 取出。取出困难时可在超声监视下操作,必要时在宫腔镜直视下取出。

(6)节育器取出后,让受术者辨认。

3. IUD 副作用及护理

(1)不规则阴道流血:最常见,表现为经量增多,经期延长或点滴出血,一般 3～6 个月逐渐好转,重者遵医嘱用止血药对症处理。

(2)腰腹坠胀痛:一般在数月后好转,轻者不需要处理,重者给予解痉药。以上情况治疗效果不佳者均可考虑更换 IUD 型号或改用其他避孕方法。

4. IUD 并发症及护理

(1)IUD 异位:原因如下。①子宫穿孔,术中操作不当直接将 IUD 放到宫腔外。②IUD 过大、过硬或子宫壁薄而软,子宫收缩造成 IUD 逐渐移位至宫腔外。术中受术者突感下腹疼痛,应报告医生,并立即停止操作。确诊 IUD 异位后,损伤小者遵医嘱住院观察。损伤大或出现腹膜炎体征者,遵医嘱立即行剖腹探查,做好腹部急诊手术准备。

(2)IUD 嵌顿或断裂:原因是 IUD 放置时损伤子宫壁或带器时间过长,致部分 IUD 嵌入子宫肌壁或发生断裂,发现后应协助医生及时取出。若取出困难,应在超声监测下或在宫腔镜直视下取出。

(3)IUD 下移或脱落:原因如下。①操作不规范,IUD 放置未达子宫底部。②IUD 与宫腔大小形态不符。③月经过多。④子宫颈内口过松及子宫过度敏感。常见于放置 IUD 后 1 年之内。协助医生查明原因后选择合适的节育器,下次月经结束后重新放置。

(4)带器妊娠:多见于 IUD 下移、脱落或异位。一经确诊,协助医生行人工流产术,同时取出 IUD。

(5)感染:因术中无菌操作不严或术后未按要求注意卫生、节育器尾丝过长或生殖道原有感染灶等引起上行感染所致。应遵医嘱给予抗生素治疗,并保持外阴清洁。

(三)健康指导

(1)术后可能有少量阴道流血及腹部轻微不适,无须处理,严重者及时就诊。

(2)IUD 放置术后休息 3 日,取出术后休息 1 日,2 周内禁止性生活和盆浴,3 个月内月经期和排便时注意有无节育器脱落。

(3)放置术后 1 个月、3 个月、6 个月及 1 年各随访 1 次,以后每年 1 次,随访于月经干净后进行。

(4)IUD 到期者应取出更换,以免影响避孕效果。

二、激素避孕

激素避孕是女性使用甾体激素达到避孕目的的方法,也称药物避孕。药物成分是雌激素和孕激素。激素避孕是一种高效避孕方法。

作用机制如下:①抑制排卵。②改变子宫颈黏液性状。③改变子宫内膜形态和功能。④改变输卵管的功能。

【护理评估】

(一)健康史

对拟采用药物避孕的妇女,询问年龄、月经史、生育史,以往采用何种避孕措施。了解既往身体健康状况,有无急、慢性疾病。

(二)身体评估

通过全身体格检查及妇科检查,评估妇女有无采用药物避孕的适应证和禁忌证。

1.适应证 要求采用药物避孕而无禁忌证的育龄妇女。

2.禁忌证 ①严重心血管疾病、血栓性疾病病人。②急、慢性肝炎或肾炎病人。③性激素依赖性肿瘤或癌前病变病人。④年龄>35岁的吸烟女性。⑤哺乳期(不宜使用含雌激素的避孕药)。⑥内分泌疾病为相对禁忌。⑦精神病病人。⑧严重偏头痛,反复发作者。

(三)心理-社会评估

评估妇女及其丈夫对药物避孕知识的认知程度,是否自愿采用药物避孕,有无顾虑,如担心服药后体重增加、色素沉着等。

(四)辅助检查

及时收集肝肾功能检查、凝血时间、甲状腺功能检查、B超检查等报告单,了解检查结果。

【常见护理诊断/问题】

1.知识缺乏 缺乏药物避孕使用方法的相关知识。

2.焦虑 与服药后的不适、药物不良反应、避孕失败有关。

【护理目标】

(1)拟用药者能正确掌握药物的使用方法、注意事项及药物不良反应的应对措施。

(2)拟用药者减轻焦虑,以积极心态配合。

【护理措施】

(一)基础护理

1.饮食 指导服药者合理饮食,禁吃过甜、味道过浓食品,忌烟酒。

2.休息 保证充足睡眠,注意劳逸结合。

(二)专科护理

1.介绍甾体激素避孕药种类 根据药物作用时间,甾体激素避孕药分为短效、长效、速效和缓释类。按照给药途径可分为口服、注射、经皮肤、经阴道和经宫腔。目前我国常用的激素避孕药种类如下。

1)口服避孕药(OC)

(1)复方短效口服避孕药:由雌、孕激素组成的复合制剂。主要包括复方炔诺酮片、复方醋酸甲地孕酮片、炔雌醇环丙孕酮片、屈螺酮炔雌醇片、左炔诺孕酮炔雌醇三相片等。

使用方法:目前复方短效口服避孕药通常在月经周期的第1日开始服用,不同剂型活性药片数量不同。如21片剂型,连服21日,停药7日后服用第2周期的药物。

(2)复方长效口服避孕药:由长效雌激素和人工合成孕激素配伍制成,服药1次可避孕1个月。

2)避孕针 分为单孕激素制剂和雌、孕激素复合制剂两种,尤其适用于对口服避孕药有明显胃肠道反应者。雌、孕激素复合制剂肌内注射1次,可避孕1个月。首次于月经周期第5日和第12日各肌内注射1支,以后每次在月经周期第10~12日肌内注射1支。

3)缓释避孕药 又称缓释避孕系统,是以具备缓慢释放性能的高分子化合物为载体,一次给药,在体内通过持续、恒定、微量释放甾体激素,达到长效避孕目的。目前常用的有皮下埋植剂、阴道药环、避孕贴片及含药TUD。

2.介绍甾体激素避孕药副作用及护理

(1)类早孕反应:服药初期约10%女性出现恶心、呕吐、乏力、头晕、食欲缺乏、乳房胀痛等类似孕早期的反应。轻者不需处理,坚持服药数日后减轻或消失;症状严重者给予对症处理,遵医嘱口服维生素 B_6、维生素C、山莨菪碱等缓解症状或改用其他避孕措施。

(2)月经改变:包括不规则阴道流血和闭经。①服药期间阴道流血又称突破性出血,多数发生在漏服后。轻者点滴出血，无须处理。流血偏多者，每晚在服用避孕药同时加服雌激素直至停药。若流血似月经量或已近月经期，则停止服药，作为一次月经来潮。于下一周期再开始服用药物，或更换避孕药。②1%～2%女性口服避孕药后发生闭经，停药后月经不来潮，需先排除妊娠，停药7日后可继续服药，若连续停经3个月，需停药观察。

（3）体重增加：个别女性服药后食欲亢进，体内合成代谢增加，体重增加。停药后可自行消退或减轻。

（4）皮肤色素沉着：极少数女性面部出现淡褐色色素沉着。可对症处理，严重者需停药。

（三）心理护理

详细讲解药物避孕的作用机制、服药方法、常见副作用及应对措施。帮助服药者选择适合的避孕药。耐心解释服药后的恶心、呕吐等副作用，只需坚持服药即可消失，消除服药者紧张情绪。

（四）健康指导

1. 妥善保管药物 将药物存放于阴凉干燥处，药物受潮后糖衣脱落可影响避孕效果；防止儿童误服。

2. 依规用药 漏服后12 h内及时补服；注射避孕针剂时，应注意将药液抽吸干净，行深部肌内注射；停用长效避孕药者，停药后改用短效口服避孕药3个月，防止月经紊乱。

3. 告知服药期间禁用苯巴比妥、利福平等 这些药可使肝酶活性增强，加速药物代谢，降低血中避孕药浓度，影响避孕效果。

4. 妊娠及哺乳指导 要求生育者在停用避孕药6个月后再计划怀孕。哺乳期妇女不宜服用避孕药，以免影响乳汁分泌及营养成分。

5. 随访指导 长期用药者每年随访1次，有异常随时就诊。

三、其他避孕方法

1. 屏障避孕

（1）男用避孕套（阴茎套）：男用避孕工具，为筒状优质乳胶制品，排精后精液储留在顶端的小囊内，使精子不能进入宫腔而达到避孕目的。使用前应选择合适的阴茎套型号，可用吹气法检查有无漏孔，每次性交时应更换新的阴茎套。正确使用阴茎套避孕有效率达93%～95%，既可达到避孕目的，又能防止性传播疾病的传播，因此被广泛使用。

（2）女用避孕套（阴道套）：一种由乳胶制成的长15～17 cm、宽松、柔软的袋状物，既有避孕作用，又有防止艾滋病等性传播疾病的传播。Ⅱ度子宫脱垂及对女用避孕套过敏者不宜使用（图21-2）。

2. 紧急避孕 又称房事后避孕，是指在无保护性生活后或避孕失败后3～5日，女性为防止非意愿妊娠发生而采取的避孕方法。其避孕机制是阻止或延迟排卵，干扰受精或阻止受精卵着床。紧急避孕方法如下。

（1）放置IUD：含铜活性IUD可用于紧急避孕，尤其适用于希望长期避孕且符合放置IUD指征者。性生活后5日（120 h）内放置，有效率达99%以上。

（2）紧急避孕药：有单孕激素制剂、抗孕激素制剂（米非司酮）和雌、孕激素复合制剂等。在无保护性生活后72 h内服用，其避孕有效率明显低于常规避孕方法，且激素剂量大，不良反应严重，可能导致不规则流血及月经紊乱，不能替代常规避孕。

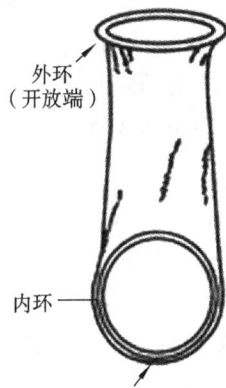

外环（开放端）

内环

图21-2 女用避孕套

3. 安全期避孕 又称自然避孕，不采用药物、器具，适用于月经周期规律的女性。排卵多发生在下次月经来潮前14日左右，排卵期前后4～5日为易受孕期，其余时间不易受孕为安全期。但排卵可受情绪、健康、外界环境等因素影响，此法失败率达20%以上，故不宜推广。

4. 外用避孕药 通过阴道给药杀精或改变精子功能起到避孕作用，如避孕栓剂、贴剂或避孕药膜，于性交前放入阴道深处，有效率达95%以上。

任务二 输卵管绝育术及护理

PPT 21-2

通过手术或药物堵塞输卵管阻断精子与卵子相遇而达到绝育目的的方法,称为输卵管绝育术。输卵管绝育术是一种安全、永久性节育措施,可经腹腔镜、开腹或经阴道操作完成。目前常用方法为腹腔镜下输卵管绝育术。

【护理评估】

了解受术者的年龄、月经史、婚育史及既往病史;受术者在术前应行全身体格检查、盆腔检查、血常规、尿常规及肝肾功能检查。

1. 适应证 ①要求接受绝育手术且无禁忌证者。②患严重全身疾病不宜生育者。

2. 禁忌证 ①24 h 内 2 次体温在 37.5 ℃ 及以上。②全身状况不佳,如心肺功能不全、患血液病等,不能耐受手术。③严重神经症。④各种疾病急性期。⑤腹部皮肤有感染灶或患有急、慢性盆腔炎性疾病。⑥腹腔粘连、膈疝等,需行开腹手术。

【常见护理诊断/问题】

1. 知识缺乏 缺乏腹腔镜下输卵管绝育术麻醉及手术方法的相关知识。

2. 潜在并发症 感染、脏器损伤。

【护理目标】

(1)受术者获得腹腔镜下输卵管绝育术有关麻醉及手术方法的知识。

(2)术中及术后不发生并发症。

【护理要点】

1. 术前准备

(1)手术时间选择:非孕女性在月经干净后 2～7 日进行手术。哺乳期或闭经女性排除早孕。

(2)解除受术者思想顾虑,做好解释、咨询工作,获得受术者知情同意。

(3)详细询问病史,并做全身体格检查、妇科检查及心肺功能检查等,实验室检查包括阴道分泌物常规、血常规、尿常规、凝血功能、肝功能检查等。

(4)按腹腔镜手术前常规准备。

2. 术中配合

(1)协助麻醉及摆放体位:行硬膜外麻醉或全身麻醉时,受术者取头低足高仰卧位。

(2)协助放置腹腔镜:脐孔下缘做 1 cm 小切口,先用气腹针插入腹腔,充 CO_2 2～3 L,插入套管针放置腹腔镜。

(3)协助结扎:在腹腔镜下行输卵管抽芯包埋,或将弹簧夹或硅胶绝育环置于输卵管峡部,以阻断输卵管。也可采用双极电凝法烧灼输卵管峡部。

3. 术后护理 ①静卧 4～6 h 可下床活动。②严密观察生命体征。

4. 术后并发症及护理

(1)出血或血肿:过度牵拉可损伤输卵管或输卵管系膜血管,引起腹腔内积血或血肿。一经发现,协助医生查明原因,协助缝扎止血。若血肿形成,协助医生切开止血后再缝合。

(2)感染:可为局部或全身感染,多由体内原有感染尚未控制、消毒不严或手术未执行无菌操作导致。应遵医嘱使用抗生素。

(3)损伤:解剖关系辨认不清或操作粗暴可致膀胱、输尿管、肠管损伤。一旦发现,协助医生修补。

(4)输卵管再通:绝育术后再通率为 0.2%～2%。手术者须谨慎操作。

5. 健康指导 嘱受术者术后合理营养,局部麻醉者静卧 4～6 h 可下床活动,以免肠管粘连。休息 3～4 周,1 个月内禁止性生活。术后 1 个月、3 个月各随访 1 次,询问月经情况,行盆腔检查等。

任务三　避孕失败补救措施及护理

情景导入

女士,30岁,2年前行剖宫产术分娩健康双胞胎女儿,产后采取宫内节育器避孕。平素月经规律,身体健康。近日自觉倦怠、乏力、食欲欠佳,且月经延迟10日余,怀疑妊娠,由丈夫陪伴来医院就诊。经检查确诊早孕,因已有两个小孩,要求终止妊娠。

任务:1.告知应对措施,做好术前准备指导。

2.协助手术,做好术后健康教育。

人工终止妊娠是避孕失败的补救措施,方法有手术流产、药物流产、乳酸依沙吖啶引产术及水囊引产等。

人工流产是指因非意愿妊娠、疾病等,采用人工方法终止妊娠。终止早期妊娠的人工流产方法包括手术流产和药物流产。

一、手术流产

手术流产是指采用手术方法终止妊娠,手术方法包括负压吸引术和钳刮术。负压吸引术是利用负压吸引原理,用吸管将妊娠物从宫腔内吸出的手术,适用于妊娠10周内者。钳刮术是先通过机械或药物方法使宫颈扩张,然后用卵圆钳钳夹胎儿和胎盘,再行负压吸引的手术,适用于妊娠10～14周者。

【护理评估】

(一)健康史

询问月经史、末次月经时间、生育史和既往病史,了解孕前采用何种避孕措施。

(二)身体评估

询问停经后症状,通过全身体格检查和妇科检查,评估孕妇有无人工流产术适应证或禁忌证。

1.适应证　①妊娠10周内(钳刮术为妊娠14周内)要求终止妊娠而无禁忌证者。②因各种疾病不能继续妊娠者。

2.禁忌证　①生殖器官急性炎症。②各种疾病急性期。③全身情况不良,不能耐受手术。④术前间隔4 h测体温,2次达到或超过37.5 ℃。

(三)心理-社会评估

评估受术者对人工流产的认知程度,对手术有何顾虑,是否因害怕手术而紧张、恐惧。了解受术者家属对受术者的支持程度。

(四)辅助检查

收集妊娠试验、血常规、尿常规、白带常规及B超检查结果。

【护理诊断】

1.焦虑、恐惧　与害怕手术和担心术后恢复有关。

2.有感染危险　与术后阴道流血、不注意卫生或性生活有关。

3.潜在并发症　人工流产综合征、子宫穿孔、吸宫不全等。

【护理目标】

(1)受术者情绪平稳,积极与医护人员合作。

(2)受术者未发生感染。

(3)并发症得以有效预防或被及早发现并处理。

【护理措施】

(一)术前准备

1.用物准备 ①人工流产手术包:消毒备用(包内器械与放环包基本相同,需增加子宫颈扩张器1套、6～8号吸管各1个,橡胶管1根,小号卵圆钳及有齿卵圆钳各1把,刮匙大、中、小号各1把等)。②无菌手套、消毒药品、抢救药品等。③负压吸引器:接通电源,调整好负压。

2.无痛人流(应用静脉麻醉) 应有麻醉医生监护。

(二)术中护理配合

1.负压吸引术

(1)核对、评估:核对受术者姓名、手术名称,测量体温。解释操作目的和过程,争取受术者配合。

(2)消毒外阴、阴道:嘱受术者排空膀胱后取膀胱截石位。常规消毒外阴、阴道。

(3)打开人工流产手术包:检查器械包的消毒有效期,铺开,取消毒棉球(2.5%碘酊和75%乙醇棉球)放于弯盘内。

(4)铺巾、检查:洗手、穿无菌衣、戴消毒手套,铺无菌巾于外阴部。常规双合诊检查,了解子宫大小、位置、形态及附件情况。排列器械。

(5)暴露宫颈:用阴道窥器暴露宫颈,消毒宫颈、宫颈管、阴道穹隆部。

(6)探测宫腔:用宫颈钳夹持宫颈前唇稍向外牵拉,用子宫探针顺子宫方向探测宫腔深度。

(7)扩张宫颈:顺子宫方向,以执笔式用宫颈扩张器依次逐号扩张宫颈,扩至比所用吸管大半号至1号。

(8)负压吸引:将吸管接好橡胶管,再连接到负压吸引器橡胶管前端接头上,经负压吸引试验确认无误后,根据子宫大小选择负压,一般控制在400～500 mmHg。将吸管缓慢送入宫底,吸头遇阻力后稍向外退,开启负压,顺时针方向吸宫腔1～2圈(图21-3)。组织吸净后折叠橡胶管,取出吸管。妊娠组织吸净的标志:①子宫缩小;②宫壁粗糙;③吸头紧贴宫壁,移动受阻;④仅见少量血性泡沫。

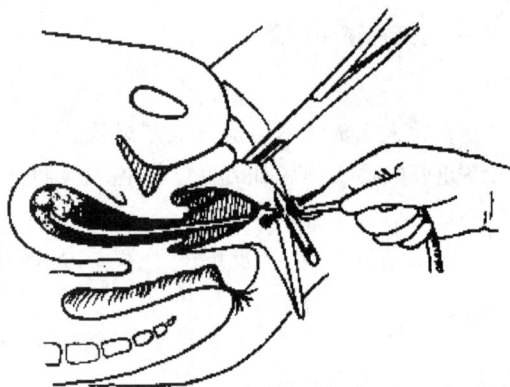

图21-3 人工流产负压吸引术

(9)清理宫腔:用小号刮匙轻刮宫腔1周,注意宫底和两侧宫角是否吸净。必要时,换小号吸管用低压再吸宫腔1圈。确认吸净后,用子宫探针复测宫腔深度,一般比吸宫前缩小1～3 cm。取下宫颈钳,用棉球拭净宫颈和阴道血迹,观察无异常后取出阴道窥器,术毕。

(10)检查吸出物:将全部吸出物过滤,测量血液及组织容量,检查有无绒毛组织。如肉眼观察有异常或未见绒毛组织,需送病理检查。

(11)术中严密观察:术中陪伴受术者,观察受术者面色、腹痛情况及生命体征。必要时遵医嘱给予缩宫素。

2.钳刮术 因胎儿较大,术前应充分扩张宫颈,然后再钳刮。

(1)扩张宫颈:方法如下。①术前12 h,遵医嘱将16号或18号无菌橡皮导尿管放置在宫颈管,达宫腔深度1/2以上,露在阴道内的一段导尿管用无菌纱布包裹,置于后穹隆内。宫颈可自动缓慢扩张。术前取出。②术前3～4 h,遵医嘱给予前列腺素制剂口服、塞入阴道或肌内注射,以软化、扩张宫颈。③遵医嘱术前给予米非司酮和米索前列醇口服。④遵医嘱术前将丁卡因栓或艾司唑仑置于宫颈管内口处。

(2)行钳刮术:手术时,用宫颈扩张器充分扩张宫颈(扩至8～12号),先用卵圆钳夹破胎膜,待羊水流净,再钳出胎儿、胎盘组织,然后吸宫。吸宫操作同负压吸引术。术中遵医嘱应用缩宫素,术后观察有无出血。

(三)术后护理

(1)嘱受术者在观察室休息1～2 h。

(2)观察腹痛及阴道流血情况,发现异常立即报告医生并遵医嘱给予药物治疗。

(3)2 h后,无异常方可离院。

(四)人工流产术并发症妇女的护理

1. 出血　①妊娠月份较大,宫缩欠佳,出血量多,遵医嘱宫颈注射缩宫素,同时快速取出绒毛组织。②若吸管过细、胶管过软或负压不足引起出血,应及时更换吸管和胶管,调整负压。

2. 人工流产综合征　手术中或术毕,因疼痛或局部刺激,受术者出现恶心、呕吐、面色苍白、大汗淋漓、头晕、胸闷、心动过缓、心律不齐,严重者出现血压下降、昏厥、抽搐等迷走神经兴奋症状。①发现症状应立即停止手术,给予吸氧,一般能自行恢复。②严重者遵医嘱加用阿托品 0.5~1 mg 静脉注射。③术前给予精神安慰,术中动作轻柔,吸宫时负压适当,减少不必要反复吸刮,可降低人工流产综合征发生率。

3. 子宫穿孔　人工流产术的严重并发症。手术时突然感觉无宫底,或手术器械进入深度超过原测量深度,提示子宫穿孔。①立即停止手术。②若穿孔小,无脏器损伤或内出血,手术已完成,可配合医生保守治疗,遵医嘱应用宫缩剂和抗生素,密切观察生命体征。若宫内组织未吸净,可在B超引导或腹腔镜下完成手术。③若破口大、有内出血或怀疑脏器损伤,应协助医生剖腹探查,做好相应护理。

4. 吸宫不全　人工流产术后部分妊娠组织残留。吸宫不全是人工流产术的常见并发症。表现为手术后阴道流血时间长(超过 10 日)、血量多或流血停止后又出现大量流血。B超检查有助于诊断。①若无明显感染征象,应尽早刮宫,将刮出物送病理检查。术后遵医嘱给予抗生素。②伴有感染征象者,遵医嘱控制感染后再刮宫。

5. 漏吸或空吸　人工流产术未吸出胚胎及绒毛组织,使妊娠继续或胚胎停止发育,称为漏吸。发现漏吸,应再次行负压吸引术。误诊宫内妊娠而行人工流产术,称为空吸。嘱重复行尿妊娠试验或 B 超检查。警惕异位妊娠。

6. 感染　若发生急性子宫内膜炎或盆腔炎性疾病,遵医嘱应用抗生素。

7. 羊水栓塞　少见。若此时发生羊水栓塞,病情较足月分娩并发羊水栓塞者轻。应配合医生治疗。

8. 远期并发症　如宫颈粘连、宫腔粘连、月经失调、盆腔炎性疾病后遗症或继发不孕、子宫腺肌病等。

(五)心理护理

术前向受术者简要介绍手术过程,告知手术配合要求,安慰受术者,并教会受术者缓解术中紧张和不适的方法,消除恐惧心理。争取受术者家属配合,关爱受术者,提供心理支持。

(六)健康指导

(1)保持外阴清洁,嘱每日清洗外阴,使用消毒会阴垫。

(2)禁止性生活和盆浴 1 个月。

(3)负压吸引术后休息 2 周,钳刮术后休息 2~4 周,1 个月后随访。

(4)嘱术后如有发热、腹痛、阴道流血量多或持续流血超过 10 日,及时就诊。

(5)指导恢复性生活后合理避孕。

知识拓展

依沙吖啶(利凡诺)引产术

依沙吖啶(利凡诺)引产术,是常用的中期妊娠引产术,有效率达 90%~100%。适用于妊娠≥14 周、<28 周,患有严重疾病不宜继续妊娠或胎儿畸形者。包括羊膜腔内注入法和羊膜腔外注入法。依沙吖啶是一种强力杀菌剂,将其注入羊膜腔内或羊膜外宫腔内,可使子宫内蜕膜组织坏死而产生内源性前列腺素,引起子宫收缩。依沙吖啶对子宫肌肉也有直接兴奋作用。药物被胎儿吸收后,可致胎儿中毒死亡。临床常用依沙吖啶羊膜腔内注入法。

二、药物流产

药物流产也称药物抗早孕,是用药物终止早孕的避孕失败的补救措施。目前临床应用的药物为米非司酮配伍米索前列醇。米非司酮是一种类固醇类的抗孕激素制剂，具有抗孕激素及抗糖皮质激素作用。米索前列醇是前列腺素类似物，具有子宫兴奋和宫颈软化作用。两者配伍应用终止早孕完全流产率达90％以上。

1. 适应证　①早期妊娠≤49日可门诊行药物流产；＞49日应酌情考虑，必要时住院行人工流产。②本人自愿，血或尿hCG阳性，超声确诊宫内妊娠。③存在手术流产高危因素者，如瘢痕子宫、处于哺乳期等。④有多次人工流产术史，对手术流产有恐惧和顾虑心理者。

2. 禁忌证　①有米非司酮使用禁忌证。②有使用前列腺素药物禁忌证。③带器妊娠、异位妊娠。④其他：过敏体质，妊娠剧吐，长期服用抗结核药、抗癫痫药、抗抑郁药等。

3. 用药方法　米非司酮有顿服法和分服法。顿服法为200 mg一次口服。分服法（总量150 mg）：第1日晨服50 mg，8～12 h再服25 mg；用药第2日早、晚各服米非司酮25 mg；第3日早晨再服25 mg。

两种方法均于服药的第3日晨口服米索前列醇0.6 mg。每次服药前后至少空腹1 h。服药后可出现恶心、呕吐、腹痛、腹泻等胃肠道症状。

4. 注意事项

(1)用药前注意鉴别异位妊娠、葡萄胎等疾病，防止漏诊或误诊。

(2)药物流产必须在有正规抢救条件的医疗机构进行，必须在医护人员监护下使用。

(3)密切观察阴道出血量、出血时间及腹痛情况。胚胎多于服药后6 h内排出，检查排出物有无绒毛组织，必要时送病理检查。

(4)不良反应：用药后可能出现轻度恶心、呕吐或腹泻，可自行好转，无须特殊处理。药物流产后出血时间较长，一般持续10～14日，出血量较吸宫术多。发生不全流产时，应协助医生做好清宫准备，预防感染。

(5)保持外阴清洁干燥，术后1个月内禁止盆浴和性生活。帮助流产者选择合适的避孕方法。

PPT 21-4

任务四　生育规划措施选择指导

避孕方法知情选择是生育规划优质服务的重要内容，指通过广泛深入宣传、教育、培训和咨询，生育期女性根据自身特点，如家庭、身体、婚姻状况等，选择合适、安全、有效的避孕方法。生育年龄各期避孕方法选择指导如下所示。

一、新婚期

1. 原则　短期内不想生育，应选使用方便、不影响生育的避孕方法。

2. 选用方法　复方短效口服避孕药使用方便，不影响性生活，列为首选；也可用男用避孕套（阴茎套）。无生育史或流产手术史者，放置IUD不作为首选。不适合用安全期、体外排精及长效避孕药避孕。

二、哺乳期

1. 原则　选用不影响乳汁质量及婴儿健康的避孕措施。

2. 选用方法　避孕套是哺乳期选用的最佳避孕措施。产后6周后可以选用单孕激素避孕方法，不影响乳汁质量。也可放置IUD，但需排除早孕，操作宜轻柔，防止损伤子宫。哺乳期阴道较干燥，不宜使用避孕药膜。不选用雌、孕激素复合制剂或避孕针以及安全期避孕。

三、生育间隔期

1. 原则　选择长效、安全、可逆、可靠的避孕方法，减少非意愿妊娠。

2. 选用方法　各种避孕方法均适用，根据个人身体状况进行选择，注意各种避孕方法的禁忌证。

四、绝经过渡期

1. 原则　此期仍有排卵可能，应坚持避孕。

2. 选用方法　使用阴茎套避孕为最佳方法。已使用IUD且无不良反应者可继续使用，至绝经后半年取出。不宜选择避孕药膜，不宜选择复方避孕药及安全期避孕。

项目小结

项目		学习要点
项目二十一 生育规划妇女的护理	任务一 避孕妇女的护理 任务二 输卵管绝育术及护理 任务三 避孕失败补救措施及护理 任务四 生育规划措施选择指导	重点:IUD放置术护理措施;避孕措施选择指导。 难点:人工终止妊娠的方法。 核心要点:①激素避孕的主要避孕原理为抑制排卵;复方短效口服避孕药应用最广,应按时服药,漏服后12 h内补服。②宫内节育器是我国育龄妇女的主要避孕措施;放置时间为月经干净后3～7日;产后42日恶露已净、剖宫产术后及产后立即放置,或哺乳期排除妊娠亦可放置。③终止妊娠方法的选择,药物流产适用于妊娠≤49日者,负压吸引术适用于妊娠10周内者,钳刮术适用于妊娠10～14周者,依沙吖啶引产术适用于妊娠14～<28周者。④结合所学知识,学会对生育规划手术的护理配合,能够正确评估人工流产并发症并实施护理

直通护考

扫码在线答题

(骆 丽)

《妇产科护理》实训指导

实训一 女性生殖系统解剖

【实训目标】

(1)在操作中学会关爱护理对象和团队协作。

(2)掌握正常女性骨盆的结构和分界。

(3)掌握女性内生殖器的结构和功能。

【实训时间】

2学时。

【实训准备】

1.标本及模型准备 女性骨盆模型或标本、女性盆腔正中矢状切面标本和模型、女性内生殖器标本、女性盆腔器官标本、女性外生殖器标本及多媒体教学资料等。

2.人员准备 着装整齐,穿护士服,戴护士帽、口罩、手术手套等。

【实训方法】

1.实训方式 教师讲解结合学生观摩,也可由教师指导学生观看录像。

2.分组练习 学生在实训室每2~4人一组学习观察标本及模型,教师巡回指导。

3.实训评价 抽查4名学生,检查实训要领掌握情况,学生互评,教师总结和评价。

4.复习巩固 课后可开放实训室供学生反复练习巩固。

【实训步骤】

(一)女性骨盆

(详细内容见理论部分项目二、任务一。)

1.骨盆的组成

(1)骨盆的骨骼。

(2)骨盆的关节。

(3)骨盆的韧带。

2.骨盆的分界

(二)女性内生殖器

1.阴道

1)功能

2)结构

(1)位置、形态。

(2)组织结构。

2.子宫

1)功能

2)结构

(1)位置、形态。

(2)组织结构。

【实训要领】

(1)实训人员着装整齐,态度端正。

(2)爱护标本、模型,轻拿轻放,避免标本、模型损坏。

(3)按照观察顺序仔细观察,对照解剖图谱及教材,掌握本实训要求内容。

(4)操作流程

①女性骨盆:骨盆的组成→分界→骨盆的平面和径线。

②女性内生殖器:阴道→子宫→输卵管→卵巢。

(5)实践结束,整理用物,所有物品归位,养成良好习惯。

【实训小结】

(1)学生互评,指出对方的优缺点。

(2)教师总结,强调实训要领,指出实训中存在的问题。

(3)督促学生加强课后学习,按要求完成实训报告。

(4)学科学习结束前组织实训操作考核,成绩纳入总分。

实训二　妇科检查

【实训目标】

(1)熟练掌握妇科检查的物品准备及护理配合。

(2)掌握常用妇科检查的方法和注意事项。

(3)学会常用妇科检查的操作步骤。

【实训准备】

1.设备、物品　妇科检查床、妇科检查模型、治疗车、液体石蜡、生理盐水、长棉签、臀垫、器具浸泡桶(内盛消毒液)、污物桶、照明灯及多媒体教学资料等。

2.器械　阴道窥器、无菌手套、消毒容器(分别盛放消毒干棉球、消毒纱布块等)、长镊子、宫颈刮板等。

【实训学时】

2学时。

【实训方法】

1.实训方式　学生观摩教师仿真演练或临床见习,也可由教师指导学生观看录像。

2.分组练习　学生在实训室每2~4人一组进行练习,教师巡回指导。

3.复习巩固　课后开放实训室供学生反复练习巩固并完成实训报告。

【实训步骤】

(一)教师示教

教师在妇科检查模型上示教妇科检查方法及步骤。

1.体位　嘱病人先排尿,协助病人脱去一侧裤腿,检查者铺臀垫,让病人取膀胱截石位躺于检查台上,两手平放于身旁,使腹肌放松。检查者戴帽子、口罩,穿工作衣,戴无菌手套,立于病人两腿之间,面向病人。

2.外阴检查　观察外阴发育、阴毛多少和分布情况,有无畸形、水肿、皮炎、溃疡、赘生物或肿块,注意观察皮肤和黏膜色泽,有无色素减退,以及质地变化,有无增厚、变薄或萎缩。分开小阴唇,暴露阴道前庭观察尿道口和阴道口,以及处女膜完整性。最后让病人用力向下屏气,观察有无阴道前后壁脱垂、子宫脱垂或尿失禁等。

3.阴道窥器检查　先合拢阴道窥器两叶,两叶前端表面涂滑润剂。若拟行宫颈细胞学检查或取阴道分泌物做涂片检查时,不宜用滑润剂,以免影响涂片质量。检查者左手拇指、示指将两侧小阴唇分开,右手将阴道窥器斜行放入阴道口,沿阴道后壁缓慢插入阴道内,边推进边将阴道窥器两叶转正并逐渐张开两叶,暴露宫颈、阴道壁及穹隆部。

(1)检查阴道:观察阴道黏膜颜色、皱襞,是否有阴道隔或双阴道等先天畸形,有无溃疡、赘生物或囊肿等。注意阴道内分泌物量、性状、色泽,有无臭味。阴道分泌物异常者应行相关细胞学检查。

(2)检查宫颈:暴露宫颈后,观察宫颈大小、颜色、外口形状,有无出血、柱状上皮异位、撕裂、外翻、腺囊肿、息肉、赘生物,宫颈管内有无出血或分泌物。同时可采集宫颈外口鳞-柱上皮交界部或宫颈分泌物标本做宫颈细胞学检查。

4.双合诊 检查者一手示指、中指伸入阴道内,另一手在腹部配合检查。可扪清阴道、宫颈、宫体、输卵管、卵巢、宫旁结缔组织、韧带及骨盆腔内壁有无异常。

5.三合诊 一手示指放入阴道内,中指插入直肠内,另一手在腹部配合检查。可弥补双合诊检查的不足。通过三合诊能扪清后倾或后屈子宫大小,发现子宫后壁、宫颈旁、直肠子宫陷凹、子宫骶韧带和盆腔后部病变,估计盆腔内病变范围及盆腔内病变与子宫或直肠的关系,特别是癌肿与盆壁间的关系,以及触诊阴道直肠隔、骶骨前方或直肠内有无病变。三合诊在生殖器官肿瘤、结核病、子宫内膜异位症、炎症的检查中尤显重要。

6.直肠-腹部诊 检查者一手示指伸入直肠,另一手在腹部配合检查。适用于无性生活史、阴道闭锁或经期不宜行双合诊的病人。

7.记录 盆腔检查结束后,按解剖部位的先后顺序记录检查结果。

(1)外阴:发育情况、阴毛分布及婚产式。有异常发现时,应详加描述。

(2)阴道:是否通畅,黏膜情况,分泌物的量、颜色、性状及有无臭味。

(3)宫颈:大小、硬度,有无柱状上皮异位、撕裂、息肉、腺囊肿,有无接触性出血、举痛及摇摆痛等。

(4)宫体:位置、大小、硬度、活动度,有无压痛等。

(5)附件:有无块状物、增厚或压痛。若扪及块状物,记录其位置、大小、硬度,表面光滑与否,活动度,有无压痛以及与子宫和盆壁的关系。左、右两侧情况分别记录。

(二)学生分组训练

学生分组,利用妇科检查模型进行以下项目的训练。要求边叙述边操作,并体现出对病人的关心体贴。教师巡回指导,纠正问题并给予反馈。

(1)外阴检查。

(2)阴道窥器检查。

(3)双合诊。

(4)三合诊。

(5)直肠-腹部诊。

(6)记录。

【护理配合与注意事项】

(1)检查者应关心体贴病人,做到态度和蔼、语言亲切、检查仔细、动作轻柔。检查前向病人解释盆腔检查的方法、目的、可能引起的不适,消除病人紧张。注意遮挡病人,保护病人隐私,取得病人的信任和配合。

(2)准备好消毒器械及用物,包括阴道窥器、长镊子、子宫探针、鼠齿钳、宫颈刮片、玻片、手套、棉签、消毒液、液体石蜡或肥皂水、生理盐水、光源、保暖设备等。

(3)检查前嘱病人排空膀胱(尿失禁病人除外),必要时导尿,大便充盈者应于排便或灌肠后检查。协助病人脱去一侧裤腿,取膀胱截石位躺在检查床上接受妇科检查。不宜搬动的危重病人,可在病床上检查。

(4)为避免感染或交叉感染,无菌手套、检查器械及置于臀下的垫单或纸单应一人一换。使用过的物品应及时消毒处理。

(5)避免月经期做盆腔检查。若为阴道异常流血必须检查者,检查前消毒外阴、阴道,以防感染。

(6)无性生活史者禁做阴道窥器和双合诊检查,应行直肠-腹部诊。确有检查必要时,应征得病人及其家属同意后,方可进行检查。

（7）男医护人员进行妇科检查时，需女性医护人员在场，以减轻病人紧张心理和避免发生误会。

（8）实训结束，所有物品归位，养成良好工作习惯。

【实训评价】

1. 学生互评　学生组内自评、组间互评，教师总结和评价。

2. 教师抽查　抽查 4 名学生，检查实训要领掌握情况，指出实训中存在的问题。

3. 操作考核　学科学习结束前组织实训操作考核，成绩纳入总分。

实训三　产前检查

【实训目标】

（1）熟练掌握产前检查的用物准备及护理配合。

（2）学会腹部四步触诊法、胎心音听诊及骨盆外测量。

（3）学会在操作中关爱孕（产）妇和团队协作。

【实训准备】

1. 设备、物品　检查床、孕妇模型、骨盆模型及多媒体教学资料等。

2. 器械　骨盆外测量器、软尺、超声多普勒胎心听诊仪、胎心听筒、听诊器等。

3. 病人、环境　对孕妇身体、心理状态、自理能力及合作程度进行评估。环境安全整洁，室温调至 26 ℃。

【实训学时】

2 学时。

【实训方法】

1. 实训方式　学生观摩教师仿真演练或临床见习，也可由教师指导学生观看录像。

2. 分组练习　学生在实训室每 2～4 人一组进行练习，教师巡回指导。

3. 复习巩固　课后开放实训室供学生反复练习巩固并完成实训报告。

【实训步骤】

（一）教师示教

1. 产前腹部检查　在孕妇模型上进行。

（1）与孕妇沟通：问候、核对、评估，解释操作目的。

（2）用热水洗手，准备用物。

（3）体位：孕妇排尿后仰卧于检查床上，头部稍垫高，暴露腹部并放松，双腿略屈曲分开。检查者站在孕妇右侧。

（4）视诊：观察腹形及大小，腹壁有无水肿、妊娠纹及手术瘢痕等。

（5）触诊：用软尺测量子宫长度及腹围，子宫长度即耻骨联合上缘至宫底的距离，腹围即平脐绕腹一周（腹部最膨隆处）数值。妊娠中晚期行四步触诊法，前三步触诊时，检查者面向孕妇头部；第四步触诊时，检查者面向孕妇足端。

第一步：检查者双手置于子宫底部，手测宫底高度，估计胎儿大小与妊娠周数是否相符。再以双手指腹交替轻推，判断子宫底部的胎儿部分。圆而硬，有浮球感的部分为胎头；软而宽，形状不规则的部分为胎臀；若子宫底部空虚，可能为横产式。

第二步：检查者两手掌分别置于腹部两侧，一手固定，另一手轻轻深按检查，两手交替。平坦饱满部分为胎背，并确定胎背朝向。凹凸不平、可变形、活动部分为胎儿肢体。

第三步：检查者右手拇指与其余 4 指分开，置于耻骨联合上方，握住胎先露，查清胎先露是胎头或胎臀，然后左右推动，确定是否衔接。胎先露能被推动，表示未衔接；不能推动，则表示已衔接。

第四步：检查者两手分别置于胎先露的两侧，沿骨盆入口向下深按，进一步核实胎先露的诊断是否正确，并确定胎先露入盆程度。若先露部为胎头且能活动，或手能陷入胎先露与耻骨联合之间，称先露部浮动;先露部分入盆稍能活动称半固定,不能活动称固定。

(6)听诊胎心音:用听诊器、胎心听筒及超声多普勒胎心听诊仪听诊。胎心音在孕妇腹壁胎背侧听得最清楚。妊娠24周前,胎心音多在脐下;妊娠24周后,枕先露时胎心音在脐左或右下方;臀先露时胎心音在脐左或右上方;肩先露时胎心音在靠近脐下方听得最清楚。

2.骨盆外测量 选择一名志愿者同学模拟示教。

(1)与孕妇沟通:问候、核对、评估,解释操作目的。

(2)用热水洗手,准备用物。

(3)体位:孕妇排尿后仰卧于检查床上,头部稍垫高,暴露测量部位。检查者站在孕妇右侧。

(4)测量:

①髂棘间径(IS):孕妇取伸腿仰卧位。测量两侧髂前上棘外缘间的距离,正常值为23～26 cm。

②髂嵴间径(IC):孕妇取伸腿仰卧位。测量两侧髂嵴外缘间最宽的距离,正常值为25～28 cm。

③骶耻外径(EC):孕妇取左侧卧位,左腿屈曲,右腿伸直。测量第5腰椎棘突下(相当于米氏菱形窝的上角)至耻骨联合上缘中点的距离,正常值为18～20 cm。此径线间接反映骨盆入口前后径长度,为骨盆外测量中最重要的径线。

④坐骨结节间径(IT):即出口横径(TO)。孕妇取仰卧位,两腿弯曲外展,双手抱双膝。用骨盆出口测量器测量两坐骨结节内缘间的距离,正常值为8.5～9.5 cm。也可用手拳测量,能容纳成人一横拳则属正常。若IT<8 cm,应测量出口后矢状径。

⑤耻骨弓角度:双手拇指尖斜着对拢,置于耻骨联合下缘,两拇指平放在耻骨降支上,测量两拇指间的角度,即为耻骨弓角度,正常值为90°,小于80°为异常。

(二)学生分组训练

学生分组,利用孕妇模型,或分组互相在对方身体上进行以下项目的训练。要求边叙述边操作,并体现出对孕妇的关心体贴。教师巡回指导,纠正问题并给予反馈。

(1)腹部四步触诊法。

(2)胎心音听诊。

(3)骨盆外测量。

【注意事项】

(1)腹部四步触诊法每一步目的明确,部位及手法正确。

(2)骨盆外测量各径线起止点骨性标志辨认准确。

(3)模拟临床场景,态度亲切,动作轻柔,注意保暖和保护孕妇隐私。

(4)实训结束,所有物品归位,养成良好习惯。

【实训评价】

1.学生互评 学生组内自评、组间互评,教师总结和评价。

2.教师抽查 抽查4名学生,检查实训要领掌握情况,指出实训中存在的问题。

3.操作考核 学科学习结束前组织实训操作考核,成绩纳入总分。

实训四 正常分娩产妇的护理

正常分娩产妇的护理操作评分表

项目总分	项目内容	考核内容及技术要求	分值
素质要求 (5分)	报告内容	报告选手参赛号码及参赛角色	1
	仪表	端庄大方	2
	着装	整齐规范	2

续表

项目总分	项目内容	考核内容及技术要求	分值
操作前准备 （10分）	用物	检查、清点并有序摆放	2
	产妇	取膀胱截石位（口述）	2
	助产士	核对产妇姓名、床号、住院号，评估其产次及胎方位，缺一项扣1分	5
		修剪指甲、外科刷手（口述）	1
操作过程 （75分）	铺无菌巾	铺臀部垫单	3
		穿无菌手术衣	3
		戴无菌手套	3
		穿两侧裤腿	6
		铺洞巾	3
		置会阴保护巾	1
		按使用先后顺序有序摆放器械，清点纱布、器械	2
	保护会阴	开始保护的时机（口述）	2
		保护会阴。右手虎口张开，大、小鱼际肌紧贴会阴体两侧，宫缩时向内、向上用力	2
	娩出胎头	左手协助胎头俯屈：在耻骨联合下方，轻压胎头枕部	3
		协助胎头仰伸：协助胎头仰伸时，嘱产妇在宫缩时张口哈气减轻腹压，宫缩间歇时稍向下屏气用力，避免胎头仰伸过快	3
	娩出胎体	胎头娩出时及时清理口、鼻分泌物	3
		协助胎头复位及外旋转：按胎方位之分娩机制，协助胎头复位及外旋转	3
		助娩前肩：轻压胎儿头颈部，使前肩自耻骨联合下先娩出	2
		助娩后肩：轻抬胎颈，使后肩从会阴前缘缓慢娩出	2
		助娩胎体：后肩娩出后，保护会阴的右手放松，双手配合，协助胎体及下肢相继以侧位娩出	2
	新生儿处理	再次清理新生儿口腔、鼻腔黏液及羊水。进行Apgar评分（口述）	3
		初步断脐。在模型上完成断脐操作。口述断脐时机及部位	3
	示母	协助产妇辨认新生儿性别。确认无误后交予另一位助产士	2
	收集出血	置聚血盆于产妇臀下	1
	娩出胎盘	口述胎盘剥离征象	3
		助娩胎盘、胎膜	3
	检查胎盘、胎膜及脐带	检查胎盘。边操作边口述，检查胎盘胎儿面及母体面，包括胎盘大小、形态、小叶完整性，有无粗糙面，有无钙化以及边缘血管有无断裂等	2
		检查胎膜。边操作边口述，包括胎膜结构、完整性、破裂口与胎盘边缘的距离等	2
		检查脐带。边操作边口述，包括脐带长度、形态、血管数目、附着部位及有无扭转及打结等	2
	核实出血量	测量出血量。口述测量出血量的方法（至少三种方法）	3

续表

项目总分	项目内容	考核内容及技术要求	分值
操作过程 (75 分)	检查产道	更换手套(口述),生理盐水冲洗外阴后(口述)	2
		从外向内按顺序检查软产道(不含宫颈)	2
	整理记录	清点纱布、器械无误后撤去用物,分类处理	1
		协助产妇取合适体位,保暖,对产妇开展简单的健康教育	2
		报告操作结束	1
综合评价 (10 分)		沟通有效,充分体现人文关怀	4
		严格遵守无菌操作原则,违反一次扣 1 分	4
		操作熟练,程序正确,动作规范	2
总分			100

实训五　母乳喂养

母乳喂养操作技能评分表

序号	考核内容	考核要点	配分	评分标准	扣分	得分
1	概念考核	1. 母乳喂养的时间、次数 2. 母乳喂养的禁忌	6	每有一项未口述或口述不正确,扣 3 分,最多扣 6 分		
2	物品准备	婴儿模型、小方巾、温水、纸尿裤、湿巾、纸巾、洗手液、毛巾等	12	每少口述(操作)一项扣 3 分,最多扣 12 分		
3	操作准备	1. 检查婴儿是否大小便 2. 准备好温水和毛巾,产妇洗手,清洁乳房 3. 若产妇乳房过胀,应先挤掉少许乳汁,待乳晕发软时开始哺乳	15	每有一项未口述(操作)或口述(操作)不正确,扣 5 分,最多扣 15 分		
4	操作步骤	哺乳姿势 1. 坐姿 2. 侧卧姿 3. 环抱式	30	每有一项未口述(操作)或口述(操作)不正确,扣 10 分,最多扣 30 分		
		退出乳头操作	10	本项未口述(操作)或口述(操作)不正确,扣 10 分		
		哺乳后操作	10	本项未口述(操作)或口述(操作)不正确,扣 10 分		
5	操作结束整理	将所用物品清洁整理、摆放整齐	3	本项未口述(操作)或口述(操作)不正确,扣 3 分		
6	注意事项	1. 防止哺乳时奶水过急而致婴儿呛奶 2. 防止乳房堵住婴儿鼻孔而致婴儿窒息 3. 避免因含接姿势不正确造成乳头皲裂	6	每有一项未口述或口述不正确,扣 2 分,最多扣 6 分		

续表

序号	考核内容	考核要点	配分	评分标准	扣分	得分
7	操作人员要求	1.普通话标准 2.声音清晰响亮 3.仪态大方	6	每有一项未达标,扣2分,最多扣6分		
8	时间要求	10 min	2	超时扣2分		
合计			100			

实训六　婴儿沐浴

婴儿沐浴操作技能评分表

序号	考核内容	考核要点	配分	评分标准	扣分	得分
1	概念考核	婴儿皮肤生理特点	3	本项未口述或口述不正确,扣3分		
2	设备物品	澡盆、浴巾、小毛巾、细轴棉签、浴液、干净内衣、纸尿裤(尿布)、包被、护臀霜、乙醇、无菌棉签等	10	每少口述(操作)一项扣1分,最多扣10分		
3	操作准备	1.洗漱时间选择在喂奶后0.5~1 h 2.关闭门窗,室温保持在26~28 ℃ 3.工作人员准备:洗净双手、剪短指甲、摘掉首饰、束起头发 4.备齐物品 5.水温调至38~40 ℃,也可用手肘内侧测试水温,以不烫为宜	8	每有一项未口述(操作)或口述(操作)不正确,扣2分,最多扣8分		
4	操作步骤	洗脸操作步骤: 1.脱去衣服并用浴巾包好婴儿(或直接横托抱) 2.将小毛巾叠成小四方形,用毛巾四个角分别擦洗婴儿的眼睛、鼻子以及嘴巴 3.将毛巾对折,按照顺时针方向、呈放射状擦洗婴儿的额头、左脸、下颌、右脸	15	每有一项未口述(操作)或口述(操作)不正确,扣5分,最多扣15分		
		洗头操作步骤: 1.将婴儿的双腿夹在腋下,用手臂托住其背部,手掌托住头颈部,拇指和中指分别堵住婴儿的两耳 2.右手用小毛巾将婴儿头发浸湿,涂少许洗发水轻轻揉搓。动作要轻柔,注意洗发水不要流入婴儿眼里 3.用清水冲洗干净、擦干头发	15	每有一项未口述(操作)或口述(操作)不正确,扣5分,最多扣15分		

序号	考核内容	考核要点	配分	评分标准	扣分	得分
4	操作步骤	洗身体操作步骤: 1.洗完头后,撤去包裹浴巾,将腕关节垫于婴儿后颈部,拇指和示指握住婴儿肩部,其余三指放在婴儿腋下 2.先将婴儿双脚或双腿轻轻放入水中,再逐渐让水慢慢浸没臀部和腹部,让婴儿呈半坐位,角度为45° 3.先洗颈部、腋下、前胸、腹部、腹股沟,再洗四肢 4.洗完前身后反转婴儿,使其趴在前臂上,由上到下洗后脖颈、后背、臀部、肛门 5.洗完后,双手托住婴儿头颈部和臀部将婴儿抱出浴盆,放在干浴巾上迅速吸干婴儿身上水分 6.用干细轴棉签擦拭外耳及耳孔周围 7.按季节涂抹润肤品,为婴儿穿好衣服,垫好纸尿裤(尿布)	35	每有一项未口述(操作)或口述(操作)不正确,扣5分,最多扣35分		
5	操作结束整理	1.将洗漱用品清洁干净,摆放整齐 2 将婴儿换下的衣服放入收纳盆,抽时间洗净	2	本项未口述(操作)或口述(操作)不正确,扣2分		
6	注意事项	1.洗澡时间不宜过长,以5~10 min为宜 2.洗澡后喂少许温开水或喂奶	2	每有一项未口述或口述不正确,扣1分,最多扣2分		
7	操作人员要求	1.普通话标准 2.声音清晰响亮 3.仪态大方 4.操作前与婴儿亲切交流	8	每有一项未达标,扣2分,最多扣8分		
8	时间要求	15 min	2	超时扣2分		
合计			100			

实训七　婴儿抚触

婴儿抚触操作技能评分表

序号	考核内容	考核要点	配分	评分标准	扣分	得分
1	概念考核	1.定义 2.功能	6	每有一项未口述或口述不正确,扣3分,最多扣6分		

序号	考核内容	考核要点	配分	评分标准	扣分	得分
2	设备物品	抚触台、包布、润肤油、干净纸尿裤等	8	每少口述（操作）一项扣2分，最多扣8分		
3	操作准备	1.关闭门窗，室内温度调至26～28 ℃，有条件者播放音乐更佳 2.在床上选择适当位置或选择柔软平坦的台面，铺上包布 3.剪短指甲，清洗双手，涂抹润肤油，将双手搓热	6	每有一项未口述（操作）或口述（操作）不正确，扣2分，最多扣6分		
3	操作步骤	1.面部抚触操作步骤： ①眼睛；②额头；③拉微笑肌 2.头部抚触操作步骤： ①前发际；②小发际；③耳郭 3.胸部抚触操作步骤： 左右手交替抚触 4.腹部抚触操作步骤： 脐部交替画圆抚触 5.上肢抚触操作步骤： ①臂；②手 6.下肢抚触操作步骤： ①腿；②脚 7.背部抚触操作步骤： ①仰卧位变俯卧位；②开背；③捋脊椎 8.臀部抚触操作步骤： ①臀；②俯卧位变成仰卧位，头放正	64	1.操作完整：少做一步或一步动作不完整，每步扣4分（共32分） 2.手法准确：本项不达标，每步扣1分（共8分） 3.动作轻柔：本项不达标，每步扣1分（共8分） 4.观察反应：本项不达标，每步扣1分（共8分） 5.亲切交流：本项不达标，每步扣1分（共8分）		
4	操作结束整理	1.抚触结束，为婴儿换好纸尿裤，将婴儿抱回原位，盖好被子 2.整理工作台面	2	每有一项未口述（操作）或口述（操作）不正确，扣1分，最多扣2分		
5	注意事项	1.抚触时先观看婴儿皮肤情况 2.婴儿哭闹时应暂停或终止抚触 3.抚触时动作要轻柔 4.不要在过热、过凉，或过饥、过饱时抚触	4	每有一项未口述（操作）或口述（操作）不正确，扣1分，最多扣4分		
6	操作人员要求	1.普通话标准 2.声音清晰响亮 3.仪态大方 4.操作前与婴儿亲切交流	8	每有一项未达标，扣2分，最多扣8分		
7	时间要求	10 min	2	超时扣2分		
合计			100			

实训八　异常妊娠孕妇的护理

【实训目标】

(1)通过病例讨论和临床见习,熟悉自然流产、异位妊娠、前置胎盘、妊娠期高血压疾病的护理评估及护理目标。

(2)掌握自然流产、异位妊娠、前置胎盘、妊娠期高血压疾病的护理诊断及护理措施。

【实训准备】

(1)选择典型病例。

(2)准备相关影音资料。

(3)进入产科病房临床见习。

【实训学时】

2学时。

【实训方法】

1.实训方式　学生观摩多媒体病例展示或临床见习,也可由教师指导学生观看录像。

2.分组练习　学生在实训室每4～5人一组进行练习,教师巡回指导。

3.复习巩固　课后开放实训室供学生反复练习巩固并完成实训报告。

【实训步骤】

(一)病例展示(或到医院见习典型案例)

病例1:流产病人的护理。

病人,女,26岁,停经50日,2日前出现阴道少量流血,今晨流血量增加,急诊入院。

病人G2P0,曾有过1次流产。停经50日,有早孕反应,2日前于休息时出现少量阴道流血,未经特殊处理,流血停止,今晨起床后阴道流血量增加伴腹痛。近期无性生活史。

体格检查:病人面色苍白,神志清楚,体温37℃,脉搏90次/分,呼吸24次/分,血压90/60 mmHg,心肺听诊无异常,双下肢无水肿。

妇科检查:阴道流血、色鲜红;宫口开,子宫前倾位,如孕40日大小,双附件未触及。

辅助检查:尿妊娠试验(+),血红蛋白100 g/L,白细胞$5.0×10^9$/L,中性粒细胞百分比70%,淋巴细胞百分比30%。

问题:(1)该病人最可能的临床诊断是什么?治疗原则是什么?

　　　(2)该病人的护理措施有哪些?

病例2:异位妊娠病人的护理。

病人,女,25岁。停经38日,阴道流血6日,下腹痛1 h。

病人于6日前阴道少许淋漓出血,自查尿妊娠试验(一),1 h前突发右下腹撕裂样疼痛伴肛门坠胀感。呕吐1次,为胃内容物,无腹泻,小便正常。既往月经周期为30日,经期为3～4日,血量中等。2年前行人工流产1次,结婚近1年,未避孕,未孕。

体格检查:体温36.5℃,脉搏124次/分,呼吸24次/分,血压80/40 mmHg。心率124次/分,律齐,面色苍白。全腹肌紧张,压痛、反跳痛以右下腹明显,移动性浊音可疑。

妇科检查:外阴(一),阴道有少许暗红色血液,宫颈光滑,宫颈举痛(+),后穹隆饱满,子宫前位,正常大小,右侧附件区可触及一界限不清的质软包块。

辅助检查:白细胞$5.8×10^9$/L,血红蛋白85 g/L,血小板$210×10^9$/L。

问题:(1)该病人最可能的临床诊断是什么?

　　　(2)首选的辅助检查是什么?治疗原则是什么?

(3)首优护理问题是什么?护理措施有哪些?

病例3:前置胎盘病人的护理。

女士,31岁,已婚,孕36周,近期发生无诱因阴道流血2次,收入院。

病人 G_3P_1,3年前经阴道足月分娩一女婴,曾行人工流产1次。停经50日,查尿 hCG(＋),孕20周开始进行规律产前检查,现孕36周。孕20周起自觉胎动。孕35周曾发生无诱因、无痛性阴道少量流血1次,量少,呈暗红色,经休息后流血停止。于今晨再次发生阴道流血,量增多,颜色鲜红,不伴有腹痛。近日无外伤、劳累及性生活史。

体格检查:神志清楚,面色略苍白,体温36.7℃,脉搏80次/分,呼吸20次/分,血压110/70 mmHg,心肺听诊无异常,腹软无压痛,宫底为剑突下两横指,枕左前位,胎头高浮,胎心率140次/分,无宫缩。

辅助检查:红细胞 $3.5×10^{12}$/L,血红蛋白100 g/L,白细胞 $10×10^9$/L,中性粒细胞百分比65％,淋巴细胞百分比39％,血型 A 型。

B超检查:胎头双顶径8.9 cm,胎盘位于子宫前壁,下缘部分覆盖宫颈内口。

问题:(1)该病人最可能的临床诊断是什么?

(2)首选的辅助检查是什么?治疗原则是什么?

(3)请为该病人提供整体护理。

病例4:妊娠期高血压疾病病人的护理。

孙女士,40岁。孕34周,头晕、头痛、恶心2天入院。

病人 G_1P_0,平素月经规律,停经6周左右出现恶心及呕吐症状,未经治疗持续1个月左右自然好转。停经20周出现胎动。近1个月下肢水肿,近2日自觉头晕、头痛、眼花、恶心。既往无高血压、肾病病史。

体格检查:发育正常,营养中等,体温36.5℃,脉搏90次/分,呼吸22次/分,血压160/110 mmHg。心肺听诊无异常,水肿(＋＋＋)。腹部检查:宫底高度31 cm,腹围88 cm,无宫缩,枕左前位,胎心率140次/分。

辅助检查:红细胞 $3.5×10^9$/L,血红蛋白110 g/L,尿蛋白(＋＋＋)。

问题:(1)该病人最可能的临床诊断是什么?

(2)治疗原则是什么?首选药物是什么?用药注意事项有哪些?

(3)请为该病人提供整体护理。

(二)分组讨论后

列出可能的护理诊断,制订护理目标和护理措施。

【实训评价】

1.结果检测 每小组进行集体讨论后,派一名代表汇报讨论结果,描述相关案例的护理评估、护理诊断、护理目标和护理措施。其他小组进行互评,最后由教师进行综合点评,并给每小组打分。

2.完成实训报告 写出讨论案例的护理评估、护理诊断,制订护理措施。

实训九　新生儿复苏

【实训目标】

(1)在操作中学会关爱新生儿。

(2)培养学生紧张有序的职业素养和团队协作能力。

(3)掌握新生儿窒息复苏原则和步骤。

(4)学会气囊面罩正压通气和胸外心脏按压的方法。

(5)学会喉镜引导下气管插管的方法。

【实训时间】

2学时。

【实训准备】

1.用物准备 ①加压给氧装置、气囊、各型面罩。②辐射保温装置,预热。③婴儿喉镜、各型气管插管。④吸痰管、电动吸引器(负压60～100 mmHg)。⑤注射器、针头、脐动脉插管包。⑥急救药物:1:10000肾上腺素溶液、10%葡萄糖溶液、生理盐水、扩容剂等。⑦新生儿模型、手套、大毛巾、小毛巾、胶布、复苏抢救记录单等及多媒体教学资料。

2.人员准备 着装整齐,穿护士服,戴护士帽、口罩,洗手。

3.新生儿准备 快速评估新生儿窒息程度。

【实训方法】

1.实训方式 学生观摩教师仿真演练或临床见习,也可由教师指导学生观看录像。

2.分组练习 学生在实训室每2～4人一组进行练习,教师巡回指导。

3.实训评价 抽查4名学生,检查实训要领掌握情况,学生互评,教师总结和评价。

4.复习巩固 课后可开放实训室供学生反复练习巩固。

【实训步骤】

(一)配合医生按ABCDE程序进行复苏

A.清理呼吸道。

(1)最初评估:出生后立即快速评估4项指标:足月了吗? 羊水清吗? 有呼吸或哭声吗? 肌张力好吗? 以上任何一项为"否"立即进行初步复苏。

(2)初步复苏(30 s内完成):①保暖。②摆好体位。③清理呼吸道。④擦干。⑤给予刺激。

B.建立呼吸。确认呼吸道通畅后进行人工呼吸,同时给予氧气吸入。

气囊面罩正压通气(详细内容见理论部分项目九、任务四新生儿窒息)。

C.维持正常循环。

(1)拇指法。

(2)两指法。

D.药物治疗。

E.评价。

(二)复苏后护理

参见理论部分。

【实训要领】

(1)注意保暖,维持新生儿正常体温,关爱新生儿。

(2)复苏时态度严肃认真,紧张有序,动作敏捷、准确、轻柔。

(3)复苏程序正确,操作规范。

(4)严格执行无菌操作。

(5)复苏成功后,置新生儿于侧卧位,严密观察生命体征,并记录。

(6)操作流程。

①配合医生按ABCDE程序进行复苏:A.清理呼吸道(最初评估→初步复苏30 s内完成:保暖→摆好体位→清理呼吸道→擦干→给予刺激)。B.建立呼吸:气囊面罩正压通气。C.维持正常循环。D.药物治疗。E.评价。

②复苏后护理:继续吸氧、保暖→密切观察→保持呼吸道通畅→预防颅内出血及感染。

(7)实践结束,整理用物,所有物品归位,养成良好习惯。

【实训小结】

(1)学生互评,指出对方的优缺点。

(2)教师总结,强调实训要领,指出实训中存在的问题。

(3)督促学生加强课后练习,按要求完成实训报告。

(4)学科学习结束前组织实训操作考核,成绩纳入总分。

实训十　加强宫缩的技能

【实训目标】

(1)熟悉加强宫缩的方法。

(2)学会团队协作和与人沟通。

【实训准备】

(1)选择典型病例。

(2)准备相关影音资料。

(3)进入产科病房临床见习。

【实训学时】

1学时。

【实训方法】

1.实训方式　学生观摩多媒体病例展示或临床见习,也可由教师指导学生观看录像。

2.分组练习　学生在实训室每4～6人一组进行练习,教师巡回指导。

3.复习巩固　课后开放实训室供学生反复练习巩固并完成实训报告。

【实训步骤】

(一)病例展示(或到医院见习典型案例)

张女士,28岁,G_1P_0,妊娠38周,规律宫缩6 h入院待产。腹部检查:枕左前位,估计胎儿体重2700 g,胎心率138次/分。阴道检查:宫口开大3 cm,未破膜,S＝+1,骨盆外测量未见异常。若宫缩逐渐减弱,持续35 s,间歇7～8 min。现已临产15 h,胎膜已破,宫口开大5 cm。

问题:(1)为该病人进行护理评估,提出护理诊断,制订护理措施。

(2)用缩宫素的方法及用药护理措施有哪些?

(二)分组讨论后

列出可能的护理诊断,制订护理目标和护理措施。

【实训评价】

1.学生互评　学生组内自评、组间互评,教师总结和评价。

2.教师抽查　每组抽查1名学生,检查要领掌握情况。

3.成绩考核　理论考核加强宫缩的方法,成绩纳入总分。

实训十一　阴道助产术护理配合

【实训目标】

(1)掌握阴道助产术的术前准备及护理措施。

(2)熟悉阴道助产术的适应证。

(3)了解阴道助产术的操作步骤。

(4)学会在操作中关爱孕(产)妇和团队协作。

【实训学时】

1学时。

【实训方法】

1.实训方式　学生观看教学录像后由教师仿真演练。

2.分组练习 学生在实训室每 4～6 人一组进行练习,教师巡回指导。

3.复习巩固 课后开放实训室供学生反复练习巩固并完成实训报告。

一、会阴切开缝合术

【适应证】

(1)产妇会阴体较长、会阴过紧、胎儿过大等。

(2)初产妇需行产钳术、臀位助产术或胎头吸引术助产时。

(3)产妇有病理情况,如妊娠合并心脏病、妊娠期高血压疾病或因第二产程延长、胎儿窘迫需尽快结束分娩。

(4)预防早产儿因会阴阻力而发生颅内出血。

【实训准备】

1.设备、物品 产床、会阴切开缝合模型及多媒体教学资料。

2.器械 会阴侧切剪刀 1 把、长穿刺针头 1 个、20 ml 注射器 1 支、持针器 1 把、弯血管钳 4 把、巾钳 4 把、圆针及三角针各 1 枚、缝线及纱布若干、0.5%普鲁卡因 20 ml 或 2%利多卡因 5～10 ml、新生儿抢救用品等。

3.病人、环境 室内温、湿度适宜。产妇仰卧于产床上,两腿屈曲分开露出外阴部,导尿,外阴消毒。

【实训步骤】

(1)核对产妇信息,评估会阴条件,向产妇解释操作目的,取得其配合。

(2)外科洗手,穿手术衣,戴无菌手套,准备用物,铺无菌巾。

(3)体位:产妇取膀胱截石位,接生者站在产妇右侧。

(4)麻醉:取 0.5%普鲁卡因或 2%利多卡因溶液行会阴神经阻滞麻醉或会阴局部浸润麻醉。

(5)会阴切开。

①会阴后-侧切开:术者左手示指、中指伸入阴道内撑起左侧(常用)阴道壁,右手持会阴侧切剪刀自会阴后联合正中偏左 0.5 cm 处向左下方,与正中线成 45°角(会阴高度膨隆时,剪开角度应为 60°～70°),于子宫收缩会阴体绷紧时一次全层剪开皮肤和黏膜,长 4～5 cm。注意阴道黏膜与皮肤切口一致,会阴切开后用纱布压迫止血。

②会阴正中切开:沿会阴后联合中线垂直剪开 2～3 cm。此法出血少、易缝合、切口愈合快,但切口有自然延长撕裂肛门括约肌的危险,故较少应用。

(6)缝合:胎儿、胎盘娩出后,检查宫颈、阴道有无裂伤,然后将带尾纱布塞入阴道内暂时止血,用 0 号或 1 号铬制羊肠线从切口上方 0.5～1 cm 处起连续缝合阴道黏膜及黏膜下组织,用相同可吸收线间断或连续缝合会阴部肌层、皮下组织,最后用丝线间断或可吸收线皮内连续包埋缝合皮肤。

【护理要点】

(1)术中指导产妇正确使用腹压。严格无菌操作,缝合伤口前后均要消毒。缝合时松紧要适宜,缝合结束后,常规检查阴道内是否有纱布残留,并进行肛诊,避免缝线穿过直肠壁。

(2)会阴水肿时可用 50%硫酸镁溶液湿热敷或 95%乙醇溶液湿敷,切口有感染者遵医嘱应用抗生素。

(3)术后嘱产妇健侧卧,保持外阴清洁干燥,每日擦洗会阴 2 次。

(4)会阴正中切开术后 3 日拆线,会阴侧切术后 5 日拆线。

二、胎头吸引术

胎头吸引术是将吸引器外口置于胎头上,利用负压吸引的原理,通过牵引协助胎儿娩出的一种助产手术。常用的有金属直形、牛角形空筒和金属扁圆形胎头吸引器。

【适应证】

(1)产妇因心脏病、妊娠期高血压疾病等不宜在分娩时用力或出现宫缩乏力、胎儿窘迫,需缩短第二产程者。

(2)第二产程延长或胎头拨露半小时胎儿尚未娩出者。

(3)相对头盆不称,如持续性枕横位或枕后位,手法旋转胎方位有困难者。

【必备条件】

(1)顶先露、活胎。

(2)宫口开全。

(3)胎头双顶径达棘下,无头盆不称。

(4)胎膜已破。

(5)宫缩协调,有一定强度。

【实训准备】

1.设备、物品 产床、分娩模型、无菌胎头吸引器及多媒体教学资料。

2.器械 50 ml注射器1支,一次性橡胶管1根,会阴切开缝合术的物品,导尿包,新生儿抢救用品等。

3.病人、环境 室内温、湿度适宜。产妇仰卧于产床上,两腿屈曲分开露出外阴部,导尿,外阴消毒。

【实训步骤】

(1)核对产妇信息,评估产科条件,向产妇解释操作目的,取得其配合。

(2)外科洗手,穿手术衣,戴无菌手套,准备用物,铺无菌巾。

(3)体位:产妇取膀胱截石位,接生者站在床尾。

(4)阴道检查:确认宫口开全,已破膜,了解胎先露高低,明确胎方位。初产妇或会阴较紧、胎头较大者应先做会阴后-侧切开。

(5)放置吸引器:术者一手示指、中指下压阴道后壁,另一手持涂有润滑剂的胎头吸引器沿阴道后壁缓慢放入,胎头吸引器边缘紧贴胎头顶骨后部。

(6)检查与调整:确定胎头吸引器与胎头之间无宫颈或阴道壁被夹于其中。调整胎头吸引器横柄与胎头矢状缝相一致,作为旋转胎头方向的标记。

(7)抽吸空气:助手用50 ml注射器缓慢抽出空气,使之形成负压并维持,一般抽出150～180 ml,也可用电动吸引器,将负压调至200～300 mmHg,以血管钳钳夹橡胶管,使胎头在负压下形成产瘤,确认吸引器与胎头紧贴。

(8)牵引吸引器:宫缩时按产轴方向及分娩机制牵引,当胎头枕部达耻骨联合下缘时助手保护会阴。如为枕横位或枕后位,可边旋转边牵引。

(9)取出吸引器:当胎头双顶径娩出至阴道口时解除负压,取下胎头吸引器,继续按分娩机制助产。

【护理要点】

(1)术前检查胎头吸引器有无漏气。

(2)术中吸引负压要适当,如发生滑脱,可重新放置,但不应超过2次,放置时间不宜超过20 min,否则改行产钳术或剖宫产术。

(3)术后仔细检查软产道,如有裂伤及时缝合。

(4)观察新生儿面色、反应、肌张力等,有无产瘤、头皮血肿及头皮损伤。新生儿静卧24 h,避免搬动,3日内禁止洗头。给予新生儿维生素 K_1 10 mg肌内注射,预防颅内出血。

三、产钳术

产钳术是用产钳牵拉胎头协助胎儿娩出的手术。根据胎头在盆腔内位置的高低,分为高位、中位、低位及出口产钳术4种;依据其使用目的,分为短弯型产钳术和臀位后出头产钳术。目前临床仅行低位产钳术及出口产钳术。产钳由左、右两叶组成,每叶分为钳叶、钳胫、钳锁和钳柄4部分。

【适应证】

(1)同胎头吸引术。

(2)胎头吸引术失败者。

(3)臀位分娩后出头困难者。

【必备条件】

(1)宫口开全,胎膜已破。

（2）无头盆不称，胎头双顶径下降已超过坐骨棘水平。

（3）胎先露明确，顶先露或额前位。臀位产时，只用于牵拉后出胎头。

（4）术前未破膜者应予以破膜。

【实训准备】

1. 设备、物品　产床、分娩模型、无菌产钳及多媒体教学资料。

2. 器械　20 ml注射器1支，会阴切开缝合术的物品，导尿包，新生儿抢救用品等。

3. 病人、环境　室内温、湿度适宜。产妇仰卧于产床上，两腿屈曲分开，露出外阴部，导尿，外阴消毒。

【实训步骤】

（1）核对产妇信息，评估产科条件，向产妇解释操作目的，取得其配合。

（2）外科洗手，穿手术衣，戴无菌手套，准备用物，铺无菌巾。

（3）体位：产妇取膀胱截石位，接生者站在床尾。

（4）阴道检查：确认宫口开全，已破膜，了解胎先露高低，明确胎方位。行会阴后-侧切开。

（5）放置产钳左叶：术者右手掌面置于胎头与阴道后壁之间，左手将涂有润滑剂的产钳左叶伸入右手掌与胎头之间，在右手引导下将钳叶逆时针旋转，置于胎头左侧，由助手持钳柄固定。

（6）放置产钳右叶：术者右手持产钳右叶，在左手引导下将钳叶置于胎头右侧，达产钳左叶对应位置。

（7）检查：确定钳叶与胎头之间无脐带及软组织夹入，胎头矢状缝在两钳叶正中。

（8）合拢锁扣：产钳右叶在上、左叶在下，两钳叶柄平行交叉，扣合锁住，钳柄对合。

（9）试牵产钳：术者右手握钳柄，左手掌固定在右手背上，左手示指尖抵于胎先露部，向外、向下缓慢牵拉。如示指尖远离胎头，则表示产钳已从胎头上滑脱，须重新放置。如指尖随产钳下降未离开胎头，则表示放置正确，可以牵引。

（10）牵引产钳：在宫缩时合拢钳柄，向外、向下缓慢牵拉。宫缩间歇时，将钳锁稍放松。当胎头枕部达耻骨联合下缘时助手保护会阴，同时术者逐渐将钳柄上提，协助胎头仰伸。

（11）取下产钳：当胎头双顶径越过骨盆出口时松开产钳，先取右叶，再取左叶，然后按分娩机制娩出胎体。

（12）术后常规检查软产道并予以缝合。

【护理要点】

（1）术前检查产钳是否完好。

（2）术中牵引时可在两柄间夹入小块纱布，以减少对胎头的压迫。如牵拉困难应详细检查，酌情重新考虑分娩方式。

（3）术后注意观察产妇宫缩及流血情况，遵医嘱应用抗生素。

（4）新生儿护理同胎头吸引术。

【注意事项】

（1）态度认真严肃，关心体贴病人，体现良好的沟通技巧。

（2）操作规范，程序正确，爱护实训设备。

（3）实训结束，所有物品归位，养成良好习惯。

【实训评价】

1. 学生互评　学生组内自评、组间互评，教师总结和评价。

2. 教师抽查　抽查2～4名学生，检查要领掌握情况，指出存在的问题。

3. 操作考核　考核实训需要掌握的内容。

实训十二　产后出血产妇的救护

【实训目标】

（1）熟练掌握产后出血病人的急救护理。

(2)学会按摩子宫以加强宫缩、止血的方法。

(3)学会关心病人,沉着冷静、迅速抢救产科急症病人的能力。

【实训准备】

1.设备、物品 产床、孕妇模型、无菌手术衣、无菌手套等。

2.选择典型病例 或联系医院病房组织学生临床见习选取病例。

3.操作者准备 修剪指甲、戴帽子和口罩、戴无菌手套、穿无菌手术衣。

【实训学时】

2 学时。

【实训方法】

1.实训方式 病例展示(或展示在医院病房见习所获取的病例),学生观摩教师示教模拟操作或临床见习,也可由教师指导学生观看录像。

2.分组练习 学生在实训室每2~4人一组进行练习,教师巡回指导。

3.复习巩固 课后开放实训室供学生反复练习巩固。

【实训步骤】

(一)病例展示

病人,女,37 岁,G_1P_0,因足月临产入院。该病人系高龄初产妇,入院后因精神过度紧张,进食少,继发宫缩乏力。故采用人工破膜、静脉滴注缩宫素加强宫缩。胎盘娩出后,病人有间歇性阴道流血,呈暗红色,有血块,量较多。血压90/60 mmHg,脉搏100 次/分。腹部检查:宫体软,子宫轮廓不清,按压子宫底部阴道流血较多。病人及其家属精神非常紧张。

(二)教师示教

1.按摩子宫(3 种方法)

(1)腹壁单手按摩子宫法:术者一手置于子宫底部,拇指在子宫前壁,其余四指在子宫后壁,均匀有节律地按摩子宫。

(2)腹壁双手按摩子宫法:术者一手在产妇耻骨联合上缘按压下腹中部,将子宫向上托起,另一手握住宫体,使其高出盆腔,在子宫底部有节律地按摩子宫,同时间断用力挤压子宫,排出宫腔积血。

(3)腹部-阴道双手按摩子宫法:一手戴无菌手套握拳置于阴道前穹隆顶压子宫前壁,另一手在腹部按压子宫后壁,使宫体前屈,两手相对紧压子宫,均匀有节律地按摩,以压迫子宫血窦,刺激宫缩,减少出血。

2.应用宫缩剂 ①遵医嘱用缩宫素;②遵医嘱应用麦角新碱;③遵医嘱用前列腺素类药物。

3.宫腔填塞纱条 适用于子宫松弛无力,经按摩及宫缩剂处理无效者。助手在腹部固定子宫,术者用卵圆钳将无菌特制不脱脂纱条(长 2 m、宽 6~8 cm、厚 4~6 层)送入宫腔,自宫底由内向外填紧,不留空隙。防止隐性出血和感染。24 h 后缓慢取出纱条,抽出前先注射缩宫素 10 U,并给予抗生素预防感染。

(三)学生分组训练

(1)学生分组,在模型上练习 3 种按摩子宫的方法,要求边叙述边操作。

(2)实训结束,整理用物,养成良好的工作习惯。

(3)利用病例,讨论产后出血病人的发病特点及救护措施,进行产后出血病人的护理评估,给出护理诊断,制订护理措施。

【实训评价】

1.学生互评 学生组内自评、组间互评,教师总结和评价。

2.教师抽查 每组随机抽查 1 人操作,检查实训要领掌握情况,由学生评价、教师确认;每组派代表汇报小组讨论结果,说出该病例的护理诊断、护理目标和护理措施,教师对小组成员的实践操作和讨论结果进行点评,指出实训中存在的问题及操作注意事项。

3.完成实训报告 写出所讨论病例的护理评估、护理诊断,制订护理措施;完成实训报告,总结学习体会。

4.操作考核 学科学习结束前组织实训操作考核,成绩纳入总分。

实训十三　女性生殖系统炎性疾病病人的护理

【实训目标】

(1)能对女性生殖系统炎性疾病病人实施整体护理。

(2)培养学生临床思维能力,与病人的沟通能力及自主学习能力。

(3)培养学生树立"以病人为中心"的职业道德理念。

【实训准备】

1.设备、物品 妇科检查模型或器械,以及多媒体教学资料等。

2.病人 对病人身体、心理状态、自理能力及合作程度进行评估。

3.环境 多媒体示教室或医院妇科病房,环境安全整洁,室温调至26 ℃。

【实训学时】

1学时。

【实训方法】

1.实训方式 学生观摩教师仿真演练或临床见习,也可由教师指导学生观看录像。

2.分组讨论 学生在实训室每4~6人一组进行分组讨论,教师巡回指导。

3.临床见习 带学生到妇科病房见习,指导学生采集病史、观察病情变化、学会对病人进行护理评估,能做出护理诊断,制订相应的护理措施,并学会阴道分泌物取材方法。在见习过程中要培养学生与病人沟通的技巧和能力。

【实训步骤】

(一)病例展示(或到医院见习典型案例)

病例1:滴虫阴道炎病人的护理。

病人,女,23岁,已婚。因白带增多,外阴瘙痒5日来妇科门诊就诊。

病人5日前在外地旅游回家后出现白带增多,外阴瘙痒。生育史:1-0-2-1。使用宫内节育器避孕1年。妇科检查:外阴已婚已产型,阴道内见大量稀薄脓性、黄绿色、泡沫状分泌物,有臭味。阴道黏膜充血,见散在出血点。子宫、附件无异常。

问题:(1)该病人最可能的临床诊断是什么?

(2)为明确诊断,应做何项检查?

(3)该病人治疗的首选药物是什么?

(4)应如何为该病人进行健康指导?

病例2:外阴阴道假丝酵母菌病病人的护理。

病人,女,31岁,已婚。因外阴瘙痒、灼痛,白带呈豆渣样2日来妇科门诊就诊。

病人2日前出现外阴瘙痒、灼痛,洗热水澡时加重,白带呈豆渣样。生育史:2-0-2-2。口服避孕药避孕2年。妇科检查:外阴已婚已产型,有明显抓痕。小阴唇内侧及阴道黏膜覆盖白色膜状物,用棉签擦拭,露出红肿黏膜面。子宫、附件无异常。

问题:(1)该病人最可能的临床诊断是什么?

(2)为明确诊断,应做何项检查?

(3)请为该病人拟定护理计划。

病例3:盆腔炎性疾病病人的护理。

病人,女,25岁,已婚,G_5P_1,人工流产术后7日,发热、下腹疼痛,伴不规则阴道出血3日,加重1日。病人7日前因"带环妊娠",于孕71日在妇科门诊行钳刮术,并放置宫内节育器。术后自觉下腹隐痛,伴不规则阴道出血。3日前开始发热,今晨加重,触及下腹部包块。平素月经规则,月经周期为28日,经期持续6日。

使用宫内节育器避孕。既往体健,无结核病等传染病病史及手术外伤史,无药物过敏史。家族史无特殊。

体格检查:体温 39 ℃,脉搏 100 次/分,血压 120/80 mmHg。腹部检查:右下腹包块,压痛明显。盆腔 B 超检查发现"盆腔包块"。

    问题:(1)该病人最可能患有何种疾病?

           (2)请为该病人提供整体护理。

(二)情景模拟

学生分组讨论病例,对每个病例进行护理评估,提出整体护理方案,并进行情景模拟。完成实训报告。

【实训评价】

1.学生互评   学生组内自评、组间互评,教师总结和评价。

2.教师抽查   抽查 2 名学生,检查实训要领掌握情况,指出实训中存在的问题。

3.操作考核   学科学习结束前组织实训操作考核,成绩纳入总分。

实训十四　女性生殖内分泌疾病病人的护理

【实训目标】

(1)熟练掌握女性生殖内分泌疾病病人的护理评估、护理诊断、护理措施。

(2)熟悉女性生殖内分泌疾病病人的辅助检查和治疗原则。

(3)培养学生严谨的工作态度及与病人沟通的能力。

【实训准备】

(1)多媒体病例资料、示教室或临床见习。

(2)学生按病例内容在示教室分组演练。

【实训方法】

1.实训方式   学生观看多媒体病例、示教室情景示教或临床见习。

2.分组练习   学生在示教室分组演示、讨论练习,教师巡回指导。

【实训学时】

1 学时。

【病例分析内容】

(一)病例展示(或到医院见习典型案例)

病例 1:病人,女,31 岁,月经不规则,阴道出血过多,经期延长 4 年。病人自小孩出生 3 年后,便出现月经不调,月经周期改变,经期延长。从 1 个月 1 次,到两三个月 1 次,而且来势汹涌,有大量暗红色血块,经期延长,淋漓不尽。近几年逐渐加重,有时半个月 1 次,在不经治疗的情况下,阴道出血可持续数月。现感头晕,无力,四肢发软,腰痛、腹痛。曾行清宫术、中药治疗,使用消炎、止血药物治疗后血止住一段时间,但没过多久,又出现相同情况。

体格检查:体温、血压、脉搏、呼吸均正常。身高 155 cm,体重 67 kg。心、肺正常,未闻及杂音。头、颈、四肢活动自如,无病理反射。面色苍白,贫血貌。腹部平软,未扪及肿块。小腹压痛明显。有剖宫产横切口瘢痕。

妇科检查:外阴正常,已婚已产式,双合诊时因腹部脂肪较厚,子宫位置摸不清。阴道窥器检查:阴道通畅,宫颈肥大,无糜烂、息肉。宫腔深度 9 cm,血液为暗红色,有少许子宫内膜。

辅助检查:尿 hCG 阴性。B 超检查显示子宫大小为 7.5 cm×4.5 cm×5.7 cm,形态规整,肌层分布不均,子宫内膜线居中,内膜增厚,回声增强,宫体部内膜厚约 1.5 cm,宫颈部内膜厚约 2.3 cm。盆腔未见液体暗区。子宫及双侧附件未见明显血流信号。

问题:(1)该病人最可能的临床诊断和护理诊断是什么?

(2)为明确诊断还需做哪些检查?

(3)应如何配合医生进行治疗?

病例2:病人,女,16岁,月经初潮后2年,经期下腹痛半年。近半年来,每次月经来潮后下腹正中和腰骶部疼痛,在月经期第1日最剧,持续2~3日缓解。疼痛呈痉挛性,伴恶心、呕吐、头晕、乏力,严重时面色苍白、出冷汗,不能坚持学习,需应用"止痛剂"。为此,病人精神紧张、害怕,认为月经来潮让人"倒霉""痛苦"。

问题:(1)应如何对病人解释?

(2)请提出护理诊断和护理措施。

(二)分组讨论后

列出可能的护理诊断,制订护理目标和护理措施。

【实训评价】

1.学生互评 学生组内自评、组间互评,教师总结和评价。

2.教师抽查 每组抽查1名学生说出该病例的护理诊断、护理目标及护理措施,指出存在的问题、完善补充。

3.完成实训报告 分别写出所讨论病例的护理诊断、护理评估,制订护理措施。

实训十五　女性生殖系统肿瘤病人的护理

【实训目标】

(1)掌握女性生殖系统肿瘤病人的护理措施。

(2)熟悉女性生殖系统肿瘤病人的护理评估。

(3)培养学生与病人沟通的技巧,以及关心、体贴病人的良好职业道德。

(4)学会对女性生殖系统肿瘤病人进行整体护理。

【实训准备】

(1)选择典型病例。

(2)准备相关影音资料。

(3)进入妇科病房临床见习。

【实训学时】

1学时。

【实训方法】

1.实训方式 学生观摩多媒体病例展示或临床见习,也可由教师指导学生观看录像。

2.分组练习 学生在实训室每4~6人一组进行练习,教师巡回指导。

3.复习巩固 课后开放实训室供学生反复练习巩固。

【实训步骤】

(一)病例展示(或到医院见习典型案例)

病例1:宫颈癌病人的护理。

病人,女,46岁,因性生活后分泌物带血5个月就诊。发病以来精神、食欲、睡眠尚可,无腹痛、腹胀等不适,大小便正常。平素月经规则,月经周期28~30天,经期持续3~5天,经量中等,无痛经史。生育史:1-1-5-1。既往有反复尖锐湿疣病史。妇科检查:宫颈见直径3 cm的菜花状赘生物,质脆,触之易出血,子宫正常大小,双附件(一)。

问题:(1)该病人最可能的临床诊断是什么?

(2)为明确诊断,应做何项检查?

(3)请为该病人提供整体护理。

病例 2:子宫肌瘤病人的护理。

病人,女,43 岁,自述月经量增多,经期延长 9 个月。此次月经期持续 12 日,量多,感头晕、乏力、气短。生育史:1-0-3-1。体格检查:面色苍白,血压正常。妇科检查:子宫平位,如孕 3 个月大小,质硬,表面可触及数个结节状突起,无压痛,双附件未触及异常。血红蛋白 60 g/L。

问题:(1)该病人最可能的临床诊断是什么?

(2)请为该病人拟定护理计划。

病例 3:卵巢肿瘤病人的护理。

病人,女,47 岁,行妇科普查,发现盆腔左侧包块,无不适主诉。盆腔检查:子宫左侧可扪及一包块,囊性,活动性好,无压痛。B 超检查:子宫大小正常,左侧有一形态不规则的低回声区,大小为 10 cm×6 cm×7 cm,边界清楚。右侧附件正常。

问题:(1)该病人可能发生了什么情况?

(2)治疗原则是什么?

(3)请根据治疗方案制订护理计划。

(二)分组讨论后

列出可能的护理诊断,制订护理目标和护理措施。

【实训评价】

1.结果检测　每小组进行讨论后,派 1 名代表汇报讨论结果,描述相关病例的护理评估、护理诊断、护理目标和护理措施。其他小组进行互评,最后由教师进行综合点评,并给每小组打分。

2.完成实训报告　写出讨论病例的护理评估、护理诊断,制订护理措施。

实训十六　妇产科手术病人的护理

【实训目标】

(1)掌握妇产科手术病人围术期护理措施。

(2)学会妇产科手术病人围术期整体护理。

(3)培养学生与病人沟通的技巧,以及关心、体贴病人的良好职业道德。

【实训准备】

(1)选择典型病例。

(2)准备相关影音资料。

(3)进入妇产科病房临床见习。

【实训学时】

1 学时。

【实训方法】

1.实训方式　学生观摩多媒体病例展示或临床见习,也可由教师指导学生观看录像。

2.分组练习　学生在实训室每 4～6 人一组进行练习,教师巡回指导。

3.复习巩固　课后开放实训室供学生反复练习巩固。

【实训步骤】

(一)病例展示(或到医院见习典型案例)

病例 1:腹部手术病人的围术期护理。

病人,女,49 岁,因性生活后分泌物带血 6 个月就诊。发病以来精神、食欲、睡眠差,无腹痛、腹胀等不适,大小便正常。平素月经规则,月经周期 28～30 天,经期持续 3～5 天,经量中等,无痛经史。生育史:1-1-5-1。既往有反复尖锐湿疣病史。妇科检查:宫颈见直径 3 cm 的菜花状赘生物,质脆,触之易出血。肿瘤侵犯阴道上 2/3,无明显宫旁浸润。子宫正常大小,双附件(一)。临床诊断:宫颈癌ⅡA1 期。医生拟行经腹广泛性子宫切除术及盆腔淋巴结切除术。

问题:该病人的围术期护理措施有哪些?

病例 2:阴部手术病人的围术期护理。

病人,女,43 岁,自述经量增多,经期延长 9 个月。此次经期持续 12 日,量多,感头晕、乏力、气短。生育史:1-0-3-1。体格检查:面色苍白,血压正常。妇科检查:子宫平位,如孕 3 个月大小,质硬,表面可触及数个结节状突起,无压痛,双附件未触及异常。血红蛋白 60 g/L。临床诊断为子宫肌瘤。医生拟行阴式全子宫切除术。

问题:(1)该病人术前需要做好哪些方面的护理?

(2)请为该病人拟定术后护理计划。

(二)分组讨论后

列出可能的护理诊断,制订护理目标和护理措施。

【实训评价】

1.结果检测 每小组进行讨论后,派一名代表汇报讨论结果,描述相关病例的护理评估、护理诊断、护理目标和护理措施。其他小组进行互评,最后由教师进行综合点评,并给每小组打分。

2.完成实训报告 写出讨论病例的护理评估、护理诊断,制订护理措施。

实训十七　妇产科常用护理技术

【实训目标】

(1)掌握会阴擦洗/冲洗,会阴湿热敷,阴道冲洗/擦洗,阴道、宫颈上药,坐浴的操作目的和适应证。

(2)熟练掌握会阴擦洗/冲洗、会阴湿热敷、阴道冲洗/擦洗的术前准备和操作技术。

(3)学会阴道、宫颈上药和坐浴的术前准备和护理技术。

(4)具有关爱病人和团队协作的能力。

【实训准备】

(一)实训用物

1.会阴擦洗/冲洗

(1)设备、物品:妇科操作模型、治疗车、便盆、持物筒(内有持物钳)、冲洗壶 1 个、消毒液(0.05％碘伏溶液或 0.1％苯扎溴铵溶液 500 ml)、温度计 1 个、橡胶单 1 块、消毒治疗巾 1 块、消毒棉球若干、无菌纱布 2 块、无菌手套、消毒会阴垫、污物桶等。

(2)器械:会阴擦洗/冲洗盘 1 个(内有消毒弯盘 2 个、长镊子 1 把、卵圆钳 3 把)。

2.会阴湿热敷

(1)设备、物品:妇科操作模型、治疗车、持物筒(内有持物钳);橡胶单 1 块、消毒治疗巾 1 块、棉垫 1 块、医用凡士林适量、煮沸的 50％硫酸镁溶液或 95％乙醇溶液、热水袋、电热宝、红外线灯等;无菌棉球若干、无菌纱布数块、无菌手套、消毒会阴垫 1 块等。

(2)器械:会阴擦洗盘 1 个(内有消毒弯盘 2 个、长镊子 2 把、卵圆钳 2 把)。

3.阴道冲洗/擦洗

(1)设备、物品:妇科治疗床(带便盆)、妇科操作模型、治疗车、持物筒(内有持物钳)、输液架、污物桶;橡胶单 1 块、消毒治疗巾 1 块、一次性塑料布 1 块、冲洗液(如 1∶5000 高锰酸钾溶液、0.05％碘伏溶液、1％乳酸溶液、0.5％醋酸溶液、2％～4％碳酸氢钠溶液等);无菌手套、无菌棉球、纱布若干、消毒会阴垫 1 块等。

(2)器械:阴道冲洗盘(内有消毒冲洗筒 1 个,130 cm 长橡胶管 1 根、带调节阀的冲洗头 1 个、阴道窥器 1 个、长镊子 1 把、卵圆钳 3 把)。

4.阴道、宫颈上药

(1)设备、物品:妇科治疗床(带便盆)、妇科操作模型、治疗车、持物筒(内有持物钳)、橡胶单1块、一次性塑料布1块;长棉签、消毒棉球、带线大棉球、无菌手套、无菌纱布等。治疗用药物:①阴道后穹隆塞药:甲硝唑、制霉菌素等片剂、丸剂、栓剂等。②局部非腐蚀性药物:大蒜液、新霉素、氯霉素等。③腐蚀性药物:20%～50%硝酸银溶液、20%或100%铬酸溶液等。④宫颈棉球上药:止血药、消炎止血粉、抗生素等。⑤喷雾器上药:土霉素、磺胺嘧啶、呋喃西林、己烯雌酚等。

(2)器械:治疗盘(内有消毒阴道窥器1个、弯盘1个、长镊子1把、卵圆钳1把、喷撒器1个)。

5.坐浴

(1)设备、物品:妇科操作模型、治疗车、坐浴盆1个、30 cm高坐浴架1个、消毒小毛巾1个、温开水、无菌纱布等。

(2)坐浴液:①滴虫阴道炎:常用0.5%醋酸溶液、1%乳酸溶液或1∶5000高锰酸钾溶液。②外阴阴道假丝酵母菌病:常用2%～4%碳酸氢钠溶液。③萎缩性阴道炎:多用0.5%～1%乳酸溶液。④外阴炎、非特异性阴道炎、外阴阴道手术术前准备:常用0.05%碘伏溶液、1∶5000高锰酸钾溶液、1∶1000苯扎溴铵溶液等。

(二)操作者准备

穿护士服,戴帽子、口罩,洗手,戴无菌手套。

【实训学时】

2学时。

【实训方法】

1.实训方式 学生观摩教师仿真演练或临床见习,也可由教师指导学生观看录像。

2.分组练习 学生在实训室每2～4人一组进行练习,教师巡回指导。

3.复习巩固 课后开放实训室供学生反复练习巩固并完成实训报告。

【实训步骤】

1.教师示教 教师利用教学模型示教,边操作边讲解会阴擦/冲洗,会阴湿热敷,阴道冲洗/擦洗,阴道、宫颈上药,坐浴的操作方法、步骤及护理要点(详见项目十九)。

2.学生分组练习 学生分组,在教学模型上进行会阴擦洗/冲洗,会阴湿热敷,阴道冲洗/擦洗,阴道、宫颈上药,坐浴的练习,要求边操作边叙述,操作过程中体现对病人的关心和体贴。

3.教师巡回指导 纠正问题并给予反馈。

【注意事项】

(1)态度认真严肃,关心体贴病人,体现良好的沟通技巧。

(2)操作规范,程序正确,爱护实训设备。

(3)实训结束,所有物品归位,养成良好的工作习惯。

【实训评价】

1.学生互评 学生组内自评、组间互评,教师总结和评价。

2.教师抽查 抽查2名学生,检查实训要领掌握情况,指出实训中存在的问题。

3.操作考核 学科学习结束前组织实训操作考核,成绩纳入总分。

实训十八　宫内节育器放置术和取出术护理配合

【实训目标】

(1)熟练掌握宫内节育器放置术和取出术的护理配合要点。

(2)学会宫内节育器放置术的操作方法。

(3)具备团队协作精神及有效沟通能力。

【实训准备】

1.设备、物品 阴道窥器、弯盘、子宫探针、放环器和取环钩各1个;血管钳、宫颈钳、纱布钳、剪刀各1把;长方包布、洞巾各1块,脚套2只,方纱布3块,手套1副,长棉签2支;消毒液、棉球若干,包装消毒的宫内节育器1个;模型及多媒体教学资料等。

2.病人、环境 对受术者进行身体、心理状态、合作程度评估。环境安全整洁,室温调至26℃。

3.操作者 穿手术衣,戴帽子、口罩、无菌手套。

【实训学时】

1学时。

【实训方法】

1.实训方式 学生观摩教师仿真演练或临床见习,也可由教师指导学生观看录像。

2.分组练习 学生在实训室每4~6人一组进行练习,教师巡回指导。

3.复习巩固 课后可开放实训室供学生反复练习巩固。

【实训步骤】

1.教师示教 运用模型或多媒体教学资料进行宫内节育器的放置术和取出术的示教。

(1)宫内节育器放置术:受术者排尿后取膀胱截石位,外阴部常规消毒铺巾,做双合诊。用阴道窥器暴露宫颈,2.5%碘酊及75%乙醇棉球常规消毒宫颈及宫颈管,宫颈钳夹持前唇,用子宫探针顺子宫位置探测宫腔深度,用放置器将宫内节育器推送入宫腔,其上缘必须抵达子宫底部。带有尾丝者在距宫颈外2 cm处剪断。观察有无出血,取出宫颈钳及阴道窥器,观察无异样方可离开。填写手术记录。

(2)宫内节育器取出术:取器前应通过查看尾丝,行B超检查、X线检查确定宫腔内有无宫内节育器及其类型,探针探测前的步骤同宫内节育器放置术。有尾丝用血管钳夹住后轻轻牵引取出,无尾丝者先用子宫探针查清宫内节育器的位置,再用取环钩牵引取出,动作应轻柔,取器困难者可在B超监护下操作。填写手术记录。

2.学生分组练习 学生分组,利用模型进行练习,要求边叙述边操作,并体现出对受术者的关心体贴。教师巡回指导,纠正问题并给予反馈。

【实训评价】

(1)每组随机抽取1人操作,学生互评,教师给予反馈并将结果作为小组成绩。

(2)完成实训报告,总结学习体会。

实训十九 避孕失败补救措施护理配合

【实训目标】

(1)掌握人工流产负压吸引术的护理配合要点。

(2)学会人工流产负压吸引术的操作方法。

(3)具备准确判断并发症发生及配合治疗并发症的能力。

(4)注重培养爱心、责任心及与受术者进行有效沟通的能力。

【实训准备】

1.物品准备 人工流产器械包1个、宫颈扩张器1套、不同型号吸管各1个、橡胶管1根、小号卵圆钳1把、刮匙1把、人工流产负压电吸引器1台、生育规划模型若干等。

2.操作者准备 穿手术衣,戴帽子、口罩、无菌手套。

【实训学时】

1学时。

【实训方法】

1.实训方式 学生观摩教师仿真演练或临床见习,也可由教师指导学生观看录像。

2. 分组练习　学生在实训室每4～6人一组进行练习,教师巡回指导。

3. 复习巩固　课后可开放实训室供学生反复练习巩固。

【实训步骤】

(1)受术者排空膀胱后取膀胱截石位,外阴、阴道常规消毒、铺无菌洞巾。行双合诊检查子宫及附件情况后,用阴道窥器暴露宫颈并消毒。用宫颈钳夹持前唇中部,用子宫探针顺子宫屈度逐渐进入宫腔,探测宫腔深度。

(2)用宫颈扩张器依次逐号扩张宫颈,扩至比所用吸管大半号至1号,根据孕周选择吸管大小及调节负压,所用负压不超过500 mmHg。

(3)吸引前进行负压吸引试验,无误后按孕周选择吸管大小及调节负压。将吸管头缓慢送入宫底,按顺时针方向吸引宫腔1～2周,当感觉吸管被包紧、移动受阻时,表示妊娠物已被吸净,捏紧橡胶管阻断负压后再缓慢取出吸管。用小刮匙轻刮宫腔一周确认吸净,取下宫颈钳,用棉球擦拭宫颈及阴道血迹,观察无异常后取出阴道窥器。

(4)手术完毕,用纱布过滤全部吸出物,仔细检查有无绒毛组织及胚胎组织,其量是否与孕周相符。检出物送病理检查。

(5)学生分组练习时要求边叙述步骤边操作。练习过程中注重对受术者的爱心和责任心的培养,注意保护受术者的隐私。教师巡回指导,纠正问题并给予反馈。

(6)操作要点。

①术前详细询问病史,协助受术者做好相关检查。根据检查结果评估受术者,协助医生严格掌握手术适应证和禁忌证。

②术中陪伴受术者,告知手术过程中可能出现的情况。动作轻柔,语言亲切,缓解受术者恐惧、焦虑情绪,做好心理疏导工作。

③术后受术者留观察室2 h,注意观察腹痛及阴道出血情况。

④嘱受术者术后休息3周,注意局部卫生,保持外阴清洁干燥,1个月内禁止性生活和盆浴,防止感染。若腹痛及阴道流血过多,应随时就诊。

⑤进行正确的健康教育,指导安全可靠的避孕措施。

【实训评价】

(1)每组随机抽取1人操作,学生互评,教师给予指导、纠正并将结果作为小组成绩。

(2)完成实训报告,总结学习体会。

(王傲芳)

参考文献

[1] 孔北华,马丁,段涛.妇产科学[M].10 版.北京:人民卫生出版社,2024.

[2] 安力彬,陆虹.妇产科护理学[M].7 版.北京:人民卫生出版社,2022.

[3] 余艳红,杨慧霞.助产学[M].2 版.北京:人民卫生出版社,2023.

[4] 崔焱,张玉侠.儿科护理学[M].7 版.北京:人民卫生出版社,2021.

[5] 莫洁玲.母婴护理学[M].4 版.北京:人民卫生出版社,2023.

[6] 闫瑞霞,林珊.妇产科护理[M].4 版.北京:人民卫生出版社,2022.

[7] 王傲芳,朴红梅.妇产科护理[M].北京:人民卫生出版社,2018.

[8] 王傲芳,沈清.妇产科护理[M].武汉:华中科技大学出版社,2017.

[9] 中华医学会妇产科学分会产科学组.孕前和孕期保健指南(2018)[J].中华妇产科杂志,2018,53(1):7-13.